Diana Beate Hellmann

Ich fang noch mal zu leben an

Jedem neuen Anfang
wohnt ein Zauber inne,
der uns schützt
und der uns
hilft zu leben

BASTEI
LÜBBE

BASTEI LÜBBE TASCHENBUCH
Band 61524

1.+2. Auflage: August 2003

Vollständige Taschenbuchausgabe
der im Gustav Lübbe Verlag erschienenen Hardcoverausgabe

Bastei Lübbe Taschenbücher und Gustav Lübbe Verlag
sind Imprints der Verlagsgruppe Lübbe.

Umschlaggestaltung: Reinhard Borner
unter Verwendung eines Fotos von Gudrun Stockinger
Satz: Bosbach Kommunikation & Design GmbH, Köln
Druck und Verarbeitung: Ebner & Spiegel, Ulm
Printed in Germany
ISBN 3-404-61524-7

Sie finden uns im Internet unter
www.luebbe.de

Der Preis dieses Bandes versteht sich einschließlich
der gesetzlichen Mehrwertsteuer.

Für meine Mutter,
deren Liebe zu mir unsterblich ist

Erstes Kapitel

1

Ich werde dir ein Geheimnis verraten: Warte nicht auf das Jüngste Gericht, es findet jeden Tag statt!

Jean-Paul Sartre hatte diese Worte geprägt, und es verging kein Tag, an dem ich sie nicht mindestens einmal zitierte.

Morgens tat ich es immer, morgens, wenn der Wecker klingelte und ich zwar die bleischweren Lider nicht heben konnte, wohl aber gleich nach der Flasche griff, die neben dem Bett auf dem Fußboden stand. Da stand sie immer, ich brauchte nur danach zu greifen, den Verschluß abzudrehen, den Flaschenhals zum Mund zu führen, einen großen Schluck zu nehmen... Erst danach schaltete ich den Weckalarm ab, erst drei weitere Schlucke aus der Flasche später richtete ich mich auf und setzte mich auf die Bettkante. Dann stöhnte ich. Denn draußen hatte ein neuer Tag begonnen, und damit hatte für mich auch ein neues Jüngstes Gericht begonnen, und erst wenn ich mir das ausreichend klargemacht hatte, erst dann konnte ich mich damit beschäftigen, ob für diesen neuen, unvorhersehbaren Tag vielleicht sonst noch was geplant gewesen war.

Am 8. Juli 1995 stand eine große Party auf meinem Programm.

Es war meine erste große Party in der Stadt. Ein gutes halbes Jahr, nachdem ich mir endlich meinen Traum erfüllt hatte und nach Los Angeles übergesiedelt war, hatte ich all jene eingeladen, die mir dabei geholfen hatten, zehntausend Kilometer von zu Hause entfernt eine neue Heimat zu finden.

Die letzten drei Tage hatte ich fast ausschließlich in der Küche verbracht: Kartoffelsalat, italienischer Reissalat, Matjessalat, gefüllte Eier, Avocado-Rocquefort-Schnittchen, Tiramisù und Mousse au Chocolat – das war nur ein kleiner Auszug aus dem opulenten Speiseplan. Aber über vierzig Personen wollten schließlich auch versorgt werden.

Ich war nervös. Das Gros meiner Gäste kannte sich untereinander nicht, und da sie aus völlig unterschiedlichen Bildungsschichten stammten, fragte ich mich, ob sie sich vertragen würden. Folglich mußte ich im Zweifelsfall eine Gastgeberin par excellence sein, eine Aufgabe, der ich mich nicht so recht gewachsen fühlte. Die letzten Monate hatten sowohl körperlich als auch seelisch ihre Spuren hinterlassen. Als ich im Dezember 1994 in Los Angeles angekommen war, hatte ich nichts als zwei Koffer und meine Kreditkarten besessen. Jetzt, ein halbes Jahr später, hatte ich eine komplett eingerichtete Wohnung, einen kalifornischen Führerschein und ein Auto, und so ganz nebenbei hatte ich auch noch mit der Arbeit an meinem dritten Buch begonnen.

Im nachhinein war mir rätselhaft, wie ich das alles geschafft hatte. Ich hatte offenbar verborgene Kräfte mobilisiert. An jenem 8. Juli schienen diese allerdings erschöpft zu sein.

Ich war am Morgen schon um sechs Uhr aufgestanden. Zuerst hatte ich die letzten bunten Platten angerichtet und anschließend die Wohnung geputzt.

Was Reinlichkeit anging, war ich in letzter Zeit regelrecht fanatisch. Ich kroch in die hintersten Ecken, um ein Staubkorn aufzuspüren, rückte den Ritzen zwischen meinen Küchen- und Badezimmerfliesen mit einer Zahnbürste zu Leibe, und es gab auf dem US-amerikanischen Markt kaum ein Desinfektionsmittel, das ich nicht erprobt hatte. Woher dieser Wahn plötzlich kam, wußte ich nicht. Es interessierte mich auch nicht. Ich ergab mich ihm einfach, an jenem Samstag mehr denn je. Folglich wäre ich um sechs Uhr abends, als es galt, nun endlich auch mich selbst zu restaurieren, am liebsten in mein Bett gekrochen. Ich war todmüde, nicht zuletzt wegen des vielen Alkohols, den ich im Laufe des Tages konsumiert hatte.

Ein Schnaps zum Frühstück, und schon war es sehr viel leichter gewesen, die Gürkchen so zu fächern, daß sie wie Blütenblätter aussahen. Beim Putzen hatte ich dann so richtig zugeschlagen. Das Staubsaugen und Wischen ging fast schwerelos von der Hand, als ich den richtigen Alkoholpegel hatte.

Später trank ich natürlich weiter, dann nicht, um meine Laune zu heben, sondern um mich zu entspannen. Je mehr Wodka ich intus hatte, desto einfacher wurde es, mich für eines der vielen Kleider zu entscheiden, die im Schrank hingen, desto leichter fiel es mir, mich mit den nackten Tatsachen abzufinden, die ich vor dem Make-up im Spiegel entdeckte.

Jean kam vor allen anderen Gästen. Er war Schweizer, zehn Jahre jünger als ich, groß, schlank, blond und wunderschön. Außerdem war er schwul. Er war Visagist und Masseur, und er war der beste Freund, den ich jemals gehabt hatte. So sagte ich zumindest immer. Jean hatte sein gesamtes Handwerkszeug mitgebracht. Mit wenigen Handgriffen baute er sein Sortiment von Tübchen und Tiegelchen auf, und als ich mich knapp zwanzig Minuten später im Spiegel betrachtete, erkannte ich mich fast nicht wieder.

»Toll hast du das gemacht!« lobte ich ihn.

»Na, das mach' ich doch gern für mein Muckilein!«

Ich gab ihm einen Kuß, und er wischte noch mal mit seinen Daumen über meine Augenbrauen, zupfte ein letztes Mal an meinen Stirnfransen.

»Wie eine kleine Sexhexe schaust du aus!« meinte er dabei.

Ich lachte. »Darf ich dem Hexenmeister zum Dank ein Glas Champagner anbieten?«

»Wasser wäre mir lieber!«

Jean trank nur selten Alkohol, und Jean rauchte auch nicht. Jean trieb regelmäßig Sport, nahm keinerlei Medikamente, und er ernährte sich sehr gesund – mit anderen Worten, wenn man ihn nicht näher kannte, hielt man ihn leicht für einen jener Gesundheitsfanatiker, von denen es in Kalifornien und insbesondere in Los Angeles so viele gab. Doch war Jeans Wahrheit eine ganz andere. Er war nämlich mal kokainabhängig gewesen. Drei Jahre, bevor wir einander begegnet waren, hatte er tagsüber im Bett gelegen und war abends, wie ein Vampir, auf der Suche nach Stoff von einer einschlägigen Party zur anderen geschwankt. Bis Halloween 1992. Da nahm er versehentlich eine Überdosis.

Es passierte mitten auf dem Santa Monica Boulevard, während

der Parade: Jean erlitt einen Panikanfall. Sein Herz schlug so laut, daß er nichts anderes mehr hörte, und es schlug so schnell, daß er anfing zu rennen. Er rannte um sein Leben, und noch während er das tat, wurde ihm plötzlich bewußt, daß er eigentlich vor sich selbst davonlief.

Ohne ärztliche Hilfe brachte er sich durch den körperlichen Entzug, machte anschließend eine Psychotherapie, seither lebte Jean wie ein Gesundheitsapostel – ohne Zeigefinger! Niemals kritisierte er die Verhaltensweisen anderer, nie gab er gute Ratschläge, er lebte einfach nur sein neues Leben. Und das schien ihm zu bekommen. Sein Gesicht war weich und mädchenhaft, sein Körper durch-, aber nicht übertrainiert, und diese Äußerlichkeiten waren nun gepaart mit einem Innenleben, das sich freiwillig von Abhängigkeiten befreit hatte und glücklich darüber war. Jean trank gern Wasser.

Was das anging, war er nicht der einzige. Viele meiner Gäste tranken Wasser an jenem Abend, und ich tat es ihnen gleich – so sah es zumindest aus. Daß mein Wasser aus einer speziellen Flasche ausgegossen wurde, die im Küchenschrank versteckt war, das fiel niemandem auf. Und ich selbst machte mir keine weiteren Gedanken darüber. Ich trank eben gern Wodka. Und außerdem war man nur einmal jung.

Die Party wurde ein voller Erfolg, und einen Skandal mit der dazugehörigen Skandalnudel hatten wir auch. Sie hieß Amy und war eine Bekannte meiner Freundin Agnes. Mir behagte diese Amy nicht, obwohl ich sie bis dahin nur aus Agnes' Erzählungen kannte. Aber schließlich war ich einverstanden gewesen, daß Agnes diese Amy mitbrachte.

Was für ein Auftritt und was für ein Geschöpf! Amy war klein und schlank, und ihr blondes Haar war so kurz und so schlecht geschnitten, daß es aussah, als hätten die Ratten daran genagt. Sie war mindestens schon fünfundvierzig, hatte sich jedoch angezogen wie ein Teenager. Und die traurige Lebensgeschichte, die mich so abgeschreckt hatte, erzählte Klein-Amy jedem meiner Gäste, und zwar schon in den ersten drei Minuten.

»Ich heiße Amy, und ich bin blind. Ich habe Leukämie, an der ich bald sterben werde. Ich kriege Chemotherapie, und sie haben mich aus meiner Wohnung geworfen, so daß ich obdachlos bin. Gestern ist mein Blindenhund eingeschläfert worden. Und wie war noch mal Ihr Name?«

Trotz ihrer Blindheit vermochte Amy ohne Zuhilfenahme ihrer Hände auf Anhieb festzustellen, daß Jeans Freundin Babette wunderschöne Ohrringe trug.

Auch die Leukämie schien Amy nicht weiter zu beeinträchtigen, denn sie war weder ausgemergelt noch aufgeschwemmt, sie konnte sogar geschlagene drei Stunden stehen und tanzen. Ja, das erstaunlichste war, wie widerstandsfähig ihr von der Chemotherapie geschwächter Körper auf Alkohol reagierte. Amy trank ebensoviel Wodka wie ich, und die einzige Ausfallerscheinung, die das nach sich zog, bestand darin, daß sie es plötzlich auf meine männlichen Gäste abgesehen hatte. Jedem schlang sie eines ihrer Beine um die Lenden, kreischte ihm ins Ohr, wie geil sie ihn fände, und bestand darauf, geküßt zu werden – und zwar sofort!

Als mir das irgendwann allzu bunt wurde, zitierte ich Agnes in mein Schlafzimmer.

»Du siehst es selbst!« sagte ich nur, und mehr war auch nicht nötig.

Agnes senkte den Blick. Sie hatte von Natur aus einen unstillbaren Drang zur Wohltätigkeit, das war fast schon krankhaft. Jeden herrenlosen Hund holte sie sich ins Haus, und sie verteilte Essensreste an die Obdachlosen.

»Ich weiß auch nicht, was heute abend mit Amy los ist«, stammelte Agnes. »Vielleicht hat sie irgend etwas genommen, Hasch geraucht oder so.«

»Mir ist völlig egal, was sie angestellt hat, Agnes. Diese Frau ist ein Monstrum, und ich will sie nicht hier haben. Also! Du hast mir dieses Etwas aufgehalst, schaff es nun bitte wieder weg!«

»Mir ist das peinlich.«

»Mir auch, Agnes. Und noch was! Glaub Amy bitte nicht! Die bindet dir einen Haufen Lügen auf. Wenn Amy blind ist und Leukämie hat, bin ich der Kaiser von China! Glaub mir, ich weiß, wovon ich rede.«

Ja, ich wußte, wovon ich redete. Ich hatte als junges Mädchen schließlich selbst Leukämie gehabt. Wenn hier eine etwas von Krebs verstand, dann ich. Obwohl es mittlerweile so lange her war, daß ich es fast schon verdrängt hatte.

Agnes entsprach meinem Wunsch und ging mit Amy nach Hause, und die anderen hatten nun ein Gesprächsthema, das selbst die unterschiedlichsten Menschen aufeinander zugehen ließ.

Gegen zwei Uhr morgens war die Party vorüber. Ich war allein und erschöpft – aber glücklich. So ging ich noch rasch unter die Dusche und dann ins Bett. Doch konnte ich aus irgendeinem Grund nicht zur Ruhe kommen. Mein Herz raste, in meinen Schläfen hämmerte es, und vor meinem geistigen Auge flirrten die Bilder des vergangenen Abends. Tanzen. Lachen. Glücklich sein. Ich verspürte eine tiefe Sehnsucht nach einem Leben ohne Verpflichtungen. Doch entsprach ein solches Leben leider nicht meiner Natur. Ich stand mir sozusagen selbst im Weg. Dabei wußte ich vielleicht gar nicht, wie ich wirklich war, sondern nur, wie ich nicht sein konnte. Ich wußte ja nicht einmal, wie ich sein wollte ...

Statt weiter darüber nachzudenken, holte ich mir seufzend und auf einmal zutiefst deprimiert die Wodkaflasche aus der Küche und stellte sie griffbereit neben mein Bett. Da stand sie zwar jeden Abend, und das seit Jahren, doch war es in dieser Nacht trotzdem etwas ganz Besonderes. Ich war nämlich schon betrunken. Ich brauchte wirklich nicht noch mehr Schnaps. Und obwohl ich das spürte und auch ganz genau wußte, trank ich weiter. Bis ich irgendwann in eine Art von Koma fiel.

Am nächsten Nachmittag wachte ich auf. Mein Kopf war bleischwer, und nachdem es mir unter Mühen gelungen war, mich aufrecht hinzusetzen, trank ich erst einmal ein Glas Wasser und schluckte zwei Kopfschmerztabletten. Danach rief ich meine Mutter an. Sie freute sich, daß die Party ein so großer Erfolg gewesen war, und riet mir, den Tag ganz ruhig zu begehen.

»Du mußt dich doch erst mal von den ganzen Strapazen erholen.«

Das erschien mir einleuchtend, und außerdem gefiel mir die Vorstellung, einmal so absolut gar nichts zu tun. Also schaltete ich den Fernsehapparat ein und holte mir ein paar Überbleibsel vom letzten Abend aus dem Kühlschrank.

Und eine neue Flasche Wodka war auch noch da, gleich eine Anderthalb-Liter-Flasche. Damit war dieser Sonntag gerettet.

Doch geschah etwas, was bisher noch nie geschehen war. Zum erstenmal in meinem Leben folgten nämlich auf einen verlorenen Sonntag auch noch ein ebensolcher Montag und Dienstag. Als ich den Wodka ausgetrunken hatte, machte ich mich an meine Besucher-Bar, an den Whiskey und an den Cognac, an den Rum und am Ende sogar an den Gin, der mir geschmacklich an und für sich so gar nicht behagte.

Ich wußte, daß es falsch war, das zu tun, aber ich mußte es tun. Mir blieb keine andere Wahl. Wenn mein Alkoholpegel sank, bekam ich nämlich Angstzustände. Dann brach mir der kalte Schweiß aus, und ich mußte mich an mir selbst festhalten, um nicht durchzudrehen. Meist setzte ich mich dann hin, verschränkte die Arme vor der Brust und preßte die Handflächen ganz fest gegen meine Rippenbögen. Dabei schaukelte ich unentwegt vor und zurück, vor und zurück...

Am Dienstag nachmittag hatten sich meine Alkoholbestände gänzlich erschöpft, und damit stand ich vor einem Riesenproblem. Ich mußte das Haus verlassen, um Nachschub zu besorgen, doch wußte ich nicht, wie ich das anstellen sollte.

Ich schaffe das! schrieb ich mir auf einen kleinen Zettel, den ich in meine Jackentasche steckte. *Ich gehe jetzt da raus und erledige meine Einkäufe.* Ich schaffte es jedoch nicht einmal bis zur Wohnungstür, erinnerte mich aber plötzlich an etwas, was Agnes mir mal erzählt hatte.

»Wenn ich keine Zeit mehr habe, einkaufen zu gehen, rufe ich einfach im Supermarkt an und lasse mir alles schicken!«

Ich stürzte ans Telefon und betete dabei laut vor mich hin, diese Form des Einkaufens möge nicht nur Agnes' Wunschdenken sein. In diesem Fall hatte ich aber ausnahmsweise mal eine Wahrheit erfahren, und so bestellte ich erleichtert eine Flasche Wodka und pro forma dazu eine Flasche Orangensaft und zwei Tüten Kartoffelchips.

»Ich bekomme überraschend Gäste!« erklärte ich das, obwohl man mich natürlich gar nicht nach einem Grund gefragt hatte.

Eine halbe Stunde später, nach den ersten drei Doppelten, ging es mir dann schon wesentlich besser, immerhin so gut, daß ich erstaunt auf jenes Geschreibsel schaute, das mit den Worten *Ich schaffe das!* begann. Fast konnte ich mich nicht mehr erinnern, daß ich das geschrieben hatte. Trotzdem gelangte ich auch jetzt noch zu einer Erkenntnis: *So kann es nicht weitergehen!* sagte ich mir. *Du mußt etwas ändern!*

So schluckte ich an jenem Abend, nach drei Tagen im Dauerrausch, die letzten beiden Schlaftabletten, die ich noch im Haus hatte. Ich verbrachte eine lange und traumlose Nacht und fühlte mich am nächsten Morgen sehr viel besser als sonst. Nicht einmal meine Hände zitterten. Dann rief ich meine Mutter an. Immer, wenn ich selber nicht mehr weiter wußte, war Mutter für mich die einzige, an die ich mich jederzeit wenden konnte.

Ich liebte meine Mutter. Es gab niemanden auf dieser ganzen, großen Welt, den ich mehr liebte, je mehr geliebt hatte oder jemals mehr lieben würde. Das wußte ich. Denn auf Mama konnte ich mich verlassen, auch das wußte ich – wie ich wußte, daß ich Hilfe brauchte. Mir war nur noch nicht klar, warum ich Hilfe brauchte und wie ich mir diese Hilfe vorstellte. Alles war wirr und zerrissen, wie ein aus unzähligen Teilen bestehendes Puzzle, dessen Vorlage fehlte.

»Kann ich nach Hause kommen, Mama?« fragte ich.

»Aber sicher, Kind. Wie kannst du das fragen?«

Also packte ich meinen Koffer, und zwei Tage später war ich auf dem Weg nach Deutschland, um dort mit meiner Mama drei Wochen Urlaub zu machen.

Danach fühlst du dich sicher besser! redete ich mir ein.

Und da ich es mir mit Erfolg einredete, erschien es nebensächlich, daß ich auf dem elfstündigen Flug einen Dreiviertelliter Wodka trank.

2

Beim Landeanflug auf Düsseldorf freute ich mich unsäglich, wieder nach Hause zu kommen. Die Landschaft unter mir war saftig grün, und alles sah so klein und überschaubar und friedlich aus. Hier würde ich zur Ruhe kommen, davon war ich überzeugt. Meine Mutter erwartete mich am Flughafen, und ich fiel ihr um den Hals wie ein kleines Kind. Es tat so gut, endlich wieder ihre Nähe zu spüren. Wir hatten in den letzten Jahren kaum einen Tag getrennt voneinander verbracht, und da fiel es ganz besonders schwer, jetzt auf einmal auf verschiedenen Kontinenten zu leben.

Es war Sommer in Deutschland, ein Sommer, wie ich ihn seit Jahren nicht mehr erlebt hatte. Die Sonne strahlte mit voller Kraft, und bei meiner Ankunft lag die Temperatur bei etwa fünfunddreißig Grad Celsius.

Wir fuhren in meine Wohnung. Mama hatte während meiner Abwesenheit alles renovieren lassen. Die Wände waren frisch gestrichen, der Teppichboden war brandneu, einiges war umgestellt und neu dekoriert.

»Wenn es dir nicht gefällt, brauchst du es bloß zu sagen«, erklärte sie mir immer wieder. »Ich mußte mich ja für irgend etwas entscheiden, und da ich dich nicht fragen konnte ...«

»Es ist alles ganz wunderbar, Mama.«

Meine Mutter knibbelte an den Fingernägeln vor lauter Aufregung, dabei bezweifelte ich, daß sie wirklich aufgeregt war. Wir hatten von jeher einen ziemlich ähnlichen Geschmack gehabt, und deshalb gefiel mir wirklich, was sie mit meiner Wohnung gemacht hatte. Außerdem wußte ich, was passiert wäre, wenn mir irgend etwas nicht gefallen hätte.

»Das tut mir leid!« hätte sie dann beleidigt erklärt. »Wenn du so ausgefallene Wünsche hast, mußt du deinen Kram in Zukunft allein machen.«

Nachdem ich jeden Winkel der Wohnung inspiziert und für gut befunden hatte, überfiel mich der erste Frust. Wenn ich nach Los Angeles zurückkehrte, fand ich dort immer ein paar Faxe und diverse

Nachrichten auf meinem Anrufbeantworter. Meine Freunde pflegten Dinge zu sagen und zu schreiben wie *Willkommen daheim! – Schön, daß du wieder im Lande bist, ruf doch mal an!* oder *Wir geben am Dienstag um sieben ein Essen, sag bitte Bescheid, ob du kommen kannst!*

Hier in Deutschland hieß mich niemand willkommen. Es wußten zwar alle, daß ich kam, doch es wurde erwartet, daß ich mich meldete. »Es will dich eben keiner stören«, versuchte meine Mutter mir das zu erklären. Doch schien sie von diesem Spruch selbst nicht so ganz überzeugt zu sein. Ich lachte. »Du meinst wohl eher, sie wollen die Telefonkosten sparen. Nicht wahr?«

Ich ging an mein Barfach und goß mir einen kleinen Wodka ein. Dann sah ich die Post durch. Sie bestand aus ein paar Drucksachen und Rechnungen.

»Wer soll dir denn hierher auch noch schreiben, Kind?«

Um nicht weiter auf dieses Thema eingehen zu müssen, trank ich einen weiteren Wodka, diesmal einen großen.

»Paß nur auf!« mahnte meine Mutter. »Du bist übermüdet von der Reise, und dann der Alkohol …«

Mama machte mir frische Reibekuchen mit Räucherspeck, und ich aß für drei Bauarbeiter. Hinterher trank ich eine halbe Flasche Wodka, damit ich das fette Essen besser verdaute, aber ich schwor mir, daß vom nächsten Tag an alles anders werden würde. Es *mußte* anders werden.

Ich hatte mir so viel vorgenommen! Was ich nicht alles erledigen und wen ich nicht alles besuchen beziehungsweise einladen wollte in diesen drei Wochen!

Doch aus all diesen Vorhaben wurde mal wieder nichts. Das passierte zwar nicht zum erstenmal, doch fiel es mir diesmal erstmals auf. Mir fiel auf, daß ich zwar Pläne hatte, nicht aber den Mumm, diese Pläne auch in die Tat umzusetzen. Morgens schlief ich mindestens bis zehn, und danach blieb ich dann erst mal tatenlos auf meiner Bettkante sitzen. Obwohl ich von der Nachtruhe hätte ausgeruht sein müssen, fühlte ich mich völlig erschöpft. Außerdem schien das, was sich vor mir auftürmte, schier unüberwindlich zu sein: Ich mußte mich duschen. Ich mußte mein Haar frisieren. Ich mußte mich schminken. Ich mußte mich anziehen.

Um ein bißchen auf Trab zu kommen, machte ich mir eine starke Tasse Kaffee. So war ich zumindest in der Lage, den Fernseher einzuschalten. Während ich unentschlossen vor meinem weit geöffneten Kleiderschrank auf und ab lief, verfolgte ich die Mittagsnachrichten. Ich konnte mich nie auf Anhieb entscheiden, was ich anziehen sollte. Und es war schrecklich wichtig für mich, nur ja passend gekleidet zu sein. Um mir die Entscheidung zumindest ein bißchen zu erleichtern, trank ich einen ersten Wodka. Das tat gut. Der Alkohol brannte meine Kehle aus und nahm mit einem Schlag dieses dumpfe Gefühl aus meinem Schädel. So langsam stieg meine Laune.

Im Schnitt war ich gegen vierzehn Uhr endlich soweit, daß ich das Haus verlassen konnte. Bevor ich endgültig ging, gönnte ich mir allerdings noch einen Wodka. Den brauchte ich dringend. Er nahm mir die Angst davor, nach draußen zu gehen.

»Wovor hast du denn Angst, Kind?« Meine Mutter konnte die Welt nicht verstehen. »Du bist jung, du hast Erfolg und Geld, du siehst gut aus. Was macht dir also angst?«

Ich konnte es ihr nicht erklären. Da waren zu viele Dinge. Ich hätte gar nicht gewußt, wo ich anfangen sollte. Also zog ich es vor zu schweigen – und weiterzutrinken. Daß ich damit meinen guten Vorsätzen untreu wurde, war mir bewußt. Doch ich mußte schließlich irgendwie überleben, und das ging nur mit Wodka.

»Paß bloß auf bei der Hitze!« mahnte Mama. »Wir haben auf dem Balkon fast vierzig Grad. Nicht daß du einen Schlag kriegst, wenn du dabei den Schnaps ...!«

Ich bekam keinen Schlag, im Gegenteil! Die Außentemperaturen verstärkten die Wirkung des Alkohols auf eine Weise, die ich als äußerst angenehm empfand. Plötzlich machte mir nichts mehr etwas aus.

So verliefen die Tage in Deutschland gleichförmig. Manchmal übernachtete ich bei meiner Mutter, manchmal bei mir. Manchmal gingen wir nachmittags ein bißchen spazieren, ein paarmal fuhren wir sogar weg, unter anderem für zwei Tage nach Scheveningen.

Die Fahrt dorthin war anstrengend für mich. Ich hatte Mühe, mich auf die Fahrbahn zu konzentrieren, wohl, weil ich am Vorabend zuviel Wodka getrunken hatte. *Gott, laß mich bloß keinen Unfall bauen!* betete ich und umklammerte verzweifelt das Lenkrad. *Ich verspreche auch, nie wieder soviel zu trinken, wenn ich fahren muß!*

Trotz dieses Gelöbnisses konnte ich während der drei Stunden im Auto an nichts anderes denken als an die Schnapsflaschen, die ich vor der Abfahrt im Kofferraum deponiert hatte. Sobald wir im Hotel waren, wollte ich mir erst mal einen genehmigen.

Wir mieteten uns im Kurhaus-Hotel ein, in einem wunderschönen Zimmer mit Meerblick. Aber statt den Luxus und den Ausblick zu genießen, riß ich nur die Reisetasche auf und goß mir ein halbes Wasserglas Wodka ein.

»Kind, Kind!« seufzte meine Mutter. »Wo soll das nur hin?«

»Ich weiß nicht«, lautete meine lapidare Antwort. »Ich denke, ich werde es schon in den Griff kriegen.«

»Dann fang endlich damit an!«

Mama wußte, warum sie so beschwörend auf mich einredete. Sie hatte das Ganze schon einmal durchgemacht, mit meinem Vater.

»Glaub es mir«, sagte sie deshalb auch jetzt mit flehender Stimme, »der Alkohol ist ein Karussell, das sich immer schneller dreht, immer schneller ...!«

Ich sah mein Leben anders. Für mich war es kein Karussell, sondern die rasende Fahrt eines Zuges durch eine nicht enden wollende Nacht. Er würde nie ankommen, dieser Zug, das wußte ich, denn er hatte kein Ziel. Die tödliche Fahrt an sich war seine Bestimmung. Und ich fragte mich, was wohl am Ende sein würde, ob er dann entgleiste, dieser Zug meines Lebens, oder ob er an den Mauern eines Sackbahnhofs zerschellte. Vielleicht endeten die Schienenstränge meines Schicksals ja auch einfach irgendwo und irgendwann, und der Zug stürzte in die Tiefe ...

»Ich werde es schon in den Griff kriegen«, wiederholte ich, goß mir einen weiteren Wodka ein und zog das Badezeug aus meiner Reisetasche.

»Bist du dir da sicher?« fragte meine Mutter.

»Mmh.«

»Aber du trinkst fast eine ganze Flasche pro Tag.«

Nun war ich erstaunt. »Wirklich?«

Mama sah mich fassungslos an. »Merkst du das gar nicht mehr?«

Ich merkte es nicht. Und das machte mir Sorgen. Keine großen zwar, doch genug, um wieder mal ein paar gute Vorsätze zu fassen.

So fing ich nach den zwei Tagen in Holland neuerlich damit an, meinen Alkoholkonsum zu kontrollieren. Das hatte ich in der Vergangenheit schon häufiger getan, und kurzfristig hatte das auch immer geholfen. Ich füllte die Tagesration in eine extra dafür vorgesehene Flasche, und diesmal ging das Spiel sage und schreibe eine Woche gut. Dann bekam ich Besuch.

Ingrid war eine meiner ältesten und besten Freundinnen. Ich war damals gerade aus dem Krankenhaus gekommen, als wir einander kennenlernten. Während mein Leben äußerst abenteuerlich verlaufen war, hatte sich Ingrids in den normalen Bahnen bewegt: Sie hatte geheiratet und zwei Töchter bekommen.

»Na, wollt ihr der Tante Bea denn nicht guten Tag sagen?«

Die siebenjährige Alena preßte den Kopf gegen den Schoß ihrer Mutter, und Klein-Sophie, gerade fünf, machte das sofort nach, indem sie versuchte, sich zwischen Vaters Schenkeln zu verbergen.

Wir setzten uns ins Wohnzimmer, und ich verteilte ein paar Süßigkeiten und bot meinen Gästen etwas zu trinken an. Dabei erzählte ich von Los Angeles, von dem, was sich dort in der Zwischenzeit ereignet hatte und davon, wie es vermutlich jetzt weitergehen würde.

Es machte mir nichts aus, den Alleinunterhalter zu spielen. Daran war ich gewöhnt.

»Und wie geht es bei euch?« erkundigte ich mich dann.

»Es muß!«

»Alles beim alten?« schloß ich daraus.

»Ja.«

»Fahrt ihr dieses Jahr in Urlaub?« forschte ich weiter.

»Wahrscheinlich«, antwortete Kai-Uwe.

»Das wissen wir auch noch nicht genau. – Alena! Erzähl der Tante Bea doch mal, was du Tolles bekommen hast!« forderte Ingrid.

Alena schüttelte den Kopf.

»Sie hat nämlich was ganz Tolles bekommen«, sagte Ingrid zu mir.

»Ach ja?« erkundigte ich mich nun persönlich bei der Kleinen. »Was denn?«

Nun schüttelte Alena nicht einmal mehr den Kopf, sondern saß nur noch verschlossen da.

»Unsere Alena hat jetzt ihr eigenes Zimmer!« erzählte die Mama daraufhin. »Ein richtiges großes Bett, wie die Erwachsenen das haben, und einen Schreibtisch. – Erzähl doch mal, Alena, wer auf deinem Bett sitzt?«

Das Mädchen ließ sich nicht erweichen.

»Sitzt da vielleicht jemand, den dir die Tante Bea geschenkt hat?«

Alena blickte in ihren Schoß, und ich hätte am liebsten laut geschrien.

Ich mochte Ingrid und ihre Familie von Herzen gern. Doch waren sie gerade mal eine halbe Stunde da, als ich an mein Barfach ging und mir einen ersten Wodka genehmigte. Es folgten ein zweiter und ein dritter, und nachdem wir zu Abend gegessen hatten und ich wieder allein war, streckte ich mich lang auf meinem Sofa aus und trank, bis ich irgendwann in das tiefe schwarze Loch fiel, das mir ja mittlerweile schon vertraut war. Ich wollte vergessen. Ich wollte das alles vergessen, am besten mein ganzes Leben.

Deutschland war meine Heimat, doch war ich hier nie wirklich zu Hause gewesen. Schon als Kind hatte ich das gespürt. Ich hatte zwar meine kleine Welt gehabt, die aus Schule, Ballett und Freundinnen bestand, doch hatte ich mich in dieser Welt nie wohlgefühlt; die anderen hatten sie mir zur Hölle gemacht.

Ich war mit ihrem Neid nicht fertiggeworden, zumal ich nie so recht hatte verstehen können, worauf sie eigentlich so neidisch gewesen waren. Gute Noten konnte schließlich jeder schreiben, der fleißig war. Und daß meine Eltern es sich erlauben konnten, große

Reisen mit mir zu machen, war weder mein Verdienst noch meine Schuld.

Als ich 1976 an Krebs erkrankte, war in der breiten Öffentlichkeit nur wenig über diese Krankheit bekannt – schon gar nicht, daß sie auch Kinder und Jugendliche befallen konnte. Meine Eltern hielten sich bedeckt, was Aussagen über meinen Zustand anging. Sie kämpften mit so dummen Äußerungen wie: »Na, wer weiß! Vielleicht ist das ja doch ansteckend«, und: »Ihr habt die Bea sicher falsch ernährt, denn irgendwas müßt ihr ja verkehrt gemacht haben.«

Daß ich es überlebte, konnte in den Augen der anderen später nur zweierlei bedeuten: Entweder war alles nicht so schlimm gewesen, wie meine Eltern behauptet hatten, oder aber man konnte mit Geld alles kaufen – selbst Gesundheit. Wieder umgab mich Neid.

Der steigerte sich ins Unermeßliche, als ich mir eines schönen Tages in den Kopf setzte, die Geschichte meines Lebens aufzuschreiben. Das war im Frühjahr 1984, und ich opferte für dieses Vorhaben fast alles, was ich bis dahin besessen hatte: meinen Job als Fremdsprachensekretärin, der meine Existenz sicherte; meinen Ausbildungsplatz in der Schauspielschule und die damit verbundene Möglichkeit, jemals eine Bühnenkarriere zu machen; sogar viele meiner Freunde. Sie hielten mein Vorhaben für hirnrissig und mich für völlig übergeschnappt.

»Bildest du dir wirklich ein, eine Schriftstellerin zu sein?« lagen sie mir in den Ohren. »Dazu braucht man besonderes Talent, und außerdem sollte man studiert haben.«

»Wirklich, Bea! Und dann auch noch die Geschichte deines eigenen Lebens! Wen soll das denn interessieren?«

»Überhaupt, Bea! Es gibt jährlich fünfzigtausend neue Bücher. Da kannst du doch nicht ernsthaft glauben, ausgerechnet deines würde ein Bestseller werden.«

Nun, an einen Bestseller dachte ich damals gar nicht. Ich wollte einfach nur ein gutes Buch schreiben, allein darum ging es mir. Und für dieses Ziel war mir keine Entbehrung zu groß – und auch keine Demütigung.

Am 23. Juli 1988 war es vollbracht, nach vier Jahren, einem

Monat und siebenundzwanzig Tagen. Vor mir lagen an die tausend Manuskriptseiten.

»Und jetzt?« bedrängte man mich.

Ich schwieg. In jener Zeit hatte ich nichts mehr zu sagen. Ich hatte mir meinen Traum erfüllt und dieses Buch geschrieben, doch wie es jetzt mit mir und meinem Leben weitergehen sollte, war mir schleierhaft.

Und dann geschah ein Wunder! Entgegen allen Erwartungen fand ich einen Verleger, das Buch wurde verfilmt, und knapp sechs Wochen nach seinem Erscheinen stürmte es die Bestsellerlisten und hielt sich dort fast zwei Jahre lang.

Aus der übergeschnappten Bea, die sich eingebildet hatte, zur Schriftstellerin zu taugen, wurde nahezu über Nacht ein Star.

Talkshows im Fernsehen, Radio-Interviews, Fototermine und Lesungen – so sah mein Leben fortan aus. In den Jahren 1989 bis 1993 reiste ich kreuz und quer durch Deutschland, um mein Buch und mich selbst den Lesern vorzustellen. Nebenher gab ich weiterhin Ballettunterricht für Kinder und für Erwachsene – eine Tätigkeit, mit der ich mich während meiner Arbeit finanziell über Wasser gehalten hatte –, und ich organisierte, choreographierte und moderierte drei gigantische Benefizveranstaltungen zugunsten einer Elterninitiative für krebskranke Kinder. Die letzte ging am 10. Oktober 1993 mit einhundertsiebenundfünfzig Mitwirkenden über die Bühne des ausverkauften Essener Aalto-Theaters.

Danach war ich restlos urlaubsreif. Doch konnte ich mir keine größere Pause erlauben. Mein zweites Buch, an dem ich damals schon über zwei Jahre schrieb, mußte endlich fertig werden.

Also zog ich mich in meine fünfundsiebzig Quadratmeter große Essener Altbauwohnung zurück und arbeitete Tag und Nacht. Am Ende zog ich nicht einmal mehr die Jalousien hoch. Bei eingeschaltetem Fernseher – es lief immer der gleiche Sender – lebte ich nur noch bei Lampenlicht und verließ kein einziges Mal das Haus. Meine Mutter kaufte für mich ein, sie kochte, und sie wusch meine Sachen, ja, sie erledigte sogar meine Telefonate. Das wirkliche Leben wurde ausgesperrt, ich atmete nur noch auf meinem Papier.

»Anders geht das wahrscheinlich nicht«, meinte Mama. »Menschen wie du können nur etwas Großes leisten, wenn man ihnen alle Kleinigkeiten aus dem Weg räumt. Ihr wirkt nach draußen hin so toll und seid im Grunde nicht einmal in der Lage, euch was zu essen zu machen oder eine Rechnung zu bezahlen. Wenn ich nicht ständig um dich rum wäre, würdest du vermutlich in deinem eigenen Dreck ersticken!«

Am 27. Februar 1994 schrieb ich die letzte Zeile. Acht Wochen später, nach diversen Presseterminen, der Leipziger Buchmesse und einigen Lesungen, packte ich meine Koffer und erfüllte mir einen Traum.

Ich flog nach Los Angeles.

Kaum wieder in Essen, ging das wilde Leben weiter. Meine diversen Lesereisen verschlugen mich in die äußersten Winkel unserer Republik. Innerhalb von fünf Tagen war ich in Köln, München, Dresden, Baden-Baden, Stuttgart, Berlin und Hamburg. Vom frühen Morgen bis zum späten Abend gab ich Interviews und trank wechselweise Kaffee, Champagner und Wodka. Für mich selbst war kein Platz in diesem Leben. Der Mensch und die Frau in mir froren im Schatten der Autorin.

So zog der Sommer ins Land, und mein zweites Buch schaffte den Sprung auf die Bestsellerlisten. Statt glücklich darüber oder gar stolz darauf zu sein, war ich eigentlich nur erleichtert. Dieser Listenplatz erfüllte die Erwartungen der einen, und er stopfte den anderen das Maul, die mir einen zweiten Erfolg nicht zugetraut oder nicht gegönnt hatten. Ja, es hieß immer, Ruhm und Geld brächten einem neue Freunde ein, doch bei mir war das Gegenteil der Fall. Ich fand nicht nur keine neuen Freunde, ich verlor auch einige meiner alten.

»Du lebst ja jetzt in einer völlig anderen Welt«, erklärten sie mir, während ich ihnen bei mir zu Hause in vertrauter Manier ein selbstgekochtes Abendessen servierte.

»So ein Quatsch!« widersprach ich.

»Immerhin hat dir der Bundespräsident einen persönlichen Brief geschrieben.«

»Woher weißt du das?«

»Hab' es in der Zeitung gelesen. Warum hast du das eigentlich nicht erzählt, Bea?«

»Hättest du es denn geglaubt?«

Daß bei all dem beruflichen Erfolg mein Privatleben ein einziges Debakel war, geschah mir in den Augen der anderen nur recht. Schließlich konnte man ja nicht alles haben – Diana Beate Hellmann schon mal gar nicht.

Immer tiefer stürzte ich mich in meine Arbeit, bis mein Leben schließlich aus nichts anderem mehr bestand: Schreiben, Lesereisen machen, Ballettunterricht geben und die Benefizveranstaltungen planen und durchziehen!

Wenn ich vor Erschöpfung fast zusammenbrach, floh ich für drei, vier Wochen nach Mexiko oder Florida und legte mich an den Strand.

»Na, wenn man sich so was leisten kann!« lautete der diesbezügliche Kommentar.

Ich hatte das alles geschluckt, jahrelang. Doch hatte ich es mit irgend etwas hinunterspülen müssen. Und das war der Wodka gewesen! Mein Leben hatte mich in den Alkohol getrieben. Die anderen waren schuld. Und ich selbst, die ich mich nicht rechtzeitig und nicht vehement genug gegen diese anderen gewehrt hatte.

Schluß!

Damit mußte jetzt endgültig Schluß sein!

Als ich am nächsten Morgen wieder zu mir kam, fiel ein befremdlich kaltes Licht durch das Wohnzimmerfenster. Ich erschrak, weil mir klar wurde, daß ich es letzte Nacht nicht mehr ins Bett geschafft hatte, und da mir das noch nie passiert war, machte es mir angst. Doch von heute an würde alles anders werden, so hatte ich es mir vorgenommen, und damit es nicht neuerlich beim guten Vorsatz blieb, rief ich in den frühen Morgenstunden jenes Julitages 1995 meine Mutter an und fragte, ob ich zu ihr kommen und bis zu meiner Rückreise nach Los Angeles bei ihr bleiben dürfe.

»Aber natürlich, Kind!«

Die nächsten Tage verbrachte ich bei Mama, war wieder ganz Kind und glücklich dabei. Vielleicht war ich aber auch einfach nur deshalb glücklich, weil ich mir zum erstenmal eingestand, ein Alkoholproblem zu haben.

Daß ich das hatte, war offensichtlich. Ich wollte mit dem Trinken aufhören, konnte aber nicht. Mein Körper zitterte, meine Seele schien vor lauter Angst auseinanderzubrechen, und mein Verstand war zu keinem klaren Gedanken fähig.

»Das ist normal«, sagte meine Mutter und gab mir Beruhigungsmittel. »Die werden dir besser helfen als die Schlaftabletten«, erklärte sie mir. »Nimm ruhig auch schon mal was über den Tag.«

Die Pillen halfen tatsächlich. Ich konnte zumindest wieder denken und planen.

»Sobald ich wieder in Los Angeles bin, werde ich zu einem anständigen Psychiater gehen«, nahm ich mir vor. »Ich kann das nicht mehr allein.«

»Tu, was du für richtig hältst!« sagte Mama. »Nur bitte tu etwas! So kann es nicht weitergehen.«

Da war ich ganz ihrer Ansicht, und so wurden meine letzten Tage in Deutschland vergleichsweise erholsam. Dank der Medikamente fehlte mir der Wodka nicht, ich schlief wieder besser und fühlte mich folglich nicht so zerschlagen. Mama und ich blieben ganz für uns, machten lange Spaziergänge und führten intensive Gespräche. Ich war sicher, damit das Schlimmste bereits überstanden zu haben. Jetzt brauchte ich nur noch ein paar Sitzungen auf einer guten Couch, und schon war alles erledigt.

»Ich schaffe das schon!« redete ich meiner Mutter und mir selber ein. »Denk dran, wie ich das damals mit dem Krebs geschafft habe!«

So kam der 3. August 1995. Am späten Nachmittag machten meine Mutter und ich uns auf den Weg in meine Wohnung. Ich flog am nächsten Morgen wieder in die Staaten und mußte meinen Koffer packen.

Als wir gerade an der Wohnungstür der Nachbarn vorbeigegangen waren, wurde selbige geöffnet. Weder Mama noch ich drehten uns um. Wir verließen das Haus, und erst als wir auf der Straße waren, machte mir meine Mutter eine Eröffnung, die sich als folgenschwer erweisen sollte.

»Hast du den Nachbarn gesehen?« sagte sie.

»Nein. Wieso?« Ich hatte unsere Nachbarn noch nie gemocht, ihn ganz besonders nicht. Mutter war mit der Nachbarin immer ganz gut ausgekommen, nicht aus besonderer Sympathie, sondern weil es sich eben so gehörte, daß man sich hier und da einmal half.

»Er schuldet mir immer noch Geld, deshalb grüßt er nicht.«

»Was?!«

»Nun reg dich nicht gleich darüber auf, Kind!«

»Aber Mama!«

»Schrei nicht so!«

Ich blieb stehen und sah meine Mutter fassungslos an.

»Was willst du dir eigentlich noch alles bieten lassen?« warf ich ihr an den Kopf. »Dieser Mann hat dich in den letzten Jahren bei jeder Gelegenheit angepumpt und -«

»Schschsch!«

»Von mir aus kann das jeder hören, Mama. Die Bank hat ihm nichts mehr gegeben, da hat er sich bei dir bedient.«

»Bea!« Meine Mutter griff nach meinem Arm und zog mich mit sich.

»Du läßt dir alles gefallen!« jammerte ich, während wir langsamen Schrittes weitergingen.

»Was soll ich denn machen? Ich muß mit diesen Leuten klarkommen.«

»Aber sie schaden dir doch nur.«

»Wenn schon!« meinte meine Mutter voller Resignation in der Stimme.

»O Gott!«

Ich atmete tief durch.

»Wie ist das, Mama? Läßt du dich erst noch die Treppe runterschubsen, bevor du aufwachst?«

Meine Mutter versuchte zwar weiterhin, mich zu beruhigen, doch war das jetzt hoffnungslos. Ich hatte lange genug stillgehalten.

Kaum daß wir in meiner Wohnung waren, stürzte ich an meinen Schreibtisch. Mein Anliegen war schnell vorgetragen und ebenso schnell formuliert. Ich tippte es hastig in die Schreibmaschine: In einem geharnischten Brief forderte ich den Mann auf, seine sämtlichen Schulden binnen Wochenfrist zu begleichen, verwarnte ihn ein für alle Male, sich je wieder Geld von meiner Mutter zu borgen, und drohte ihm gerichtliche Schritte an, falls er ihr sonst in irgendeiner Weise zu nahe träte.

»Fühlst du dich jetzt besser?« fragte meine Mutter.

Ich lächelte gequält.

»Diese Leute haben mir meine Kindheit und meine Jugend zur Hölle gemacht«, sagte ich. »Glaubst du, das könnte so ein Brief wiedergutmachen?«

»Warum hast du ihn dann geschrieben?«

Mama war ganz ruhig, als sie mich das fragte, und ihre Stimme klang auch sanft. Trotzdem, vielleicht aber auch gerade deshalb beschlich mich in diesem Moment das schreckliche Gefühl, mit meinem Brief in den Augen meiner Mutter nicht nur etwas völlig Unnötiges getan, nein, meiner Mutter damit überdies auch etwas angetan zu haben.

Ich warf den Brief in den Papierkorb, stand auf und schenkte mir einen Wodka ein.

»Nicht, Kind!«

»Tut mir leid, Mama!«

»Nicht auf die Tabletten!«

»Das macht mir nichts.«

Ich stieß einen bitteren Lacher aus und trank den ersten Schluck. »Alle wollen doch, daß ich mich kaputtmache, Mama. Ich erfülle hier also lediglich allgemeine Erwartungen. Wie immer.«

»Das redest du dir doch nur ein!« Bisher hatte meine Mutter leise gesprochen, jetzt brüllte sie mich auf einmal an.

»Ich weiß!« brüllte ich zurück. »Ich rede mir immer alles nur ein!«

»Wenn du das doch weißt, warum stellst du es dann nicht ab?«

Das war eine Lieblingsfrage meiner Mutter. Ich kannte diese Frage seit meiner frühen Kindheit, und seit meiner frühen Kindheit brachte sie mein gesamtes Nervenkostüm zum Erzittern.

»Und du weißt immer alles besser!«

Meine Mutter atmete tief durch.

»Ich weiß«, seufzte sie dann, »ich mache alles verkehrt. Aber das war schon immer so, und deshalb bin ich daran gewöhnt.«

»Nicht diesen Monolog!« flehte ich.

»Wieso nicht? Du sagst doch auch immer wieder das gleiche. Wieso darf ich das dann nicht?«

»Weil es nicht stimmt, was du sagst!«

»Es stimmt nicht?« Meine Mutter schrie das förmlich heraus. »Und ob das stimmt! Ich habe mir mein Leben lang für andere die Hacken abgelaufen, aber es war nie genug. Und so renne ich weiter, mache und tue, aber es bleibt dabei, es ist immer verkehrt.«

Resigniert fuhr sie fort: »Ich wäre eben am besten damals bei meiner großen Darmoperation gestorben. Das wäre für alle Teile das Beste gewesen. Das ist seit Jahren mein Reden, nur will mir keiner glauben.«

Ich griff nach meinem Wodkaglas und nahm einen großen Schluck.

»Du trinkst!« sagte Mama derweil. »Und was mache ich? Ich muß immer wach und parat sein, einer muß schließlich einen klaren Kopf behalten. Ich will aber auch nicht mehr. Ich mag nicht mehr!«

Ich atmete tief durch.

»Weißt du, Mama«, sagte ich dann, »ich glaube nicht, daß du auch nur im Ansatz ahnst, worum es hier geht.«

Meine Mutter schenkte mir ein verbittertes Lächeln.

»Das habe ich noch nie, mein Kind. Aber das weiß ich ja. Ich habe noch nie etwas verstanden. Ich war immer zu allem zu blöd.«

Mit tieftraurigem Gesicht saß meine Mutter da und starrte vor sich hin. Er war mir vertraut, dieser Anblick, wie mir all diese Sätze vertraut waren, die Mama in den letzten paar Minuten von sich gegeben hatte. Ja, ich hatte das alles schon tausendmal gehört, und ich hatte schon tausendmal gleichermaßen darauf reagiert. Es machte sich ein tiefer Schmerz in mir breit, der aus Scham und aus Schuld bestand. Ich war schuld am Unglück meiner Mutter, und ich schämte mich dafür, die Tochter zu sein, die ich war.

Wie von einer unsichtbaren Schnur gezogen, erhob ich mich vom Sofa und hockte mich neben Mama auf den Boden, umfaßte ihren Bauch mit meinen Händen, legte meinen Kopf in ihren Schoß.

»Ich hab' dich so lieb, Mama!«

»Ich weiß, mein Kind! Aber das ist nicht gut, daß du dich so an mich kettest…«

Ich trank nicht nur einen Wodka an jenem Abend. Ich trank eine ganze Flasche. Und ich trank auch am nächsten Tag auf dem Flug von Düsseldorf nach Frankfurt, so viel, daß ich Mühe hatte, den richtigen Ausgang für den Anschlußflug nach Los Angeles zu finden.

So schwer mir der Abschied von meiner Mutter fiel, so leicht fiel es mir, Deutschland und damit auch meiner Vergangenheit den Rücken zu kehren. Hier war nichts klein und überschaubar und friedlich, wie ich bei meiner Ankunft gedacht hatte. Hier herrschten Enge und Kontrolle und Langeweile, denen ich mich entziehen mußte, wenn ich überleben wollte. Meine Erinnerungen erdrückten mich, und das konnte und wollte ich nicht zulassen. Und ich wollte auch nicht weitertrinken.

Als die Maschine startete, faßte ich einen Entschluß: Von nun an würde alles besser werden. Wenn ich erst wieder in Los Angeles war, bekam ich mein Leben ganz sicher in den Griff – im Notfall mit Gewalt!

3

Im Grunde war alles ganz einfach. Ich mußte einfach einen Plan aufstellen und mich diszipliniert daran halten. Und an Disziplin mangelte es mir schließlich nicht. Das hatte ich ja von Kindheit an immer wieder unter Beweis gestellt.

Voller Enthusiasmus ging ich das Unternehmen an, zunächst auf Papier, denn es mußte schließlich alles seine Ordnung haben. Außerdem war ich von jeher eine begeisterte Listenmacherin gewesen. Das zeigten schon meine Einkaufslisten, die ich immer gleich in dreifacher Ausfertigung erstellte. Ich kalkulierte auch meist noch vorab, wie lange eine Einkaufstour dauern und wie teuer sie werden würde, doch kritzelte ich diese Angaben immer nur auf einen Zettel und gab sie nicht in den Computer.

Ja, es beflügelte meinen Geist, vor einem leeren Blatt zu sitzen und etwas zu planen, ob es sich dabei nun um eine Reise, ein neues Buch oder eine Wohltätigkeitsveranstaltung handelte. Ein Projekt wie die nun anstehende Lebensliste hatte ich noch nie gehabt, und deshalb fand ich die Aufgabe ganz besonders reizvoll und packte den Stier mutig bei den Hörnern. Trotz Jetlag und erheblichem Alkoholkonsum setzte ich mich noch am Abend meiner Ankunft in Los Angeles hin und begann mit der Ausarbeitung des theoretischen Teils.

»Die Räumlichkeiten sind nur gemäß ihrem Namen zu nützen!« vermerkte ich mit rotem Filzstift. »Sie müssen nach ihrer Nutzung in den urspünglichen Zustand zurückversetzt werden. Nur Wohn- und Arbeitszimmer dürfen unordentlich sein.«

Darunter notierte ich mit blauem Kugelschreiber: »Ich muß meine Alltagspflichten auf den spätmöglichsten Zeitpunkt verschieben, da ich dazu neige, das Notwendige schnell zu erledigen, um schnell zu meiner Flasche zurückzukommen.«

Bevor ich mich dem nächsten Listenpunkt widmete, kritzelte ich mit Bleistift noch eine Randbemerkung: »Ich habe mein Alkoholproblem vornehmlich, weil ich im nüchternen Zustand zu keinem Egoismus fähig bin. Von jetzt an telefoniere ich nur, wenn ich es will, gehe nur aus, wenn ich es will, bekomme nur Besuch, wenn ich es will.«

Dieser Zusatz war zu bedeutsam, um nicht weiterführend berücksichtigt zu werden. Also holte ich mir einen Block Haftis und schrieb dreimal: »Ich erwarte einen dringenden Anruf! Ich habe Besuch! Ich muß gleich aus dem Haus!« Diese Ausreden klebte ich dann flugs unter jedes meiner drei Telefone.

Als nächstes ging es im theoretischen Teil meiner Liste um mein leibliches Wohl.

»Durch eine strikte Diät muß der Körper von unkontrolliertem auf kontrollierten Alkoholmißbrauch umgestellt werden!« hieß es da in rotem Filz, und mit blauer Tinte führte ich aus, fortan kein Fett mehr zu mir zu nehmen, um keine »Unterlage« mehr zu haben.

Da ich ja nicht die Absicht hatte, mit dem Trinken aufzuhören, sondern dieses Trinken nur mehr unter Kontrolle bekommen wollte, regelte ich natürlich auch das: »Alle vier Stunden (spätestens!) Trinkpausen einlegen!« schrieb ich in fetten Druckbuchstaben und natürlich in Rot. »Die Uhr ist genau zu überwachen, die Zeiten dürfen nicht über- oder unterschritten werden. Alkoholkonsum, bis innere Zufriedenheit eintritt!«

Damit – insbesondere mit dem letzten Satz – beendete ich den theoretischen Teil meiner Lebensliste und wandte mich nunmehr dem praktischen zu.

Danach wurde fortan um neun Uhr morgens aufgestanden, und es gab einen kleinen Wodka – sozusagen ein Frühstückchen für die Leber. Wer die ganze Nacht geschlafen und folglich gedarbt hatte, brauchte morgens eine kleine Belohnung; sonst tat sich der Tag ja allzu düster auf.

Zwischen halb zehn und zehn stand Gymnastik auf dem Programm. Damit das auch wirklich und nicht nur auf dem Papier stattfand, hatte ich umsichtigerweise mein gesamtes Trainingszeug aus Deutschland mitgebracht, einschließlich Knöchelgewichten und Spitzenschuhen. Nach der noch genau zu planenden körperlichen Ertüchtigung stand eine Runde Telefonieren an, und danach wurde dann eine Kleinigkeit gegessen, und ein Schnäpschen gab es auch – allerdings nur ein ganz winziges. Anschließend waren für den Haushalt anderthalb, für Einkäufe zwei Stunden angesetzt. Ich wollte wieder schreiben; das hatte ich in den letzten Wochen vor meiner Deutschlandreise schwer vernachlässigt. Und ich wollte endlich mal mehr für mich selbst tun. Leben.

Leben?

Es war der 4. August 1995, und es war kurz vor drei Uhr morgens. Meine Lebensliste war fertig, und ich war es auch. Denn ohne es zu bemerken, hatte ich beim Schreiben einen ganzen Liter Wodka getrunken.

Jedem neuen Anfang wohnt ein Zauber inne, der uns beschützt und der uns hilft zu leben.

Diese Worte waren wahr, das wußte ich, und noch vor wenigen Stunden hatte ich geglaubt, ich würde sie nun bald auch leben. Jetzt wußte ich plötzlich nicht mehr, ob es für mich noch einen neuen Anfang gab.

Ich war völlig übermüdet und konnte trotzdem nicht schlafen. Ich hatte dermaßen viel Alkohol intus, daß ich eigentlich längst im Koma hätte liegen müssen, doch meine Gedanken rasten. Neben dem Bett lag die Liste, die mich retten sollte. Doch hatte ich bei der Arbeit daran völlig außer acht gelassen, daß ich mein Programm vorerst gar nicht durchziehen konnte.

Ich bekam nämlich Besuch aus Deutschland. Meine Freundin Franziska und ihre Tochter Julia kamen für vierzehn Tage, und die beiden wollten etwas von Kalifornien sehen, Spaß haben, ausgehen ... Ich mußte ihnen zu Ehren unbedingt eine Party geben, damit sie meine Freunde kennenlernten. Also mußte ich eine Gästeliste machen, einen Speiseplan, eine Einkaufsliste, eine Auflistung der Exkursionen ...

Ich tat kein Auge zu in jener Nacht; es war die zweite durchwachte Nacht in Folge. Statt zu schlafen, legte ich meinen Lebensplan sorgfältig in einem Aktenordner ab, und dann holte ich mir einen neuen Block, hockte mich in mein Bett und machte weiter Listen. Und während ich das tat und dabei immer weiter trank, passierte etwas mit mir. Es passierte etwas mit meinem Körper, und es passierte etwas mit meiner Seele, und ich hätte dieses Etwas nicht erklären und schon gar nicht beschreiben können. Ich fühlte es nur.

Die nächsten zwei Tage verbrachte ich mehr oder weniger im Bett. Da ich vor meiner Deutschlandreise genug Wodka eingekauft hatte, brauchte ich deshalb das Haus nicht zu verlassen, und mehr als Schnaps brauchte ich damals schon nicht mehr zum Leben. Feste Nahrung war mir widerlich; insbesondere vor Süßigkeiten ekelte ich mich maßlos. Also schlurfte ich nur den ganzen Tag herum und trank und telefonierte.

Franziskas Geburtstagsgeschenk wurde organisiert, ebenso Ausflüge nach San Diego und Las Vegas. Ich meldete mich bei meinen Freunden zurück und lud sie zu einer Dinner-Party ein. Die Frage, wie es mir denn ginge, beantwortete ich stets mit einem »Danke, sehr gut!«

Doch war das natürlich eine glatte Lüge. Es ging mir alles andere als gut. Ich schlief kaum noch, höchstens zwei, drei Stunden, und wenn ich danach aufwachte, zitterte ich am ganzen Körper. Vor allem in meinem Bauch war ein Gefühl, als schwirrten dort Tausende von Schmetterlingen umher. Außerdem spürte ich plötzlich, wie das Blut in meinen Armen und Beinen durch die Adern floß, und es schien zu kochen, dieses Blut; es tat richtig weh. Da ich noch nie gehört hatte, daß Menschen ihren Blutkreislauf körperlich fühlen konnten, hielt ich die Schmerzen für pure Einbildung. Und der kam ich bei, indem ich einen großen Wodka trank. Danach ging es dann besser, allerdings nur für ganz kurze Zeit. Dann wiederholte sich der Alptraum, und damit stand ich vor neuen Problemen.

Los Angeles war eine Stadt, in der man nichts zu Fuß erledigen konnte. Mit dem vielen Alkohol in meinem Körper konnte ich aber nicht fahren. Ich probierte es ein einziges Mal aus und sah gleich an der ersten Kreuzung einen Polizeiwagen im Rückspiegel. Im Nu zitterten meine Hände noch mehr als zuvor, und ich fuhr sofort wieder heim.

Dort trank ich einen Riesenschnaps, beruhigte mich und beschloß, meine Einkäufe versuchsweise mal zu Fuß zu erledigen. Doch bereitete mir auch das Laufen Probleme. Schuhe mit hohen Absätzen hatte ich längst in die hintersten Reihen meiner Regale verbannt. Turnschuhe und flache Pumps waren das einzige, was ich noch trug. Ich torkelte zwar nicht, doch fühlte ich mich seit einiger Zeit unsicher auf den Beinen, und überdies fiel es mir äußerst schwer, Entfernungen einzuschätzen. Trotzdem machte ich mich auf den Weg zu Mayfair's, einem Supermarkt, der zwar sehr viel teurer war als Ralph's, dafür aber nur zwei Häuserblocks entfernt lag.

Das Unternehmen geriet zur Tortur. Es war August, und Los Angeles meldete sechsunddreißig Grad. Noch schlimmer als die Hitze war jedoch meine Erregbarkeit. Meine Nerven lagen blank. Das wußte ich zwar, doch wurde es mir in seiner gesamten Tragweite erst jetzt klar.

Als der Fahrstuhl auf sich warten ließ, bohrte ich die Fingernägel in meine Handflächen, bis der körperliche Schmerz den seelischen überstieg; als die zweite der insgesamt drei Ampeln, die ich überqueren mußte, auf Rot schaltete, nur weil ich kam, stampfte ich mit dem rechten Fuß so lange auf den glühenden Asphalt, bis das ganze Bein von der Ferse bis zur Hüfte weh tat. Und dann war da diese Frau vor mir im Supermarkt an der Kasse, diese Frau, die in aller Ruhe ihr Kleingeld zusammenklaubte, um die Rechnung zu bezahlen – ich war einem hysterischen Anfall nahe und stöhnte so laut, daß mich alle entsetzt ansahen. Es störte mich nicht. Diese Leute hatten ja keine Ahnung. In meinem Leben mußte alles schnell passieren, am besten sofort, und das nur, damit ich rasch wieder nach Hause kam, zu meiner Flasche.

Das wurde mir zumindest bewußt an jenem Tag, immerhin. Und es veranlaßte mich zu ein paar tiefschürfenden Gedanken. Daß der Wodka mein bester Freund war, glaubte ich nicht mehr. Lange Jahre war er das gewesen, ja, wir hatten uns richtig gut verstanden, wir zwei. Er hatte mich je nach Bedarf entspannt oder angeregt, getröstet oder aufgehetzt, wie ich es halt brauchte.

Dann hatte es eine Zeit der Haßliebe gegeben. Ich haßte die Bedeutung, die der Schnaps für mich bekommen hatte, aber ich liebte seine Wirkung. Es war wundervoll, nach ein paar Gläsern in jene fremde Welt zu entgleiten, in der Liebe und Wahrheit und Glück ebenso nur Worte waren wie Haß und Lüge und Schmerz. Der Alkohol war wie ein Nebel, der sich zwischen mich und die graue Wirklichkeit legte. Ich träumte ein Leben, wenn ich betrunken war, ein wundervolles Leben.

Doch wurde das Erwachen von Tag zu Tag grauenvoller. Es war, als müßte ich für jeden Augenblick der verzückten Entrücktheit mit einem Teil meines Ichs bezahlen. Ich löste mich auf. Langsam, aber sicher.

Da ich mir meinen Freund von einst nicht zum Feind machen wollte, lernte ich nun, mich mit ihm zu arrangieren. Ich machte ihn zum Inhalt meines Lebens, indem ich all meine Pflichten und Freuden nur mehr darum rankte, wann ich wo wieviel trinken konnte. Draußen in der Welt waren die Möglichkeiten dazu sehr stark eingeschränkt. Also verbarrikadierte ich mich immer mehr in meinen vier Wänden. Von früh bis spät lief der Fernseher, immer ein und derselbe Sender. Das war zwar schon seit Jahren eine Macke von mir, doch nahm diese jetzt neue, beängstigende Züge an. Wenn ich nämlich schon mal fälschlicherweise einen anderen Sender einschaltete, reagierte ich darauf regelrecht verstört. Abweichungen von der Norm konnte mein verwirrter Geist nicht mehr ertragen, sie machten mich panisch.

Neben all dem hatte sich meine Putzsucht allmählich ins Krankhafte gesteigert, erstreckte sie sich doch zwischenzeitlich auf so ziemlich alle Bereiche meines täglichen Lebens. Eine Bluse, die ich einmal für eine halbe Stunde getragen hatte, mußte sofort in die Wäsche; täglich raste ich zweimal mit dem Staubtuch durch die Wohnung und warf den Sauger an; niemals verließ ich das Haus, ohne mich vorher perfekt geschminkt und frisiert zu haben. Man sollte mir nicht ansehen, was mit mir los war.

Und in dieser Situation bekam ich nun Besuch.

Da ich bezweifelte, das bewältigen zu können, mußte ich etwas ändern. Und so ging ich an jenem Nachmittag nach meiner Rückkehr von Mayfair's ins Bad und holte mir die Beruhigungsmittel, die Mama mir mitgegeben hatte. Zuerst nahm ich eine Tablette, doch zeigte die gar keine Wirkung. Also nahm ich kurz darauf eine zweite und am Abend noch eine dritte, und da ich gerade nichts anderes zur Hand hatte, um die Pille herunterzuspülen, nahm ich sie mit meinem Wodka.

Das wirkte. Zum erstenmal seit Tagen schlief ich fünf Stunden an einem Stück, und ich zitterte wesentlich weniger, als ich wieder aufwachte. Des Rätsels Lösung schien gefunden.

Franziska und Julia kamen am 10. August 1995. Da ich mich wieder fahrtüchtig fühlte, hatte ich am Morgen noch rasch ein paar Besorgungen gemacht, war im Supermarkt gewesen, an der Tankstelle und in der Reinigung, und danach hatte ich mir zur Belohnung einen Wodka genehmigt. Es war nur ein kleiner gewesen, denn ich wollte ja noch zum Flughafen fahren. Es war allerdings nicht der erste Wodka dieses Tages, denn den ersten trank ich gewohnheitsmäßig immer schon vor dem Aufstehen.

Ein letztes Mal kontrollierte ich, ob meine Wohnung auch tatsächlich sauber genug war, um sie meiner Freundin vorführen zu können. Noch ein Wodka.

Ich inspizierte den Kühlschrank und stellte fest, daß ich außer Champagner nicht allzuviel eingekauft hatte. Noch ein Wodka!

Ich zog mich um, doch fühlte ich mich in nichts so recht wohl. Also: Noch ein –

Als es endlich Zeit war, zum Flughafen zu fahren, hatte ich bereits dermaßen viel getrunken, daß ich unmöglich meinen Wagen nehmen konnte. So bestellte ich ein Taxi.

Der Weg nach LAX, wie die Einheimischen ihren internationalen Flughafen nennen, schien mir endlos zu sein. Außerdem durfte ich im Taxi nicht rauchen – eine kalifornische Manie! Folglich trank ich.

Ich hatte damals immer Wodka bei mir. Seit vielen Jahren nahm ich hin und wieder ein Fläschchen mit, in letzter Zeit ging ich nie ohne. Und darüber machte ich mir nicht einmal mehr Sorgen. Dabei wußte ich genau, daß ich damit eines der schärfsten kalifornischen Gesetze übertrat. Wer an öffentlichen Plätzen Alkohol trank oder gar eine geöffnete Flasche im Führerhaus seines Wagens mitführte, dem drohte eine Gefängnisstrafe.

Trotzdem füllte ich meinen Wodka jeden Morgen, den Gott gab, in eine Mineralwasserflasche, auf der NAYA geschrieben stand, Markenzeichen eines natürlichen kanadischen Quellwassers. Mit diesem halben Liter in der Tasche fühlte ich mich dann so einigermaßen sicher. Ein paar Wochen zuvor hatte dieses Quantum noch für den ganzen Tag gereicht. Jetzt überstand ich damit gerade mal ein paar Stunden.

Auf dem Los Angeles International Airport herrschte Hochbetrieb.

Die Maschine landete zwar pünktlich, aber da meine Freundin dummerweise angegeben hatte, Schauspielerin zu sein, nahm man sie seitens der Einwanderungsbehörde so gehörig in die Mangel, daß ich fast anderthalb Stunden warten mußte. Ich vertrieb mir die Zeit mit meinem Schnaps und damit, zwischendurch zum Rauchen nach draußen zu gehen.

Endlich war es dann soweit: Franziska, Julia und ich lagen einander in den Armen, und die Freude war groß – so groß, daß ich nun erst recht einen Riesenschluck aus der Flasche brauchte. Ich fühlte mich so erleichtert. Die beiden waren da, und damit schien mir eine große Bürde genommen zu sein. Ein Gefühl von Geborgenheit machte sich in mir breit, es war ganz eigenartig.

Es war, als seien alle meine Probleme jetzt gelöst. Dabei fingen sie gerade erst an. Es war nur die Stille vor dem Sturm.

Am Abend stand ich in meinem Bad und zitterte am ganzen Körper. Ich mußte mich duschen, aber ich hatte Angst davor.

Angst vor Wasser hatte ich damals zwar schon seit geraumer Zeit, doch war sie noch nie so groß gewesen wie an diesem Abend. Ich durfte mir gar nicht vorstellen, in diese enge Duschkabine zu steigen. Also trank ich einen Schnaps nach dem anderen, bis ich mich endlich stark genug fühlte, es zu wagen.

Es war entsetzlich. Das Rauschen des Wassers dröhnte bedrohlich in meinen Ohren, und ich preßte mein Kinn so fest auf meine Brust, wie es eben ging, nur um diesen grauenhaften Strahl nicht sehen zu müssen, der gleich auf mich niedergehen würde. Doch es geschah. Das Wasser stürzte heiß und dampfend und donnernd auf mich herab, und mir war, als bestünde meine einzige Wahl nur noch darin, zu ersticken oder zu ertrinken. Mein Herz raste, ich glaubte vergessen zu haben, wie man atmete, ich hatte Todesangst.

Nach dieser Tortur war ich völlig erschöpft. Also ging ich in die Küche und holte eine neue Flasche Wodka aus dem Schrank. Ich betete, ich möge die Nacht länger als drei Stunden schlafen. Und da ich meinem Gebet allein nicht trauen mochte, warf ich mit dem Schnaps drei Beruhigungstabletten ein.

Sicher war sicher.

Zweites Kapitel

1

August 1995. Es war Hochsommer in Los Angeles, vielleicht nicht die beste Zeit, die Stadt zu besuchen, doch waren Franziska und Julia von anderen Feriengebieten Hitze gewöhnt und konnten sie gut vertragen.

Meine Freundin und ich kannten einander damals seit dreizehn Jahren. Wir hatten die gleiche Schauspielschule besucht und so manche Stunde von einer großen Bühnen- und Leinwandkarriere geträumt. Während ich mich frühzeitig aufs Schreiben verlegte, jagte Franziska ihrer Illusion noch lange Jahre nach. Als ehemalige Schönheitskönigin arbeitete sie viel als Model und übernahm kleinere Rollen in Theater, Film und Fernsehen. Geraume Zeit sah es so aus, als sei das der Anfang einer steilen Karriere, doch machte ein Mann einen Strich durch diese Rechnung. Das Glück währte gerade mal anderthalb Jahre. Dann reichte der Gatte die Scheidung ein und sorgte mit seinem Geld und vor allem mit seinem Einfluß dafür, daß Franziska auf alles verzichtete, um wenigstens das Sorgerecht für ihr Kind zu behalten.

Seitdem kämpfte meine Freundin mehr oder weniger ums Überleben. Sie nahm schon mal einen Job an – vorausgesetzt, man bot ihr einen an –, und daneben vermied sie es bewußt, an die Zukunft zu denken.

»Ich will das Heute genießen«, war einer ihrer Lieblingssätze, »wer weiß, ob ich morgen noch bin!«

Obwohl Franziska und ich völlig gegensätzliche Charaktere waren, hatten wir uns immer gut verstanden. Das lag wohl hauptsächlich daran, daß wir einander in unserer Verschiedenheit nicht bekämpften, sondern ergänzten. Sie, das Feuer, vermochte mich zu erwärmen, und ich, das Wasser, konnte sie löschen, wenn sie allzusehr loderte. Außerdem liebte ich Franziskas kleine Tochter heiß und innig. Und wir hatten neben all den Unterschieden zwischen uns auch eine große Gemeinsamkeit, nämlich einen ausgeprägten Hang zu den schönen Dingen des Lebens.

Trotz all dem hatte ich in jenem August 1995 große Angst davor, Franziska und Julia nun vierzehn Tage um mich zu haben. Ich fühlte mich körperlich und seelisch so schlecht, daß ich fürchtete, ihnen nicht gerecht werden zu können, sie zu langweilen oder gar zu enttäuschen. Zugleich spürte ich, daß ich tief in mir etwas von ihnen erwartete. Ich wollte, daß sie mir dabei halfen, aber ich hatte nicht die geringste Vorstellung, wie sie das anstellen sollten. Um meine Gedanken abzuschalten wie eine Lampe oder wie ein Fernsehgerät, war es das einfachste, noch mehr zu trinken als sonst.

Zwischen Franziska und mir war von Anfang an klar gewesen, den ersten Tag ihres Amerika-Besuchs möglichst ruhig zu begehen. Sie und das Kind mußten erst einmal ihren Jetlag überwinden.

So wollten wir nichts Großartiges unternehmen, sondern am späten Nachmittag lediglich für zwei, drei Stunden nach Venice Beach hinausfahren und anschließend im Loeuws Hotel in Santa Monica zu Abend essen. Das Programm war also durchaus überschaubar. Trotzdem war ich wohl fürchterlich aufgeregt, weil ich überhaupt ein Programm hatte, und diese Aufregung setzte offenbar die gewohnte Wirkung meiner Beruhigungsmittel außer Kraft. Jede halbe Stunde wurde ich wach in jener Nacht, und jedesmal, wenn ich wach wurde, griff ich zu dem Schnapsglas, das neben dem Bett auf dem Boden stand, und nahm einen großen Schluck. Oder auch zwei. Oder drei...

Als ich am Morgen des 11. August 1995 endgültig aufwachte, war es gerade mal sieben Uhr. Mein Schädel war so schwer, daß ich Mühe hatte, aus dem Bett zu kommen, meine Knie zitterten, es plagten mich die mittlerweile schon vertrauten Angstzustände, und somit hatte ich nicht die geringste Vorstellung, wie ich diesen Tag hinter mich bringen sollte. Also trank ich erst einmal einen doppelten Wodka. Danach ging es mir schlagartig besser, und ich schlurfte in die Küche und machte mir einen starken Kaffee. Hunger hatte ich mal wieder keinen. Aber das war ja eigentlich auch nicht weiter verwunderlich. Ich trank meine Mahlzeiten schließlich.

Nachdem mir der Kaffee im ersten Moment gutgetan hatte, bewirkte er im zweiten Moment genau das Gegenteil. Das passierte häufiger in letzter Zeit, und es machte mir angst. Meine Hände fingen nämlich plötzlich so sehr an zu zittern, daß ich kaum noch meine Zigarette halten konnte, und mein Herz raste und pochte so laut, daß es die Musik übertönte, die laut aus dem Radio drang. Ich fühlte mich hundeelend.

Ein weiterer doppelter Wodka richtete das wieder, und danach fing ich dann schon mal an, meine Tasche für den Abend zu packen. Das war eine neue Macke, und ich ging mir damit selbst auf die Nerven. Früher hatte ich Dinge, die zu erledigen waren, bis zum letzten Moment vor mir hergeschoben. In jüngster Zeit machte ich es indes wie meine selige Großmutter. Nur war ich noch keine vierundneunzig; daß ich mich dennoch so verhielt, lag meines Erachtens daran, daß mir die kleinste Aufgabe, die ich zu erfüllen hatte, dermaßen anstrengend und zeitaufwendig erschien, daß ich sie schon Stunden vorher angehen mußte.

An jenem Freitag war meine Umsicht ganz besonders arg. Stundenlang dauerte das Packen dieser blöden Tasche, danach machte ich mein Bett, wusch mich und schminkte mein Gesicht, und als ich damit fertig war, hatte ich bereits derart viel getrunken, daß ich mich wieder hinlegen mußte.

Macht ja nichts! sagte ich mir. *Du hast ja Zeit!*

Doch kaum, daß ich mich wieder in die Kissen gekuschelt hatte, läutete das Telefon.

»Na, guten Morgen, meine liebe Bea!« gurrte Franziska mir ins Ohr. »Hast du gut geschlafen?«

Ich log meiner Freundin etwas vor, um ihr die gute Laune nicht zu verderben, und erfuhr alsdann, daß sie und das Kind einfach prächtig geschlafen hatten. Sie spürten rein gar nichts von einem Jetlag und wollten nun unbedingt zum Farmer's Market fahren.

»Wohin?«

»Na, kennst du das denn nicht, Bea? Du wohnst doch hier. In meinem Reiseführer steht, daß Farmer's Market der üppigste Viktualienmarkt der gesamten Westküste ist, ein einzigartiger Augenschmaus der Lebensmittel, und daß –«

»Schon gut, schon gut, Franziska, da geht man einfach nicht hin, wenn man hier wohnt. Metzger, Gemüse- und Obsthändler, Bäcker, nirgendwo in Los Angeles ist es teurer.«

»Ach? Und sonst ist da nichts?«

Ich hörte die Enttäuschung in Franziskas Stimme und schämte mich sofort. Meine Freundin war als Touristin in dieser Stadt, und sie wollte etwas sehen, was ihr der Reiseführer als sehenswert verkaufte. Es war meine Aufgabe, sie dabei zu unterstützen, nicht, es ihr auszureden, weil ich es angeblich besser wußte.

»Am besten, du schaust es dir an und machst dir selbst ein Bild!« lenkte ich deshalb ein.

»Ich hätte aber gern, wenn du mitkommen würdest.«

Ich schluckte. Ich war so betrunken, daß ich gar nicht daran denken durfte, mich ans Steuer zu setzen. Also mußte ich mir schnellstens eine Ausrede einfallen lassen.

»Kommt ihr zwei erst mal zu mir!« schlug ich da auch schon vor. »Und dann fahren wir gemeinsam zum Farmer's Market.«

Wir nahmen ein Taxi, und ich hatte wie immer meine NAYA-Flasche dabei. Ich wußte zwar, daß es im Hinblick auf den geplanten Ausflug am Nachmittag klug gewesen wäre, nun endlich mit dem Trinken aufzuhören, aber alles in mir schrie unentwegt nach mehr Schnaps, mein Verstand wollte mehr, meine Seele, mein Körper.

Während Franziska die gepriesenen Attraktionen des Farmer's Market besichtigte und der Ordnung halber auch noch fotografierte, gingen Julia und ich in ein Spielwarengeschäft, das auf dem Gelände war. Die Kleine war im Mai zu ihrer Erstkommunion gegangen, und ich hatte ihr dazu nachträglich ein Geschenk versprochen. Unsicher lief sie nun zwischen den einzelnen Regalen auf und ab, ohne sich wirklich irgend etwas genauer anzusehen.

»Was ist, Julia?«

»Nichts.«

Ich nahm einen großen Schluck aus meiner Flasche.

»Hör mal, Kind, du brauchst keine Angst wegen des Geldes zu

haben. Such dir einfach etwas aus, und wenn es mir wirklich zu teuer sein sollte, dann sage ich dir das schon. Okay?«

Julia strahlte über das ganze Gesicht, als sie das vernahm, und steuerte im nächsten Moment geradewegs auf die Barbie-Puppen zu.

Was dann kam, war schrecklich. Jede zweite der insgesamt etwa vierzig Puppen, die dort aufgestellt waren, wurde auf das genaueste geprüft. Nach etwa anderthalb Stunden war meine angebliche Wasserflasche fast leer, und Klein-Julia war der Verzweiflung nahe. Sie konnte sich nicht zwischen Pocahontas und Scarlett O'Hara entscheiden, und da ich nach Hause wollte, bevor ich überhaupt keinen Schnaps mehr hatte, kaufte ich ihr beide.

»Bist du wahnsinnig?« schimpfte Franziska, die einen Haufen gesundes Obst eingekauft hatte und aussah wie das blühende Leben in Person.

»Sie hat doch nur einmal Kommunion.« Entkräftet hockte ich mich auf eine Holzbank und nahm einen der letzten Schlucke aus meiner Flasche.

»Es geht dir nicht gut«, vermutete Franziska, »nicht wahr?«

Ich nickte.

»Das ist das Trinken, Bea. Damit mußt du aufhören.«

»Ich weiß.«

»Du brauchst da Hilfe.«

Ich atmete tief durch. Schon tags zuvor hatten Franziska und ich kurz über mein Alkoholproblem gesprochen, und ich gab ja auch zu, daß ich es hatte und nicht behalten konnte. Doch war es hier und jetzt, am Freitag nachmittag im Farmer's Market auf der Holzbank, einfach nicht zu lösen. Da hatte ich andere Probleme, mußte ich doch den weiteren Tagesverlauf neu planen.

»Ich rufe mal eben meine Freundin Agnes an«, sagte ich.

Nach meiner Party hatten Agnes und ich einander nur noch einmal gesehen, und unser letztes Telefonat lag auch schon Wochen zurück. Jetzt, in der Gluthitze des Farmer's Market, sah ich keinen anderen Ausweg.

Mein Schädel dröhnte, und meine Hände zitterten, und ich hatte Mühe, meine Augen aufzuhalten, sie brannten wie Feuer. Mit nahezu letzter Kraft gelang es mir, mein Handy aus der Tasche zu ziehen und Agnes' Nummer zu wählen.

Sie freute sich unsäglich, von mir zu hören.

»Ich dachte schon, du wärest mir wegen irgendwas böse, Bea.«

»Nein, nein«, log ich, erzählte kurz von meiner Deutschlandreise und kam dann darauf zu sprechen, daß ich derzeit gerade Besuch hätte.

»Oh, ein Kind!« jubelte Agnes. »Wie alt ist die Kleine?«

»Sie ist –«

»Herrlich, Bea! Ich mag Kinder ja so gern. Wenn ich etwas bedaure in meinem Leben, dann ist es, daß ich keine Kinder habe.«

»Ja ... also, paß auf, Agnes.« Ich erklärte ihr, welche Pläne ich ursprünglich für den Nachmittag und den Abend gemacht hatte. »Nur ... nur habe ich da jetzt ein Problem und ... darf ich dich für heute abend zum Essen einladen und sozusagen zum Ausgleich um einen Gefallen bitten?«

»Welchen, Bea?«

Ich holte tief Luft. »Würdest du uns heute nachmittag bei mir zu Hause abholen und nach Venice Beach fahren?«

Es war zwar nicht das erste Mal, daß ich wegen meiner Trinkerei fahrtechnische Hilfe brauchte, doch war es mir an jenem 11. August 1995 zum erstenmal peinlich. Trotzdem beschloß ich, ehrlich zu sein.

»Ich bin nämlich schon mal wieder betrunken«, klärte ich Agnes auf.

Sie lachte. »So hörst du dich aber nicht an.«

»Nun, ich bin zumindest zu betrunken, um noch zu fahren. Ich hab' Angst, einen Unfall zu bauen.«

Wieder lachte Agnes. »Wann soll ich kommen?«

»Gegen vier! Wir fahren zum Strand, gehen da ein bißchen spazieren, setzen uns in den Pizza-Spot, und danach gehen wir dann ins Loeuw's Hotel. Okay?«

Agnes war begeistert. »Sehr schön, Bea! Also um vier!«

Sie kam auch pünktlich. Doch erschrak ich fast zu Tode, als ich sie sah. Fünf Wochen hatten wir einander nicht gesehen, und in dieser Zeit hatte Agnes etwa fünfundzwanzig Pfund Gewicht verloren. Dabei war sie auch vorher schon schlank gewesen, eigentlich sogar dünn. Mit glänzenden Augen sah sie mich an und gab mir einen Kuß auf die Wange. Dann stürzte sie sich auf Julia.

»How beautiful!« heulte sie auf. *»What a beautiful girl…«*

Sie betete dem fassungslosen Kind in einem Gemisch aus Englisch, Deutsch und Französisch ihren gesamten Stammbaum vor und legte dabei gesteigerten Wert auf die deutschen Wurzeln.

Endlich saßen wir dann im Wagen und machten uns auf den Weg nach Venice Beach. Dabei hielt Agnes einen lauten, fast schrillen Vortrag über meine angebliche Hysterie.

»Alle trinken hier in L. A.«, hob sie an. »Du bist nicht die einzige, Bea. Aber du tust manchmal so, als wärest du die einzige. Deshalb übertreibst du es auch so mit deiner Angst.«

Sie lachte laut auf und drehte sich nach hinten, so daß der Wagen vorübergehend in gewisser Weise führerlos war.

»Weißt du, Franziska«, tönte sie dabei, »Bea ist ein Typ, der sich immer gleich aufregt, wenn sie mal ein Glas zuviel hat…«

Nun, während dieser Fahrt hatte ich noch ganz andere Gründe, mich aufzuregen. Agnes fuhr, als hätte sie nie in ihrem Leben einen Führerschein gemacht. *So hätte ich es auch gekonnt!* fuhr mir durch den Kopf, und im gleichen Moment fürchtete ich, daß meine Freundin Agnes ebenso betrunken war wie ich, sich das nur nicht eingestehen wollte.

»Was macht Amy?« erkundigte ich mich, um an etwas anderes zu denken.

»Nun«, seufzte sie dramatisch und drehte den Kopf neuerlich nach hinten, damit Franziska nur ja auch alles mitbekam. »Meine Freundin Amy hat Leukämie«, erklärte sie dann, »und sie wird bald sterben.«

»Mein Gott, wie schrecklich!« Franziska war von Natur aus höflich und hatte deshalb auch hier sofort ein tröstliches Wort parat.

»Sie stirbt aber jetzt doch schon ziemlich lange«, warf ich ein. »Amy ist überhaupt ein Wunder«, bohrte ich weiter. »Erzähl doch mal, Agnes! Wie war das noch mal?«

Franziska konnte sich kaum noch halten vor Lachen, als ich den Rest der Geschichte erzählte, die Amy auf meiner Party immer und immer wieder zum besten gegeben hatte. Am Ende lachten wir alle. Sogar Agnes konnte Amys wilder Anhäufung von Schicksalsschlägen auf einmal etwas Heiteres abgewinnen.

Es war ein wundervoller Sommertag, und wir parkten auf einem bewachten Gelände, direkt am Strand. Julia wollte natürlich sofort ans Meer hinunter, und Franziska konnte gar nicht aufhören, von der schönen Gegend zu schwärmen. Ich kämpfte derweil mit dem Inhalt jener Tasche, die ich schon am Morgen so umsichtig gepackt hatte. Um nur ja sowohl für den Spaziergang als auch für das anschließende Abendessen gerüstet zu sein, hatte ich ein riesiges Biest mitgeschleppt. Eh ich mich versah, warf Agnes ihre Schuhe und ihre Handtasche nun auch noch da hinein, und im gleichen Moment rief sie Franziska und mir zu, sie würde jetzt mit Julia am Strand ein bißchen um die Wette laufen.

»Wir treffen uns dann da drüben im Pizza-Spot«, rief ich ihr noch nach.

»Okay!«

Agnes und Julia rannten den Strand hinunter, und Franziska und ich schlenderten gemütlich die Promenade entlang. Wir waren beide überzeugt, daß es dem Kind guttun würde, sich ein bißchen auszutoben. Und Agnes war da genau die richtige Kameradin.

»Sie hat einen nahezu krankhaften Bewegungsdrang«, seufzte ich.

»So ganz normal kommt sie mir eh nicht vor«, entgegnete Franziska.

»Sie ist eßgestört.«

Wortlos sahen wir einander an. Was Eßstörungen anging, kannten Franziska und ich uns aus. Wir hatten beide jahrelang unter Bulimie gelitten, und diese Sucht stellte einen der Stützpfeiler unserer Freundschaft dar.

Dann hatten wir beide damit aufgehört, ich früher, Franziska ein bißchen später, und in dieser Zeit halfen wir einander mittels Gesprächen durch die Folgen der Bulimie: durch die Übelkeit, die schon auftrat, wenn man nur eine Scheibe Toast aß; durch die Depressionen, durch die panische Angst, nun zwangsläufig und bald ein fettes Schwein zu werden. Wir hatten es geschafft.

»Aber Magersucht ist ja noch was ganz anderes«, meinte Franziska. »Das sind so freudlose Leute, nicht wahr?«

Ich nickte. »Wundere dich nachher nicht beim Essen! Agnes bricht einen Kartoffelchip in vier Teile und beißt von jedem einzelnen Teil noch zweimal ab.«

»Um Gottes willen!«

»Wahrscheinlich muß sie deshalb jetzt auch mit der Julia rennen«, sinnierte ich. »Das bevorstehende Essen ist bestimmt so eine Art von Bedrohung für sie. Jetzt muß sie sich erst mal was ablaufen, damit sie nachher was zusetzen darf.«

Wenige Minuten später waren Agnes und Julia wie vom Erdboden verschluckt. Wir wußten nicht einmal, in welche Richtung sie gelaufen waren.

In der ersten halben Stunde machten wir uns keine Gedanken darüber. Wir setzten uns wie verabredet in den Pizza-Spot an den Strand, und ich besorgte uns Cola Light. Zwischendurch trank ich natürlich auch immer mal wieder einen Schluck aus meiner Wasserflasche, die ich am Nachmittag nachgefüllt hatte.

Als Agnes und Julia nach einer Stunde immer noch nicht zurück waren, wurden wir langsam nervös.

»Wo können die denn nur hingegangen sein?« fragte Franziska. »Die wissen doch, daß wir hier auf sie warten.«

Irgendwann lief Franziska erstmals zum Strand hinunter und suchte nach ihrem Kind. Ergebnislos.

»Was ich da gemacht habe, war total verantwortungslos.« Sie machte sich selbst die größten Vorwürfe, als sie zurückkam. »Ich kenne die Frau nicht, und Julia kennt sie –«

Mitten im Satz brach Franziska in Tränen aus, so daß ich Mühe hatte, sie wieder zu beruhigen.

»Ich lauf dann mal zu den Lifeguards.«

Der Strand von Santa Monica ist breit, und der Sand ist weich. Alle paar hundert Meter sind kleine Blockhäuser aufgestellt, in denen die Strandwacht – die sogenannten Lifeguards – ihren Dienst tut. Der erste Lifeguard, den ich traf, war ausgesprochen freundlich und verstand es auch, mich zu beruhigen.

»Am besten, Sie geben eine offizielle Vermißtenanzeige auf«, riet er mir.

Während seine Kollegin ein Funkgerät in Betrieb nahm und fortan jede meiner Angaben wiederholte, stellte der junge Mann Fragen zu Namen, Alter, Aussehen des Mädchens. Ich hatte mir nie Gedanken darüber gemacht, wie schwierig es war, jemanden zu beschreiben, obwohl man ihn gerade erst gesehen hatte. Ich fühlte mich so unaufmerksam, als brauchte ich mich gar nicht zu wundern, daß uns so etwas widerfahren war.

Nun ging es um Informationen zu Agnes.

»Schwarzen Rock, schwarze Bluse, roséfarbenen Chiffonschal. Sie ist sechsundvierzig Jahre alt und hat kinnlanges, lockiges, dunkelblondes Haar.«

»Und sie ist Ihre Freundin?«

»Ja.«

»Und seit wann kennen Sie sie?«

»Seit Dezember letzten Jahres.«

Der Lifeguard stutzte. »Und nach so kurzer Zeit nennen Sie sie eine Freundin?«

Mir war, als hätte er mir mit diesem Satz ein Messer zwischen die Rippen gestoßen.

Ich fühlte mich schrecklich, schrecklich fahrlässig. Deshalb brauchte ich, als ich zum Pizza-Spot zurückkehrte, erst mal einen Riesenschluck aus der Flasche.

»Wenn die beiden in einer halben Stunde nicht hier sind«, erklärte ich meiner Freundin Franziska, »dann wird die Küstenwache alarmiert. Bis dahin sollen wir ruhig hier warten.«

Es passierte nichts, so daß ich fünfundzwanzig Minuten später wieder zu den Lifeguards zum Strand hinunterlief.

»Passen Sie auf«, sagte man zu mir, »es kann alles Mögliche passiert sein. Vielleicht ist Ihre sogenannte Freundin gestört und hat das Kind entführt. Vielleicht ist sie mit der Kleinen aber auch nur auf einen der Spielplätze gegangen. Vielleicht –«

»Sie können nicht weit sein«, ereiferte ich mich. »Agnes hat ja gar kein Geld. Ihre Tasche und ihre Schuhe sind im Auto und –«

Ich stockte. Vielleicht hatte Agnes vergessen, daß der Pizza-Spot unser Treffpunkt war. Vielleicht war sie schon mit Julia ins Hotel gegangen und –

»Können Sie mich zum Loeuws Hotel fahren?« keifte ich dem Lifeguard aufgeregt ins Gesicht. »Vielleicht ist sie ja mit dem Kind dorthin gegangen.«

Der junge Mann verzog das Gesicht.

»Ohne Geld, Madam? Ohne Schuhe? In *dem* Hotel?«

Ich sah ein, daß das eine ziemlich verrückte Idee gewesen war.

Die Polizei und die Küstenwache wurden eingeschaltet. Die größte Wahrscheinlichkeit bestand darin, daß Julia ins Wasser gewollt hatte, dabei etwas passiert war und Agnes aus Schuldgefühlen heraus einfach davongelaufen war.

»Das darf nicht sein!« wimmerte ich.

»Nehmen Sie sich bitte zusammen, Ma'm.«

Um sicherzugehen, daß der Wagen immer noch da war, schickte man mich zum Parkplatz hinauf. Agnes' uralter Mercedes stand unverändert da.

»Die Küstenwache fährt jetzt gleich den Strand ab. Wenn die nichts finden, kommt die Polizei.«

Mir kamen die Tränen, und der Lifeguard packte mich am Arm. »He! Sie dürfen sich jetzt bitte nicht gehenlassen. Wir brauchen Sie als Zeugin, und die Mutter braucht Sie als Freundin. Haben Sie mich verstanden?«

Ich hatte verstanden. So rannte ich während der folgenden Stunde immer und immer wieder zwischen dem Pizza-Spot, den Lifeguards und dem Parkplatz hin und her. Jedesmal, wenn ich zu Franziska zurückkehrte, hatte sich ihr Zustand weiter verschlechtert. In der Zwischenzeit zitterte sie am ganzen Körper, war kaum mehr ansprechbar und sprach ein Gebet nach dem anderen. Als sie sich schließlich an mich klammerte und schrie: »Sag mir, werde ich mein Kind je wiedersehen?«, da trank ich einen Viertelliter Wodka auf einmal. Ich schüttete den Schnaps einfach in mich hinein.

Es wurde dunkel, und die Küstenwache fuhr den Strand entlang. Die gelben Blinklichter und die taghell aufgeblendeten Scheinwerfer boten ein gespenstisches und bedrohliches Bild.

Der Pizza-Spot schloß, so daß wir vom Tisch aufstehen und uns auf die Mauer setzen mußten, die Strand und Promenade voneinander trennte. Der Lifeguard fuhr mit seinem Jeep zu uns hinauf. Franziskas Zustand war in der Zwischenzeit beängstigend. Sie war völlig unterkühlt, bekam nichts mehr mit und stand somit kurz vor einem Schock. Man steckte sie in eine Thermo-Jacke.

»Wenn das nicht hilft, müssen wir sie ins Krankenhaus bringen«, sagte der Lifeguard zu mir.

»O nein!«

»Die Polizei wird gleich hier sein«, versuchte man mich zu beruhigen. »Die helfen Ihnen dann weiter.«

Mit gesenktem Kopf schlurfte ich zu meiner riesigen Sporttasche, die ich auf dem Mauervorsprung abgestellt hatte, nahm zum soundsovieltenmal an diesem Nachmittag meine Flasche heraus, drehte sie auf und trank.

Dieses Zeug ist schuld! dachte ich dabei. *Dieses gottverdammte Zeug hat das alles verursacht.*

Der Himmel über mir war schwarz, da schien kein einziger Stern zu sein. Und in mir war es auch schwarz in diesem Moment, da war kein Licht.

Im gleichen Moment sah ich in der Ferne ein orangefarbenes Kleidchen, in dem ein Mädchen mit langen blonden Haaren steckte. Daneben lief fröhlich meine Freundin Agnes und rief mir schon von weitem zu, warum wir denn nicht ins Hotel gekommen wären, sie hätten dort die ganze Zeit auf uns gewartet.

Mitten auf der Promenade von Venice Beach rastete ich völlig aus. Ich schrie Agnes an, wie ich noch nie zuvor einen Menschen angeschrien hatte.

»Du hörst immer nur, was du hören willst! Du bist unglaublich! Was du hier gemacht hast –«

»Aber was habe ich denn gemacht?« lachte sie, als hätte sie mit der ganzen Geschichte nicht das geringste zu tun. »Wir haben doch nur –«

»Wenn du wirklich davon überzeugt warst, daß wir uns im Hotel treffen würden, hättest du doch nicht drei Stunden dort warten müssen.«

Wie eine Irre sah Agnes mich an, als ich das ausgesprochen hatte, mit glänzenden Augen und mit halb geöffnetem Mund. Und dann fragte sie mich auf einmal ganz sanft: »Gehen wir jetzt nicht mehr aus? Fahren wir jetzt heim?«

Der Lifeguard besorgte uns ein Taxi. Agnes durfte allein nach Hause fahren. Ich rief sie noch am gleichen Abend an und entschuldigte mich für mein Benehmen auf der Promenade.

»Ich vergebe dir das heute«, sagte ich, »aber vergessen werde ich es nie. Und ruf mich bitte nie wieder an!«

Sie fing an zu weinen. »Daß du mich aber auch nie verstehst«, jammerte sie. »Du weißt doch, wie sehr ich Kinder liebe und wie sehr ich darunter leide, selber keine zu haben.«

»Was hat das denn damit zu tun?«

Sie zögerte einen Moment.

»Du darfst mir nicht vorwerfen«, flüsterte sie, »daß ich... ich meine, wenn ich so einen Engel wie die Julia... ich wollte sie doch nur mal für ein paar Stunden ganz für mich alleine haben.«

Ich glaubte, nicht richtig gehört zu haben. »Was?«

»Ich habe ihr nichts getan, Bea. Wir hatten nur Spaß miteinander.«

»Agnes!«

»Wenn wir alle vier losgezogen wären, Bea, dann hätte sich die Kleine doch nur mit ihrer Mutter und mit dir abgegeben. Verstehst du?«

Ich sollte Monate brauchen, um dieses Geständnis in seinem ganzen Umfang zu verarbeiten. Für den Moment atmete ich lediglich tief durch.

»Weißt du, Agnes«, sagte ich dann mit betont sanfter Stimme, »du brauchst dringend Hilfe. Und ich auch!«

Dann legte ich den Hörer auf die Gabel.

Ich fühlte mich nicht nur schuldig in diesem Augenblick, nein, in diesem Augenblick wußte ich auch, daß ich schuldig war, zumindest in gewisser Weise. Ich war krank, und meine eigene Krankheit hatte es mir in der Zwischenzeit unmöglich gemacht, die Krankheiten anderer zu erkennen. Ich schaute diese Menschen zwar an, doch waren sie in Wahrheit nur ein Spiegel für mich, der alles beschönigte. Ich trank nicht zuviel, ich war lediglich eine von vielen, die zuviel tranken. Ich war nicht gestört, ich war vielmehr eine von vielen Gestörten.

So hatten meine Krankheit und der Mensch, den diese Krankheit aus mir gemacht hatte, ein Kind und seine Mutter einer Irren ausgeliefert. Und es war nur gerade noch mal gutgegangen. Wiederholen durfte sich so etwas nicht.

Es war der Abend des 11. August 1995. Ich saß auf meiner Bettkante und blickte auf die Wodkaflasche, die wie immer vor dem Nachttisch stand. Ich stellte sie in den Schlafzimmerschrank und schloß die Tür.

Dann holte ich mir die Beruhigungsmittel, die ich aus Deutschland mitgebracht hatte. Gleich fünf auf einmal schluckte ich und streckte mich alsdann lang aus.

Von jetzt an sollte alles anders werden!

2

»Wie wäre es mit einer Stadtrundfahrt?« schlug ich am nächsten Morgen beim Frühstück vor.

Dank der Beruhigungsmittel fühlte ich mich vergleichsweise frisch und wollte meine guten Vorsätze vom Vorabend nun auch in die Tat umsetzen.

»Och nein!« nörgelte Julia. »Dann müssen wir ja wieder so lange im Auto sitzen.«

Franziska zog Kinn, Nase und Stirn kraus und entfaltete die knittrige Grimasse im nächsten Moment zu einem Lächeln – ein mimisches Schauspiel, das mir zwar längst vertraut war, an das ich mich aber trotzdem nicht gewöhnen konnte.

»Die Julia kann dein Rauchen nicht vertragen«, erklärte sie mir dann.

»Im Ernst?«

Ich war wirklich erstaunt. Bisher hatte ich nämlich immer geglaubt, es sei Franziska, die das nicht vertragen konnte.

Als ich das äußerte, errötete Franziska, nicht viel, aber doch genug. »Nun ja«, meinte sie dann, »ich auch nicht. Aber für die Julia ist es ganz besonders schrecklich. Sie würde zwar nie was sagen, aber...«

»Ich kann mich ja ein bißchen einschränken«, bot ich an. »Also Stadtrundfahrt?«

Die Begeisterung der beiden hielt sich in Grenzen.

»Ich weiß nicht, Bea«, nörgelte Franziska. »Wo willst du denn hinfahren bei so einer Rundfahrt?«

Franziska war nicht zum erstenmal in Los Angeles. Im Oktober 1993, nur zwei Tage nach jener Horror-Benefizveranstaltung im Essener Aalto-Theater, hatte ich meine Freundin auf eine zehntägige Geschäftsreise nach L.A. begleitet, weil sie dort berufliche Kontakte knüpfen wollte. Als unser Flugzeug auf der Landebahn von LAX aufsetzte, geschah etwas Merkwürdiges. Da war plötzlich eine Stimme in mir, und die sagte laut und deutlich:

»So, Bea, jetzt bist du da angekommen, wo du ankommen solltest, und in dieser Stadt wirst du sterben.«

Ich erschrak maßlos und redete mir ein, mir das nur eingebildet zu haben, vermutlich, weil ich stark angetrunken war. Doch war ich ja meist angetrunken, so daß ich das als Gradmesser nicht unbedingt gelten lassen konnte, und außerdem mahnte mich meine bisherige Erfahrung mit solchen Dingen, die Worte lieber ernst zu nehmen.

Drei Tage vor unserer Abreise fuhren Franziska und ich mit dem Bus nach Santa Monica. Gedankenverloren blickte ich aus dem Fenster, die Hochhäuser des Wilshire-Korridors glitten gerade an uns vorüber. Da hörte ich mich plötzlich sagen: »Weißt du was, Franziska? Ich werde hierher ziehen.«

Meine Freundin starrte mich an, als sei ich ein Wesen von einem anderen Stern.

»Du willst nach Los Angeles auswandern?« vergewisserte sie sich.

Ich nickte, dabei war ich selbst ebenso erstaunt über meine Worte wie Franziska.

»Du hast zu viel Wodka gehabt, Bea.«

Damals ahnten weder Franziska noch ich, wie schnell ich meine Worte in die Tat umsetzen würde.

Da Franziska und ich in jenem Oktober 1993 ziemlich viel umhergefahren waren, dachte sie wohl, Los Angeles bereits zu kennen, und hielt meine Idee einer Stadtrundfahrt für reine Zeitverschwendung. Ich hatte in den letzten Monaten indes herausgefunden, daß wir seinerzeit so gut wie gar nicht herumgekommen waren, hatten wir uns doch vorwiegend in Beverly Hills aufgehalten und fest geglaubt, das sei L.A.

»Glaub mir, ich weiß genau, wo wir hinfahren müssen!« teilte ich meiner Freundin deshalb nun mit. »Und zum Lunch können wir ins Holiday Inn nach Bel Air gehen. Die haben im obersten Stockwerk nämlich ein ganz tolles Restaurant.«

Franziska seufzte, als sie das vernahm.

»Wie hast du denn geschlafen?« wechselte ich daraufhin das Thema.

Wieder seufzte meine Freundin, und dann erzählte sie mir, sie sei mitten in der Nacht aufgewacht und habe sich vorgestellt, wie sie sich jetzt wohl fühlen würde, wenn ihr Kind nicht neben ihr läge. Daraufhin habe sich eine tiefe Dankbarkeit ihrer bemächtigt, und sie habe sich auf die andere Seite gedreht und weitergeschlafen.

Ich war fassungslos. Mir war das, was passiert war, noch so nah, daß ich kaum an etwas anderes denken konnte, und die Vorstellung, was hätte passieren können, trieb mir nach wie vor Schauer über den Körper. Aber ich wußte ja, daß Franziska und ich völlig unterschiedliche Menschen waren.

Gegen elf Uhr morgens brachen wir auf zu unserer kleinen Stadtrundfahrt. Sie begann in Hollywood, wo ich wohnte. Das war zwar nur einer von vielen Stadtteilen von Los Angeles, ebenso wie Bel Air, Beverly Hills und Santa Monica, doch war keiner dieser anderen Stadtteile so besonders wie dieser eine.

»Hollywood hat viele Gesichter«, erzählte ich, »und ich zeige euch jetzt erst einmal die schönen.«

Nach wie vor wohnten und arbeiteten hier die Reichen, die Schönen und die Mächtigen; daneben war der Hollywood Boulevard eine Attraktion für Touristen aus aller Welt. Zwischen Ramschläden, Souvenirshops und Fast-Food-Restaurants pilgerten sie jene heiße Meile entlang, die bei Musso & Frank begann, dem legendären Künstlertreff, dessen Besitzer so katholisch waren, daß sie auch heute noch jeden Sonntag schlossen, und die beim Mann's Chinese Theatre endete, dem Premierenkino der Stadt.

»Viel sehen sie nicht dabei«, lachte ich. »Der ›Walk of Fame‹ ist vermutlich die einzige Wegstrecke der Welt, auf der die Menschen ihre Köpfe dauernd gesenkt halten, um auch nur ja keinen der rund zweitausend Messingsterne auf dem Bürgersteig zu übersehen.«

Nur einen Block entfernt war der Sunset Boulevard, und den fuhren wir nun gen Westen, vorüber an den großen Film- und Fernsehproduktionen und den prachtvollen Villen, in denen früher die großen Stars gewohnt hatten.

»Heute leben die eher oben in den Bergen oder in Malibu und Pacific Palisades.«

Weiter ging es über den Sepulveda Boulevard geradewegs nach Bel Air. Die Anwesen am Wegesrand wurden immer größer, und die Palmen und Zypressen, die sie säumten, immer höher.

»Wir müssen mal abends herkommen«, sagte ich. »Dann meinst du hier oben, du würdest alle Schätze auf Erden sehen.«

»Wirklich?«

Ich atmete tief durch. »Weißt du, Franziska, irgend jemand hat mal gesagt, Los Angeles sei die schönste Stadt der Welt – vorausgesetzt, daß man weit genug von ihr weg ist.« Mir war auf einmal ganz sonderbar zumute. »Und das stimmt!« fuhr ich andächtig fort. Ganz leise sprach ich weiter. »Aus einer gewissen Entfernung heraus sieht diese Steinwüste da unten aus wie eine Schatztruhe. Millionen von Lichtern glitzern und funkeln wie Edelsteine, und die Scheinwerfer der Autos, die sich über die Freeways schlängeln, blinken wie endlose Ketten goldener Kugeln. Und –«

»Müssen wir noch lange fahren?« Julias klagendes Stimmchen ließ mich schlagartig in die Wirklichkeit zurückkehren.

Nachdem wir Bel Air ausgiebig bewundert hatten, wurde es meines Erachtens Zeit, daß mein Besuch jetzt auch mal das andere Los Angeles sah, jenen Teil der Stadt, der vorzugsweise für solche Spielfilme als Drehort genützt wurde, in denen es um Prostitution, Gewalt und Drogen ging.

Doch Franziska zeigte nur wenig Interesse an Schwarzen, die in Pappkartons lebten oder ihren gesamten irdischen Besitz in einem Einkaufswagen vor sich herschoben; sie konnte wohl auch nicht fassen, daß jene Gruppe von Mexikanern, die aus einem Mann, einer Frau und siebeneinhalb Kindern bestand, eine ganz normale Familie war.

Und auch Julia langweilte sich. »Ich will an den Pool und mit meinen Puppen spielen.«

Etwa zwei Stunden hatte die Fahrt bis jetzt gedauert, und ich wäre gern noch weitergefahren. Doch Julia jammerte immer lauter, und Franziska hatte Hunger.

»Na, dann gehen wir jetzt ins Holiday Inn!«

»Ach nein, Bea! Das ist doch nicht nötig.«

»Es ist aber wunderschön da. Vom Restaurant aus hast du einen irren Blick über die ganze Stadt, du kannst bis zum Ozean–«

»Die Stadt haben wir ja nun von hier aus schon gesehen. Wirklich, Bea! Was sollen wir in ein teures Restaurant gehen? Wir können doch irgendwo was einkaufen und uns was zu essen machen.«

Ich umklammerte das Steuer so fest, daß meine Fingerknöchel schneeweiß hervortraten.

»Gut...«, sagte ich dann. Die beiden waren schließlich meine Gäste. Also fuhr ich zurück nach Hause.

Unterwegs machten wir noch in einem Supermarkt halt, und ich fragte, worauf meine beiden Gäste denn Hunger hätten.

»Wie wäre es denn mit Steak und einem schönen Salat?«

»Die Julia und ich essen ja kaum noch Fleisch.«

»Wir könnten auch –«

»Nur keine Arbeit machen!« tönte Franziska da auch schon. »Außerdem...«, lachend stob sie auf die Frischfischtheke zu, »außerdem würde ich gern Sushi essen. Ich bin ganz verrückt nach diesen Dingern.«

Ich knurrte. »Ich hasse das Zeug.«

»Ich weiß, Bea. Nimm dir doch was anderes.«

Nun, ich wußte nicht, was. Mir hatte ein kultiviertes Mittagessen in angenehmer Umgebung vorgeschwebt, und das bekam ich nun: Wir drei hockten an meinem ungedeckten Eßzimmertisch, Franziska verschlang zweiunddreißig Stücke rohen Fisch, und das Kind nagte von drei Sushi den Reis herunter und zog sich gleichzeitig schon mal den Badeanzug über.

»Wann gehen wir denn nun endlich an den Pool?«

Meine guten Vorsätze vom Vorabend schmolzen dahin. Ich hatte mir das alles ein bißchen anders vorgestellt, aber meine Wünsche schienen hier ja keinerlei Bedeutung zu haben.

Ich ging in die Küche und holte mir einen großen Wodka. Das war mein Mittagessen, und damit ließ sich dann alles auch schon sehr viel leichter ertragen.

Wir verbrachten den ganzen Nachmittag am Swimmingpool. Julia tobte im Wasser, Franziska genoß den strahlenden Sonnenschein, und ich saß da und machte Pläne für den Abend.

»Gehen wir halt zum Abendessen ins Holiday Inn«, schlug ich vor. »Oder wir trinken da nur was und fahren zum Essen woanders hin.«

»Dann wird es nachher so spät«, meinte Franziska und verzog das Gesicht. »Ich hab' das nämlich nicht gern, Bea, wenn die Julia so spät ins Bett kommt. Dann ist sie am nächsten Tag immer so aggressiv.«

»Da mach dir mal keine Sorgen. Wir wären gegen zehn mit allem fertig, und Julia geht doch nie vor elf ins Bett.«

Franziska schwieg.

»Was ist?« erkundigte ich mich sofort.

»Weißt du, Bea... Wenn ich die Julia nicht dabei hätte, wäre das was anderes«, erklärte sie mir.

»Wieso das denn?«

»Das ist nichts mit dem Kind.«

»Aber wieso denn nicht? Wenn wir um sieben losgehen –«

»Wirklich nicht, Bea. Ich bin abends lieber für mich.«

Ich war zutiefst enttäuscht. »Du gehst aber doch in Düsseldorf–«

»Da hab' ich die Julia ja auch nicht dabei.«

So langsam aber sicher dämmerte es mir. Für meine Freundin lohnte sich das teure Ausgehen nur, wenn sie dabei die Möglichkeit sah, einen Mann kennenzulernen, und daran hinderte sie die Anwesenheit des Kindes.

»Wir könnten aber doch auch so Spaß haben, Franziska.«

»Das ist dann kein Spaß für mich. Und deshalb ...«

»Was?«

Zögernd kam sie auf Las Vegas zu sprechen. An und für sich gefiel ihr die Vorstellung schon, dort eine Nacht zu verbringen, mit allem, was dazugehört. Doch hatten wir in der Zwischenzeit erfahren, daß Kinder zu einigen der Shows nicht zugelassen waren.

»Und ich laß die Julia auf gar keinen Fall bei einer Freundin von dir. Das kommt nicht für mich in Frage.«

Ich verstummte. Franziska sah mich an mit einem Blick, der mir durch Mark und Bein ging.

»Ist schon gut«, meinte ich deshalb abschließend, »ich sage Las Vegas ab.«

Den Abend verbrachte ich allein auf meinem Balkon. Das heißt, so ganz allein war ich nicht, denn ich hatte meine Wodkaflasche bei mir. Mit dem Schnaps spülte ich meine guten Vorsätze vom Vorabend und meinen Schmerz hinunter.

Ich fühlte mich schrecklich. Meine Hilfe wollte Franziska nur zu ihren Bedingungen. So fühlte ich mich einerseits ausgenützt und andererseits mir selbst überlassen. Entweder ich machte weiter wie bisher, oder ich setzte in der Zukunft meinen Willen durch. Vor beidem hatte ich gleichermaßen Angst. Ich wollte es nicht auf eine Auseinandersetzung ankommen lassen, ich wollte mich aber auch nicht weiter demütigen lassen. Und ich fühlte mich gedemütigt bis auf die Knochen. Mir war, als sei ich überhaupt nichts wert. Und dieses Gefühl sollte noch stärker werden.

3

Am Sonntag, dem 13. August 1995, stieg eine kleine Party, die ich zu Franziskas und Julias Ehren organisiert hatte. Meine beiden Gäste sollten auf diesem Wege meine deutschsprechenden Freunde in Los Angeles kennenlernen.

Geplant war, daß Franziska und ich uns die anfallenden Arbeiten teilten. Sie wollte die Wohnung in Ordnung bringen und den Tisch decken, ich wollte kochen.

Doch am späten Vormittag befand meine Freundin, daß sie ja unbedingt noch in das berühmte Warenhaus Neiman Marcus müsse.

»Wann soll ich das denn sonst machen, Bea, wenn nicht heute? Morgen sind wir in den Universal Studios. Und für Dienstag und Mittwoch hast du diese Fahrt nach San Diego geplant. Donnerstag müssen wir uns davon erholen, sonst schafft Julia das alles nicht, und am Freitag ist mein Geburtstag, und da hast du ja wohl auch irgendwas vor, wovon ich keine Ahnung habe. Und wer weiß, was dann wieder am Wochenende ist! Ich meine...«

Ich atmete tief durch. Ich wußte schon, was Franziska meinte. Diese zwei Wochen Kalifornien waren ihre Sommerferien, und sie hatte keine Lust, einen ganzen Tag davon in der Rolle einer Hausfrau in meiner Wohnung zu verbringen. Einerseits war mir das verständlich. Andererseits war ich wütend darüber. Wenn ich das alles früher gewußt hätte, hätte ich die Party anders organisiert und die ganze Bagage ins Restaurant eingeladen.

»Weißt du«, sagte ich, »im Hinblick auf das Kochen ist es mir eigentlich sogar ganz recht, wenn ihr beide geht, Franziska.«

Es war erstaunlich, aber schlagartig war mir, als würde meine Freundin mir mit ihrem Weggehen einen Gefallen tun.

»Prima! Und wir sind so gegen fünf wieder hier und helfen dir beim Aufräumen!« sagte sie dann auch noch.

»Das ist lieb, Franziska!«

Bevor die beiden gingen, nahmen sie noch ein ausgiebiges Frühstück zu sich. Ich gönnte es ihnen, wurde dabei aber trotzdem schrecklich nervös. Zum einen konnte ich kaum mit ansehen, welche Mengen Franziska und ihr Kind in sich hineinstopften, und zum anderen dauerte mir das Unternehmen zu lange. Ich konnte nicht mit dem Kochen beginnen, solange meine Gäste da waren. Also rutschte ich auf meinem Stuhl hin und her und trank ein halbes Wasserglas Wodka, um meiner inneren Unruhe beizukommen.

Gegen ein Uhr konnte es dann endlich losgehen. Ich drehte mein Radio auf, öffnete sämtliche Fenster und Türen, so daß die Wohnung gut durchgelüftet wurde, krempelte die Ärmel hoch und begab mich in meine Küche.

Ich kochte leidenschaftlich gern – und gut! Früher bekochte ich oft Gäste, aber aus irgendeinem Grund hatten diese Hausfrauen-Phasen nie lange angehalten und waren im Laufe der Jahre zudem auch immer seltener geworden.

Seit ich nun in Los Angeles lebte, hatte ich mich zu einer wahren Küchenmeisterin entwickelt. Mindestens einmal in der Woche gab ich ein Abendessen, und meine Freunde kamen gern und zahlreich und lobten meine Künste bisweilen über Gebühr. Diese positiven Rückmeldungen inspirierten mich zu immer größeren Taten. Ich genoß jeden einzelnen Augenblick in meiner Küche – vorausgesetzt, ich hatte genügend Zeit und Muße. Da es mir just daran an jenem Sonntag fehlte, stand ich von Anfang an unter einem extremen Druck, dem ich nur mit großen Wodkamengen beikommen konnte.

Ich begann mit dem Nachtisch. Bis das Obst gewaschen und geputzt war, hatte ich schon einen Viertelliter Schnaps intus. Der nächste Viertelliter folgte bei der Kartoffel-Lachscreme-Suppe. Als nächstes widmete ich mich dem Zwischengericht. Das Waschen, Schälen, Schnippeln und Raspeln war anstrengend und zeitaufwendig, und was am Ende dabei herauskam, war »nur« ein Salat.

Dieser hier hatte es jedoch in sich. Ich war gerade dabei, die Vinaigrette zuzubereiten, als ich zum erstenmal in meiner Trinker-Karriere etwas doppelt sah. Das war mir in dieser Form noch nie passiert. Abends, unmittelbar vor dem Einschlafen, war es zwar schon mal vorgekommen, daß ich zwei Nachttischlampen sah. Doch schloß ich dann entweder kurz die Augen, und danach war alles wieder normal, oder aber ich löschte das Licht und hatte den Vorfall am nächsten Morgen vergessen.

Jetzt war das anders. Ich schloß meine Augen zwar, doch standen, als ich sie wieder öffnete, nach wie vor zwei Salatschüsseln vor mir auf der Arbeitsplatte. Angst machte sich in mir breit. Vorsichtig hangelte ich mich ins Wohnzimmer, setzte mich in einen meiner scheinbar zwei Sessel und nahm mir eine von den vielen, vielen Zigaretten, die auf den scheinbar zwei Beistelltischchen herumlagen.

Ganz ruhig! beschwor ich mich dabei. *Das geht gleich vorbei. Atme tief durch, und halte die Augen geschlossen!*

Etwa zehn Minuten dauerte der Spuk. Dann war alles wieder beim alten, und ich blickte erleichtert auf die Uhr.

Es war inzwischen schon nach vier, der Hauptgang des abendlichen Essens lag immer noch roh und unberührt im Kühlschrank, und in der Wohnung sah es zum Fürchten aus. Die Erleichterung, die ich eben noch verspürt hatte, schwand mit einem Schlage. Franziska hatte zwar gesagt, daß sie bis fünf zurück sein würde, doch fürchtete ich plötzlich, daß sie nicht Wort hielt. *Quatsch!* schalt ich mich. *So was würde sie dir nie antun, sie wird schon kommen!*

Es half nichts, mir das einzureden. Wieder in der Küche, wurde meine Angst größer und größer. Ich war diesem Unternehmen Party unter den gegebenen Umständen einfach nicht gewachsen. Nicht in meinem Zustand.

Mein Zustand! Das war mein Stichwort für einen weiteren riesigen Schnaps, denn die doppelten Salatschüsseln hatte ich in der Zwischenzeit in den Kühlschrank verbannt und somit auch schon vergessen. Außerdem hatte ich Besseres zu tun, als mir überflüssige Gedanken zu machen: Zwölf Kalbsschnitzel wurden in gesalzenem Zitronensaft gewendet. Dann trank ich einen weiteren Wodka und streute Schnittlauch auf die Schnitzel, legte je ein Salbeiblatt darauf und steckte das Kunstwerk dann mit Zahnstochern zusammen. Dazu reichte man Knoblauchnudeln und Parmesankäse.

Damit war das Abendessen soweit wie möglich vorbereitet, und in der Küche sah es aus wie in einem Schweinestall. Es war nach fünf Uhr – und Franziska war nicht da. Bisher hatte ich meine Tränen zurückhalten können. Jetzt ging das nicht mehr. Die Situation, in der ich mich da plötzlich befand, war bezeichnend für mein gesamtes bisheriges Leben. Ich war allein mit etwas, was ich nicht bewältigen konnte. Niemand half mir, weil ich mir das, was ich bewältigen mußte, selbst eingebrockt hatte.

Franziska hatte mich nicht gebeten, ihr zu Ehren eine Party zu geben. Das war meine Idee gewesen. Folglich war es auch meine Aufgabe, es aus eigener Kraft umzusetzen, und wenn ich das jetzt nicht schaffte, so war das einzig und allein meine Schuld. Folglich geschah es mir nur recht, daß ich für meine Dummheit bestraft wurde. Ich lernte einfach nichts aus meinen Fehlern.

Ich drehte Mariah Careys *Hero* bis zum Anschlag auf und lauschte verzückt. Auch tief in mir war eine Heldin verborgen, ich mußte nur ganz fest daran glauben. Und so flehte ich dieses geheime Wesen nun an, zum Vorschein zu kommen und mich aus meiner mißlichen Lage zu erretten.

Ich wurde erhört. Eh ich mich versah, trockneten meine Tränen, und ich fühlte mich willens und in der Lage, mich um das Naheliegende zu kümmern, statt zu jammern.

Also rannte ich ins Schlafzimmer und machte mein Bett, putzte die Spiegel und saugte Staub. Dann brachte ich die Badezimmer in Ordnung, scheuerte die Toilettenschüsseln aus, hängte frische Handtücher auf; ich nahm mir sogar die Zeit, in die Dusche zu klettern und die Kabinenwände zu wienern.

Beim Anblick meines Arbeitszimmers traf mich fast der Schlag. Überall lagen Papierhaufen, und es standen in Massen benützte Gläser, Tassen und randvolle Aschenbecher herum.

Der groben Unordnung war schnell beizukommen, ich zerrte einen großen Pappkarton aus dem Schrank und warf den ganzen Kram hinein. So ging nichts verloren, und ich konnte mir vornehmen, dem Chaos irgendwann mal gründlich zu Leibe zu rücken, morgen oder übermorgen … oder wann auch immer!

Um kurz vor sechs rief mein Freund Steffen an.

»Bist du schon im Streß?« rief er fröhlich ins Telefon und wartete meine Antwort gar nicht erst ab. »Du, ich habe da ein Problem, Bea.«

Steffen hatte völlig überraschend Besuch von einem Freund bekommen und wußte nun nicht, wo er den am Abend unterbringen sollte.

»Deshalb dachte ich, wenn es dir nichts ausmacht, dann –«

»Willst du ihn mitbringen?« fiel ich ihm ins Wort.

Ich mußte noch die Küche, das Wohnzimmer und den angrenzenden Eßbereich putzen und den Tisch decken, da hatte ich keinen Sinn für Umschweife.

»Wenn es dir nichts ausmacht!« wiederholte sich der gute Steffen.

Ich stieß einen undefinierbaren Lacher aus, von Zynismus bis Verzweiflung schwang so ziemlich alles darin, was die Gefühlspalette zu bieten hat.

»Weißt du«, sagte ich dann, »hier macht fast schon nichts mehr etwas aus. Ich weiß nur noch nicht, wie ich eine siebte Person setzen soll. Aber damit werde ich schon auch noch fertig.«

Kurzerhand holte ich einen der Balkonstühle herein. Ich versuchte, alles so schnell und so effektiv wie eben möglich zu erledigen, und dabei raste mein Herz ebenso wie mein Körper und meine Gedanken.

Trotz der vielen Arbeit war ich fähig, massive Wut zu empfinden. Ich war so wütend auf mich selbst und auf Franziska, daß ich während der Arbeit den Wodka nur so in mich hineinschüttete, so viel, daß ich am Ende jedweden Überblick über meinen Konsum verloren hatte.

Um kurz nach sechs deckte ich den Tisch für den Abend, um halb sieben schrubbte ich die verdreckte Küche – um sieben kamen Franziska und Julia.

Ihre Stimmen klangen fröhlich, und sofort machte sich panische Angst in mir breit. Ich wollte keine Disharmonie, mehr noch, ich fürchtete mich vor Unstimmigkeiten, selbst dann, wenn sie nur unterschwellig waren.

»Na, hallo!« säuselte Franziska.

Und ich säuselte zurück: »Da seid ihr ja wieder! Habt ihr Spaß gehabt?«

Ich verstand mich selbst nicht. Statt meine Gefühle herauszuschreien, spülte ich sie mit einem weiteren Wodka herunter und ließ mir die Schätze zeigen, die Franziska und Julia bei ihrer Einkaufstour erworben hatten.

»Und dir haben wir auch was mitgebracht!«

Offenbar wußte meine Freundin selbst, daß ihr Verhalten mir gegenüber nicht fair gewesen war, ein Grund für mich, das Verschweigen meiner wahren Gefühle nun auch noch goldrichtig zu finden.

»Aber das wäre doch nicht nötig gewesen«, erklärte ich mehrmals, während ich auspackte.

Eine wunderschöne Kristallvase kam zum Vorschein. Sofort wurden meine Augen feucht, und die Qualen des Nachmittags waren vergessen. Nur im absolut hintersten Winkel meines Gehirns fragte sich eine noch wache Zelle, wieviel die Vase wohl gekostet hatte, und kam zu dem Schluß, daß meine Arbeitskraft selbst bei einem Preis von hundert Dollar nur auf einen Stundenlohn von US$ 16.66 kam, was ungefähr dem entsprach, was in Los Angeles eine Putzfrau verdiente.

»Du bist so lieb!« hauchte ich und nahm Franziska fest in die Arme. »Danke!«

»Gern geschehen, Bea!« Sie schaute auf den gedeckten Tisch. »Wieso hast du denn den Balkonstuhl noch dazugestellt?«

»Ach so«, kehrte ich aus meiner Traumwelt in die Wirklichkeit zurück, »Steffen hat angerufen, er bringt noch einen Freund mit.«

»Und wo sitzt der?«

Ich verstand nicht so recht.

»Weißt du, Bea, ich mag nämlich nicht, wenn Julia keinen richtigen Platz hat. Nicht, daß du sie auf den Balkonstuhl setzt, dann fühlt sie sich so ausgeschlossen.«

Ich schluckte.

»Natürlich wird Steffens Freund da sitzen; er war schließlich ursprünglich nicht eingeplant.«

»Gut!« Franziska schaute auf die Uhr. »Mein Gott, ich muß mich mal langsam zurechtmachen.«

Franziska war zwar von Natur aus keine schöne, wohl aber eine ungemein hübsche Frau. Im allgemeinen trug sie ihr dichtes, haselnußbraunes Haar zu einem Zopf zusammengebunden, verzichtete auf Make-up und bevorzugte eine sportliche Garderobe. Doch am Abend des 13. August 1995 stand ja eine Party auf dem Programm.

Fast traf mich der Schlag, als meine Freundin nach nur zwanzig Minuten aus dem Bad kam. Ihr Körper steckte in einem hautengen, im Tigerfell-Stil bedruckten Kleid, das bis zu den Knöcheln reichte und bis auf den halben Oberschenkel geschlitzt war. Das Haar sah offen getragen völlig wild aus, und dafür war meine Freundin nach meinem unmaßgeblichen Dafürhalten schon ein bißchen zu alt. Andererseits paßte die Mähne zu dem abenteuerlichen Make-up. Die Augen waren mit schwarzer, die Lippen mit brauner Farbe umrandet, fast wie ein Paradebeispiel für den neuen Transsylvanien-Look, der bei den Teenagern zur Zeit so sehr beliebt war.

»Ich find' mich gut so«, stellte Franziska zufrieden fest. »Laß mich mal gucken, was du alles gezaubert hast.«

Eh ich mich versah, lief Franziska in die Küche und inspizierte die einzelnen Töpfe, die auf dem Herd standen.

»Salat gibt es keinen, Bea?«

»Doch, aber der steht noch im Kühlschrank.«

Ich nahm ihn heraus und stellte ihn wie selbstverständlich auf die Arbeitsplatte, damit Franziska auch ihn genauestens begutachten konnte.

Sie verzog das Gesicht. »Meinst du, daß das reicht?«

»Es sind zwei Köpfe Salat, Franziska, und außerdem hab' ich –«

»Hast du noch ein paar Tomaten?«

»Ja.«

»Gib mir die mal! Ich schneid' die noch eben rein, dann ist es sicher besser.«

Willenlos ließ ich zu, daß sich meine Freundin in meiner Küche zu schaffen machte. Mit einem ganzen Wasserglas voller Wodka stand ich da und sah ihr dabei zu, wie sie die Tomaten aus dem Kühlschrank nahm, sie wusch und in grobe Stücke schnitt! Und im gleichen Moment war mir, als hätte ich dadurch mit nichts mehr etwas zu tun. Als hätte ich gar nicht all diese Stunden gekocht und gearbeitet. Als sei dieses ganze Abendessen einzig und allein Franziskas Werk. Als hätte sie es »eben« dahingezaubert.

Jean, Babette und Isabel kamen ausnahmsweise mal pünktlich.

»Wir wollten vor deinem Besuch einen guten Eindruck machen!« erklärten sie das; normalerweise tauchten sie nämlich immer erst mit mindestens halbstündiger Verspätung auf.

Steffen und sein etwas farbloser Freund trafen auch bald ein. Wie es in meinem Haushalt üblich war, gab es Sekt zur Begrüßung, und ich spürte schon nach dem zweiten Schluck, daß mir so langsam aber sicher alles vor den Augen verschwamm. Mein Rücken schmerzte, meine Beine waren schwer wie Blei, und ich konnte mich auf nichts mehr konzentrieren, am wenigsten auf meine Gäste. Also galt meine gesamte Aufmerksamkeit dem Abendessen und der Wodkaflasche, die ich in der Küche deponiert hatte, so daß ich zwischendurch immer mal wieder einen Schluck nehmen konnte.

Die ersten beiden Gänge verliefen reibungslos, doch als es anschließend galt, die Nudeln zu kochen und zur gleichen Zeit zwölf Saltimbocca zu braten, da war ich völlig überfordert. Ich wußte gar nicht, was ich zuerst tun sollte, vor meinen Augen drehte sich alles, und in meinen Ohren dröhnte das fröhliche Geschnatter meiner Gäste.

Hastig schüttete ich ein halbes Wasserglas Wodka in mich hinein – meine Art, um Hilfe zu schreien. Ich wußte nicht weiter, und Franziska schien das nicht nur nicht zu bemerken, es schien sie überdies auch nicht zu interessieren. Sie nahm die Rolle des Ehrengastes wörtlich und krümmte keinen Finger; sie fragte nicht einmal, ob sie mir helfen könnte.

»Was ist los, Muckilein?«

Plötzlich und völlig unerwartet spürte ich Jeans Hände auf meinen Schultern. Es waren große, kräftige Hände, die einfach wunderbar massieren konnten, was sie mir im nächsten Moment gleich mal wieder bewiesen.

»Was hat meine kleine Sexhexe?«

Verzweifelt schlang ich meine Arme um Jeans Brust. »Ich hab' viel zuviel gesoffen. Es war alles so schrecklich viel Arbeit und ...«

Ich blickte auf und schaute in Jeans Augen. Sie waren groß und blau und verständnisvoll, und am liebsten wäre ich in diesem Moment wie ein Kind in Tränen ausgebrochen. Doch löste ich mich statt dessen aus der Umarmung und griff neuerlich zu meinem Wodkaglas.

»Komm, Muckilein, ich helf' dir ein bißchen.«

Gemeinsam brachten wir das Abendessen so einigermaßen über die Bühne.

Zum krönenden Abschluß gab es dann Kaffee – und Schnaps. Das war das Beste von allem: Endlich konnte ich unter aller Augen trinken und brauchte dazu nicht mehr heimlich in die Küche zu gehen.

Das entspannte mich. Nun fing auch ich langsam an, diesen Abend zu genießen.

Irgendwann stand Isabel auf.

»Ich werde jetzt mal die Spülmaschine einräumen«, erklärte sie mit einem unübersehbaren Seitenblick auf Franziska. »Du bleibst sitzen, Bea, du hast genug für heute getan.«

So sehr ich mich einerseits über dieses Entgegenkommen freute, so sehr schämte ich mich andererseits dafür. Also lief ich Isabel sofort nach.

»Auf den Arsch setzen sollst du dich!« fuhr sie mich sofort liebevoll an. Dann griff sie nach meiner Hand. »Und nachher unterhalten wir beide uns mal. Okay?«

Eigenartigerweise fragte ich mich gar nicht, worüber sie sich wohl mit mir unterhalten wollte. Ich ahnte es irgendwie.

Und es kam auch so, wie ich es vorausgeahnt hatte. Zu vorgerückter Stunde, als die anderen schon gegangen waren, redeten Isabel, Jean und Franziska ernst auf mich ein.

»Du trinkst zuviel, Bea. Ist dir das klar?«

»Ja, Jean!«

»Du hast da ein echtes Problem.«

»Ich weiß, Isabel.«

»Das hab' ich auch immer gesagt, als ich es noch nicht wahrhaben wollte«, bohrte sie weiter. »›Ich weiß!‹ war einer meiner Lieblingskommentare.«

Isabel hatte lange Jahre verschreibungspflichtige Beruhigungsmittel in Verbindung mit Alkohol genommen. Durch einen Kraftakt ohnegleichen war es ihr ohne ärztliche Hilfe gelungen, davon wieder wegzukommen.

»Und das schaffst du auch, Bea. Du kannst nicht so weitertrinken. Das hältst du nicht aus.«

»Da hat Isabel recht!« gab Franziska nun auch ihren Senf dazu. »Ich hab' doch gesehen, wie das damals mit meinem Vater war. Auf Dauer macht der Alkohol dich fertig.«

»Du mußt damit jetzt aufhören!« rieten sie mir einstimmig. »Und wenn du das allein nicht schaffst, besorg dir Hilfe! Wirklich, Bea, das ist kein Spaß!«

Ich saß da und wand mich wie ein Aal. Einerseits wußte ich, daß die drei recht hatten, andererseits wußte ich nicht, wie ich einen Entzug bewerkstelligen sollte. Ich hatte schon so oft versucht, mit dem Trinken aufzuhören oder es zumindest zu reduzieren. Länger als eine Woche war das jedoch nie gutgegangen. Dann kam irgendein Ärger, und schon hatte ich wieder einen Grund, mich zu besaufen.

Und genau das tat ich auch in der Nacht vom 13. auf den 14. August 1995. Ich betrank mich bis zur Besinnungslosigkeit. Dabei war es nicht so, daß ich mir die Worte meiner Freunde nicht zu Herzen nahm; im Gegenteil, ich war ihnen sogar zutiefst dankbar für ihre Anteilnahme an meinem Schicksal. Doch war mein Schicksal genau das, worum es meines Erachtens hier ging; denn abgesehen von meinem beruflichen Erfolg war alles andere, was ich in meinem Leben versucht hatte, kläglich gescheitert. Mich hatte niemals jemand geliebt. Ich hatte keine Kinder. Ich war allein.

Natürlich hätte ich weiter von einer glücklichen Zukunft träumen können, doch hatte ich das lange genug getan. Jetzt träumte ich nicht mehr, ich fand mich ab, und das konnte ich nur, wenn ich betrunken war. Mein Weg hieß Alkohol, das war meine Wahrheit. Und irgendwohin würde er führen, dieser Weg, im Zweifelsfall in den Tod. Sterben mußten wir schließlich alle.

Obwohl mich diese Gewißheit friedlich stimmte, war da noch ein anderer Gedanke in jener Nacht. Er kam ganz plötzlich, und er kam scheinbar aus dem Nichts. Wie ein Gespenst spukte er durch meine Hirnwindungen und raunte: *Da kommt irgend etwas auf dich zu!*

Als nächstes hörte ich Stimmen, und ich fragte mich, ob ich das träumte, oder ob ich bereits wach und mir dessen nur nicht bewußt war. Ich wagte nicht, die Augen zu öffnen. Meine Lider preßten sich wie Bleiplatten auf meine brennenden Augäpfel, aber trotzdem war da dieses Licht. Es war ein fremdes Licht, ich wußte nichts damit anzufangen, und deshalb machte es mir angst.

Nein, ich schlief nicht mehr, ich war wach. Denn wenn ich nicht wach gewesen wäre, hätte ich meinen Körper nicht so gespürt. Da war dieser Druck in meinem Schädel und dieses Brennen in meinem Hals. Mein Nacken und meine Schultern waren völlig verspannt, und in Brust und Bauch zitterte jeder Muskel und jeder Nerv.

Ich ballte meine Hände zu Fäusten. Die Finger waren so geschwollen, daß ich sie kaum biegen konnte. Verschreckt spannte ich meine Beine durch. Sogleich verkrampften sich meine Wadenmuskeln, so daß ich im nächsten Moment senkrecht in meinem Bett saß. Ich griff nach meinen Füßen. Sie waren eiskalt. Ich faßte meine Zehen und bog sie in Richtung meines Körpers, damit die Krämpfe nachließen. Als die erste Schmerzwelle vorüber war, hob ich vorsichtig die Augenlider. Die Stimmen, die ich hörte, kamen aus dem Fernsehapparat, den ich am Abend nicht ausgeschaltet hatte. Und das fremde Licht war meine Nachttischlampe, auch die brannte nach wie vor.

4

Daß ich solche Kleinigkeiten am Abend vergaß, war schon häufiger vorgekommen. Daß ich mich nicht erinnern konnte, diese Kleinigkeiten vergessen zu haben, war indes zum erstenmal passiert.

Wie ich nach einem halben Glas Wodka und einem Blick auf meinen Kalender feststellte, war Montag, der 14. August 1995, und ich hatte Franziska und Julia versprochen, mit ihnen zu den Universal Studios zu fahren.

Das mußte ich vergessen. Ich trank noch ein halbes Glas Wodka, aber das Zittern blieb. Es hatte in der Zwischenzeit von meinem ganzen Körper Besitz ergriffen. Das war zwar an sich nichts Neues, doch war es noch nie so schlimm gewesen. Natürlich durfte ich mich in dieser Verfassung nicht ans Steuer meines Autos setzen! Ich überlegte, wie ich meinen Gästen beibringen sollte, daß sie ihren Ausflug allein machen mußten, und stellte mir zugleich vor, wie dann mein Tag aussehen würde.

Ich war gern allein, wenn ich genug Schnaps im Haus hatte. Dann blieb ich im Bett, bis das morgendliche Zittern vorüber war, und machte Pläne. Doch wenn das Zittern dann endlich vorüber war, war ich immer so müde, daß ich meine Pläne verschieben und erst mal noch liegenbleiben mußte. Dann döste ich vor mich hin, bis das Zittern und die Angst wiederkamen, so daß ich weiteren Wodka brauchte...

Nein! Nach einem weiteren halben Wasserglas Schnaps und ein paar Zigaretten schloß ich mit mir selbst einen Kompromiß: Ich nahm mir vor, Franziska und Julia zwar zu den Studios zu begleiten, für den Weg dorthin jedoch ein Taxi zu nehmen. So bekamen die beiden ihren Spaß, und mir blieb ein verlorener Tag erspart.

Es war ein glühend heißer Sommertag, und es wimmelte nur so von Touristen. Verdenken konnte man ihnen das nicht, denn die Universal Studios galten nicht umsonst als eine der größten Attraktionen, die Kalifornien zu bieten hatte. Normalerweise dauerte eine Tour durch die Studios etwa zweieinhalb Stunden. Da wir jedoch Hauptsaison hatten, waren bei jeder Attraktion lange Warteschlangen, so daß sich die Zeit verdreifachte.

Die Hitze tat ein übriges dazu. Damit niemand kollabierte, wurde überall mit Trockeneis gearbeitet. Man schwitzte also ahnungslos vor sich hin, bis plötzlich und unerwartet die Maschinen eingeschaltet wurden und man im nächsten Moment in kaltem, nassem Nebel zu ersticken drohte.

All das hätte ich vielleicht noch unbeschadet ertragen können. Wenn da nicht auch noch diese anderen Dinge gewesen wären.

Franziska hatte mich zum Besuch der Studios eingeladen, und das war natürlich schon kostspielig genug gewesen. Außerdem verstand meine Freundin, wie ich in der Zwischenzeit ja schon festgestellt hatte, unter Lebensqualität etwas ganz anderes als ich. Sie wollte nicht ihre Zeit verplempern und sich zum Essen in ein teures Restaurant setzen. Sie zog es vor, im Stehen etwas in sich hineinzustopfen und ihr Geld ansonsten in den völlig überteuerten Souvenirläden auf der Anlage zu lassen.

Letzteres fraß noch einmal sehr viel Zeit – und es machte mich überdies hypernervös. Immerhin hatten wir geplant, am nächsten Morgen in aller Frühe nach San Diego zu fahren, und in diesen Ausflug hatte ich sehr viel Mühe und noch mehr Geld investiert. Ich brauchte einen langen und ruhigen Abend mit einem mäßigen, aber regelmäßigen Alkoholgenuß, um das bewältigen zu können. Doch meine Freundin wollte ihren Spaß haben, und der bestand für sie darin, von einer Boutique in die andere zu rennen.

Um acht Uhr abends waren wir immer noch auf dem Gelände, und es machte sich Panik in mir breit. Obwohl ich am Morgen das übliche Wasserfläschchen abgefüllt hatte, ging mein Vorrat jetzt so langsam zur Neige. Ich hatte schon die vorangegangenen zwei, drei Stunden arg hausgehalten, und ich wußte, welche Folgen das für mich hatte. Wenn wir endlich heimkamen, würde ich sehr schnell sehr viel trinken müssen, um meinen Körper zu beruhigen, und da es jetzt schon spät war, würde ich dadurch viel zu spät ins Bett kommen, den Alkohol nicht ausschlafen und folglich am nächsten Morgen nicht fahren können.

»Bitte, Franziska!« flehte ich. »Laß uns endlich nach Hause gehen!«

»Nur noch ganz kurz, Bea! Ich hab' da in der Boutique einen Pulli für die Julia gesehen, den will ich unbedingt noch –«

Im Grunde war es unsinnig, Franziska etwas erklären zu wollen, was nicht mit ihr selbst oder mit ihrem Kind zu tun hatte. Sie war ein todguter Mensch, da gab es nichts. Doch wie kein anderer Mensch, den ich kannte, verstand diese Frau, sich ausschließlich um sich selbst und um ihre Belange zu kümmern. Wenn man ihr dann feindselig gesinnt war, konnte das für sie nur zweierlei Gründe geben: Neid oder Kleinlichkeit.

Diese Geisteshaltung entband Franziska zwar nach außen hin

von Gefühlen wie Ärger und Zorn, doch waren diese Gefühle natürlich trotzdem da. In regelmäßigen Abständen rächten sie sich dafür, immer so verdrängt zu werden, und richteten sich dann ganz gegen sie selbst. In diesen Phasen fixierte sich Franziska gänzlich auf ihre Mutterrolle. Das hatte mit den Jahren dazu geführt, daß sie ihre Bedürfnisse häufig durch Julia definierte. In letzterem lag an jenem Augusttag meine einzige Möglichkeit, vielleicht doch noch zu einem geruhsamen Abend zu kommen.

»Dann mach aber bitte ganz schnell!« flüsterte ich Franziska zu und wies dabei auf zwei junge Männer, die nicht gerade vertrauenerweckend aussahen. »Es wird nämlich langsam ungemütlich hier.«

Sie schaute sich die beiden Gesellen genauer an, die da herumlungerten. Sie waren entweder betrunken oder mit anderen Drogen abgefüllt.

»Ja«, sinnierte sie dabei, »die Kakerlaken kommen aus ihren Löchern – da nehm' ich die Julia besser mit rein ins Geschäft!«

Mein Plan ging also nicht auf. Doch war das auf einmal auch unwichtig.

Die Kakerlaken kommen aus ihren Löchern! Diese Worte, die Franziska sprach, bevor sie für weitere anderthalb Stunden in einer Boutique verschwand, sollten mir den ganzen Abend und die ganze Nacht nicht mehr aus dem Kopf gehen.

Es wurde neun, und es wurde halb zehn. Die Universal Studios leerten sich. Einsam und verlassen hockte ich auf einer Holzbank, trank meinen letzten Schnaps und wartete darauf, daß Franziska und Julia endlich wieder zum Vorschein kamen. In meiner Verzweiflung rief ich Jean an und klagte ihm mein Leid.

»Na, das hätte ich dir voraussagen können«, lachte er, als habe er es gar nicht anders erwartet.

»Sie sind meine Gäste, Jean.«

»Na und? Wer hier nach Los Angeles kommt, der muß sich allein amüsieren gehen. Wir sind doch keine Reiseführer, nur weil wir in so einer Stadt leben.«

»Wie sollte die Franziska denn hier zurechtkommen, Jean? Eine falsche Ausfahrt auf der Autobahn –«

»Wie bist du denn hier zurechtgekommen?« fiel er mir ins Wort. »Nein, nein, Muckilein! Du kannst dich mit solchen Leuten abends zum Essen treffen, aber ihr Touristenprogramm, das müssen sie schon allein machen. Sonst wirst du wahnsinnig. Siehst du ja jetzt.«

»Die Franziska läuft hier von einem blöden Shop in den anderen.«

»Ja, du mußt denken, Muckilein, daß die ja nicht hier lebt. Für sie ist jeder Scheiß ganz toll.« Er seufzte. »Wenn du dich darauf einläßt, Bea, stürzt du dich nach vierzehn Tagen von der erstbesten Brücke.«

Just nach einem solchen Ende stand mir der Sinn, als ich an jenem Abend um halb elf nach Hause kam. Ich konnte nicht mehr, und ich durfte gar nicht an die zwei Tage San Diego denken, die vor mir lagen. Dabei hatte ich mich so sehr auf diesen Ausflug gefreut. Etwas ganz Besonderes sollte er werden. Doch fürs erste zitterte ich so sehr und war so unkonzentriert, daß ich nicht einmal wußte, wie ich meine Reisetasche packen sollte.

Ich stürzte mich auf eine neue Wodkaflasche und trank so viel, wie ich eben konnte. Dabei spürte ich mit jedem Schluck, wie ich mich mehr und mehr entspannte. Der Ärger über das, was ich hinter mir hatte, ließ nach, und das gleiche passierte mit der Angst vor dem nächsten Morgen. Nur eines ging mir nicht mehr aus dem Kopf:

»Die Kakerlaken kommen aus ihren Löchern ...«

Statt ins Bett zu gehen, um die nötige Ruhe zu finden, telefonierte ich bis vier Uhr in der Frühe mit meiner Mutter.

»Ich fand diesen Ausspruch einfach empörend«, erklärte ich ihr. »Man kann doch Menschen nicht als Ungeziefer bezeichnen, nur weil sie ...«

Ich sprach es nicht aus, statt dessen fing ich an, große Umschweife zu machen.

»Weißt du, Mama, ich habe Achtung vor diesen Leuten. Es gibt so viele Junkies hier in Hollywood! Sie spritzen, schnupfen oder saufen sich zu Tode, aber sie tun damit doch zumindest was. Sie haben sich für einen Weg entschieden und gehen ihn ganz konsequent. Ungeziefer sind andere für mich; Weiber, die sich von Männern aushalten lassen; Arbeitslose, die es vorziehen, Sozialhilfe zu kassieren, statt einen Job anzunehmen, der nicht so ist, wie sie sich das vorgestellt haben. Diese sogenannten Durchschnittsbürger sind das Ungeziefer! Die wollen nämlich nicht wissen, worum es geht im Leben.«

Natürlich wußte ich das ganz genau, worum es wirklich ging im Leben, und deshalb sollte nun auch meine Mama aufgeklärt werden.

»Der Traum von Macht und Ruhm und Reichtum«, tönte ich, »der beherrscht die Menschheit seit Anbeginn der Zeit. Und im täglichen Leben, Mama, da entartet dieser Traum zu einem Kampf, in dem Täter und Opfer ständig wechseln. Nur zwei Gesellschaftsgruppen beteiligen sich nicht daran, diejenigen, die gewonnen haben und ganz oben sind, und diejenigen, die resigniert haben! Wenn man mal richtig hinguckt und zuhört, dann sind es nur diese beiden Gruppen, die für solche Ideale wie Toleranz eintreten. Aber sie bleiben ungehört, weil der Durchschnittsbürger die Welt beherrscht. Es ist ...«

Ich redete und redete, und ich regte mich fürchterlich auf dabei, und während der ganzen Zeit trank ich. Unentwegt. Einen Schnaps nach dem anderen.

Um kurz vor acht Uhr morgens kletterte ich ungelenk aus dem Bett und hangelte mich zur Toilette. Irgend etwas stimmte nicht mit meinem rechten Fuß. Ich spürte die äußeren drei Zehen nicht. Als wären sie gar nicht da.

Vornübergebeugt hockte ich auf der Klobrille und massierte mein neuestes Problem. Nichts tat sich. Die Gefühllosigkeit blieb, und ich hatte nicht einmal viel Zeit, mich darüber zu erschrecken, als ich schon den nächsten Schock bekam: Meine Unterschenkel zierten zahllose blaue Flecken. Für einen kurzen Moment dachte ich, daß ich mich irgendwo gestoßen hatte, ohne es bemerkt zu haben. Doch konnte das nicht sein, denn wie ich als nächstes feststellte, hatte ich diese blauen Flecken auch auf den Oberschenkeln und an den Armen.

Um nachzudenken, hätte ich einen klaren Kopf gebraucht. Und den hatte ich nicht. Eigentlich konnte ich überhaupt nicht mehr denken, nur noch fühlen, und was ich fühlte, kannte ich bereits: *Da kommt irgend etwas auf dich zu!*

Wie schon nach der Party war ich erfüllt von diesen paar Worten, doch war jetzt alles deutlicher. Mir war, als raste ich mit Überschallgeschwindigkeit auf eine schwarze Wand zu, und das schlimmste an dieser Vision war, daß es mich nicht einmal interessierte, was hinter dieser Wand war. Ob überhaupt etwas dahinter war.

Ich wollte nur irgendwie weitermachen, *es* schaffen, und in diesem Fall bestand *es* aus diesen zwei Tagen San Diego. Tage, die ich mit so viel Sorgfalt und Liebe geplant hatte und von denen ich jetzt nicht wußte, wie ich sie durchstehen sollte. Doch es mußte gehen. Irgendwie.

Um halb zehn in der Frühe tat ich schließlich das einzig Vernünftige, zu dem ich in meiner Lage noch fähig war. Ich beichtete meiner Freundin Franziska, wieviel ich in der Nacht getrunken hatte, und bat sie, statt meiner den Wagen nach San Diego zu fahren.

»Ich kenn' den Weg, und ich mach' auch alles andere, aber fahren kann ich einfach nicht.«

Franziska war nicht gerade begeistert. Sie seufzte und stöhnte einige Male, doch willigte sie schließlich ein, und so machten sie, Julia und ich uns eine Stunde später auf den Weg.

»Glaubt mir«, schwelgte ich, »ihr werdet einen der schönsten Plätze kennenlernen, die Kalifornien zu bieten hat! Und ich habe eine riesige Überraschung für euch; wartet nur, bis wir da sind!«

Daß ich auf dem Weg ans Ende eines Lebens war, ahnte ich nicht.

Vor der Küste von San Diego liegt Del Coronado Island, eine Insel, die man über eine gigantische Stahlbrücke erreicht. Sie überspannt die gesamte Bucht und gewährt einen hinreißenden Ausblick auf die Skyline der Stadt.

Im Gegensatz zum mondänen San Diego herrscht auf der Insel eine eher kleinstädtische Atmosphäre: schmale Straßen, schmucke Häuser, kleine Geschäfte und ordentlich gekleidete Menschen, die sich unauffällig benehmen. Doch mitten in dieser Durchschnittlichkeit strahlt ein unübersehbarer Stern: das Hotel Del Coronado.

Schon von weitem sieht man den strahlend weißen, mit rotem Backstein verzierten Gebäudekomplex, der sowohl von außen als auch von innen im viktorianischen Stil erbaut und später restauriert wurde.

Selbst Franziska und Julia waren zur Abwechslung mal hingerissen, als wir die breite Auffahrt hinauffuhren.

Gott sei Dank! dachte ich und fühlte mich vorübergehend nicht ganz so schrecklich wie während der dreistündigen Autofahrt, die hinter mir lag. Die hatte es in sich gehabt, denn nichts, aber auch rein gar nichts hatte diese beiden Menschen in meinem Wagen beeindrucken können, weder die Landschaft noch die Erklärungen, die ich zu den einzelnen Orten abgab, welche wir durchfuhren.

Mehr als »Mmh!« ließen meine Gäste nicht verlauten.

Nun, zumindest das Hotel schien sie jetzt zu begeistern! Das erleichterte mich, und so ging ich geradewegs zur Rezeption.

»Ms. Hellmann?« vergewisserte sich mein livriertes Gegenüber.

»Ja.«

»Die Präsidentensuite, nicht wahr?«

Der Mann lächelte mich an, doch war ich nicht in der Lage, dieses Lächeln zu erwidern. Wie so oft in letzter Zeit hatte ich das Gefühl, meine Gesichtszüge seien eingefroren, und es war unmöglich, sie mittels eines Hirnbefehls zu entfrosten.

»Man wird Ihr Gepäck nach oben bringen, Ma'm.«

»Danke.«

»Sollten Sie irgendwelche Wünsche haben, stehen wir natürlich jederzeit –«

»Danke!« fiel ich ihm ins Wort.

Sein Gerede ging mir höllisch auf die Nerven. Ich wollte endlich in unser Zimmer, wissen, wie es aussah, abschätzen, ob es für uns drei ausreichte – und vor allem wollte ich an die Anderthalb-Liter-Wodkaflasche, die ich vorsorglicherweise aus Los Angeles mitgebracht hatte.

Die Präsidentensuite war in einem der Türme des Hotel Del Coronado. Von einem mittelgroßen Wohnzimmer, das mithin rund gebaut war, gelangte man in das angrenzende Schlafzimmer. Es war sehr geräumig, und seine größte Zier war ein gewaltiges Bett, das mittendrin stand. Zur Rechten war dann das Bad, ebenfalls riesig und, wenn auch alt, so doch mit allem Schnickschnack der modernen Zeit ausgestattet.

Wieder waren Franziska und Julia begeistert, und ich spürte neuerlich ein wenig Erleichterung. So setzte ich mich aufs Bett und holte meinen Wodka aus der Reisetasche. Ein Wasserglas stand auf dem Nachttisch, ich goß es randvoll, und nach ein, zwei Riesenschlucken fühlte auch ich mich angekommen.

Nachdenklich sah ich mich um. Sechshundertfünfzig Dollar kostete mich dieser Spaß hier für eine Nacht – davon machten andere Leute eine ganze Woche Urlaub. Schlimmer als die Verschwendung war nur noch die Tatsache, daß ich dem Luxus kaum etwas abgewinnen konnte. Wie schon seinerzeit im Kurhaus-Hotel in Scheveningen war es inzwischen gleichgültig, wo ich auf einer Bettkante saß und meinen Wodka trank.

Statt diesem Gedanken weiter nachzugehen, fing ich an auszupacken und füllte meine Ausgeh-Flasche nach.

Es war inzwischen kurz vor zwei Uhr nachmittags, und da Franziska die anstrengende Autofahrt hinter sich hatte, wie sie immer wieder betonte, und wir vorhatten, am nächsten Tag nach Sea World zu fahren, San Diegos berühmtem Erlebnispark, gingen wir an den hoteleigenen Strand, um den Rest des Tages dazu zu nützen, uns auszuruhen.

Ich fühlte mich unwohl in meinem Bikini und begutachtete die Blutergüsse an meinen Armen und Beinen. Seit dem Morgen waren noch ein paar dazugekommen, und auch die drei Zehen an meinem rechten Fuß waren immer noch gefühllos. Statt mir jedoch Sorgen darüber zu machen, ärgerte ich mich nur, nun auch noch solche Probleme zu haben, und weil ich mich so ärgerte, nahm ich einen ganz besonders großen Schluck aus meiner Flasche und legte mich alsdann in den warmen Sand.

Dort lag ich etwa zwanzig Minuten in Ruhe und Frieden und döste vor mich hin. Dann kam Julia aus dem Wasser und klagte, sie hätte da so etwas ganz Komisches an ihrem Bein.

»Das sieht ja aus wie ein Schlangenbiß!« kreischte Franziska. Das Entsetzen, das sie erfaßt hatte, war nicht zu überhören.

Ich mußte ihr beipflichten, es sah wirklich aus wie ein Schlangenbiß.

»Was machen wir denn jetzt, Bea?«

Nun, was das anging, war ich auch überfragt. Julia fühlte sich wohl, der geheimnisvolle blaue Fleck tat nicht weh und juckte auch nicht, aber die Mama war halt besorgt, und das war ja auch verständlich.

Ich sprach eine Familie an, die hinter uns lag. Sie rieten mir, den Lifeguard zu verständigen.

Die Strecke, die ich durch den weichen Sand zurücklegen mußte, war erschütternd weit. Ich fühlte mich schrecklich, und es reichte mir. Ja, ich hatte die Nase voll, ich war bedient. Schon wieder die Strandwacht, schon wieder Katastrophen, so viel Schnaps konnte ja gar keiner herstellen, wie ich brauchte, um mit diesem verdammten Leben fertig zu werden.

Ich fragte mich, warum ich damals so dafür gekämpft hatte, meinen Krebs zu besiegen. Großmutter hatte schon recht gehabt: Wer früh starb, dem entging viel, aber dem blieb auch sehr viel erspart.

Der Lifeguard schien nicht im geringsten erstaunt zu sein. Ich schilderte ihm, was vorgefallen war, und er machte ein nachdenkliches Gesicht.

»Es kann eine Kleinigkeit sein«, meinte er dann, »aber es könnte auch gefährlich werden.« Er griff nach seiner Erste-Hilfe-Tasche. »Ich sehe mir das lieber an, Ma'm. Wo ist das Kind?«

»Da hinten!« sagte ich und wies in die Ferne. Es war schrecklich weit weg, wie weit, wurde mir erst jetzt in aller Tragweite bewußt.

»Oh my!« meinte der Lifeguard, und im nächsten Moment lief er auch schon los, so schnellen Schrittes, daß ich Mühe hatte hinterherzukommen.

Gott Vater, Sohn und Heiliger Geist! fuhr es mir durch den Kopf. Sie waren drei, wie auch ich dreigeteilt war. Ich bestand aus Vater Körper, Sohn Verstand und einem nicht greifbaren Etwas namens

Seele. Und in Augenblicken wie diesem schienen die drei mit aller Gewalt gegeneinander zu arbeiten.

Mein Körper drohte mich im Stich zu lassen; mein Verstand riet mir, mich zusammenzunehmen; meine Seele hätte am liebsten laut geschrien. Schon am Freitag, als das mit Agnes passiert war, hatte ich mich so allein und so hilflos gefühlt. Menschen wie Franziska waren fähig, die handfesten Dinge des Lebens zu erledigen. Sie konnten Tomaten schnippeln, Geschirrspülmaschinen ein- und ausräumen, Auto fahren und ihren Willen durchsetzen, doch sobald der Alltagsrhythmus von etwas Außergewöhnlichem unterbrochen wurde, waren sie wie gelähmt und überließen die Verantwortung den anderen.

Ich kannte so viele Franziskas. Sie zierten meinen Lebensweg wie Kastanien so manche Allee.

Der Lifeguard schaute sich Julias Bißwunde in Ruhe an und machte ein zufriedenes Gesicht.

»Das ist nichts Ernstes«, erklärte er mir. »Das war eine Qualle. Kann sein, daß es heute abend ein bißchen juckt, aber ansonsten ...« Er schaute mich an, als traute er mir nicht – oder ich ihm. »Natürlich können Sie zum Arzt gehen«, erklärte er mir, »doch wird der Ihnen auch nichts anderes sagen.«

»Okay!«

»Was hat er gesagt, Bea?«

Bevor ich auf Franziska einging, dankte ich dem Mann für seine Mühe und ließ mich entnervt in den Sand gleiten. Dabei fragte ich mich, warum meine Freundin eigentlich kein Englisch mehr sprechen konnte, wenn es drauf ankam. Das war mir am Freitag auch schon aufgefallen. Da war mir überhaupt so einiges aufgefallen. Immerhin war es um ihr Kind gegangen, aber statt sich um irgend etwas zu kümmern, war sie einfach nur zusammengebrochen, und dafür hatten sie auch noch alle bedauert.

»Weißt du, Franziska«, sagte ich, »es könnte natürlich sein, daß Julia aus irgendeinem Grund heute abend Fieber bekommt. Aber wenn das passiert, liegt es nicht an dem Quallenbiß.«

Mit diesen Worten nahm ich meine Wodkaflasche aus der Tasche. Ich hatte soeben beschlossen, mich jetzt endgültig vollaufen zu lassen – bis nichts mehr hineinging.

Als es am Strand zu kühl wurde, gingen wir zum Pool hinauf, und am Spätnachmittag machten wir es uns dann in unserer Suite gemütlich. Julia sah fern, ich trank, Franziska polierte ihre Fingernägel. Das tat sie gern und oft.

»Wo sollen wir denn heute zu Abend essen?« fragte sie schließlich. »Hier im Hotel?«

Bei den letzten drei Worten verzog sie merklich das Gesicht, und damit war alles klar für mich.

Da Franziska bei der Ankunft gesagt hatte, sie würde das Abendessen bezahlen, schien mir ihre Reaktion jetzt ein deutliches Zeichen dafür zu sein, daß es ihr in diesem Haus zu teuer war. Also mußte ich mir etwas einfallen lassen, und das war gar nicht so einfach, denn ich war bisher auch nur ein einziges Mal auf Del Coronado Island gewesen.

»Ich werde mal an der Rezeption fragen«, versprach ich.

»Wonach wäre dir denn, Bea?«

Am liebsten hätte ich *Pizza!* geantwortet, doch wollte ich es nicht übertreiben. Also erklärte ich, ich äße ja sehr gern chinesisch, denn das war in aller Regel auch preiswert.

Es gab nur ein einziges chinesisches Restaurant auf der Insel, und wir fuhren mit einem Taxi hin. Gleich beim Hereinkommen bat ich um einen Raucherplatz. Da es das in Kalifornien nur in der Bar gibt, landeten wir dort – zu Franziskas Mißfallen.

»Sag mal, Bea, müssen wir hier sitzen? Ich komme mir hier vor wie in einer Abstellkammer. Dieses abgedunkelte Licht, die angetrunkenen Männer an der Theke, die laufenden Fernseher...«

»Das ist eben die Bar, Franziska.«

»Ja, aber müssen wir denn hier sitzen?«

»In dem anderen Raum ist es nur unwesentlich heller, aber da darf ich nicht rauchen.«

»Und deshalb müssen wir hier sitzen?«

Ich mußte an mich halten. Ich konnte machen, was ich wollte, es war niemals richtig, und wenn ich gar mal in einem Punkt etwas für mich tat, dann gab man mir gleich das Gefühl, eine Todsünde begangen zu haben. Ja, tief in mir wartete ich darauf, daß Franziska mir jetzt gleich erklären würde, ich wäre egoistisch und würde immer und überall meinen Kopf durchsetzen.

Statt meine Wut herauszuschreien, bestellte ich mir einen doppelten Wodka, der hier in der Abstellkammer einem randvollen Wasserglas entsprach. Und nachdem ich den binnen kürzester Zeit in mich hineingeschüttet hatte, erlitt ich den ersten Filmriß meiner Trinker-Laufbahn: Ich bekam den Rest des Abends kaum noch mit und erinnerte mich später nur noch an Fragmente.

Da war zunächst einmal diese völlig unfähige chinesische Bedienung, die es einfach nicht fertigbrachte, meine Bestellung entgegenzunehmen. Sie mußte sich jemanden aus der Küche zur Hilfe holen, doch wurde es dadurch auch nicht besser. Ich wurde mit jedem Moment gereizter und lauter.

Dann weiß ich noch, daß wir in Streit darüber gerieten, weil Julia unbedingt Hähnchen süß-sauer essen wollte, wie jedesmal, und ich ihr vorschlug, es doch mal mit Schweinefleisch zu probieren.

»Das ist ungesund!« plapperte Julia wie aus der Pistole geschossen.

»Quatsch!« Ich haßte es, wenn Kinder solche vorgefaßten Meinungen nachbeteten.

»Das ist kein Quatsch, Bea.« Franziska nahm die Haltung einer ambitionierten Ernährungsberaterin ein.

»Schweinefleisch *ist* aber ungesund!« mischte sich Julia neuerlich ein.

»Das ist nicht wahr, Kind!« Langsam aber sicher drohte ich zu explodieren. Irgendwie war mir das alles zuviel, dieser Kampf im Restaurant um den besten Tisch, das gesündeste Essen, das bißchen Leben.

»Sag mal«, hörte ich mich plötzlich fragen, »warum willst du eigentlich alt werden, Franziska?«

Sie war zwar etwas erstaunt über diese Frage, blieb aber ganz ruhig. »Weil ich das Leben schön finde, Bea!«

Mit keiner anderen Antwort hätte sie mich mehr verletzen können. Es tat so weh, daß ich es kaum aushalten konnte.

»*Waaas?*« Meine Stimme erreichte schlagartig die Höhenlage einer Kreissäge. »Das Leben ist Scheiße! Und das weißt du genau!«

Was ich weiter sagte, weiß ich nicht mehr. Aber es war ein ziemlich lautstarkes Gespräch, in dem wir uns alles mögliche an den Kopf warfen. Ich weiß nur noch, daß ich einen weiteren doppelten Wodka in mich hineinschüttete und dann einen der am Tresen sitzenden Männer um eine Zigarette bat. Wie der Teufel es wollte, hatte ich ausgerechnet an diesem Abend ein fast schon leeres Päckchen mitgenommen.

»Sie können sich auch gern zu uns setzen!« erklärte man mir.

»In Damengesellschaft schmeckt alles besser!« meinte ein anderer Mann.

Ich fühlte mich wie eine Nutte. Aber ich gefiel mir dabei. Ich kam mir eh billig und schmutzig vor.

»Danke für das Angebot«, raunte ich mit betont tiefer Stimme, »aber ich muß zurück zum Tisch.«

Irgendwann fuhren wir dann ins Hotel zurück und setzten uns vor den Fernsehapparat. Ich war zutiefst deprimiert, denn genau so hatte ich mir eine Nacht in der Präsidentensuite immer vorgestellt: Julia bastelte für eine ihrer neuen Barbie-Puppen ein Papierkleidchen; Franziska polierte schon wieder ihre Fingernägel; ich trank. Ich fühlte mich auf einmal ausgebrannt und todmüde. Die schwarze Wand aus meinen im Wachzustand erlebten Alpträumen schien näher und näher zu kommen. Ich trank solange, bis ich endlich erschöpft genug war, um ins Bett zu gehen.

Dieses riesige, beeindruckende Bett! Vielleicht hatten wirklich schon Präsidenten und Prinzen und Filmstars darin geschlafen. Und nun lag ich in diesem Bett und ahnte nicht, welche Bedeutung es für mich bekommen sollte, das Bett in der Präsidentensuite des Del Coronado!

Trotz des vielen Alkohols schlief ich gerade mal drei Stunden. Dann wachte ich auf, wälzte mich geraume Zeit von links nach rechts, doch schließlich gab ich es auf und ging ins Wohnzimmer. Draußen ging gerade die Sonne auf. Ich kauerte mich auf das weiche Sofa, das direkt unter dem Fenster stand, und fing an zu weinen.

Ich war am Ende.

Seit meiner Krankheit hatte ich mich dem Tod niemals wieder so nahe gefühlt wie in diesem Augenblick. Anders als damals war ich jetzt jedoch bereit zu sterben; mehr noch, ich sehnte mich danach.

In dieser Welt hatte es für mich nie einen Platz gegeben, an dem ich mich zu Hause gefühlt hatte. Jenseits dieser Welt war das bestimmt anders, so stellte ich es mir vor. Denn jenseits dieser Welt war Gott, der mich all meinen Fehlern zum Trotz so gewollt hatte, wie ich war, und in Seinen Armen würde ich sicher den Halt und die Geborgenheit finden, die ich auf Erden vergeblich gesucht hatte.

Ich kam mir so überflüssig vor. Wenn meine beiden Bücher nicht gewesen wären, hätte man sicher überhaupt nicht bemerkt, daß es mich je gegeben hatte. Sie waren das einzige, was von mir übrigblieb.

Ich mußte gehen.

Ich wußte weder, warum, noch wußte ich, wohin. Ich wußte nur, daß ich gehen mußte und wie der erste Schritt auszusehen hatte.

Wie man mir bei der Zimmerreservierung gesagt hatte, war der Inhalt der Minibar im Preis der Präsidentensuite eingeschlossen. Es erstaunte mich nicht, daß ich mich jetzt daran erinnerte; es schien mir vielmehr ein Zeichen zu sein. Auf den Knien krabbelte ich zu dem kleinen Kühlschrank hinüber.

Als erstes leerte ich die Wodkafläschchen. Das war schnell getan, und so machte ich mich als nächstes an den Whiskey. Dann kam der Rum an die Reihe, gefolgt von je zwei Tequila- und Gin-Miniaturen.

Obwohl der Inhalt der Fläschchen für meine Verhältnisse minimal war, zeigte der Konsum erstaunliche Wirkung. Mir war plötzlich so elend, daß ich selbst sitzend das Gleichgewicht nicht halten konnte, und so krabbelte ich auf Knien ins Schlafzimmer zurück und legte mich wieder zu Franziska und Julia in das breite, weiche Bett.

Ich fühlte mich schrecklich. Ich war völlig fertig mit mir und der Welt wie noch selten zuvor in meinem Leben. Niemand liebte mich; niemand brauchte mich; niemandem konnte ich es recht machen. Es war wirklich das beste, wenn ich endlich verschwand, und ich spürte ganz deutlich, daß ich diesem Ziel nah war.

Ja, mir war auf einmal, als sei ich nicht allein in meinem Körper, als sei da noch jemand, und dieser Jemand war der Tod. Er griff nicht nach meinen Händen, er streichelte sie, und er küßte meine Stirn.

Es war etwa halb neun, als Franziska aufwachte und mich fragte, ob ich gut geschlafen hätte.

»Nein«, antwortete ich wahrheitsgetreu und bekam sogleich ein schlechtes Gewissen. Ich hatte fast gar nicht geschlafen in dieser Nacht, und ich fühlte mich sterbenselend. Doch hatte ich nicht das Recht, meiner Freundin und ihrem Kind den Tag zu verderben...

Ich fingerte nach meiner Handtasche, die neben dem Bett auf dem Fußboden lag. In meinem Medikamententäschchen waren Kreislauftropfen. Ich hatte das Präparat in Deutschland gekauft, und da ich die Tasche seit der Reise nicht mehr aufgeräumt hatte, war die Flasche immer noch darin. Jetzt holte ich sie hervor und drehte die Verschlußkappe ab. Doch tropfte das verdammte Zeug nicht so, wie ich mir das vorgestellt hatte.

Also machte ich kurzen Prozeß. Ich biß die Plastikvorrichtung herunter, die das Zählen der einzelnen Tropfen ermöglichte, und spuckte sie auf die Bettdecke. Dann setzte ich die Flasche an und nahm einen Riesenschluck; er entsprach etwa der Hälfte des Gesamtinhalts, und das erschien mir angemessen.

»So!« lautete mein Kommentar. Dann stellte ich die Flasche auf den Nachttisch, legte mich wieder in die Kissen und wartete alsdann auf die belebende Wirkung des Medikaments. Doch die blieb aus.

Statt dessen war ich auf einmal unfähig, auf Franziskas einfache Frage, ob wir frühstücken wollten, eine Antwort zu geben. Überhaupt war ich plötzlich unfähig zu allem. Ich spürte nur noch, wie mein Herz raste und daß mir schrecklich kalt wurde.

Julia wachte auf und wollte wissen, was mit mir wäre. Franziska sagte, ich sei krank.

Und das stimmte auch. Ja, in diesem Moment wurde es mir erstmals wirklich bewußt: *Ich war krank.* Doch während ich mir das gerade in aller Tragweite eingestand, war mir auch schon, als würde mein Körper in einen engen Tunnel geschleudert. Wunderschöne, grelle Farben sah ich, und ich verspürte das dringende Bedürfnis, in sie einzutauchen und eins mit ihnen zu werden. Doch war da irgendeine Gegenkraft, und die schleuderte mich immer wieder heraus aus dem Tunnel, immer wieder, immer wieder.

»Ich... ich muß sterben...«, gurgelte ich mit letzter Kraft. »Hol mir... hol mir einen Arzt...«

Sie kamen gleich zu viert. Ein Polizist war auch dabei, weil Franziska mein *Ich muß sterben!* mit »Sie sagt, sie will sterben!« weitergegeben hatte. Folglich hielt man mich für selbstmordgefährdet, und wenn es nicht so traurig gewesen wäre, hätte ich glatt darüber lachen können.

»Was ist mit Ihnen?« wurde ich gefragt.

Ich war nicht in der Lage, eine Antwort zu geben, und so kontrollierte der Notarzt erst einmal meine Vitalwerte.

»Herz und Kreislauf arbeiten normal«, erklärte er. »Was ist also los mit Ihnen?«

Wieder schwieg ich, und so wandte er sich an Franziska und wollte von der nun Einzelheiten wissen. Doch war meine Freundin nicht in der Lage, sich zu meinem Zustand zu äußern. Sie stammelte aufgeregt irgend etwas vor sich hin, ein paar Worte in Englisch, die meisten in Deutsch.

Eigenartigerweise war mir in diesen Minuten trotz meines Zustands das ganze Ausmaß meines Dramas bewußt: Niemand nahm mir hier etwas ab. Ich mußte mich also noch einmal, ein letztes Mal aufraffen und...

Es war das merkwürdigste Erlebnis, das ich jemals gehabt hatte. Ich spürte meinen Körper nicht, und obwohl ich ihn nicht spürte, war ich auf einmal fähig, diesen Körper zuerst auf den Rücken zu drehen und dann sogar aufzusetzen.

Ich war überzeugt, daß meine Augen geschlossen waren, und trotzdem sah ich nicht nur diese vier fremden Männer, sondern auch mich selbst. Wie durch einen dichten Nebel sah ich, daß ich plötzlich den Mund öffnete, und im nächsten Moment hörte ich aus weiter Ferne meine Stimme, und sie klang hohl und fremd. Doch war das, was sie sagte, das vielleicht Wichtigste, was ich jemals von mir gegeben hatte, in meinem ganzen Leben:

»Ich bin Alkoholikerin – und ich kann nicht mehr!«

Drittes Kapitel

1

Die Luft, die durch das weit geöffnete Schlafzimmerfenster in die Präsidentensuite des Hotel Del Coronado drang, war warm, und das Stück Himmel, das ich vom Bett aus sehen konnte, war tiefblau und wolkenlos. Das war das einzige, was ich wahrnahm, alles übrige rauschte an mir vorüber.

Der Notarzt und der kleine, dickbäuchige Polizist mit der Halbglatze bürdeten Franziska die gesamte Verantwortung für mich auf. Ich hörte, wie sie ihnen versichern mußte, daß ich wirklich nicht die Absicht hatte, mich umzubringen.

Der Notarzt hockte sich noch einmal zu mir aufs Bett und drückte mir einen Zettel in die Hand.

»Hören Sie mich, Bea?«

Ich nickte.

»Sie wissen es nicht, und Sie werden im Moment auch nichts davon spüren, aber jetzt wird alles gut. Sie haben den Anfang gemacht, daß alles gut werden kann. Das hier ist die Nummer eines Krisentelefons für Alkoholiker. Rufen Sie da an, sobald Sie wieder in L.A. sind. Die Leute können Ihnen weiterhelfen.«

Wieder nickte ich, zu mehr war ich nicht fähig.

»Sie braucht jetzt eine ganz heiße Dusche!« sagte der Arzt zu Franziska.

»Nein!« wollte ich schreien, brachte jedoch keinen Ton heraus, und so hockte ich ungeklärte Zeit später in der großen Badewanne.

Dampfendes Wasser prasselte aus dem Duschkopf, doch konnte es mir nichts anhaben, weil ich mich zwischen Wannenrand und Wasserstrahl kauerte. Ich wollte schließlich leben, nicht ersticken.

Aus der Wanne steigen konnte ich später nicht, ich krabbelte auf allen vieren heraus, zog wie in Trance irgend etwas an, sah dabei zu, wie Franziska meine restlichen Sachen in meine Reisetasche warf, setzte eine Sonnenbrille auf.

Hinter der versteckte sich meine Wahrheit, als ich schließlich an der Kasse des Hotel Del Coronado stand und die Rechnung zahlte. Ich tat es, weil ich es tun mußte, doch hatte es darüber hinaus nichts mit mir zu tun. Nichts hatte mit mir zu tun, denn mich gab es gar nicht. Ich fühlte mich von Grund auf nicht anwesend, weder körperlich, noch geistig, und ich mußte diese Sonnenbrille tragen, weil man das sonst gemerkt hätte.

In diesem Zustand wurde die Rückfahrt nach Los Angeles zu einem einzigen Alptraum. Mein Kopf war leer, und ich hatte große Mühe, mich auf irgend etwas zu konzentrieren, doch kam Franziska ohne meine Hilfe einfach nicht zurecht.

Überall waren Schilder. Meine Freundin sah sie, aber sie las sie offenbar nicht. Ich sollte sie lesen und verstehen, aber ich konnte nicht.

So fühlte ich mich bald nicht nur körperlich, sondern auch psychisch hundeelend. Es verging keine Minute, ohne daß Franziska mir in der einen oder anderen Form vermittelte, wie furchtbar sie das alles fand. Als wir dann auch noch aus Unachtsamkeit eine falsche Autobahn nahmen und uns deshalb verfuhren, war alles vorbei.

»O mein Gott! Bea! Wir müssen hier weg! Wenn es dunkel wird, kann ich nicht mehr fahren. Wo sind wir überhaupt?«

Gottlob hatte ich mein Handy im Auto, und so rief ich in meiner Verzweiflung meine Freundin Anne an.

Eigentlich war Anne weit mehr als eine Freundin für mich; sie nannte sich nicht umsonst meine »amerikanische Mami«. Kennengelernt hatten wir uns zwei Jahre zuvor am Telefon. Anne übersetzte mein erstes Buch ins Amerikanische und hatte bei der Arbeit daran die eine oder andere Frage.

Wir mochten einander auf Anhieb, und dieses Gefühl verstärkte sich bei unserem persönlichen Kennenlernen. Anne erinnerte mich an meine Mutter; ich erinnerte sie an ihre eigene Jugend.

Als ich nach Los Angeles zog, nahm Anne endgültig die Rolle einer Ersatzmutter ein. Alles, was ich wußte, hatte ich von ihr gelernt: wo ich einkaufen mußte, wie ich mich gegenüber der Telefongesellschaft und der Einwanderungsbehörde zu verhalten hatte; sie hatte mir sogar dabei geholfen, an meinen kalifornischen Führerschein zu kommen. Nun, jetzt mußte sie sich in meinem ersten Notfall bewähren.

»Anne? Du mußt mir helfen, Anne, wir sind in einer schrecklichen Lage.«

Meine Nerven waren zum Zerreißen gespannt, doch sprach ich trotzdem langsam, laut und deutlich, was mich verwunderte. Ich erzählte meiner Freundin, daß wir uns verfahren hätten, und warf ihr zwei Straßennamen an den Kopf, damit sie sich den Schnittpunkt vorstellen konnte. Anne erklärte mir, daß wir wenden müßten.

Das versetzte Franziska in Panik: »Ich kann aber hier nirgendwo drehen!«

Es dauerte fast zwanzig Minuten, eine Wendemöglichkeit zu finden, aber irgendwann war es geschafft, und kurze Zeit später fand ich mich in vertrauten Gefilden wieder.

»Ich kann dir gar nicht sagen, wie dankbar ich dir bin«, erklärte ich Anne mit letzter Kraft.

Sie atmete tief durch, ich konnte es deutlich hören.

»Was ist los mit dir, Bea?«

»Alles okay«, log ich.

»So hörst du dich aber nicht an.«

Ich schluckte. »Ich melde mich nachher von zu Hause bei dir. Okay?«

Es sollte noch einige Zeit vergehen, bis ich endlich heimkam. Zuerst mußten wir nämlich noch zu McDonald's, das war ich Julia schuldig.

Wir aßen bei McDonald's, und ich fragte mich die ganze Zeit, warum ich das Gefühl hatte, diese ganze Situation schon einmal erlebt zu haben. Julia genoß ihre Hamburger und plapperte munter vor sich hin, Franziska saß erschöpft auf dem harten Plastikstuhl und nagte lustlos an einem Salat, ich stopfte massenweise Pommes Frites mit Ketchup und Mayonnaise in mich hinein. Und ich bezahlte natürlich. Nach allem, was ich meinen Gästen zugemutet hatte, war ich dazu verpflichtet.

Gegen neun waren wir dann endlich zu Hause. Ich fuhr den Rest der Strecke selbst, weil ich inzwischen nüchtern war, doch änderte ich diesen Zustand daheim sofort und schüttete einen Riesen-Wodka in mich hinein.

Ich konnte das alles ohne Schnaps nicht ertragen. Diese Worte schossen wie Torpedos durch mein Hirn, immer und immer wieder, den ganzen Abend, die ganze Nacht.

Ich kann das alles ohne Schnaps nicht ertragen.

Das war die Wahrheit. Ich machte mir damit nichts vor. Nur hätte ich nicht sagen können, was »das alles« war, dazu war das alles viel zu verschwommen.

Nur ein einziges Wort kam mir am Abend dieses 16. August 1995 deutlich zu Bewußtsein. Es passierte, als ich plötzlich zur Toilette mußte, weil mir auf einmal schrecklich übel war.

»Wir warten, bis du zurück bist!« sagte Franziska.

Der Inhalt meiner Därme schoß wie Wasser ins Freie, und mein Magen krampfte sich zusammen, bis ich schließlich bittere Galle spuckte. Das dauerte vielleicht fünfzehn oder zwanzig Minuten, und als ich anschließend in mein Wohnzimmer zurückkam, saß meine Freundin hoch aufgerichtet am Tisch und schrieb Postkarten.

Gleichgültigkeit! fuhr es mir in diesem Moment durch den Kopf. Es gab eine Form von Gleichgültigkeit in dieser Welt, die man nicht sah und die man nicht hörte. Man spürte sie nur.

Und ich mußte endlich lernen, mit dieser Gleichgültigkeit umzugehen, sonst ging ich zugrunde.

Das Zettelchen mit der Krisentelefonnummer, das mir der Notarzt im Hotel Del Coronado gegeben hatte, warf ich weg. Ich brauchte nicht mit wildfremden Menschen über meine Probleme zu reden. Ich hatte das Glück, Freunde zu haben, welche diese Probleme kannten, weil sie bereits hinter sich hatten, was mir jetzt erst noch bevorstand.

Als erstes rief ich Anne an. Sie wollte kaum glauben, was ich ihr erzählte.

»Du willst eine Alkoholikerin sein?« fragte sie immer und immer wieder. »Du, Bea? Ich dachte immer, du trinkst einfach gern und verträgst eine Menge, aber daß du es brauchst…«

Anne hatte den Alkohol selbst mal eine ganze Zeit »gebraucht« und war mit Hilfe der Anonymen Alkoholiker davon losgekommen. Da ihre Tochter Marie Psychologin war und Ahnung von den neusten Entzugsmöglichkeiten und -kliniken hatte, versprach meine mütterliche Freundin, mir so schnell wie möglich die wichtigsten Informationen und Telefonnummern zu beschaffen.

»Ich melde mich spätestens morgen früh, Kind. Je nachdem, wann ich Marie erreiche.«

»Das mußte so kommen, Bea!«

Isabel war nicht überrascht, als ich ihr berichtete, was sich im Hotel Del Coronado zugetragen hatte.

»Das war abzusehen. Wenn du dich am Sonntag bei deinem Abendessen gesehen hättest...«

Ich lauschte Isabels Ausführungen so aufmerksam, wie es mir eben möglich war, denn auch diese Frau wußte, wovon sie sprach. Sie kannte Eßstörungen, Drogen-, Alkohol- und Medikamentenmißbrauch, doch hatte dank ihrer Willenskraft keine ihrer Abhängigkeiten sie je soweit getrieben, daß sie professionelle Hilfe brauchte.

»Ich hab' im letzten Moment immer noch selbst die Kurve gekriegt, weiß du?«

»Das schaff' ich aber nicht, Isabel.«

»Ich weiß, Bea. Du brauchst jetzt einen richtigen Entzug. Ich hör mich mal um und melde mich morgen früh bei dir. Okay?«

Das gleiche versprach mir auch Jean.

»Es hätte auch noch ein paar Monate gutgehen können«, sagte er. »Nur irgendwann ist Schluß, das ist schon klar. Und wenn bei dir jetzt Schluß ist, dann findest du auch einen Weg.«

Ich stutzte.

»Wenn du das so sagst, Jean, dann hört es sich an, als wäre es mir gar nicht ernst damit, mit dem Trinken aufzuhören.«

»Ob es dir ernst ist, weiß niemand. Du selbst am allerwenigsten.«

»Was?« kreischte ich entsetzt.

Er lachte. Es war ein liebevolles Lachen. Ich spürte das Verständnis und die Sanftmut, die darin schwangen, durch das Telefon.

»Das ist die Droge, Muckilein«, sagte er dann. »Heute suggeriert sie dir, daß du mit ihr aufhören sollst, und morgen überzeugt sie dich, daß es dir mit ihr tausendmal besser geht als ohne sie.«

Sofort machte sich Unsicherheit in mir breit. »Ist das wirklich so?« fragte ich zaghaft an.

»Keine Angst, du hast Freunde!« sagte Jean mit fester Stimme. »Und wir, deine Freunde, wir sind für dich da. Ich ruf' dich morgen an.«

Das letzte Telefongespräch, das ich in jener Nacht vom 16. auf den 17. August 1995 führte, war zugleich auch das schwierigste. Meine Hände zitterten, während ich die so vertraute Nummer wählte, und mein Herz klopfte so schnell und so laut, daß ich dachte, man müsse es am anderen Ende der Leitung deutlich hören können. Und vielleicht war das ja auch so.

»Hellmann!«

»Hallo, Mama!«

»Was ist?«

Meine Mutter hatte schon immer einen siebten Sinn gehabt, wenn es um mich und schlechte Neuigkeiten ging. Ich erzählte, was sich zugetragen hatte, und ihre Aufregung legte sich.

»Und jetzt?« meinte sie nur.

»Jetzt brauche ich einen Entzug, Mama.«

»Heißt das, daß du ins Krankenhaus gehst?« Meine Mutter seufzte. »Nun, du mußt es selbst wissen«, meinte sie dann. »Wenn du glaubst, daß du es allein nicht schaffen kannst, dann –«

»Mama!«

Ich schrie dieses Wort förmlich heraus, und im gleichen Moment haßte ich mich dafür. Was ich zu sagen hatte, hätte ich, weiß Gott, auch leise und ruhig sagen können. Doch ging es einfach nicht, ich mußte schreien.

»Das habe ich doch schon so oft versucht«, keifte ich. »Und es ist nie was dabei herausgekommen. Im Gegenteil. Es ist immer schlimmer geworden. Ich trinke und trinke und –«

»Wieviel trinkst du denn im Schnitt, wenn ich das mal fragen darf?«

Ich atmete tief durch. »Mindestens einen Liter pro Tag, Mama. Manchmal mehr. Mein Gesicht ist so verschwollen, daß ich kaum noch die Augen aufkriege. Ich sehe alles durch den Wimpernkranz.«

»Anhören tut man dir nichts, Kind. Du klingst ganz normal.«

»Das ist ja das Schlimme. Mein Gehirn arbeitet weiter, als wäre nichts. Es hört einfach nicht auf.«

Wieder seufzte meine Mutter. »Tu, was du für richtig hältst«, sagte sie dann. »Raten kann dir da keiner.«

Nach diesem Gespräch legte ich mich lang auf mein Bett und versuchte, zur Ruhe zu kommen. Doch war das ein hoffnungsloses Unternehmen. Obwohl ich reichlich Alkohol intus hatte, zitterte mein Körper, als wäre er auf Entzug und wollte mehr... mehr... immer mehr...

Dabei fiel es mir von Glas zu Glas schwerer, den Wodka herunterzubringen. Die Übelkeit, die mich am Abend überfallen hatte, kam zurück und wollte diesmal überhaupt nicht mehr vergehen. Außerdem hatte ich Sodbrennen. Jeder Schluck Schnaps schmerzte höllisch; es war, als würde er meine Speiseröhre und die Magenwände verätzen.

Zusammengesunken kauerte ich auf dem Bett und schaute in den Spiegel zu meiner Rechten. Das Bild, das sich mir bot, war entsetzlich. Ich verzog mein Gesicht zu einer Grimasse, ohne das zu wollen; es passierte einfach. Es sah aus wie ein stummer Schrei.

Schon ganz früh am nächsten Morgen rief Jean an. Er hatte bereits mit zahlreichen Leuten telefoniert und die unterschiedlichsten Ratschläge und Anschriften bekommen, die er nun allesamt an mich weitergab.

»Vor allem, Bea, solltest du dich sofort darum bemühen, eine gute AA-Gruppe zu finden. Hier in Kalifornien sind die Anonymen Alkoholiker ganz groß. Da gibt es täglich so viele Treffen, daß du rund um die Uhr vom einen zum anderen gehen kannst.«

»Ich brauche erst mal einen Entzug!« unterbrach ich seine Ansprache.

»Ich gebe dir trotzdem mal die Telefonnummer von einer Freundin. Sie heißt Kim. Kim hat früher genau wie ich gekokst. Jetzt arbeitet sie für AA, und ich hab' schon mit ihr gesprochen. Ruf sie gleich mal an.«

»Mach' ich, Jean. Aber erst muß ich Licht sehen. Ich brauche einen Therapieplatz in irgendeiner Klinik, und das am besten gestern.«

»Dann ruf die Nummern an, die ich dir gegeben habe. Und wenn das alles nichts ist für dich, dann gibt es ja immer noch das Betty Ford Center.«

Ich erstarrte. »Das was?« wiederholte ich der Form halber. »Das kann ich mir niemals leisten«, wandte ich entsetzt ein.

»Quatsch, Bea.«

»Trotzdem!« meinte ich. »Eine Klinik, in der Liz Taylor und Don John–«

»Da kann auch Diana Beate Hellmann hingehen!«

»Jean!!!«

»Ich werde da gleich mal anrufen und fragen, wie die Konditionen sind. Tschüß, Muckilein!«

Eine Stunde später hatte ich die Einzelheiten und ein paar weitere Telefonnummern. Wie ein Tiger im Käfig lief ich in der Wohnung auf und ab. Ich war doch kein Star! Ich machte mich doch lächerlich, wenn ich in eine solche Klinik ging! Ich trank einen doppelten Wodka.

Daß ich mit meinem Schreiben einmal sehr viel Geld verdienen würde, hatte ich eigentlich nie erwartet. Ich hatte es gehofft, und ich hatte davon geträumt, doch erwartet hatte ich es nie. So hatte mich der Erfolg im Endeffekt sehr überrascht und vielleicht auch ein bißchen überrollt, denn der plötzlich aufkeimende Neid von Menschen, die ich für Freunde gehalten hatte, war ungemein schmerzhaft gewesen. Ich hatte schnell lernen müssen, daß sie mich vornehmlich deshalb auf einen Sockel stellten, um nichts mehr mit mir zu tun haben zu müssen. Sie fühlten sich in meiner Gegenwart wie Versager.

Ich trank einen weiteren Wodka.

Ich liebte den Luxus. Den hatte ich schon als kleines Kind geliebt. Ich war mir aber auch nie zu schade gewesen, dafür zu arbeiten. Nach meiner Krankheit hatte ich eine Sprachenschule besucht, an den Nachmittagen Nachhilfeunterricht, an den Abenden Italienischunterricht gegeben, und an den Wochenenden im Restaurant einer Freundin in der Spülküche gearbeitet. Von dem Geld, das ich damit verdiente, kaufte ich mir dann Designer-Kleider und machte Reisen.

Später verdiente ich dann als Fremdsprachensekretärin eine Menge Geld, das ich wiederum in Garderobe und Reisen investierte, und nachdem ich dann die sogenannten Hungerjahre hinter mich gebracht hatte, kam der endgültige Geldsegen. Ich war glücklich darüber. Geld hatte zeit meines Lebens eine wichtige Rolle für mich gespielt. Ich war eigentlich überhaupt recht glücklich mit meinem Leben. Ich war zumindest nicht unglücklich. Ich war nur...

Ich trank noch einen Wodka. Ich war nur eine Alkoholikerin.

Ich nahm meine Schnapsflasche und eine neue Schachtel Zigaretten und verzog mich in die hinterste Ecke meines Arbeitszimmers. Mit dem Telefon im Schoß hockte ich da auf meinem flauschigen erdbeerfarbenen Teppichboden und rief Kim an, jene Freundin von Jean, die jetzt für die Anonymen Alkoholiker arbeitete.

Kim wußte sofort etwas mit meinem Namen anzufangen, und sie war auch sehr lieb und nett. Trotzdem spürte ich von Anfang an, daß zwischen ihr und mir Welten lagen. Sie hatte damals durch ihre Sucht alles verloren, die Freunde, den Arbeitsplatz, den letzten Dollar. AA war ihre letzte Hoffnung und ihre allerletzte Chance gewesen, und sie hatte sie genützt.

»Wie war es bei dir?« fragte sie mich. »Wann hast du gemerkt, was mit dir los ist?«

»Gestern«, antwortete ich.

»Hast du in deiner eigenen Kotze im Straßengraben gelegen?«

Ich fühlte mich plötzlich ganz elend.

»Nein«, erwiderte ich gedehnt und fügte fast kleinlaut hinzu: »Ich lag einem Kreislaufkollaps nahe in der Präsidentensuite des Hotel Del Coronado.«

»Oh!«

Es folgte eine längere Pause, durch die sich mein Unbehagen gleich noch weiter steigerte.

»Was hast du denn jetzt vor?« wollte Kim schließlich doch noch von mir wissen; ich hatte schon befürchtet, sie würde nach meiner letzten Antwort gar nicht mehr mit mir reden.

»Ich möchte in eine klinische Therapie«, gab ich zurück. »Jean hat mir da so ein paar Adressen gegeben, unter anderem die des Betty Ford Centers.«

»Oh!« wiederholte sich die gute Kim. »Na, wenn du dir das leisten kannst.«

Ich seufzte. »Geld ist so ziemlich das einzige Problem, das ich nicht habe.«

»Gut für dich!«

Wir beendeten das Gespräch, indem ich ihr verspach, am nächsten Abend zu einem AA-Meeting zu kommen.

»Mach' ich, Kim. Jean hat mir das auch schon vorgeschlagen und sogar angeboten, mich zu begleiten.«

»Sehr gut. Dann bist du beim erstenmal nicht allein!«

Ich legte auf und trank ein halbes Wasserglas Wodka in einem Zug leer. Im Grunde meines Herzens wußte ich genau, warum mir die Worte »Betty Ford Center« so viel Angst einflößten, warum ich es instinktiv vorzog, es mit Kim und den Anonymen Alkoholikern zu versuchen. Mein bisheriges Leben war schuld daran. Man hatte mir von Kindheit an eingeredet, Hochmut käme vor dem Fall.

Ich durfte auf nichts Erreichtes stolz sein, mußte mich im Zweifelsfall klein machen, um nur ja nicht groß zu wirken, durfte keinerlei Ansprüche stellen, und tat ich es doch, so brauchte ich mich nicht zu wundern, wenn ich mich hinterher schlecht fühlte. So fühlte man sich eben, wenn man etwas für sich beansprucht hatte, was man nicht verdiente.

Demut soll nie etwas anderes sein als die Verneinung von Hochmut. Sonst wird sie Kleinmut.

Dieser Satz, den ich einmal gelesen hatte, schoß mir plötzlich durch den Kopf. Ich konnte es fast nicht glauben. Noch immer hockte ich in der hintersten Ecke meines Arbeitszimmers und rauchte inzwischen die mindestens vierzigste Zigarette an diesem

Vormittag. Ich war stockbetrunken, hatte Mühe, die Augen geöffnet zu halten, und trotzdem war ich dazu fähig, mich an diese Worte zu erinnern und sogar über sie nachzudenken.

Das hatte eine enorme Wirkung. Ich griff nämlich noch einmal zum Telefon.

»Betty Ford Center! Wie kann ich Ihnen helfen?«

Ich hatte mich noch nie in meinem Leben so schrecklich gefühlt wie in diesem Augenblick. Ich zitterte am ganzen Körper und hatte nahezu einen Filmriß. Zumindest sagte der Mann am anderen Ende der Leitung noch dreimal *»Hello?«*, bis ich endlich in der Lage war, meinen Spruch aufzusagen.

»Ich bin Alkoholikern, und ich brauche dringend einen Platz bei Ihnen.«

Erstaunlicherweise gab es nach dieser Eröffnung kein Erdbeben und auch keinen Wolkenbruch, nein, ich wurde nicht einmal ausgelacht.

»Einen Moment bitte!« vernahm ich statt dessen.

Klassische Musik drang an mein Ohr, es war Mozart, und ich spürte, wie ich anfing, mich zu entspannen. Der Zustand, in dem ich mich befand, war die Hölle. Allein schon von daher hatte ich es verdient, nun das Beste zu bekommen, was die Welt in puncto Alkohol-, Medikamenten- und Drogenentzug zu bieten hatte: die beste Klinik der Welt!

»Hören Sie, Madam?«

»Ja.«

»Im Augenblick ist von der Aufnahme keiner da. Geben Sie mir doch bitte Ihre Telefonnummer. Wir rufen dann innerhalb der nächsten zwei Stunden zurück. Okay?«

»Okay.«

Ich machte die gewünschten Angaben, und als ich den Hörer wieder auf die Gabel legte, fühlte ich mich so erleichtert, daß ich darauf gleich wieder einen Schnaps brauchte.

Der Rest des Tages entartete zur Qual. Das Betty Ford Center rief nämlich nicht zurück, und das, obwohl ich mich drei Stunden nach meinem ersten Telefonat noch einmal dort meldete und deutlich auf die Dringlichkeit der Angelegenheit hinwies.

»Ich weiß auch nicht, wie das passieren konnte«, erklärte man mir. »Aber ich habe eine entsprechende Notiz gemacht. Die Aufnahme wird sich gleich morgen früh mit Ihnen in Verbindung setzen.«

In der Nacht tat ich kaum ein Auge zu. Ich fragte mich, ob die Entscheidung richtig war, die ich da getroffen hatte, und ich fürchtete, man würde mich in der Klinik nicht nehmen, weil ich nicht berühmt genug war. Vermutlich riefen sie mich deshalb gar nicht erst zurück.

Während die Angst und die Einsamkeit an meiner Seele nagten, verschlechterte sich mein körperlicher Zustand mit jedem Augenblick. Die blauen Flecken auf meinem Körper wurden immer mehr, ich spürte meine Zehen nach wie vor nicht, und der Wodka strömte durch meine Adern, daß ich glaubte, sie müßten gleich vor lauter Hitze verglühen. Mein Magen tat mir weh, und ich hatte fürchterliches Sodbrennen. Es war so schlimm, daß mir davor grauste, den nächsten Schluck Schnaps zu trinken, aber ich mußte diesen nächsten Schluck trinken, denn wenn ich es nicht tat, dann rüttelte und schüttelte es mich so sehr, daß ich selbst die Zigarette nicht mehr halten konnte.

Ich war gefangen in einem Teufelskreis. Und noch war kein Ausweg in Sicht.

Auch am nächsten Tag meldete sich das Betty Ford Center nicht, und das, obwohl ich allein am Vormittag dreimal versuchte, dort irgendeinen kompetenten Menschen zu erreichen. Es hieß nur immer wieder, daß zur Zeit keiner von der Aufnahme verfügbar sei, man mich aber ganz bestimmt im Verlauf der nächsten zwei, drei Stunden zurückrufen werde.

Als ich mich am Freitagabend für das erste AA-Meeting meines Lebens zurechtmachte, hatte ich schon eine ganze Liste von Namen. Da waren Jenny und Eve, Karen und Yvette, Brian und Louise – und nicht zuletzt Alice und Frank. All diese Namen standen für Menschen, die beim Betty Ford Center arbeiteten, aber nicht zuständig waren. Sie hatten mich einer nach dem anderen nach meinem Namen gefragt, meiner Telefonnummer und der Art meiner Abhängigkeit, und dann hatten sie mir versprochen, man werde mich bald zurückzurufen. Doch nichts war geschehen!

»Lange halte ich das nicht mehr aus!« erklärte ich Franziska und Julia, die zu einem frühen Abendessen zu mir nach Hause kamen. »Diese Warterei ist fast schlimmer als alles andere.«

»Gehst zu denn nun heute zu den Anonymen Alkoholikern?« wollte Franziska wissen.

»Jean holt mich um halb acht ab.«

»Du, dann warten wir hier, bis du zurück bist, Bea. Bestimmt willst du danach doch noch ein bißchen reden.«

Ich fand das rührend und nahm meine Freundin Franziska fest in die Arme.

»Es tut mir so leid, daß du und das Kind das alles hier mitkriegen müßt.«

»Da kannst du aber doch nichts für, Bea.«

»Trotzdem.«

Franziska sah mich nachdenklich an. »Ich frage mich nur immer, warum es ausgerechnet passiert ist, wo wir hier sind, Bea. Es muß irgendeinen Grund haben. Irgendwie hat es mit uns zu tun. Verstehst du?«

Zu diesem Zeitpunkt verstand ich es nicht. Darüber sollte ich erst sehr viel später nachdenken.

Jean holte mich pünktlich ab, und es war ihm anzusehen, daß das Unternehmen AA auch für ihn nicht einfach war.

»Es weckt halt viele Erinnerungen in mir, Muckilein.«

»Um so netter von dir, daß du mitgehst, Jean.«

»Ich muß dir ehrlich sagen«, erklärte er mir daraufhin, »ich habe nicht damit gerechnet, daß du wirklich dahin willst.«

»Natürlich will ich das.« Ich konnte gar nicht verstehen, was er meinte.

Statt mir eine Begründung zu geben, sah er mich einfach nur an.

»Also, das ist großartig«, sagte er dann und gab mir einen Kuß auf die Stirn. »Wirklich, Bea!«

Wir fuhren nach Beverly Hills, in die berühmteste »Stadt in der Stadt«, die es auf dieser Welt gibt.

Nur territorial gehört Beverly Hills zu Los Angeles. Ansonsten ist die Stadt völlig selbständig, hat einen eigenen Bürgermeister, eine eigene Polizei, die meisten Millionäre, die meisten Bäume und – vielleicht deshalb – die meisten Gärtner pro Kopf der Bevölkerung in den gesamten Vereinigten Staaten.

Bevor ich ausstieg, nahm ich erst mal noch einen kräftigen Schluck aus meiner Wasserflasche und rauchte eine letzte Zigarette.

»Wenn du nicht reingehen willst, Muckilein, brauchst du es nur zu sagen!«

»Nein, nein, Jean! Ich will!«

Auf weichen Knien machte ich mich an Jeans Seite auf den Weg zur Aula. Mir war ganz sonderbar zumute. Ich hatte das Gefühl, als wären das gar nicht meine Beine, die da liefen; als wäre das gar nicht ich, die da ging; als hätte all das gar nichts mit mir zu tun – wie ein Traum, den man so real träumt, daß man glaubt, ihn anfassen und festhalten zu können, und sich dennoch bei jedem einzelnen Bild bewußt ist, daß es ja nur ein Traum und nicht die Realität ist.

Ich atmete tief durch. Noch nie zuvor in meinem Leben hatte ich so viele verzweifelte Menschen in einem Raum gesehen. Einige schienen nicht einmal mehr das Geld für ein sauberes Hemd zu haben. Andere starrten mit leerem und zugleich zornigem Blick vor sich hin.

»Hi, ich bin Joe, und ich bin Alkoholiker!« sagte der Mann am Pult.

Kaum daß mein Nachbar diesen Satz vernommen hatte, straffte er sich durch, richtete sich auf und rief laut: »Hi, Joe!« Dann fiel er wieder in sich zusammen.

Wie komisch! dachte ich, doch sollte mir noch mehr komisch vorkommen in den nächsten Stunden.

Joe am Rednerpult erzählte die Geschichte seines Lebens, wie er an den Alkohol geraten war, wie er ihn zunächst nicht ernst genommen hatte, wie er am Ende an ihm gescheitert war.

Ich hörte andächtig zu und fing, eh ich mich versah, an zu weinen. Ich wollte es nicht. Es passierte einfach. Und ich konnte nichts dagegen tun.

Während mir die Tränen übers Gesicht rannen, versuchte ich

nachzudenken, nur einen einzigen klaren Gedanken zu fassen. Ich hätte mich so gern erinnert, wie es so weit hatte kommen können, aber ich wußte schon nicht mehr, was vor fünf Minuten gewesen war. Wie sollte ich mich da an früher erinnern, an mein erstes Glas Sekt, mein erstes Glas Wein, meinen ersten Schnaps? Das war zuviel verlangt. Dazu war ich einfach viel zu betrunken. In meinem Zustand konnte ich nur noch weinen.

Plötzlich spürte ich nicht nur Jeans, sondern auch noch eine andere Hand auf meiner Schulter. Sie streichelte mich sanft, und so drehte ich mich um.

Hinter mir saß eine Frau von etwa fünfundvierzig Jahren. Sie sah sehr gut aus; eigentlich paßte sie gar nicht zu den anderen Leuten.

»Wir haben das alles hinter uns«, flüsterte sie mir zu. »Von jetzt an wird alles besser werden.«

Der Satz tat mir gut, mehr noch, ich konnte mit meinem Verstand so wenig an seinen Wahrheitsgehalt glauben, daß mein Gefühl ihn unbedingt glauben wollte.

In diesem so besonderen Fall wurde mein kindlicher Glaube jedoch gleich im Keim erstickt.

Es begann mit diesem jungen Mädchen, das erheblich zu spät kam und sich direkt vor mir auf den noch freien Platz setzte. Sie war vielleicht Mitte Zwanzig und hatte langes, braunes, lockiges Haar. Eine Strähne hatte sie in der Hand und zwirbelte sie unentwegt um ihren linken Zeigefinger. Das machte sie mit einer solchen Geschwindigkeit, daß mir allein schon vom Zusehen übel wurde. Und sie machte es ohne die kleinste Pause. Sie hörte nicht auf mit diesem Drehen und Kreisen und Wickeln und Rollen.

Auch ihr restlicher Körper war ständig in Bewegung. Die Beine übereinandergeschlagen, wippte das jeweils obenauf liegende unablässig auf und nieder; sie drehte sich alle paar Sekunden nach hinten um, beugte sich dann wieder vor, lehnte sich wieder zurück, drehte sich wieder um...

Ihr Gesichtsausdruck war angsterfüllt. Mit weit geöffneten Augen und umherirrendem Blick riß sie sich mal mit dem Oberkiefer die Unterlippe, mal mit dem Unterkiefer die Oberlippe auf; es hingen schon überall die Fetzen, und an manchen Stellen blutete es.

Sie tat mir leid, und da ich an sie weitergeben wollte, was mir die nette Frau hinter mir gegeben hatte, legte ich schließlich meine Hand auf ihren Arm. Er war eiskalt, dieser Arm, zugleich schweißnaß, ein deutliches Anzeichen für Kokain- oder Heroinmißbrauch. Folglich glaubte ich für einen kurzen Moment, sie und ich wären in einer ähnlichen Situation und täten deshalb gut daran, uns aneinander festzuhalten. Um so erschütterter war ich über ihre Reaktion. Daß ich sie anfaßte, machte das Mädchen nämlich nahezu panisch. Sie starrte mich an, als hätte ich ihr körperliche Gewalt angetan, sprang von ihrem Stuhl auf und rannte nach draußen.

Ich verstand die Welt nicht mehr und verspürte das dringende Bedürfnis, die Wasserflasche aus meiner Handtasche und einen großen Schluck zu nehmen. Doch ich beherrschte mich. Noch.

Die ersten beiden Redner hatten gute, kurze Ansprachen gehalten, denen ich inhaltlich folgen und die ich auch nachvollziehen konnte. Doch dann kam Bill.

Mein Sinn fürs Makabere war ja schon immer ausgeprägt gewesen, und ich machte da auch bewußt niemals Ausnahmen. Pietät konnte ich nur walten lassen, wenn ich den, der sie für sich beanspruchte, auch ernst nehmen konnte.

Bei Bill war das leider nicht der Fall. Bill war klein und schmächtig, hatte eine Halbglatze, und er redete, als ob er in grauer Vorzeit eine Karriere als Büttenredner beim Kölner Karneval angestrebt hätte, da durch die Aufnahmeprüfung gerasselt wäre und aus lauter Frust an den Alkohol geraten war.

Schon in den ersten drei Sätzen seiner aufsehenerregenden Rede waren gleich mehrere Pointen – die außer ihm selbst jedoch keiner verstand. Mithin blieb er auch der einzige, der darüber lachen konnte. Das tat er aber trotzdem, und zwar ausgiebig. Nach zehn Minuten wurde ich so unruhig, daß ich nur noch an den Schnaps in meiner Tasche denken konnte.

»Nicht!« stieß Jean hastig und erschüttert aus, als er sah, wie ich versuchte, die Flasche herauszufingern. »Das kannst du hier nicht machen, Bea!«

»Wieso denn nicht?«

»Aus Respekt nicht! Vor den anderen.«

Ich seufzte laut.

»Scheiße!« meinte ich dann. Und fügte mich.

Nach insgesamt fünfundzwanzig Minuten wurden nicht nur Bills Pointen weniger, auch seine Stimme ließ nach. Zwischendurch hatte ich mehrmals das Gefühl, er würde nur mehr gurgeln und gar nicht mehr sprechen. Trotzdem versuchte ich, mich auf seine Worte zu konzentrieren.

»Sag mal, was quatscht der da eigentlich?« flüsterte ich Jean nach weiteren zwanzig Minuten ins Ohr.

»Er erzählt sein Leben.«

»Verstehst du, was er sagt?«

Jean mußte lachen, was uns einen äußerst bösen Blick einbrachte.

»Jean, ich will hier raus!« Ich war einem hysterischen Anfall nahe.

Jean blieb ganz ruhig.

»Nein, Bea, wir bleiben, bis der da oben fertig ist.«

»Das halte ich nicht aus, Jean.«

»Natürlich hältst du das aus«, flüsterte er mir ins Ohr und preßte mich noch fester an sich, als er es ohnehin schon die ganze Zeit über getan hatte. »Ist ja gleich vorbei, Muckilein.«

»Wer sagt dir das? Der quatscht doch schon fast eine Stunde. Wenn sie den nicht erschießen, hört der nie auf.«

Meine Unruhe wandelte sich langsam aber sicher in blanken Zorn, und ich fing an, in die Runde zu blicken. Mit starren Gesichtern saßen die Leute da und hörten sich das Geschwafel an. Vermutlich waren sie mit ihren Gedanken ganz woanders oder saßen nur scheinbar friedlich da. In jedem Fall hinderte sie Bills Redezeit daran, zu trinken, und vielleicht war das ja der ganze Witz an der Sache. Nur war ich keine trockene Alkoholikerin, noch nicht. Und so naß, wie ich war, konnte ich für nichts mehr garantieren.

»Wenn du mich jetzt nicht hier rausbringst, Jean, passiert eine Katastrophe. Glaub es mir!«

Jean behielt auch jetzt die Ruhe.

»Wir bleiben, bis Bill fertig ist«, erklärte er mir, »und dann gehen wir. Okay?«

Ich stöhnte laut auf und wurde dafür mit einem »Pssst!« aus den Reihen der Zuhörer bedacht. Nur noch mühsam zwang ich mich zur Ruhe. *Nur nicht ausflippen!* sagte ich mir immer und immer wieder. *Ganz ruhig, Bea, ganz ruhig!* Selbstbeschwörung war das einzige, was jetzt noch helfen konnte.

Nach insgesamt fünfundsechzig Minuten hatten wir es dann geschafft. Wir gingen, ich konnte rauchen und mich endlich an meiner Flasche schadlos halten. Als wir wieder im Auto saßen, bezweifelte ich, daß die Anonymen Alkoholiker für mich die richtige Lösung waren.

»Wenn ich noch nie gesoffen hätte«, sagte ich zu Jean, »in so einer Veranstaltung würde ich damit anfangen!«

»Es gibt ja auch noch andere Gruppen, Bea.«

»Ich weiß nicht.«

»Du mußt dir eine suchen, in der du dich wohl fühlst.«

»Meinst du?«

Jean sah mich lange an. Dann griff er plötzlich nach meiner Hand.

»Ich helf' dir, Muckilein«, sagte er. »Dabei. Und überhaupt.«

Ich lächelte.

»Wir könnten beispielsweise heiraten, Bea. Damit du eine Green Card bekommst!«

So ganz wollte mir das nicht in den Sinn, und das war mir wohl anzusehen. In jedem Fall drückte Jean meine Hand noch einmal ganz fest, und dann meinte er, ich hätte im Moment ja auch ganz andere Sorgen.

»Laß uns jetzt erst mal heimfahren, Bea!«

Franziska und Julia saßen in trauter Eintracht in meinem Wohnzimmer. Meine Freundin polierte sich ihre Fingernägel, und das Kind bastelte aus einer Papierserviette ein Kleidchen für ihre Pocahontas-Barbie.

»Du wirst nie raten, was wir vorher gemacht haben, Bea!«

»Was denn?«

»Die Wohnung haben wir geputzt.«

»Was?«

Ich war nicht nur erstaunt über diese Eröffnung, sondern auch erschüttert, fast sogar ein bißchen verärgert. Es hatte mich am Nachmittag unbeschreibliche Kraft gekostet, aufzuräumen und den Staubsauger hervorzuholen. Doch hatte ich es getan, und meines Erachtens war die Wohnung danach in Ordnung gewesen. Franziska hatte das offenbar anders gesehen.

»Das war nötig!« klärte sie mich nämlich auf. »Und die Julia hat ganz toll geholfen!«

Ich wollte keinen Streit vom Zaune brechen, und so lächelte ich und bedankte mich, was meine Freundin jedoch nicht dazu verleitete, das Thema zu wechseln.

»Ja«, führte sie statt dessen aus, »die Julia hat die ganze Küche geputzt. Nicht wahr, Julia? Und wie sie das gemacht hat! Das war ja vielleicht dreckig da drin…«

»Ich trage immer schwarze Schuhe im Haus«, sagte ich, nur um meine Ruhe zu haben.

In jener Nacht trank ich binnen weniger Stunden einen ganzen Liter Wodka und schluckte mit dem letzten Glas auch noch zwei meiner Beruhigungspillen. Bevor die Wirkung einsetzen konnte, schlurfte ich in die Küche und holte mir eine neue Schnapsflasche. Ich mußte mir noch meine Ration für den nächsten Morgen eingießen, vorher konnte ich nicht schlafen gehen. Sonst wiederholte sich womöglich das, was mir an jenem Freitagmorgen passiert war: Daß ich zu sehr zitterte, um den Verschluß der Flasche aufzudrehen, und die Flasche gegen die Füllung der Badezimmertür schlagen mußte, um ihr den Hals abzubrechen…

Nachdem ich selbst bisher nichts hatte erreichen können, versuchten am Wochenende nun meine Freunde, beim Betty Ford Center etwas auszurichten.

Jean rief zweimal dort an und erfuhr, daß man möglicherweise ab dem kommenden Freitag einen Therapieplatz für mich hätte.

Auch Isabel setzte sich mit der Klinik in Verbindung. Doch erhielt sie im Gegensatz zu Jean keinerlei Auskunft, sondern nur eine Abfuhr.

»Was heißt, ob wir eine Diana Beate Hellmann in den nächsten Tagen aufnehmen können?« keifte eine aufgebrachte Dame ins Telefon. »Wir dürfen Ihnen doch nicht sagen, wer hier zu uns kommen will.«

»Ich möchte doch nur wissen –«

»Da könnte ja jeder kommen und fragen, wann Mrs. Taylor eingeliefert wird. Solche Informationen würden doch gegen die Schweigepflicht verstoßen.«

Anne setzte der fröhlichen Telefonrunde die Krone auf. Sie beschwerte sich nämlich laut und deutlich über die Machenschaften des Betty Ford Centers.

Nach einem erhitzten Gespräch fragte die Angestellte: »Ist die Dame denn versichert?«

»Nein, sie zahlt bar.«

»Oh ... nun, dann könnte es unter Umständen schneller gehen.«

Den Samstag verbrachte ich bei zugezogenen Vorhängen in meiner Wohnung. Nur durch die Ritzen nahm ich wahr, daß draußen die Sonne schien, und ich stellte mir vor, wie die Menschen am Strand oder am Swimmingpool lagen und den Sommer genossen. Ich war nicht einmal neidisch auf sie. Solange mein Fernsehapparat lief und ich genug Schnaps und Zigaretten im Haus hatte, war meine Welt weitgehend in Ordnung.

Gegen Mittag schleppte ich mich in die Küche. Ich mußte irgend etwas essen, und wenn es nur ein Stück Brot war. Als ich die Eier im Kühlschrank erspähte, bekam ich richtigen Appetit. Das war selten in letzter Zeit.

Ich beschloß, mir Spiegeleier zu machen, doch waren sämtliche Pfannen und Töpfe in der Spülmaschine. Nur Agnes' Topf stand sauber im Schrank, ein Topf, den sie, gefüllt mit viel zu scharf gewürzter Paella, im Mai zu meiner Party mitgebracht hatte.

»Ich dachte, das wäre das einzig richtige Geschenk«, hatte sie alle paar Minuten getönt. »Damit die Leute auch was Warmes bekommen!«

Ich hatte hinterher immer wieder vergessen, Agnes den Topf zurückzugeben.

Dieser Topf schien nun meine Rettung zu sein, denn sonst hätte ich hungern müssen. Doch war dieser Topf nicht aus Stahl, sondern aus Steingut. Trotzdem stellte ich ihn in meinem Tran auf die voll aufgedrehte Herdplatte und ließ ein Stück Butter darin schmelzen. Alsdann vertrieb ich mir die Zeit mit einem weiteren Wodka und einer weiteren Zigarette.

Das leise Krachen, das ich irgendwann vernahm, gab mir nicht im geringsten zu denken. Erst als eine etwa fünfzig Zentimeter hohe Stichflamme aus dem Topf emporschnellte, regten sich meine Lebensgeister. Ich schrie laut auf und wäre am liebsten davongelaufen. Doch besann ich mich rechtzeitig, schaltete die Herdplatte ab und zog den Topf herunter. Die Hitze war so groß gewesen, daß das Steingut geplatzt war.

Kurzerhand warf ich den Topf samt Inhalt weg und verkroch mich wieder in mein Schlafzimmer. Ich war nicht mehr in der Lage, mich um mich selbst zu kümmern. Es war besser zu verhungern, statt das ganze Haus in Flammen zu setzen. Ich fühlte mich so unfähig und minderwertig, daß ich den Schnaps noch schneller als sonst in mich hineinschüttete. Als ich danach wieder zu mir kam, war es draußen schon dunkel.

Den Sonntag verbrachten Franziska, Julia und ich in Westlake Village bei Anne und ihrer Familie. Ich versuchte verzweifelt, mich zu entspannen, doch war das kaum möglich. Meine Gedanken rasten.

Am Morgen hatte ich mit Franziskas Hilfe noch einen letzten Versuch unternommen. Franziska hatte eine Bekannte in Los Angeles, die angeblich jeden kannte, der in Hollywood etwas galt. Die riefen wir an. Natürlich kannte sie niemanden, als es jetzt darauf ankam, aber das war ja immer so. Fast beiläufig meinte die Dame am Ende aber:

»Ach so, ja, einen Bezugspunkt habe ich doch. Mein Bruder ist nämlich Alkoholiker, und der will jetzt in München eine Klinik im Stil des Betty Ford Centers errichten. Deshalb war er letztes Jahr lange hier, und soviel ich weiß, ist er auch mit dem John Schwarzlose befreundet; das ist der Präsident bei Betty Ford. Wenn Sie meinem Bruder ein Fax schicken wollen ...«

Ich tat das sofort und konnte später, als ich in Westlake Village war, an nichts anderes denken als daran, daß das wohl auch wieder nichts bringen würde.

»Du darfst nicht so schwarzsehen«, mahnte Anne.

»Das ist leichter gesagt als getan.«

»Es wird schon alles werden.«

»Und wenn nicht, Anne? Ich brauche einen Entzug. Wenn ich keinen kriege, werde ich sterben. Das weiß ich!« Meine Ängste und meine Verzweiflung spülte ich mit Wodka herunter, versuchte aber, es damit nicht wieder so zu übertreiben wie am Vortag. Maries Anwesenheit machte mir das erstaunlich leicht. Annes Tochter Marie war zwei Jahre jünger als ich und leitete eine psychiatrische Klinik im Ventura County. Obwohl sie nicht auf Suchterkrankungen spezialisiert war, hatte sie eine Menge Fachwissen, das sie mir an jenem Sonntag zu einem Teil und sehr vorsichtig zu vermitteln versuchte.

»Alkoholismus ist an sich schon gefährlich«, erklärte sie mir in aller Ruhe, »aber noch gefährlicher als die Sucht kann der Versuch sein, sich mit Gewalt davon zu befreien. Das geht nur in einer Klinik unter ständiger Kontrolle.«

»Und wenn mich nun keine Klinik nimmt?«

»Du hast so lange getrunken, Bea, da kommt es auf ein paar Tage mehr oder weniger nicht mehr an. Wenn du es eben kannst, dann trink zwischendurch Saft. Kein Wasser, sondern Saft.«

»Warum?«

»Um die Leber ein bißchen zu entgiften.«

Maries Ton und die Tatsache, daß sie mich unter ihren Augen trinken ließ, ohne mit der Wimper zu zucken, gaben mir unglaublich Auftrieb. So schaffte ich es sogar, am Nachmittag mit ihr, ihrem Ehemann Stephen und Franziska und Julia ins Schwimmbad zu gehen.

Ausziehen mochte ich mich nicht. Ich war so aufgedunsen, daß mir schon bei dem Gedanken daran grauste. Doch setzte ich mich an den Rand des Pools und spielte mit Julia. Sie klemmte ihren kleinen Körper zwischen meine Unterschenkel, und dann schaukelte ich sie auf und nieder. Das Spiel machte uns beiden Spaß. Ich hatte für kurze Zeit das Gefühl, nicht ganz umsonst auf dieser Welt zu sein.

Auf dem Rückweg zu Anne, die mit dem Abendessen auf uns wartete, stellte ich dann ganz erstaunt fest, daß ich in den letzten anderthalb Stunden keinen einzigen Schluck getrunken hatte.

»Sehr gut!« lobte Marie mich. »Du machst das überhaupt alles sehr gut, Bea. Nur, wie gesagt: Übertreibe es nicht!«

»Wie war es eigentlich in San Diego?« fragte Stephen.

Tatsächlich hatten wir über unseren Ausflug zum Del Coronado Island noch gar nicht gesprochen, und so nützten wir die Gelegenheit und taten das jetzt. Dabei kamen wir natürlich auch irgendwann auf die Ereignisse am Strand zu sprechen.

»Vor dem Quallenbiß«, lachte ich, »hatten wir ja schon eine Katastrophe. Am Strand von Santa Monica. Da ist die Agnes mit der Julia abgehauen, und der Lifeguard hat mich niedergemacht, als wäre ich –«

»So schlimm war es ja nun auch nicht«, fiel Franziska mir da auf einmal ins Wort.

»Was?«

»Ist ja schließlich alles gut gegangen, Bea.«

Franziska sah mich an, wie sie mich bisher noch nie angesehen hatte. Wut sprach aus ihrem Blick, und zugleich war da ein schlechtes Gewissen zu entdecken, sie schien auch enttäuscht zu sein – alles auf einmal!

Ich wußte nicht, was ich sagen sollte. Mir war, als hätte sie mir völlig grundlos ins Gesicht geschlagen, und am liebsten hätte ich laut aufgeschrien. Doch ich lächelte nur, und als wir ein paar Minuten später ins Haus kamen, zog ich mich sofort ins Bad zurück.

Für den Ausflug nach Westlake Village hatte ich mir am Morgen vorsichtshalber gleich zwei Wasserflaschen abgefüllt. Die eine, die offizielle, war nur zur Hälfte gefüllt; damit hatte ich Anne und ihren Kindern imponieren wollen. Die inoffizielle Flasche faßte einen Dreiviertelliter und war randvoll. Und allein mit mir in den engen vier Wänden der Toilette setzte ich diese Flasche nun an und trank sie in einem Zug zur Hälfte leer.

Am nächsten Morgen um halb sieben läutete das Telefon. Am anderen Ende der Leitung war Rolf, der Mann, dem ich tags zuvor das Fax geschickt hatte. Er kannte mich nicht, er hatte noch nie von meinen Büchern gehört, er war alles andere als gut betucht, er lag zur Zeit im Krankenhaus, wo die Telefoneinheiten bekanntlich ein Vermögen kosten – und trotzdem rief er mich an.

»Wie weit bist du?« fragte er, nachdem wir uns einander kurz vorgestellt hatten. »Kannst du noch aufstehen oder liegst du nur noch im Bett?«

»Nein«, antwortete ich gedehnt, »ich steh' schon noch auf...«

»Kannst du noch schreiben?«

»Mit der Maschine schon...«

Rolf erwies sich als ein wunderbarer Mensch. Im Verlauf unseres etwa zwanzigminütigen Gesprächs gab er mir vor, was ich dem Betty Ford Center zu faxen hätte, und zwar sofort.

»Sag denen ganz klar, daß ich dich empfohlen habe, daß ich ein Freund von John Schwarzlose bin und daß du dringend Hilfe brauchst. Schaffst du das?«

»Ja...«

Daraufhin versah er mich mit allen nur denkbaren guten Wünschen und überließ mich meinem Schicksal.

Es war Montag, der 21. August 1995. Um kurz vor elf Uhr morgens, gerade mal anderthalb Stunden nach meinem Fax an das Betty Ford Center, rief Mervyn bei mir an.

»Ich arbeite für die Aufnahme der Klinik«, stellte er sich vor, »und ich muß Ihnen ein paar Fragen stellen, Bea. Das wird etwa eine halbe Stunde dauern. Schaffen Sie das?«

»Ja...«

Ich war erstaunt, wie oft man mich an diesem Morgen fragte, ob ich etwas schaffte. So oft hatte man mich das in den vergangenen achtunddreißig Jahren nicht gefragt.

Mervyn wollte wissen, seit wann ich trank, was ich trank und wieviel ich trank.

»Nehmen Sie noch andere Drogen?«

»Beruhigungsmittel.«

»Haben Sie Blutungen?«

»Nein«, antwortete ich spontan, um im nächsten Moment verunsichert rückzufragen: »Was verstehen Sie denn unter Blutungen?«

Mervyn schwieg.

»Ich habe nämlich blaue Flecke«, sagte ich.

»Aha. Und wo?«

»An den Armen und Beinen.«

»Am Körper nicht?«

»Nein.«

»Ziehen Sie sich noch an?«

»Ja.«

»Waschen Sie sich noch?«

Ich lachte verlegen auf. »Ungern, aber ich tu's.«

Abschließend stellte Mervyn mir die Königsfrage, die da lautete, wie ich denn zu zahlen gedächte.

»Bar!«

Daraufhin teilte er mir mit, daß ich jederzeit kommen könnte.

»Wann möchten Sie, Bea?«

»Am Freitag!« gab ich prompt zurück. »Ich habe im Moment nämlich noch Besuch aus Deutschland, und der fliegt Donnerstag nach Hause.«

»Freitag...?« Mervyn schien auf einmal sehr nachdenklich zu sein.

»Wieso?« hakte ich sofort nach. »Ist das zu spät?«

Ich hörte Mervyn seufzen.

»Das weiß ich nicht«, sagte er dann. »Das liegt bei Ihnen, Bea. Sie...« Er machte eine lange Pause. »Nach dem, was Sie mir erzählt haben«, fuhr er schließlich fort, »sind Sie in einer ziemlich verzweifelten Lage. Ihr Körper braucht den Alkohol, um zu überleben. Verstehen Sie das? Sie dürfen auf gar keinen Fall versuchen, da irgend etwas im Alleingang zu machen. Trinken Sie, soviel wie Sie brauchen, das ist ganz wichtig. Aber trinken Sie um Gottes willen nicht mehr!«

Ich wagte kaum zu atmen, denn so etwas Ähnliches hatte Marie mir ja auch schon gesagt.

»Was passiert denn dann?« stieß ich schließlich hastig aus.

»Wenn Sie sich den Alkohol ohne ärztliche Hilfe entziehen, Bea, dann werden Sie im schlimmsten Fall sterben. Und wenn Sie zuviel trinken, können Sie in ein Delirium fallen.«

Ich atmete tief durch. Es ging hier um mein Leben. Aber ich hatte auch eine Verantwortung gegenüber anderen. Franziska war stabil, wenn es um Küchenböden ging. Aber sie hatte ihren Flug nach Deutschland noch nicht rückbestätigt, wußte nicht zum Flughafen zu kommen, und hatte erst recht keine Ahnung, wie sie und das Kind allein diese letzten zwei Tage gestalten sollten.

»Ich glaube, Mervyn, daß ich das schon hinbekomme. Gibt es irgend etwas, was ich mir überdies Gutes tun kann?«

Er lachte. »Trinken Sie soviel Fruchtsaft, wie Sie können. Und essen Sie Bananen.«

»Gut. Dann sehen wir uns am Freitag.«

»Ich schicke Ihnen gleich ein Fax, Bea, in dem alles steht, was Sie wissen müssen. Und dann freue ich mich, Sie bald persönlich kennenzulernen.«

Ich freute mich auch. Als ich den Hörer auflegte, fiel eine Last ohnegleichen von mir ab, und ich hätte am liebsten die ganze Welt umarmt.

Ich hatte einen Therapieplatz. Es ging endlich weiter. Ich hatte wieder eine Chance.

2

Am Donnerstag, dem 24. August 1995, reisten Franziska und Julia zurück nach Deutschland. Als die beiden im Duty-Free-Shop des Flughafens verschwanden, stürmte gleich eine ganze Armee von Gefühlen auf mich ein. Von Trauer und Einsamkeit über Angst und Verkrampfung bis hin zu Erleichterung und Hoffnung war alles vorhanden.

Meine Freundin hatte sich sehr um mich bemüht, und dafür war ich ihr von Herzen dankbar. Ich wurde jedoch das Gefühl nicht los, daß ihr gar nichts anderes übriggeblieben war, als sich um mich zu bemühen, und daß ihr jede dieser Bemühungen schwer auf die Nerven gegangen war.

Nein, als Franziska und Julia im Duty-Free-Shop von LAX verschwanden, fühlte ich mich eigentlich eher erleichtert als betrübt. Und im gleichen Moment wurde mir bewußt, daß unsere Freundschaft nach den letzten zwei Wochen nun entweder zerbrechen oder aber für alle Zeiten halten würde.

Den Nachmittag verbrachte ich in reger Betriebsamkeit. Ich warf die letzten Sachen in die Waschmaschine, entsorgte den Kühlschrank und war vor allem damit beschäftigt, meinen Koffer für das Betty Ford Center zu packen, was gar nicht so einfach war. In dem Fax, das Mervyn mir geschickt hatte, stand genau aufgelistet, was man mitbringen durfte und was nicht. So mußten es beispielsweise knielange Shorts sein und einteilige Badeanzüge, Sachen, die ich mir erst noch hatte kaufen müssen. Parfum und Haarspray waren verboten, ordnungsgemäße Unterwäsche war Pflicht, meinen Schmuck mußte ich zu Hause lassen, und mehr als hundertundfünfzig Dollar Bargeld durfte ich auch nicht mitnehmen.

Im August war es glühend heiß in Palm Springs, davor warnte mich jeder. Doch konnte es nachts in der Wüste bitterkalt werden.

Nun, im Endeffekt war mein großer Koffer prallvoll, und der Reißverschluß meiner Reisetasche ging auch kaum noch zu. Doch mußte mein bester Freund ja auch noch mit...

Mein bester Freund war ein kleiner, brauner Teddybär. Ich besaß ihn seit Jahren, und er hatte mich auf all meine Reisen begleitet. Er kannte wie kein anderer all meine Sorgen und Nöte, und ich durfte sicher sein, daß er mich niemals enttäuschen und verraten würde. Jetzt mußte er mit nach Palm Springs! Daran führte kein Weg vorbei!

Es war schon später Abend, als ich endlich mit allem fertig war. Meine letzte heilige Handlung bestand darin, sämtlichen Alkohol, der als Vorrat im Haus war, auf die Küchenzeile zu stellen. Anne hatte sich bereit erklärt, während meiner vierwöchigen Abwesenheit vorbeizukommen und das ganze Zeug zu entsorgen. Doch als ich jetzt so räumte und räumte, bezweifelte ich, daß die arme Frau das allein schaffen konnte. Siebeneinhalb Liter Wein, sechs Liter Sekt und Champagner, vier Liter Bier zählten zu meinen Beständen.

Dazu kamen dann noch an die zehn Liter hochprozentiger Alkohol aus der Besucher-Bar, denn ich war immer äußerst gut sortiert gewesen. Von Gin über Rum bis zu Tequila, Cognac und Whiskey war alles da. Und dann natürlich der Wodka. Zwölf Stunden vor meinem Aufbruch ins Betty Ford Center hatte ich viereinhalb Liter davon im Haus, und ich war wild entschlossen, im Verlauf der Nacht und des nächsten Vormittags soviel wie möglich davon zu trinken.

Warum ich das so unbedingt wollte, hätte ich an jenem Donnerstag noch gar nicht sagen können. Für den Moment zählte nur, daß ich es wollte, und ich war wild entschlossen, es auch zu tun.

Am nächsten Morgen stand ich zeitig auf, denn selbst Kleinigkeiten dauerten inzwischen Stunden bei mir. Ich mußte zwischendurch ja immer trinken, um überhaupt noch etwas auf die Reihe zu bekommen.

Dann telefonierte ich ein letztes Mal mit meiner Mutter. Ich nahm an, daß es nahezu unerträglich für sie war zu wissen, daß ihr einziges Kind zehntausend Kilometer von ihr entfernt in einen Alkoholentzug ging.

»Tja«, meinte sie, als ich das äußerte, »aber was soll ich machen?«

»Nicht versuchen, allein damit fertig zu werden«, entgegnete ich.

Sie lachte bitter auf. »Damit muß ich allein fertig werden. Wer sollte mir dabei schon helfen?«

»Geh zu einem Psychiater, Mama. Der ist zum Schweigen verpflichtet und –«

»Ich schaff' das schon allein!« fiel sie mir ins Wort. »Mach dir da mal keine Sorgen!«

Eigenartigerweise war ich in diesem Moment zutiefst enttäuscht. Ich fühlte mich plötzlich ungeliebt und unbedeutend, und noch während ich mir dessen bewußt wurde, fing ich auch schon an, mich dafür zu schämen, solche Gefühle zu haben.

Wir beendeten das Gespräch. Meine Mutter wollte sich nicht helfen lassen, weil sie angeblich keine Hilfe brauchte, und mir konnte sie nicht helfen.

»Ich liebe dich, Mama!«

»Ich liebe dich, mein Kind!«
»Ich melde mich, sobald ich das darf.«
»Okay.«

Jean rief an jenem Vormittag zweimal an, einmal, um mir einen guten Morgen zu wünschen, ein zweites Mal, um mir mitzuteilen, daß er sich jetzt auf den Weg machen würde, um mich abzuholen. Daß er beide Male anrief, um sich zu vergewissern, daß ich nun auch wirklich in die Klinik wollte, kam mir erst sehr viel später zu Bewußtsein. An jenem 25. August 1995 hielt ich es einfach nur für Freundlichkeit.

Wir nahmen meinen Wagen. Jean wollte über das Wochenende noch Freunde in Palm Springs besuchen und das Auto dann anschließend wieder in meine Garage stellen. Darüber sprachen wir noch, während er den Zündschlüssel drehte und den Rückwärtsgang einlegte. Doch schon im nächsten Moment herrschte völlige Stille in mir. Von einem Augenblick auf den anderen fühlte ich mich nur noch stumpf und hohl. Ich dachte nichts, als Jean den Wagen aus der Tiefgarage hinausmanövrierte, ich blickte nicht zurück, als wir das Haus verließen; mein gesamtes Sinnen und Trachten galt meiner nunmehr fast schon legendären Wasserflasche, und aus der nahm ich munter einen Schluck nach dem anderen. Dabei hatte ich vorher bestimmt schon einen halben Liter getrunken, und einen weiteren halben Liter hatte ich nun in der Hand. Als wir den Freeway erreichten, sah ich schon alle Autos doppelt, und ich sah auch Jean doppelt, der gleich zwei Lenkräder auf einmal mit seinen vier Händen umfaßte.

Ich rauchte eine Zigarette nach der anderen und trank weiter und weiter. Irgendwann schlief ich dann kurz ein, und als ich wieder aufwachte, sah ich, daß das Grün, das überall in Los Angeles zu sehen gewesen war, auf einmal anderen Farben gewichen war.

»Das ist die Wüste«, sagte Jean. »Jetzt sind wir bald da.«

Er drehte das Fenster herunter, vermutlich weil er meinen Qualm nicht mehr ertragen konnte. Eine unbarmherzige Hitze drang ins Wageninnere.

»Mein Gott!« entfuhr es mir.

»Sind bestimmt 120 Grad, Bea. Aber nun ist ja auch Mittagszeit«, versuchte Jean mich zu beruhigen. Dann rief er von meinem Autotelefon in der Klinik an und erklärte, daß wir uns um etwa fünfzehn Minuten verspäten würden.

»Deshalb rufst du da an?« lallte ich.

»Auf deiner Checkliste steht, daß man bis ein Uhr da sein soll, Muckilein.«

»Mmh«, meinte ich.

Ich hatte es nicht eilig. Jetzt, da ich zu wissen glaubte, wie es weitergehen würde, war ich auf einmal ganz ruhig. Vielleicht war es aber auch nur der viele Schnaps in meinem Blut, der mich plötzlich so entspannte.

Es war kurz nach ein Uhr mittags am Freitag, dem 25. August 1995. Wir fuhren eine breite, von Bäumen gesäumte Auffahrt hinauf. »Eisenhower Medical Center« sah ich irgendwo geschrieben, und erst in diesem Moment wurde mir die ganze Tragweite meiner Situation bewußt. Ein Teil von mir hätte jetzt gern kehrtgemacht, doch erinnerte sich der andere Teil noch zu gut an die letzte Nacht. Ich machte dem inneren Zwiespalt ein Ende, indem ich einen weiteren Schluck aus der Flasche nahm.

Jean fuhr ganz langsam. Es war, als könnte auch er nicht so recht fassen, was er da sah. Die Anlage war nämlich gigantisch, und sie wurde immer beeindruckender, selbst die Pflanzen wurden immer mehr und immer grüner. Wir passierten Parkplätze für Angestellte, wir passierten Parkplätze für Besucher, »Betty Ford Center – Aufnahme«.

Als ich plötzlich das Schild mit dieser Aufschrift sah, dachte ich, mein Herz müsse zerspringen. Es schlug so laut und so stark und so schnell, daß es mir wirklich angst machte.

Jean parkte und stieg aus.

»Bleib du drin sitzen, Muckilein. Ich sag' Bescheid, daß wir da sind, und dann gucken wir mal, was passiert.«

Ich atmete tief durch und sah ihm nach, wie er auf eine Glastür zuging, hinter der er kurz darauf verschwand.

Mit zitternden Händen zündete ich mir eine Zigarette an. Ich hatte Angst. Ich war aber auch voller Hoffnung. Für die Menschen hier war ich sicher nichts Außergewöhnliches, redete ich mir ein; so was wie mich hatten sie bestimmt alle Tage. Und sie würden mir bestimmt helfen. Auch das redete ich mir ein. Sie hatten ja schließlich auch einer Liz Taylor und einem Don Johnson geholfen.

Es dauerte ungefähr zehn Minuten. Dann kam Jean zurück, gefolgt von einer mittelgroßen Frau von etwa fünfundvierzig Jahren, die ein Wägelchen hinter sich herzog, mit dem man Gepäck befördern konnte.

Ich stieg aus dem Wagen.

»Hallo«, begrüßte mich die Frau, »Diana?«

»Bea«, sagte ich automatisch.

»Ich bin Kelly.«

Ich fühlte mich wie ein kleines Mädchen, und genau so reichte ich ihr auch die Hand; ich mußte mich zwingen, nicht auch noch einen Knicks zu machen.

Jean lud das Gepäck auf den Wagen.

»Kommen Sie, Bea?«

Kelly sah mich ruhig und fest an, und das machte mich nervös.

»Moment noch!« sagte ich hastig und setzte mich noch mal kurz ins Auto, angeblich, um meine letzten persönlichen Dinge in meine Handtasche zu packen.

Dabei war der wahre Grund ein ganz anderer. Plötzlich wußte ich nämlich, warum ich in den letzten vierundzwanzig Stunden so viel getrunken hatte:

Es war vorbei.

Hier und jetzt ging eine Zeit meines Lebens zu Ende, und dieses Ende wollte ich bewußt erleben. Ein letztes Mal nahm ich meine angebliche Wasserflasche und drehte den Verschluß auf. Ein letztes Mal setzte ich die Flasche an und trank gleich drei große Schlucke auf einmal. Das war wunderbar. Das war's!

Ich stellte die Flasche auf die Ablage hinter der Handbremse, nahm meine Tasche und stieg aus. Langsam, fast schleppend, folgte ich Jean und Kelly zu jener Glastür, auf der in großen Lettern geschrieben stand: »Betty Ford Center – Patienteneingang«.

Mit jedem Meter, den ich ging, wuchs meine Unsicherheit. Doch war ich viel zu betrunken, um darüber nachdenken zu können. Zugleich wuchs aber auch meine Zuversicht, daß jenseits dieser Glastür die Zukunft auf mich wartete, und ich war noch nicht betrunken genug, als daß mir diese Hoffnung gleichgültig gewesen wäre.

Mein Gott! fuhr es mir durch den Kopf. Es war ein weiter Weg gewesen von der starken jungen Frau, die ich einmal gewesen war, hin zu jenem Wrack, als das ich jetzt auf diese Tür zuschlich. Ich hatte alles verloren auf diesem Weg, mein Selbstwertgefühl, den Respekt vor mir, jedwede Fähigkeit, mich zu lieben oder auch nur zu mögen.

Es war niemand dagewesen, um mich zu halten oder gar zu retten. Man hatte mir bei meinem langsamen Sturz in diese Untiefe zugesehen, und der eine oder andere hatte mir sogar noch einen Tritt verpaßt. Ich hatte mich nie gewehrt. Ich hatte mich selbst geschlagen, statt zurückzuschlagen, und ich hatte ernsthaft geglaubt, daß ich für diese Haltung irgendwann einmal entlohnt würde, im Zweifelsfall in einer anderen Welt.

Ich blieb plötzlich stehen und sah mit Tränen in den Augen dabei zu, wie Jean die große Glastür öffnete. Mein Körper war wie gelähmt. Ich konnte mich einfach nicht bewegen.

Kelly drehte sich zu mir um. Ernst blickte sie mich an, ganz so, als wisse sie, was in diesem Moment in mir vorging. Doch konnte sie das nicht wissen, nicht einmal ahnen. Ich war wütend auf meine Eltern. Ich haßte die Männer in meinem Leben. Und ich verachtete mich selbst.

»Nur noch die paar Schritte!« sagte Kelly da auf einmal, und dabei streckte sie ihre rechte Hand aus, als sollte ich nur danach greifen und alles würde gut.

Ich wollte es nicht. Es geschah nicht bewußt. Und es passierte trotzdem: Ich begann zu lächeln und einen Fuß vor den anderen zu setzen.

Ja, sagte ich dabei zu mir selbst, *nur noch die paar Schritte, Bea. Dann hast du es geschafft!*

Viertes Kapitel

1

Aldous Huxley sagte einmal, Erfahrung sei nicht, was einem Menschen zustößt, sondern vielmehr das, was der Mensch aus dem mache, was ihm zustößt. Diese Worte erklären, warum man einerseits nur aus Erfahrung klug wird und warum es andererseits nur so wenige kluge Menschen gibt. Leider erklären sie nicht, warum ausgerechnet ich zu jenen gehörte, die zwar immerzu Erfahrungen, nie aber etwas aus ihnen machten.

Nun, da ja niemand einfach nur zu blöde sein will, suchte ich lange und verbissen nach einem glaubwürdig klingenden Grund: »Emotionaler Autovoyeurismus« – so taufte ich das Ding schließlich, weil es so gescheit und mehr wie eine Krankheit als wie eine Schwäche klingt, vor allem aber, weil sich dieser Begriff ebenso kompliziert anhört, wie er sich erklärt.

Grundsätzlich ist ein Voyeur ein Mensch, der als heimlicher Zuschauer andere beobachtet und dabei seine eigene Lust befriedigt. Ein Autovoyeur ist folglich jemand, der sich selbst beobachtet, in meinem Fall nicht beim Geschlechtsakt, sondern beim Fühlen – wodurch das Fühlen selbst natürlich zwangsläufig zu kurz kommt, weil die ganze Aufmerksamkeit dem Analysieren dieses Fühlens gilt... Es ist ein Drama! Und es war auch schon immer eines. An jenem 25. August 1995 ganz gewiß.

Die Künstler dieser Welt betraten ihre Theater, Opernhäuser und Konzerthallen durch den Bühneneingang. Deshalb erschien es mir nur natürlich, daß ich das Betty Ford Center nun durch den Seiteneingang betrat, der Patienten und Personal vorbehalten war. Ich tat es ganz bewußt und sponn dabei in den hintersten Windungen meines Gehirns die Wahnvorstellung, daß sich nun sicher bald irgendein geheimnisvoller Vorhang öffnen und ich alsdann die Hauptrolle in einem Stück spielen würde, das ich zwar selbst geschrieben hatte, aufgrund technischer Schwierigkeiten nun aber leider nicht mehr selbst inszenieren konnte. Folglich fragte ich mich, wer statt meiner die Regie übernehmen würde, wer wohl für Licht und Ton verantwortlich wäre, und ob da wohl ...

Ich erstarrte, als die schwere Glastür des Patienteneingangs hinter mir ins Schloß fiel.

Verwirrende Räumlichkeiten taten sich vor mir auf. Alles erschien so weitläufig, ohne auch nur im geringsten übersichtlich zu sein. Überall waren Ecken und Nischen, und schmale Gänge führten zu einer Vielzahl von kleinen Zimmern, deren Türen allesamt sperrangelweit offenstanden, so daß ich sehen konnte, daß diese Räumchen ihrerseits wieder durch enge, verwinkelte Korridore miteinander verbunden waren. Ich kam mir verloren vor. Doch sagte mir mein noch verbliebener Verstand, daß diese Unfähigkeit, mich zu orientieren, vermutlich an dem vielen Alkohol lag, den ich im Blut hatte.

Da es draußen so unbarmherzig heiß war, hatten die wenigen Schritte vom Auto zum Haus gereicht. Bisher war ich mir nur normal betrunken vorgekommen, so betrunken wie jeden Tag um diese Zeit. Jetzt hatte ich auf einmal Mühe, auf meinen Beinen zu stehen, denn der ganze Körper vibrierte. Derweil schien mein Kopf völlig leer zu sein: Da war kein Gedanke, kein Gefühl.

Jean legte seinen Arm um meine Schultern. Ich wollte zu ihm aufblicken, in sein Gesicht schauen. Doch schaffte ich das nicht. Die Anstrengung, den Kopf zu heben und zu drehen, war einfach zu groß.

Hinter einem Pult saß eine Dame mittleren Alters. Ihr Gesicht war kugelrund, und sie sah uns dermaßen erwartungsvoll an, daß Jean wie selbstverständlich auf sie zuging. Ich spürte seinen Arm, der sich mit jedem Schritt fester um meine Schultern schlang. Ohne diesen Arm wäre ich mir vorgekommen wie eine Kerze im Sturm. Ich flackerte. Ich drohte zu erlöschen. Ich war eine Flamme, gescheucht von einem Wind, den ich selbst gesät hatte.

»Ich bin Alice«, begrüßte mich die Dame jenseits des Pultes, und dabei lächelte sie, als sei es ihr wirklich ein Vergnügen, mich zu sehen.

Wortlos ergriff ich ihre Hand. Es war eine große, warme Hand; meine eigene schien in ihr zu verschwinden. Wie ich selbst verschwand. Jetzt. Hier.

»Das ist Bea«, meinte Kelly derweil und stellte mein Gepäck zur Seite, »eine neue Patientin.«

»Das habe ich mir schon gedacht«, erwiderte Alice, und dann lachte sie.

Es war keineswegs ein höhnisches Lachen, das sie da von sich gab, eher ein mitfühlendes. Trotzdem brach ich in Tränen aus. Dabei hatte ich nicht die geringste Ahnung, warum ich weinte. Und ich haßte es zu weinen, ohne den Grund dafür zu kennen.

Derweil schien Alice meine Tränen für die normalste Reaktion der Welt zu halten. Sie erhob sich sofort von ihrem Stuhl, ging um das Pult herum, entriß mich Jeans Schutz und nahm mich nun ihrerseits in die Arme.

»Ich weiß, wie Sie sich fühlen«, erklärte sie mir in mitleidigem Ton. »Ich habe das alles hinter mir, Bea. Ich weiß, wie das ist.«

Sie preßte mich ganz fest an sich, strich über mein Haar, und ich spürte, daß ihr Körper ebenso kugelrund war wie ihr Gesicht.

»Aber jetzt wird alles gut. Warten Sie nur ab!« Sie tätschelte meinen Rücken. »Alles wird gut werden!«

Diese Worte hörte ich gern, doch war ich heilfroh, als diese Frau mich endlich wieder losließ. Ich wollte keine fremde Nähe, die war ja doch nur Lüge. Alles war Lüge, das ganze Leben.

Jean nahm meine Hand und führte mich zu einem der Sofas, die dem Pult gegenüberstanden. Kraftlos ließ ich mich in die weichen Polster fallen. Was ich in letzter Zeit so oft im Ansatz empfunden hatte, wurde jetzt nahezu übermächtig: Mir war, als seien mein Körper, mein Verstand und meine Seele drei Fremde, die nichts mit mir zu tun hatten, denn ich war in keiner vorstellbaren Weise an- oder abwesend. Vielmehr war alles in mir und an mir und um mich herum leer und lautlos und farblos: nicht da, andererseits aber auch nicht weg, nicht über der Erde und nicht unter ihr – nicht zu beschreiben!

Irgendwann tauchte aus einer der vielen Ecken und Nischen ein Mann auf. Zunächst würdigte er Jean und mich nur eines flüchtigen Blicks aus den Augenwinkeln. Dabei stob er quer durch den Raum, redete äußerst geschäftig auf Alice ein, die inzwischen wieder hinter ihrem Pult saß, wartete ungeduldig, daß sie ihm Antwort gab. Als das geschehen war, wollte er im ersten Moment wieder davoneilen, besann sich dann aber anders. Im nächsten Moment blickte ich in ein Augenpaar, das so eisblau war, daß ich zu frösteln begann, und es streckte sich mir eine große, knochige Hand entgegen.

»Wir haben miteinander telefoniert, Diana, ich bin Mervyn.«

Seine Stimme klang tonlos, sein Gesicht zeigte keinerlei Regung, und dennoch – vielleicht aber auch gerade deshalb – reagierte ich prompt.

»Freut mich, Sie kennenzulernen!« tönte ich und ergriff seine Hand. »Sagen Sie Bea zu mir.« Und dabei strahlte ich ihn an, als wäre ich mindestens auf einer Party, wenn nicht gar auf einem Empfang, der live vom Fernsehen übertragen wurde.

Mervyn nahm mein Verhalten nicht nur zur Kenntnis, es schien ihn darüber hinaus auch nachdenklich zu stimmen. Zumindest erwiderte er mein Lächeln nicht, und sein Blick blieb fest auf mir kleben, lange und unverhohlen.

Ich konnte mich nicht erinnern, wann mir die Fleischbeschau meiner Person das letzte Mal ähnlich peinlich gewesen war. Vermutlich noch nie, denn ich hatte aus Selbstverschulden noch nie so schrecklich ausgesehen wie an diesem 25. August 1995. Mein Gesicht war bis zur Unkenntlichkeit verschwollen, und mein Haar hing strähnig herunter. Mein aufgeschwemmter Körper steckte in einer zitronengelben Jeans und einem farblich genau passenden ärmellosen T-Shirt, und das war so geschnitten, daß es meine schlaffe Oberarmmuskulatur und die herunterhängenden Brüste voll zur Geltung brachte. Außerdem trug ich außer meiner Armbanduhr keinerlei Schmuck – ein ungewöhnlicher Umstand, dessen ich mir in diesem Moment zum erstenmal unangenehm bewußt wurde.

»Ist das Ihr Mann?« wollte Mervyn da auf einmal wissen und wies auf Jean.

Ich zuckte zusammen und drückte Jeans Hand. In gewisser Weise war er mein Mann, fast sogar mehr als das: Jean war der einzige Mensch, der jemals für mich und mein Leben Verantwortung übernommen hatte, ohne mit mir verwandt oder verschwägert zu sein, ohne irgendeinen Nutzen davon zu haben. Er war –

»Ja, das ist mein schwuler Mann«, hörte ich mich da auch schon sagen. Ich lachte wie eine Geisteskranke und kuschelte mich ganz eng an Jean.

Noch während ich das von mir gab, spürte ich, daß mein Zustand immer schlechter wurde. Gerade hatte mein Körper noch vibriert, jetzt schien er auf einmal gar nicht mehr zu mir zu gehören. Ich hatte Schwierigkeiten, meine Beine ohne Zuhilfenahme der Hände übereinanderzuschlagen, und mein Kopf war so schwer, daß es mir außerordentliche Schwierigkeiten bereitete, ihn aufrecht auf meinem Nacken zu halten.

Das konnte unmöglich von der Hitze draußen herrühren. Das mußte einen anderen Grund haben. Das ...

»Sie haben Bea hergebracht?« richtete Mervyn das Wort an Jean.

»Ja«, antwortete der und holte neu Luft, um weitersprechen zu können.

»Haben Sie es gut gefunden?« vereitelte Mervyn diesen Versuch.

Jean stutzte einen Moment.

»Hervorragend«, meinte er dann. »Wir hatten nur ein paar Probleme, aus Los Angeles herauszukommen. Das ist ja immer ...«

Er erzählte von der chaotischen Verkehrslage in der Stadt, und ich lauschte dem Klang seiner Stimme, ohne den Worten zu folgen.

Schnell unterbrach Mervyn ihn jedoch.

»Es war sehr nett, daß Sie Bea hergebracht haben«, meinte er schon nach wenigen Sätzen.

Jean lachte. »Sie konnte ja schlecht –«

»Mehr können Sie jetzt auch nicht für sie tun. Verstehen Sie?«

Wieder stutzte Jean einen Moment.

»Ja?« gab er dann zurück, als müsse sein Gegenüber schon deutlicher werden.

»Bea ist hier bei uns in den besten Händen«, erklärte Mervyn. »Wir werden uns um alles weitere kümmern, verstehen Sie?«

So betrunken, wie ich war, begriff ich sofort, was dieses Gerede zu bedeuten hatte: Jean sollte gehen, am besten gleich!

Eigenartigerweise hatte ich keine Angst, als ich meinen Freund kurz darauf ein letztes Mal in die Arme nahm. Im Gegenteil, es schien mir der normale Gang der Dinge zu sein. Auch wenn es oft nicht so ausgesehen hatte, war ich doch mein Leben lang allein gewesen, vor allem in entscheidenden Situationen. Wenn es ausgerechnet diesmal anders gewesen wäre, hätte ich darin vor allem auch einen Verrat an meinem bisherigen Leben gesehen.

In diesem so besonderen Fall schien mir das Alleinsein ausnahmsweise aber auch das einzig Vernünftige zu sein. Das Leben, das ich in den letzten Wochen geführt hatte, war kein Leben mehr gewesen. Deshalb *mußte* ich etwas ändern, und das konnte ich nur, indem ich mich ab jetzt nur noch auf mich selbst konzentrierte und auf nichts und niemanden sonst.

»Ich ruf' mal an, wenn ich darf!« sagte ich zum Abschied.

Jean gab mir einen Kuß auf die Wange.

»Gut, Muckilein«, meinte er. »Und wenn du rauskommst, hol' ich dich ab, okay?«

Ich atmete tief durch. Gerade mal drin, war es mir unmöglich, ans Rauskommen zu denken. Das schien so weit weg, so unerreichbar weit weg.

Was dann kam, hatte ich schon unzählige Male erlebt: Jemand ging, und ich blieb zurück. Ein anderer lebte weiter, während ich ein weiteres Stückchen starb. Noch während ich mir dessen bewußt wurde, bemächtigte sich meiner ein Gefühl von Freiheit: Ich war niemandem mehr Rechenschaft schuldig. Da war niemand mehr, dessen Erwartungen ich erfüllen mußte.

Nachdem Jean fort war, geleitete Mervyn mich in eines der vielen kleinen Zimmer, die sich da überall so unübersichtlich auftaten. Ich dachte, dort würde er mich nun noch einmal im einzelnen zu meiner Krankengeschichte befragen, doch lag ich mit dieser Einschätzung völlig falsch. Schließlich war ich ja in der besten Klinik der Welt, und dort ging es so kurz nach der Einlieferung erst mal nur um eines.

»Wollen wir mal rasch das Finanzielle erledigen!« ging Mervyn das Unternehmen an. Entgeistert starrte ich ihn an. Mir war, als hätte er mir mit diesen wenigen Worten vor den Kopf geschlagen und damit auch noch meine letzte Denkfähigkeit zerstört.

Diese Reaktion war Mervyn offenbar unangenehm, denn er trat plötzlich von einem Bein aufs andere, räusperte sich, zupfte seine Krawatte zurecht – so ganz wohl fühlte er sich also nicht in seiner Haut, und das sprach ja eigentlich für ihn.

Kaum daß ich ihm diesen Pluspunkt zugestanden hatte, kassierte er gleich mehrere Minuspunkte auf einmal, legte er mir doch einen Haufen bunter Blätter vor die Nase.

»Lesen Sie sich das in Ruhe durch, Bea! Und unterschreiben Sie, wo die Kreuzchen sind!«

Meine Fassungslosigkeit wurde immer größer. Noch bevor man mir irgendeine Form von Hilfe zuteil werden ließ, sollte ich die gesamte Behandlung im voraus bezahlen, und außerdem all diese vielen Papiere …

»Nehmen Sie sich alle Zeit, die Sie brauchen, Bea!«

Ich blickte auf. Da war etwas in Mervyns Gesichtsausdruck, das mich verunsicherte. Dieser Mann fixierte mich ohne Unterlaß; es war jedoch kein Mitleid, das da auf seinen Zügen lag, es war etwas anderes, es war …

»Vielleicht könnten Sie mir schon mal Ihre Kreditkarte geben, Bea, wäre das möglich?«

Diese Drängelei brachte Mervyn weitere Minuspunkte ein. Aber was mich am meisten an ihm störte, wollte mir einfach nicht aufgehen.

Nahezu willenlos griff ich nach meiner Handtasche und tat, worum man mich gebeten hatte. Und als Mervyn kurz darauf entschwand, versuchte ich nochmals, mich auf all diese vielen bunten Blätter zu konzentrieren. Die Papiere hatten zwar unterschiedliche Inhalte, doch war ihnen eines gemein: Sie berechtigten das Betty Ford Center, so ziemlich alles mit mir zu veranstalten, was nach Ansicht der Klinik zu meinem Wohle war, räumten mir selbst im Gegenzug aber kaum irgendwelche Rechte ein. *Aber Säufer haben nun mal keine Rechte zu beanspruchen …*

Wenn ich es richtig einschätzte, wurde es genau so da draußen gesehen und gehalten. Und Mervyn & Co. gehörten einwandfrei zu denen »da draußen«. Nur räumlich waren sie zudem auch drinnen. Ich versuchte, diesen Gedanken festzuhalten. Vielleicht war er ja wie ein Wollknäuel, das sich abrollen ließ, so daß ich gleich einen langen, schnurgeraden Faden zutage fördern würde, der mir half, nicht weiter vom Weg durch das Labyrinth meines Hirns abzukommen. Vermutlich war Mervyn ... Es mußte schlimm sein, immerzu Leute wie mich ... Er –

Nein, ich war zu weit entfernt von Gut und Böse, um einen Gedanken festhalten oder gar zum Ende bringen zu können.

So zog ich es vor, mich mit Naheliegenderem zu befassen. Ich begann, die gewünschten Unterschriften zu leisten, einfach so. Um mich auf den Inhalt des vielen Kleingedruckten zu konzentrieren, war ich nämlich viel zu betrunken. Ich hatte sogar Mühe, meinen Namen zu schreiben. Meine Hand zitterte, aber noch ärger als das Zittern war die Schwäche in meinen Gliedern. Mir war, als hätte ich gar nicht die Kraft, diesen Stift da zu halten, als hätte mein Gehirn vergessen, wie man das machte ... Oben in den Windungen funktionierte es nicht ... Zeigefinger unten, Mittelfinger oben, oder war es umgekehrt? In meiner Verzweiflung steckte ich den Kugelschreiber in meine geballte Faust, wie ich es als Dreijährige mit meinen Malstiften getan hatte. Aber auch das –

»Was hat das zu bedeuten, Bea?«

Mit diesen Worten stürzte Mervyn in den Raum, und wie es schien, war er völlig aufgelöst. Im Zeitlupentempo senkte ich meine bleischweren Lider, hob sie wieder, sah ihn an.

»Was?«

Er atmete tief durch.

»Die geben Ihnen das Geld nicht«, erklärte er mir dann.

»Wie?« Ich hoffte, nicht richtig gehört zu haben.

Mervyn trat unruhig von einem Bein aufs andere. »Nun«, meinte er dabei, »ganz offensichtlich ist die Kreditkarte nicht gedeckt.«

Nun war ich es, die tief durchatmete.

»Selbstverständlich ist sie das«, sagte ich dann, und zwar mit auffallend fester Stimme. Mir fiel zumindest auf, wie fest meine

Stimme klang – wie mir auffiel, daß ich mich plötzlich gar nicht mehr sturzbetrunken fühlte, eher sogar nüchtern. »Meine Mutter hat am Montag eine große Summe dorthin überwiesen.«

Mervyn gab sich wenig beeindruckt von dieser Aussage.

»Aber ich bekomme keine Bestätigung!«

»Dann versuchen Sie es bitte noch einmal.«

Mervyn kam meiner Bitte zwar umgehend nach, doch mit dem gleichen Ergebnis. Alles in mir krampfte sich zusammen. Ich versuchte zu denken, schaffte es aber nicht. Statt dessen tanzten grauenhafte Visionen vor meinem geistigen Auge. Jean war weg, ich hatte keinen Schnaps dabei, kaum Geld, weil das ja nicht erwünscht gewesen war, und meine Kreditkarte war offenbar nicht gedeckt, so daß man mich unter Umständen nicht aufnahm.

»Versuchen Sie meine anderen Kreditkarten!« schoß es hastig aus mir heraus, und in all meiner Verzweiflung warf ich Mervyn gleich den ganzen Lederordner auf den Tisch. Der enthielt etwa dreißig weitere Kreditkarten und stellte einen beträchtlichen Gesamtwert dar.

»Bitte!« flehte ich. »Bitte!!!«

Mervyn griff mit spitzen Fingern nach dem kleinen, schwarzen Ding und verzog dabei das Gesicht, als sei mein Anerbieten zwar eine Zumutung, doch wolle er mal nicht so sein.

»Welche, meinen Sie, hat denn am ehesten Sinn?«

Ich fühlte mich wie der hinterletzte Bauerntrampel, blätterte mit zitternden Händen durch die kleinen Plastikhüllen.

»Die da!«

Kolumbus' Entdeckung war nichts gewesen verglichen mit meiner.

Mervyn seufzte. Und als er Sekunden später wieder hinausging, ließ ich endlich meinen Gefühlen freien Lauf. Ich schlug die Hände vors Gesicht und wimmerte laut vor mich hin. Das konnte meine Mutter mir doch unmöglich angetan haben! Ich hatte sie gebeten, das Geld zu überweisen, und sie hatte mir bestätigt, das getan zu haben. Und ich konnte mich auf sie verlassen.

Andererseits hörte das Verständnis meiner Mutter beim Geld sehr oft auf. Sie war ein von Grund auf guter und hilfsbereiter Mensch, doch wenn Güte und Hilfsbereitschaft teuer zu werden drohten, konnte sie ihre Krallen zeigen.

In diesem Fall hier wäre das jedoch unverzeihlich gewesen. Hier ging es immerhin um meine Gesundheit, vielleicht sogar um mein Leben, vor allem aber ging es um *mein* Geld. Dieses Geld, um das ich sie gebeten hatte, war *mein* Eigentum, und sie hatte mir hoch und heilig versprochen, es zu überweisen. *Nein,* beschwor ich mich, *Mama hat dich nicht belogen. Wenn sie sagt, daß sie Geld überweist, dann tut sie das auch. Sie weiß schließlich, wie schlecht es um dich steht. Das kann sie nicht gemacht haben…*

»Sie glauben gar nicht, Bea, was manche Menschen alles tun!«

Ich zuckte unwillkürlich zusammen. Ich hatte gar nicht bemerkt, daß Mervyn schon wieder im Türrahmen stand, wie ich nicht bemerkt hatte, daß ich nicht gedacht, sondern laut gesprochen hatte – und das auch noch in Englisch.

Mit großen Augen starrte ich ihn an.

»Also, Ihre andere Kreditkarte hat mir jetzt die Hälfte der Summe bestätigt«, seufzte er. »Aber eben nur die Hälfte. Da müssen wir dann am Montag weitersehen.«

Mervyn wirkte vergrätzt, auf jeden Fall längst nicht mehr so abweisend freundlich wie noch zwanzig Minuten zuvor. Jetzt war er eher unfreundlich; dabei hätte er meines Erachtens eigentlich beschämt sein müssen. Immerhin hatte er mich mit seinem zickigen Gehabe vorübergehend dazu verleitet, an meiner Mutter zu zweifeln.

Mistkerl! dachte ich. Meine Mutter war der wichtigste Bestandteil meines Lebens. Auf sie konnte ich mich bedingungslos verlassen… wenn ich mir auch nicht erklären konnte, warum meine Hauptkreditkarte nicht gedeckt war!

»Folgen Sie mir bitte, Bea!«

»Wohin?«

»Nehmen Sie einfach Ihre Handtasche und folgen Sie mir!«

Irgend etwas an dieser Aufforderung behagte mir nicht, doch war ich nicht in der Lage, dieses Etwas zu benennen. Es paßte zu diesem Gesichtsausdruck, den Mervyn jetzt auf einmal wieder hatte. Der Mann fixierte mich wieder, und da war wieder dieses…

Mein Gott! durchfuhr es meine Hirnwindungen, *mein Anblick widert diesen Mann an!* Das war es. Er ekelte sich vor mir, konnte aber nicht die Augen von mir wenden. Ich nahm meine Tasche und erhob mich mühsam von meinem Stuhl. Mervyn war ein Spanner. Das war das Wort, nach dem ich gesucht hatte.

Durch diverse Gänge führte Mervyn mich in die medizinische Abteilung; so stand es auf einer der Türen geschrieben.

»Es wird sich gleich ein Arzt um Sie kümmern«, näselte Mervyn, ohne sich dabei zu mir umzudrehen.

Wir betraten ein Wartezimmer.

»Setzen Sie sich da hin, Bea!«

Mervyn stöhnte leise vor sich hin, zupfte an seinem eleganten Jackett, dann sah er mich an, fest, unverhohlen.

Ich fühlte mich wie der letzte Dreck auf Gottes Erde. Ja, während ich mich auf einen der Stühle hockte, wünschte ich mir nichts sehnlicher in dieser Welt als einen großen Schnaps.

Doch blieb mir gottlob nicht viel Zeit, diesem Gedanken nachzuhängen. Mervyn ging ohne ein weiteres Wort, und ich war vorübergehend allein. Doch mußte ich nicht lange warten. Dann kam der Mann, der für mich zum so ziemlich einzigen Lichtblick meines Aufenthalts im Betty Ford Center werden sollte.

2

Dr. Shulman war klein und schlank und hatte dunkles, lockiges Haar.

»Di-a-na Be-a-te Hell-mann!« begrüßte er mich, indem er den Namen mühsam von meinem Aufnahmeformular ablas.

Dann blickte er auf, und ich schaute in das offene und freundlich dreinblickende Gesicht eines Mannes, der etwa in meinem Alter war.

»Sind Sie Schauspielerin?« wollte er wissen.

»Nein.«

Meine Stimme klang so belegt, daß ich mich erst einmal räusperte.

»Autorin«, fügte ich anschließend hinzu.

»Oh!«

Dr. Shulman schien erstaunt zu sein, und das erstaunte mich nun wieder. »Na ja, Schriftsteller brauchen auch gute Namen«, meinte er. Dann lächelte er mich an. »Ist es Ihr richtiger?«

Ich nickte.

»Sehr schön«, schwärmte mein Gegenüber. »Diana Beate Hellmann«, wiederholte er dann, »klingt wie eine Sinfonie ... dabei spreche ich es sicher nicht einmal richtig aus, oder?«

Dr. Shulman hatte große, braune Augen, die bisher hinter einer Metallbrille verborgen gewesen waren.

»Amerikaner sprechen meinen Namen nie richtig aus«, entgegnete ich gedehnt. »Daran bin ich gewöhnt.«

Er nickte, als beruhige ihn diese Aussage ungemein, und dann reichte er mir die Hand und stellte sich mir kurz vor.

»Ich werde für Ihre medizinische Betreuung hier verantwortlich sein«, erklärte er mir. »Deshalb muß ich mir jetzt erst mal schnell einen kleinen Überblick verschaffen. Okay?«

Es war okay für mich, und so nahm ich auf einem der Stühle Platz, die da überall herumstanden, und Dr. Shulman kontrollierte meinen Blutdruck und meinen Puls und stellte mir alsdann eine Frage, die mich dermaßen belustigte, daß ich in lautes Lachen ausbrach:

»Haben Sie heute schon was getrunken?«

Diese paar Worte hatten eine unbeschreibliche Komik für mich, ich konnte mich kaum halten vor Erheiterung.

»Gucken ... gucken Sie mal auf die Uhr!« gluckste ich, und dann biß ich mir mit den oberen Schneidezähnen so fest auf die Unterlippe, daß es weh genug tat, um einen weiterführenden Lachkrampf zu unterdrücken.

»Es ... es ist fast zwei«, erklärte ich und holte tief Luft, »... und ich ... ich bin schon um sechs aufgestanden.«

Der Herr Doktor nahm zur Kenntnis, daß ich mich wieder beruhigte. Er selbst zeigte keinerlei Regung.

»Und was heißt das?« fragte er nur.

»Daß ich *selbstverständlich* schon getrunken habe«, antwortete ich, als sei das ja wohl die dümmste Frage der Welt gewesen.

»Und wieviel?« bohrte Shulman weiter.

Ich verzog das Gesicht.

»Bestimmt einen Liter!« meinte ich dann, fügte vorsichtshalber aber gleich noch hinzu: »Wenn nicht mehr!«

Es war nämlich bestimmt mehr gewesen, das spürte ich. Und ich erinnerte mich auch, wenn auch nur dunkel. Ich glaubte, mich zu besinnen, daß ich allein schon auf der Fahrt hierher einen knappen halben Liter konsumiert hatte.

Dr. Shulman machte sich keinerlei Notizen, er sah mich nur weiter unvermindert regungslos an.

»Und wann hatten Sie den letzten Alkohol?« fragte er mich mit sanfter Stimme.

»Auf dem Parkplatz«, führte ich aus. »Als die Frau in dem blauen Kittel das Gepäck geholt hat.«

Dr. Shulman begann zu schmunzeln. Dann griff er nach einem der vielen Kugelschreiber, die da auf seinem Schreibtisch lagen, und machte sich eine Notiz.

»Ich bin ein hoffnungsloser Fall«, konstatierte ich daraus, »nicht wahr?«

Rasch schaute er auf und sah mich mit festem Blick an.

»Nein, Diana Beate«, meinte er dann, »auf gar keinen Fall!«

Ich zuckte zusammen.

»Was ist?«

»Ich ... man ... ich meine ...«, stammelte ich, »... man nennt mich Bea! Nicht Diana und nicht Beate.«

»Ach so!« lachte Dr. Shulman. »Na, dann strecken Sie jetzt mal bitte Ihre Arme nach vorn aus und spreizen Sie die Finger – Bea!«

Diese Aufgabe schien dermaßen einfach zu sein, daß ich sie sogleich mutig anging. So saß ich also da auf diesem Stuhl, das rechte Bein lässig über das linke geschlagen, und ich hob meine Arme vor die Brust, wollte sie ausstrecken ... Mein Entsetzen war grenzenlos. Solange ich die Ellenbogen angewinkelt ließ, war alles nicht so tragisch. Es war zwar anstrengend, weil meine Brustmuskulatur so sehr zitterte, aber damit konnte ich gerade noch fertig werden. Als ich jedoch versuchte, die Ellenbogen durchzustrecken, geriet mein gesamter restlicher Körper aus der Achse, und ich drohte von diesem Stuhl zu fallen.

Hastig stellte ich mein rechtes Bein neben das linke auf den Fußboden. Da alles im Leben eine vernünftige Erklärung hatte, würde diese Kleinigkeit jetzt all meine Probleme lösen, davon war ich überzeugt. Nur wer mit beiden Beinen auf der Erde stand, konnte überleben.

Wie blödsinnig dieser letzte Gedanke gewesen war, wurde mir bald klar. Bäume standen auch nicht auf zwei Beinen, ebensowenig Querschnittsgelähmte und Amputierte, und trotzdem überlebten sie. Ich hatte indes keine Chance. Die Geschichte wiederholte sich, ich drohte vom Stuhl zu fallen, im letzten Moment griff Dr. Shulman nach meinem rechten Ellenbogen.

»Kommen Sie, ich helfe Ihnen.«

Ich atmete so schnell, als gelte es den abschließenden Spurt in einem Wettrennen zu gewinnen. Endlich waren meine beiden Arme gerade ausgestreckt, endlich. Doch bebte mein gesamter Körper unter dieser Anstrengung, und er konnte sie überhaupt nur aushalten, weil dieser Herr Doktor mich festhielt.

»Und jetzt bitte die Finger spreizen!« wiederholte er.

Ich versuchte es, aber daraufhin drohte ich in die andere Richtung zu kippen.

»Mein Gott«, entfuhr es mir.

Meine Arme zitterten wie verrückt, und meine Hände machten daneben noch einmal Extra-Bewegungen, als würden sie zum Rest gar nicht dazugehören.

Im Gegensatz zu mir schien Dr. Shulman so etwas schon häufiger gesehen zu haben, denn er war weder erstaunt noch erschüttert. Vielmehr half er mir nun bei dem Unternehmen, indem er meine beiden Ellenbogen mit den Händen festhielt.

»Gibt es das?« stieß ich fassungslos aus.

»Mmh«, meinte er nur, »aber keine Sorge! Es wird Ihnen schon sehr bald sehr viel besser gehen. Strecken Sie jetzt mal bitte die Zunge heraus, Bea!«

Jeder konnte die Zunge herausstrecken, die kleinsten Babys konnten das. Nun ... ich konnte es nicht. Für meine Zunge galt ähnliches wie für meine Arme. Ich hatte das Biest nicht unter Kontrolle, vielmehr wackelte sie in meinem Mund hin und her wie ein Fremdkörper.

»Tja ...«, meinte der Herr Doktor daraufhin, »... ich gebe Ihnen jetzt erst mal Librium, Bea, und zwar gleich zwei Kapseln.«

Er stand auf und ging zu einem Schrank am Ende des Raums, nahm eine ziemlich große Dose heraus.

»Das wird Sie sehr durstig machen, vor allem aber müde«, erklärte er mir, während er zwei Tabletten aus der Dose nahm, in einen kleinen Pappbecher ein wenig Wasser goß und mir beides reichte. »Es wird Sie aber auch entspannen, Bea. Legen Sie sich also am besten gleich hin, wenn Sie Ihr Zimmer haben, oder tun Sie sonst, was Sie wollen.«

Ich spülte die beiden kleinen Pillen herunter, und Shulman setzte sich wieder zu mir, nahm mir das Pappbecherchen weg, griff nach meinen Händen.

»Aber *leiden* Sie bitte auf keinen Fall!« Seine Stimme hatte einen nahezu beschwörenden Klang, als er das sagte. »Wenn das Zittern anfängt, Bea, dann bitte sofort herkommen! Dann geben wir Ihnen weiteres Librium. Haben Sie das verstanden?«

Ich nickte. Ich mußte mich zwar fürchterlich anstrengen, um das alles zu verstehen und hoffentlich auch zu behalten, doch schwante mir, daß davon meine Zukunft abhing. Es war nur so ein Gefühl.

Dr. Shulman lächelte mich freundlich an.

»Das ist noch nicht alles«, fuhr er dann fort und ließ meine Hände los. »Ich habe nämlich noch jede Menge Fragen an Sie. Vorher brauche ich aber ein bißchen Zeit.«

Er überlegte einen Moment.

»Rauchen Sie?« fragte er dann auf einmal.

Ich war erstaunt über diese Frage. Immerhin war ich in Kalifornien, und hier hatten viele Menschen Angst, schon davon Lungenkrebs zu bekommen, daß sie das Wort »Rauchen« aussprachen. Herr Dr. Shulman mußte also zu den Mutigen gehören.

»O ja!« entgegnete ich entsprechend ehrlich.

»Und wieviel rauchen Sie?«

Ich zuckte mit den Achseln. »Sechzig, siebzig pro Tag.«

»A-ha!«

Er sagte das sehr gedehnt, dieses »A-ha«, und fügte gleich noch hinzu: »Sie müssen sich darüber im klaren sein, daß das durch den Entzug jetzt noch wesentlich mehr wird.«

»Was?«

»Sie werden dadurch, daß Sie keinen Alkohol mehr bekommen, noch mehr rauchen, Bea.«

Ich lachte. »Das geht doch gar nicht, Herr Doktor. Da müßte ich ja ...«

»Na, dann gehen Sie jetzt mal raus«, riß Shulman mich aus meinen Visionen, »am besten in den kleinen Innenhof neben dem Aufnahmebüro! Wissen Sie, wie Sie dahinkommen?«

Ich nickte, hatte in Wahrheit aber nicht die geringste Vorstellung. Und das sah er meinem Nicken wohl an, denn er zog es vor, mich nach draußen zu begleiten.

Ich war völlig verwirrt. Aber die Verwirrung störte mich nicht, im Gegenteil. Sie schuf Ordnung in mir, verhalf sie dem übrigen Chaos in meinem Innenleben doch zur Formvollendung: Alles war durcheinander, überall – und das hatte dann schon wieder System.

Durch eine Glastür traten wir ins Freie, doch war es mehr, als renne man mit dem Kopf gegen eine Wand. Die Kühle im Haus ließ mich die Hitze draußen nur noch stärker empfinden: Es war, als würde man in eine Ganzkörper-Heizdecke gepackt und bezöge seinen Sauerstoff direkt aus einem Heißluftballon.

»Setzen Sie sich da auf eine der Bänke!« forderte Dr. Shulman mich auf und wies auf eine einladend aussehende Sitzgruppe.

Gleich machte ich mich auf den Weg.

»In den Schatten, bitte!« erfolgte sogleich die nächste Aufforderung. »Nicht in die Sonne!«

»Okay«, meinte ich und ließ mich nieder.

Shulman blieb noch für einen kurzen Moment in der Tür stehen und sah mich an.

»Und rauchen Sie ruhig!« sagte er schließlich. »Bis ich Sie hole! In Ordnung?«

Es war in Ordnung; mehr noch, ich fühlte mich in Gegenwart dieses Arztes wie ein richtiger Mensch.

Wenn man in Deutschland aufgewachsen ist und die Tropen und Subtropen nur zur Feriensaison kennengelernt hat, macht man sich keine Vorstellung davon, welch verheerende Wirkung Hitze haben kann. Kein gescheiter Mensch würde freiwillig im August nach Palm Springs fahren.

Es war der 25. August 1995, und ich war mitten in der Mohave-Wüste. Selbst im Schatten war es unbarmherzig heiß, und da traf es sich zumindest insoweit gut, als daß mein Körper Hitze von Natur aus immer als angenehm und nie als störend empfunden hatte. So hockte ich also artig auf jener Bank im Schatten und zündete mir eine Zigarette an. Dann sah ich mich um.

Soweit ich die Anlage von dieser Stelle beurteilen konnte, war sie ein Paradebeispiel für die von Menschen geschaffene Schönheit von Natur. Der Rasen war makellos geschnitten, die Bäume und Sträucher waren trotz der Temperaturen und der andauernden Dürre saftig grün, es flogen und liefen die verschiedensten Vögel umher, und ihr Gezwitscher und das Schlagen ihres Gefieders waren die einzigen Laute in der ansonsten so friedvollen Stille.

Überall waren Gehwege angelegt. Nur liefen dort keine Menschen. Wo die waren, hätte ich bestenfalls raten können, doch fing das Librium an, seine Wirkung zu tun.

Besonders in den letzten Tagen vor meiner Einlieferung hatte ich kaum noch so etwas wie innere Ruhe verspürt. Ich war immer nur nervös und flatterig gewesen, hatte alles hektisch hinter mich gebracht, gleichgültig, was es gewesen war. All das war jetzt auf einmal wie weggeblasen. Ich fühlte plötzlich auch wieder etwas; ich fühlte mich nämlich ruhig. Mein Kopf konnte zwar noch sehr genau nachvollziehen, daß ich vor noch nicht einmal einer Stunde den letzten Wodka in mich hineingeschüttet hatte, und mein Kopf machte mir auch unmißverständlich klar, daß er bereits geraume Zeit auf den nächsten Wodka wartete, doch reagierte der Rest meines Ichs nicht darauf. Körper und Seele waren eingehüllt in eine weiche, warme Watte namens Gleichgültigkeit.

Das Librium war eine wahre Wunderpille. Sie sorgte nicht nur dafür, daß ich keinen Drang verspürte zu trinken, sie brachte mich auch dazu, auf dieser Bank im Schatten sitzen zu bleiben und tatenlos dabei zuzusehen, wie langsam aber sicher eine Bank in der Sonne daraus wurde. Ich nahm das zwar wahr, doch konnte ich mich den veränderten Umständen nicht anpassen. Ich blieb stur sitzen und redete mir ein, der Schatten wäre heute halt heißer und heller als sonst.

Das anschließende Gespräch mit Dr. Shulman dauerte etwa eine Dreiviertelstunde und ging äußerst zügig vonstatten. Ähnlich wie Mervyn es am Telefon mit mir gemacht hatte, fragte auch Shulman mich nach meiner gesamten Krankengeschichte, angefangen bei etwaigen Erbkrankheiten über Masern, Röteln und Windpocken bis hin zu Fehl- und Totgeburten. Wann ich meinen letzten Sex gehabt hatte, wollte er wissen, und ob ich noch Lust am Sex gehabt hätte, ob ich an Durchfall oder Verstopfung litte, an sogenannten Filmrissen oder ob ich jemals unter Einfluß von Alkohol Auto gefahren wäre.

Während ich die einzelnen Fragen nach bestem Wissen beantwortete, wurde ich zusehends müder und unkonzentrierter. Shulman nahm das zwar zur Kenntnis, brachte den Fragebogen aber trotzdem zum Ende.

»Fürs erste wäre es das jetzt«, meinte er dann. »Jetzt kriegen Sie nur noch das hier von mir!«

Er griff nach einem Plastikstreifen, der schon die ganze Zeit über auf dem Schreibtisch gelegen hatte.

»Was ist das?«

»Ein Armband, Bea!«

Er schlang das zartblaue, durchsichtige Band um mein linkes Handgelenk und verschloß es.

»Muß ich das die ganze Zeit anbehalten?« fragte ich und hörte selbst, wie ängstlich meine Stimme dabei klang.

»Sie können es gar nicht abnehmen, Bea.«

Diese Auskunft verteilte meine Angst vom Hinterkopf in den gesamten Körper, und ich ging der Sache sofort auf den Grund.

Hellmann, Diana Beace stand auf dem Band geschrieben, darunter war meine Sozialversicherungsnummer eingeprägt, darunter Dr. Shulmans Name und die Nummer meines Krankenblatts.

»Ich ...«, stammelte ich, »ich ...«

»Was?«

Ich atmete tief durch. »Nichts«, log ich dann.

»Gut. Dann brauche ich jetzt nur noch eine Urinprobe von Ihnen«, seufzte Shulman und blickte mich dabei fragend, eigentlich sogar eher zweifelnd an. »Schaffen Sie das?«

Ich verzog das Gesicht.

»Keine Ahnung«, winselte ich, »kommt auf einen Versuch an.«

Ich hatte seit Tagen kaum noch auf die Toilette gemußt, da schien es mir zweifelhaft, daß es ausgerechnet jetzt klappen sollte.

Shulman lächelte, drückte mir einen Pappbecher in die Hand und führte mich zu einer großen Metalltür, hinter der eine Toilette verborgen war.

»Diese Tür muß leider offenbleiben«, erklärte er mir. »Bevor man Ihre Sachen nicht untersucht hat, darf ich Sie nicht ohne Aufsicht lassen.«

Verwirrt sah ich mich um. Direkt neben der Toilette waren das Labor und das dazugehörige Büro. Ein paar Leute saßen dort an ihren Schreibtischen und arbeiteten, Frauen wie Männer.

»Ist schon okay«, sagte ich gedehnt.

»Sind Sie sicher?«

Ich nickte.

So saß ich kurz darauf mit heruntergezogener Hose bei grell hellem Lampenlicht und sperrangelweit geöffneter Tür auf der Klobrille und versuchte, ein paar Tropfen zu produzieren.

Es fiel mir schwer. Aber das war vermutlich auch kein Wunder. Ich stand irgendwie neben mir. Immer und immer wieder fragte ich mich, ob das wirklich *ich* war, die hier hockte und zu pinkeln versuchte. Das konnte doch unmöglich *mein* Leben sein. Das mußte ich doch träumen.

Doch klingelte kein Wecker, um mich aufzuwecken.

Zu meinem Erstaunen nahm Dr. Shulman die paar spärlichen Tropfen meiner Urinprobe zufrieden entgegen.

»Das reicht schon, Bea«, sagte er und sah mich ruhig an. »Sie sind ziemlich müde, nicht wahr?«

Ich nickte. Ich konnte mich kaum noch auf den Beinen halten.

»Na, dann gehen Sie jetzt erst mal rüber. Sie kommen in die DuPont Hall. Legen Sie sich hin und versuchen Sie, ein bißchen zu schlafen.«

Er griff nach meiner Hand. »Und wie gesagt, Bea: *Nicht leiden!* Wir haben hier Librium genug.«

Erst Tage später erfuhr ich, warum man mich immer und immer wieder darauf hinwies. So, wie ich erst Tage später erfuhr, daß ich am Nachmittag jenes 25. August 1995 dem Tod weit näher gewesen war als einem neuen Leben.

Wie ich feststellte, war das Betty Ford Center keine Klinik mit diversen Stockwerken und Aufzügen und Treppenaufgängen, sondern eine weitläufige Anlage, die aus verschiedenen, in sich abgegrenzten Bauten bestand. Derzeit befand ich mich in dem, was man Hauptgebäude nennen konnte. Dort waren unter anderem die medizinische Abteilung und das Aufnahmebüro untergebracht. Und von dort holte nun ein Mann mich und mein Gepäck ab.

Er war ungemein groß, dieser Mann, das fiel mir als erstes auf. Dann bemerkte ich, daß er äußerst auffällig gekleidet war. Er trug blutrote Hosen, ein kobaltblaues Hemd, sonnengelbe Turnschuhe ... wie ein zu groß geratener Papagei sah er aus. Ein sehr attraktiver Papagei.

»Sie sind also Bea!« begrüßte er mich schon von weitem und streckte mir auch gleich zielsicher die Hand entgegen.

»Ja?« entgegnete ich, als sei ich mir im Grunde hinsichtlich meiner Person gar nicht so unbedingt sicher.

»Hi!« meinte mein Gegenüber und zwang mir seinen Händedruck förmlich auf. Der war so fest, daß es schmerzte, und ich schalt mich, daß ich das eigentlich hätte voraussehen und ihm folglich auch hätte entgehen können.

»Ich bin Al!« wurde ich alsdann aufgeklärt.

»Hi, Al!«

»Kommen Sie, Bea, ich bringe Sie jetzt erst mal in Ihr Zimmer!«

Die Aussicht auf ein weiches, gemütliches Bett ließ mich innerlich jubilieren. Von diesem Jubel drang allerdings nichts nach draußen, da war wohl das Librium vor. So folgte ich also auf weichen Knien dem schönen Al, der über einen breiten Asphaltweg auf ein flaches Gebäude zuging, von denen es einige auf dem Gelände gab. Ich sah zumindest noch zwei weitere links von mir liegen, jenseits großer Wiesen.

»Elizabeth Taylor ist auch in der DuPont Hall gewesen!« erklärte mir der schöne Al.

Das waren die ersten Worte, die er nach der spärlichen Begrüßung an mich richtete, und während er diese Worte sprach, klang seine Stimme ganz merkwürdig. Das fiel mir auf.

»Ach ja?« entgegnete ich entsprechend zögerlich.

Was derartige Geschichten anging, war ich noch nie die Gläubigste gewesen. Liz Taylor hatte zwar nie einen Hehl daraus gemacht, im Betty Ford Center gewesen zu sein, doch bezweifelte ich, daß sie hier wie eine Normalsterbliche behandelt worden war.

»Ja, Bea, sie war auch hier«, bekräftigte Al.

Es war, als wolle Al versuchen, mir einzureden, daß ich stolz darauf sein müsse, etwas mit Mrs. Taylor gemein zu haben. In Wahrheit war er aber wohl der einzig Stolze hier, stolz darauf, auf Asphalt zu wandeln, der auch schon einen der letzten ganz großen Hollywood-Stars getragen hatte.

Gott! dachte ich. *So einer!* Ein Manipulant hatte mir zu meinem Glück jetzt gerade noch gefehlt.

Al öffnete die gläserne Eingangstür der DuPont Hall und ließ mich eintreten.

Ich fand mich in einem breiten Korridor wieder. Die Wand zu meiner Rechten war eine einzige riesige Anzeigentafel, ein Zettelchen hing neben dem anderen. Auf einem schmalen Holzregal stand ein altmodisches Telefon. Dem gegenüber öffnete sich der Korridor in eine gemütlich wirkende Sitzecke, in der ein Sofa und zwei Sessel standen. Al und ich gingen geradeaus weiter und gelangten in eine gewaltige Halle. Am Kopf war eine Küchenzeile, und davor standen mehrere Tische und Stühle. Ein paar Stufen tiefer tat sich eine Art Wohnzimmer auf. Es war sehr geräumig, äußerst luxuriös eingerichtet, und es gab sogar einen Fernseher. Rechts und links dieses Salons war wiederum je ein breiter Gang, und an den auf der rechten Seite grenzte ein Büro, das völlig verglast und im Moment leer war. *G(l)askammer!* schoß mir durch den Kopf, und dabei fühlte ich mich für einen kurzen Moment äußerst unwohl in meiner Haut.

Al stellte mein Gepäck vor der *G(l)askammer* ab. Dann ging er den Gang mit mir hinunter, und wir passierten eine weit geöffnete Flügeltür. Zu meiner Linken tat sich ein weiterer Gang auf, und hier gingen jetzt rechts und links jede Menge Türen ab.

Verzweiflung machte sich in mir breit. Ich versuchte, mich irgendwie zu orientieren, aber es gelang mir nicht. Alles war so total unüberschaubar. Doch Al steuerte zielsicher auf eine Tür zu, die ganz am Ende des Ganges gelegen war. Ich hoffte, daß ich damit nun endlich ankam. Wie ich hier jemals wieder wegkommen sollte, das war eine andere Frage. Erst mal ankommen und ausruhen, erst mal –

Mich traf der Schlag! Das Zimmer, in das der schöne Al mich geführt hatte, war zwar groß, doch standen *zwei* Betten darin, etwas, was ich nun überhaupt nicht erwartet hatte. Allein die Vorstellung, die nächsten vier Wochen mit jemandem das Zimmer teilen zu müssen, war mir unerträglich. Andererseits nützte es nichts, den Kopf in den Sand zu stecken, denn da standen Schuhe vor dem einen Bett, und über dem Stuhl, der vor einem der beiden schmalen, kärglichen Schreibtische stand, über diesem Stuhl lag ein Pullover …

»Hier ist das Bad!« riß Al mich aus meinem Gedankenwirrwarr und zeigte mir sogleich den nächsten Alptraum.

Zwischen dem Zimmer und dem sogenannten Bad war nämlich keine Tür. Als wäre das noch nicht genug, um nur ja keine Intimsphäre aufkommen zu lassen, war das Räumchen auch noch so klein, daß meines Erachtens zwei Menschen unmöglich zur gleichen Zeit darin werkeln konnten. Doch sprach sehr viel dafür, daß das erwartet wurde. Es war nämlich auf jeder Seite ein Waschbecken da! Und neben jedem Waschbecken lagen zwei Handtücher und sogar ein Waschlappen!

»Die Toilette ist hinter der Tür, Bea!«

Al sagte das mit einem Tonfall, der mir verriet, daß er mein Entsetzen zwar zur Kenntnis, es sich aber nicht zu Herzen nahm.

Ich reagierte entsprechend. »Da müßte ich mal hin«, sagte ich nur.

»Nur zu!«

Zaghaft öffnete ich die sogenannte Toilettentür und stand sofort mit dem Kopf vor einer Wand. Rechts in die Ecke gequetscht war der Toilettentopf, in der linken Ecke war die Dusche, so schmal, daß ich schon Platzangst bekam, als ich mir nur vorstellte, da hinein zu müssen. Außerdem waren auf dem Fußboden Steinfliesen – Brutstätten für ...

»Bea?«

Ich kam aus der Toilette und wusch mir unter Als Aufsicht die Hände.

»Kelly wird sich nachher um Sie kümmern«, redete er auf mich ein. »Sie wird Ihnen auch die restlichen Papiere und die Bücher geben und alles übrige mit Ihnen machen. Haben Sie das verstanden?«

»Ja«, log ich.

»Dann werde ich Sie jetzt den anderen vorstellen und sehen, daß Sie Ihren Buddy kennenlernen.«

»Wen?«

Statt mir eine Antwort zu geben, hastete Al weiter, und ich folgte ihm, denn etwas anderes blieb mir ja nicht übrig. Dabei fragte ich mich, ob dieser Mann vielleicht nicht wußte, daß der Arzt mir geraten hatte, mich hinzulegen. Doch sagte ich mir sogleich, daß das unmöglich sein konnte, denn ich war hier schließlich in der besten Klinik der Welt. Während ich mir das erfolgreich einredete, folgte ich Al zurück in die Halle und dann durch ein großes gläsernes Portal nach draußen: Auf einem etwa zehn Meter breiten und fünf Meter tiefen, asphaltierten und nicht überdachten Hof standen mehrere Tische und Stühle, und dort saßen ein paar Frauen und rauchten.

»Das ist hier der einzige Ort, an dem Sie rauchen dürfen!« belehrte mich Al. »Zigaretten sind nämlich auch eine Sucht, und deshalb ist unsere Institution ansonsten rauchfrei.«

»Aha.«

Ich winselte das mehr, als daß ich es sagte. Daß man mir in meinem Zustand nun auch noch die Zigaretten reglementieren wollte, durfte ich mir gar nicht vorstellen. Das überlebte ich nicht!

»Hi, Girls!« Als Stimme klang auf einmal sehr fröhlich. »Das hier ist Bea. Sie ist gerade angekommen.«

Während ich dastand und gar nicht wußte, wie mir geschah, waren diese fremden Frauen auf Anhieb unbeschreiblich nett zu mir. Sie standen alle sofort auf und stellten sich auch nacheinander bei mir vor, doch konnte ich mir ihre Namen einfach nicht merken, dazu war ich viel zu benebelt. Ich konnte nicht einmal ihre Gesichter auseinanderhalten, nur ein paar Besonderheiten prägten sich mir ein.

»Hi, Bea!«

Vor mir stand ein großgewachsenes, vollschlankes Mädchen mit tiefschwarzen Haaren und hellblauen Kulleraugen.

»Ich bin Tania, dein *Buddy.*«

»Hi, Tania«, entgegnete ich und sank auf den nächstbesten Stuhl.

»Ihr kommt jetzt ohne mich zurecht?« fragte Al in die Runde. »Oder?«

»Ja doch!« riefen die Frauen im Chor. »Und wenn nicht, dann schreien wir nach dir.«

»Sehr gut!«

Al verschwand im Inneren der DuPont Hall, und die mit dem vielen Schmuck fing an zu kichern.

»Und wenn wir nicht zurechtkommen«, flüsterte sie, »dann schreien wir ganz bestimmt nicht nach dir, Alli-Maus!«

Die Frauen brachen in lautes Gelächter aus.

»Al ist mit Vorsicht zu genießen«, erklärte Tania mir. »Aber das wirst du schon noch mitkriegen. Wie so manches. Und was du nicht von allein kapierst, das bringe ich dir eben bei. Bin schließlich dein Buddy.«

»Was ist das denn?« erkundigte ich mich mit schwerer Zunge.

Wörtlich ins Deutsche übersetzt hieß *buddy* nämlich nichts als »Kumpel« oder »Kamerad«, und da ich alle hier für meine Kameradinnen hielt, zumindest in puncto Schicksal und Schicksalsbewältigung, konnte ich mir das Wort nicht erklären.

»Ein Buddy?« lachte Tania. »So was kriegt hier jede in den ersten Tagen. Dein Buddy zeigt dir alles, damit du dich zurechtfindest. Und wenn du irgendwelche Fragen hast, kannst du dich jederzeit an mich wenden.«

»Ach so«, heuchelte ich Interesse.

So ganz leuchtete mir der Zauber nämlich immer noch nicht ein. Hieß das etwa, daß ich außer dieser Tania niemanden nach etwas fragen durfte? Und wo waren die Erwachsenen? Ich fühlte mich zur Zeit wie ein kleines Kind, das elterlichen Halt brauchte. Da ich keine Hoffnung hatte, so bald eine Antwort zu bekommen, zündete ich mir erst einmal eine Zigarette an.

»Worauf bist du?« fragte mich derweil die mit den tollen Haaren.

Und daraufhin sah ich sie an wie ein neugeborenes Kind. Sie hatte ihre Frage so voller Selbstverständnis gestellt.

»Ich bin Alkoholikerin!« antwortete ich mit dem gleichen Selbstverständnis, und dabei machte sich ein Gefühl von Geborgenheit in mir breit, das so wohltuend war, daß es fast schon wieder schmerzte. Nach all diesen Jahren, in denen ich anders gewesen war als andere, nach all diesen Jahren war ich jetzt endlich eine von vielen. Ich gehörte dazu.

»Und du?« erkundigte ich mich.

»Drogen!« antwortete mein Gegenüber.

Sie war noch ziemlich jung, höchstens fünfundzwanzig.

»Was für Drogen?«

Sie lachte.

»Alles!« rief sie und öffnete die Arme, als wolle sie die ganze Welt umarmen. »Kokain, Heroin, Crack, Haschisch, Marihuana, Pillen – und gesoffen hab' ich noch dazu!«

Als nächstes erzählten wir nacheinander, was wir uns so alles angetan hatten, bevor wir bei »Betty's« angekommen waren, und das war nicht nur aufschlußreich, sondern zudem auch noch richtig nett. Ja, für kurze Zeit vergaß ich, wo ich war, und fühlte mich sogar wohl.

Darüber erschien Kelly. Erst als sie plötzlich vor mir stand, erkannte ich in ihr die Frau wieder, die mich vom Parkplatz ins Hauptgebäude begleitet hatte. Und ich wunderte mich, daß ich das nicht vorausgesehen hatte, als ich ihren Namen aus Als Mund hörte. Doch war meine Fähigkeit zu assoziieren im Moment sicher nicht gerade die beste.

Kelly wollte, daß ich mit ihr in mein Zimmer kam.

»Ich muß Ihr Gepäck untersuchen, Bea.«

»Was?«

Ich hatte keine Ahnung, was das zu bedeuten hatte, und ich war viel zu müde, um mir irgendeine Vorstellung zu machen.

Kelly machte ein betretenes Gesicht.

»Tut mir leid«, meinte sie dann, »aber das muß sein.«

»Und warum?«

Nun nahm ihre Miene mitleidige Züge an.

»Die Frage können Sie sich doch sicher selbst beantworten, Bea. Oder nicht?«

Ich hatte immer geglaubt, daß ein Mensch, der einmal im Leben nach Israel geflogen ist, in puncto Gepäckkontrolle durch nichts mehr zu schrecken wäre. Doch da hatte ich mich geirrt. Kelly vom Betty Ford Center hätte den Sicherheitskräften von El Al bestimmt noch eine Menge beibringen können.

Sie nahm alles unter die Lupe, einfach alles! Jeder Slip, jedes Hemdchen, jeder Pulli wurde auseinandergefaltet und ausgeschüttelt und anschließend dann aufs Bett gelegt, so daß sich dort bald schon ein gewaltiger Haufen bildete.

Neben dieser generellen Untersuchung tat die gute Kelly aber auch bizarre Dinge, zumindest Dinge, die mir bizarr erschienen. So ließ sie mir beispielsweise meinen Walkman, konfiszierte aber meine Musikkassetten, so daß das Gerät keinen Sinn mehr machte, und erst nach langem, lautem Flehen durfte ich mein Wörterbuch behalten.

Meine Tabletten wurden mir natürlich auch weggenommen, selbst Kalzium und Magnesium. Das leuchtete mir nur bedingt ein, denn wenn meines Erachtens auch nicht davon auszugehen war, daß man sich mit Mineralien in Rauschzustände versetzen konnte, so machte es doch Sinn, daß die Klinik wissen wollte, ob und wann man an irgendwelchen Mangelerscheinungen litt.

»Was ist das hier?« Kelly hielt eine kleine braune Flasche mit rotem Drehverschluß in den Händen.

»Das ist mein Gesichtswasser«, antwortete ich wahrheitsgetreu. »Es enthält vierzig Prozent Alkohol, aber ich brauche es.«

»Warum?«

Statt irgendeine umständliche, womöglich auch noch falsche Antwort zu geben, zeigte ich Kelly einfach mein Gesicht. Ich brauchte dieses Gesichtswasser, damit ich nicht diese ekelhaften Talgdrüsenentzündungen bekam, unter denen ich seit Jahren litt.

»Tut mir leid«, befand Kelly, »aber das kann ich Ihnen nicht lassen.«

»Aber ich muß es haben!« wimmerte ich.

Ich hatte mir mein Gesicht schon einmal operieren lassen müssen, weil die Pusteln zu dick geworden waren. Jetzt entzündeten sich die Narben, und rechts und links davon bildeten sich ständig neue Pusteln, es war grauenhaft.

»Bitte!« flehte ich. »Das brauche ich wirklich dringend!«

Kelly zeigte sich nicht gerade gerührt.

»Wir werden es bei den Meds hinterlegen«, meinte sie nur.

»Wo?«

»Sie müssen morgens und abends zur ärztlichen Untersuchung, Bea. Da ist dann dieses Zeug hier, so daß Sie sich das Gesicht damit abwischen können.«

»Bei den Ärzten?«

Kelly atmete tief durch. »Wo Sie gerade waren!« sagte sie ganz ruhig.

»Heißt das *Meds*?«

Endlich begriff Kelly, daß ich ja nicht nur eine Alkoholikerin, sondern zudem auch noch eine Ausländerin war.

»Ja«, hauchte sie und schenkte mir sogar ein Lächeln dabei, »wir nennen unsere Ärzte die Meds.«

Damit war mein Gepäck untersucht. Nur eines fehlte noch. Nur mit einem mußte Kelly sich noch beschäftigen, und das tat sie jetzt. Eh ich mich versah, hatte sie meinen besten Freund beim Wickel.

»Nun zu ihm!« sagte sie und patschte unsensibel an ihm herum.

Wie ein kleines Mädchen stand ich da.

»Das ist mein Teddybär«, flüsterte ich und dachte: *Nimm ihn mir bitte nicht weg!*

Mein Teddy war schließlich alles, was ich hier jetzt noch hatte. Und überhaupt: Mein Teddybär kannte mich besser als jeder Mensch, und er war auch verläßlicher als jeder Mensch. Ich brauchte ihn zum Überleben wie die Luft zum Atmen, und ich kam mir nicht einmal lächerlich dabei vor, das mit siebenunddreißig Jahren so zu empfinden. Lächerlich nicht, nur einsam.

Kelly untersuchte das Stofftier auf das genaueste.

»Niedlich!« befand sie.

Das entspannte mich ein wenig, und es machte mich zugleich auch stolz. Kelly fand meinen besten Freund *niedlich!*

»Er ist immer bei mir«, vertraute ich ihr daraufhin an, »egal, wo ich bin.«

Sie sah mich an. »Dann ist er also schon ziemlich weit gereist.«

Ich nickte. »Und es ist auch ganz bestimmt nichts in ihm versteckt ...«

Sie legte den kleinen Teddybär in meine Arme.

»Ich weiß, Bea«, sagte sie dann ganz leise, »ich weiß ...«

Die nächste halbe Stunde verbrachte ich noch einmal qualmend im Raucherhof. Doch wurde meine Müdigkeit zusehends unerträglich.

»Na, dann leg dich doch hin!« meinte eine der Frauen.

Es war diese großgewachsene, sehr zarte Mittvierzigerin, die – anders als die anderen – sehr ausgefallen angezogen war und auch jede Menge Schmuck trug, Schmuck, der doch eigentlich verboten war.

»Als ich hierher kam«, erklärte sie mir, »da hab' ich die ersten vier Tage kaum was anderes getan als geschlafen.«

»Wirklich?«

Sie nickte. »Hast du heute schon was gegessen?«

»Nein.«

»Also holen wir dich zum Abendessen«, meinte Tania, mein Buddy.

Und nachdem ich meine Zigarette ungeschickt in den Aschenbecher gedrückt hatte, begleitete sie mich in mein Zimmer.

Ich zog mich nicht einmal aus. Wie ich war, nahm ich meinen besten Freund fest in die Arme, und dann kroch ich unter die schwere und äußerst kostbare Tagesdecke. Sie war rotgrundig und mit großen, bunten Blumenmotiven bedruckt. Das war das letzte, was ich wahrnahm. Im nächsten Moment war ich auch schon eingeschlafen.

3

Zeit und Raum gelten als die beiden wesentlichen Orientierungsformen für den Menschen. Indem er sich fragt und beantwortet, wann er wo ist, schafft er sich eine Art von Laufstall, in dem er sein eigenes Leben am Rande oder auch inmitten des restlichen Weltgeschehens ablaufen lassen und beides in ein persönliches Verhältnis zueinander setzen kann. Daraus kann er dann schlußfolgern, was er ist. Und reicht ihm das noch nicht, so forscht er weiter, wer er ist – um dabei dann irgendwann festzustellen, daß er eigentlich nur der ist, der Zeit und Raum ihm erlauben zu sein. Wir sind unablässig damit beschäftigt, uns einzuordnen, doch läuft dieser Vorgang dermaßen selbstverständlich ab, daß es niemandem auffällt. Es war auch mir nie aufgefallen. Es fiel mir erst jetzt auf, jetzt, da ich plötzlich keinerlei Gefühl mehr für Zeit und Raum hatte. Ich wußte weder, wo ich war, noch wußte ich, was für einen Tag wir hatten; ich wußte nicht einmal, ob Tag oder Nacht war, und wenn es das eine oder andere war, wieviel Zeit denn zwischen dem einen und dem anderen vergangen war. Ich wußte nur eines: Der Lärm um mich her bereitete mir körperliche Schmerzen.

Zuerst konnte ich die Geräusche gar nicht orten. Ich hatte nämlich keine Ahnung, ob ich sie nur träumte oder ob sie Wirklichkeit waren. Ich wußte nur, daß ich wollte, daß das aufhörte – *sofort!* Doch wurde das Klopfen und Rufen statt dessen immer lauter und darüber hinaus –

Langsam fing ich an, einen Körper zu fühlen, meinen Körper, und dieser Körper fror erbärmlich ... *Ach ja!* erinnerte ich mich,

ich lag ja im Bett und – *verdammt, da zupfte jemand an meiner Decke!*

Mühsam öffnete ich die Augen, zur Hälfte nur, zu mehr war ich nicht fähig. Durch den nahezu undurchdringlichen Gitterzaun meines Wimpernkranzes sah ich eine Frau. Es war ...

Oh! durchfuhr es mich. *Die Frau ist Tania, mein ... Ich bin im Betty Ford Center, und das da ist mein Buddy.*

Und dieser Buddy stand lächelnd vor meinem Bett.

»Komm, Bea, du mußt aufstehen!«

Der Gitterzaun meines Wimpernkranzes krachte zusammen, doch schien das kein Unfall, sondern ein Verbrechen zu sein, denn zur Strafe wurde mein armer Körper nun gerüttelt und geschüttelt.

»Aufstehen, Bea! Los!«

Ich versuchte, die Augen neuerlich zu öffnen, doch erwies sich das als Unding.

»Ich ... ich kann nicht«, wimmerte ich.

»Komm, Bea!« wiederholte sie nur immer wieder. »Du mußt zu den Meds! Komm! Und anschließend gibt es Abendessen!«

Abendessen! Wenn ich mit Bestimmtheit hätte sagen können, daß ich einen Magen hatte, so hätte sich selbiger bei dem Wort Abendessen gewölbt. Doch war ich froh, meine Arme, meine Beine und meine Augenlider zu spüren, so daß es bis zu den inneren Organen noch ein weiter Weg war, ein zu weiter.

»Ich ... ich hab' ... keinen Hunger ...«, stammelte ich deshalb nur, heilfroh, daß mir dieses abgedroschene, zugleich aber auch keiner Begründung bedürfende Argument eingefallen war. Es war schließlich nicht selbstverständlich, daß einem so etwas einfiel; in meinem Zustand war nichts mehr selbstverständlich.

Für Tania schien mein Argument jedoch überhaupt nicht stichhaltig zu sein.

»Aufstehen!« rief sie nur noch einmal, diesmal so laut, daß es in meinen Ohren dröhnte, und dann fügte sie mit leiser und leidender Stimme hinzu: »Nun mach schon, Bea, sonst gibt es Ärger ...!«

Das wirkte.

Ärger wollte ich nämlich nicht haben. Ärger hatte ich noch nie haben wollen. Ich konnte diese Worte nur denken, nachdenken konnte ich nicht über sie, schon gar nicht über ihren Inhalt und ihre möglichen Hintergründe.

Obwohl ich kaum wußte, wie ich meinen gefühllosen, bleischweren Körper bewegen sollte, tat ich artig, wie mir geheißen war. Und während ich das tat, wurde mir zum erstenmal eine der größten Miseren meines Lebens bewußt: Ich gehorchte immer! Und ich war immer höflich und entgegenkommend. Dabei war in meinem Inneren oftmals blanke Wut, so wie jetzt zum Beispiel. Ich wäre von Herzen gern ungehorsam und bösartig gewesen, doch hatte ich Angst davor. Ich konnte nicht.

Dr. Shulman war äußerst überrascht, mich so rasch schon wiederzusehen.

»Haben Sie denn nicht geschlafen?« fragte er.

»Doch«, winselte ich, verzweifelt damit beschäftigt, meinen Kopf aufrecht auf meinem Körper zu halten. »Aber die haben mich geweckt«, jammerte ich weiter, »weil ich herkommen und was essen sollte ...«

Dr. Shulman verzog das Gesicht, und für einen kurzen Moment war da so etwas wie Verärgerung in seiner Miene, ein Hauch nur – und dennoch. Vielleicht bildete ich mir das aber auch nur ein, denn schon im nächsten Augenblick wischte mein Gegenüber den anscheinenden Ärger mit einem Lächeln fort.

»Na, dann wollen wir mal!« meinte er dabei leichthin und kontrollierte alsdann meinen Puls, meinen Blutdruck und meine Zitterei.

»Geht es Ihnen sehr schlecht?« fragte er, als er damit fertig war.

Ich überlegte einen Moment, dann schüttelte ich den Kopf.

»Nein?« vergewisserte er sich.

Wieder überlegte ich einen Moment, nicht, weil ich das für erforderlich hielt – ich saß hier schließlich nicht im Zeugenstand und machte eine eidesstattliche Aussage –, wohl aber, weil ich so lange brauchte, um die Frage von meinen Ohren zu meinem Gehirn zu transportieren und dann in meinem Gehirn so zu verarbeiten, daß ich eine Antwort geben konnte.

»Nein«, seufzte ich dann.

Statt sich mit dieser doch eigentlich erfreulichen Antwort zufriedenzugeben, sah Dr. Shulman mich nachdenklich an.

»Bea ...«, meinte er schließlich, schloß dabei die Augen und schien sichtlich nach Worten zu suchen. »Können Sie überhaupt noch spüren, ob es Ihnen gut oder schlecht geht?«

Die Frage traf mich wie ein Dolchstoß, der auf mein Herz gerichtet gewesen war und dennoch nur meinen Kopf traf. Mir war, als bereiteten Shulmans Worte in den Tiefen meines Innenlebens einen kolossalen Schmerz, doch spürte ich das nur verstandesmäßig, nicht körperlich.

»Ich ... ich weiß nicht ...«, stammelte ich dann, ganz leise nur, so leise, als müsse ich mich dieser Antwort schämen.

Fest blickte Dr. Shulman in meine Augen. Und dabei entdeckte ich in seinen Augen eine tiefe Traurigkeit, die ich mir nicht erklären konnte und auch nicht erklären wollte. Ich hatte genug damit zu tun, ihm dabei zuzusehen, wie er sich von seinem Stuhl erhob, zum Giftschrank ging, mir zwei weitere Librium verpaßte.

»Und dann würde ich mich gern mit Ihnen über Ihre Medikamente unterhalten, Bea.«

Dr. Shulman ging zu einem anderen Schrank, und als er dessen Tür öffnete, sah ich dahinter Haufen von Plastiktüten verschiedener Größen. Eine davon enthielt all das, was Kelly mir bei ihrer Leibesvisitation abgenommen hatte.

»Was sind das für Pillen, Bea?« Er schüttete den Inhalt der Tüte mitten auf seinen Schreibtisch. »Das meiste sind nämlich deutsche Präparate, die ich nicht kenne«, führte er dabei aus.

Ich atmete tief durch, und dann beugte ich mich vor und ließ meinen Blick über jene bunte Vielfalt gleiten, die sich da vor mir auftat.

Nacheinander nahm ich die einzelnen Schachteln und Röhrchen in die Hand und erklärte, dies seien Kopfschmerz-, jenes Grippe- und Hustenmittel, das da diverse Vitaminpräparate.

»Und was ist das hier?«

Ich wagte kaum, Luft zu holen.

»Ein Beruhigungsmittel«, antwortete ich dann, »so was Ähnliches wie Valium.«

Dr. Shulman ließ die nicht gerade kleine Dose in seiner Hand verschwinden.

»Wo bekommen Sie das her, Bea?«

»Vom Arzt«, erwiderte ich.

Ich hatte dieses Medikament vor Jahren mal verschrieben bekommen, weil ich bei einer Untersuchung über meine Schlaflosigkeit, meinen Streß und meinen Alkoholkonsum geklagt hatte. Seither bat meine Mutter regelmäßig um Wiederholungsrezepte, die man anstandslos ausstellte.

»Vom Arzt?« wiederholte Dr. Shulman derweil, als sei meine Antwort unzureichend gewesen. Unglaube schwang in seinem Blick, gemischt mit einer gehörigen Portion Fassungslosigkeit.

»Wissen Sie«, seufzte ich daraufhin, »mein Leben war in den letzten Jahren ziemlich aufreibend. Da hat es keinen verwundert, daß ich über Schlafstörungen klagte.«

Shulman lehnte sich zurück und legte den Kopf in den Nacken. »Sie haben das Zeug hier auf Rezept gekriegt?«

»Ja.«

»Immer?«

Erst jetzt verstand ich, was diese Fragerei sollte. Mein Gegenüber wollte wissen, wie weit ich gegangen war, um meine Sucht zu stillen.

Ich lächelte ihn kraftlos an. »Immer, Herr Doktor.«

Er atmete laut durch, fast klang es wie ein erleichtertes Aufatmen.

»Und wie viele von den Tabletten nehmen Sie in der Regel?« bohrte er dann weiter.

»Zwei oder drei«, erwiderte ich wahrheitsgetreu, »manchmal auch mehr.«

»Über den Tag verteilt?«

»Nein«, lachte es laut aus mir heraus.

Im nächsten Moment war ich ganz ernst. Bewußt preßte ich meinen Rücken fest gegen die Stuhllehne, bewußt verschränkte ich meine Arme vor der Brust und senkte den Blick.

»Nein«, erklärte ich dann noch einmal, »ich werfe sie abends auf den Alkohol. In ... in letzter Zeit habe ich sie sogar *mit* dem Wodka genommen.«

Als es heraus war, fühlte ich mich merkwürdig erleichtert. Trotzdem war mir nach wie vor, als gelte es, mich zu verteidigen, und so blickte ich nur äußerst zaghaft und ebenso ängstlich auf.

Dr. Shulman zeigte keinerlei Regung.

»Ich kenne Schlimmeres«, meinte er nur. »Außerdem ist Mißbrauch von Beruhigungsmitteln ziemlich typisch für Alkoholiker. Irgendwann muß schließlich jeder mal schlafen, nicht wahr?«

Zuerst konnte ich dieses viele Verständnis gar nicht fassen, dann war ich nur noch zutiefst dankbar dafür, und so beschloß ich, diesen offenbar günstigen Moment auszunützen.

»Wie ist das denn jetzt mit meinem Gesichtswasser?« erkundigte ich mich. »Ich brauche das nämlich dringend, und Kelly hat es mir weggenommen. Ich kann aber nicht –«

»Es enthält Alkohol«, fiel Dr. Shulman mir ins Wort, »deshalb sind wir verpflichtet, es Ihnen wegzunehmen.«

Verstört senkte ich den Kopf. Ohne die Lotion, die neben dem Alkohol ein Antibiotikum enthielt, sah ich in wenigen Tagen aus wie ein Streuselkuchen, das wußte ich. Doch im Grunde machte es ja nichts, wenn sich meine Haut dem Rest meines Ichs anglich. Dann war wenigstens alles gleichmäßig häßlich.

»Wann brauchen Sie das Zeug?« wollte Dr. Shulman da auf einmal wissen.

»Morgens und abends«, brummelte ich.

»Gut. Sie müssen ohnehin um halb zehn noch mal hier reinschauen. Fragen Sie dann danach, und man wird es Ihnen aushändigen.«

Erstaunt blickte ich auf. »Wirklich?«

»Ja, Bea.«

Ich fragte mich, warum er so nett zu mir war. Es war doch niemals jemand nett zu mir gewesen. Ich war doch ...

»Um halb zehn muß ich erst wiederkommen?«

Ich war nur noch entsetzt, als diese Aussage endlich zu meinem Gehirn vorgedrungen war. Bis dahin waren es nämlich noch mehr als vier Stunden.

»Das halte ich bestimmt nicht aus, Herr Doktor. Ich bin todmüde.«

Shulmans Gesicht hatte einen eigenartigen Ausdruck. Es spiegelte Mitleid, zugleich aber auch Besserwissen.

»Das werden Sie schon aushalten, Bea«, meinte er da auch schon. »Gehen Sie jetzt erst einmal eine Kleinigkeit essen.«

Tania, mein offenbar allgegenwärtiger Buddy, hatte im Wartezimmer ausgeharrt und die Zeit dazu genützt, mit sich selbst zu hadern.

»Ich hab' was vergessen«, wehklagte sie, als ich aus Dr. Shulmans Behandlungsraum torkelte. »Ich hätte dir was erklären müssen, als wir herkamen, und das hab' ich vergessen.«

Sie machte einen wahrhaft zerknirschten Eindruck auf mich, sie knibbelte sogar an ihren Fingernägeln.

»Und deshalb zerfleischst du dich gleich?« plirrte ich sie an.

Sie lachte und versteckte ihre Hände hinter dem Rücken. »Nein, deshalb nicht«, meinte sie verlegen. »Aber weißt du –« Sie stockte. Und im nächsten Moment riß sie begeistert Mund und Augen auf.

»Ich kann es dir sicher auch jetzt noch erklären, Bea. Also paß auf! Wenn du hier reinkommst, hier ins Wartezimmer, meine ich, also wenn du hier reinkommst und da schon andere Leute sitzen, so wie das war, als wir vorhin herkamen, erinnerst du dich?«

Ich starrte sie an, unfähig zu reagieren. Zu sehr war ich damit beschäftigt, mich zu erinnern.

»Also da saßen doch schon welche, als wir kamen«, fuhr Tania da auch schon fort, »und wenn das so ist, dann setzt du dich nicht dazu, wie wir das fehlerhafterweise gemacht haben, sondern du bleibst an der Tür stehen. So!«

Sie machte es mir vor.

»Und dann schaust du dich um ...«

Auch das machte sie mir vor.

»Und dann fragst du: ›Wer war der letzte?‹, und derjenige, welcher der letzte war, der wird dann den Finger heben, und dann mußt du dir sein Gesicht merken, Bea. Verstehst du?«

Noch immer starrte ich sie an.

»Jaaaaa?« sang ich dann. Ich setzte den Ton unbewußt tief an und ließ ihn durch meinen gesamten Brustraum rollen.

»Gut«, freute sich mein Buddy. »Und wenn du selbst gerade die letzte bist, weil nach dir keiner mehr gekommen ist, Bea, und wenn dann doch einer kommt und der dann fragt ...«

Mir rauschte es nur so in meinem Schädel. Und während Tania sich aufmachte, mich in den Speisesaal zu schleppen, wurde dieses Rauschen immer lauter und heftiger, denn mein Buddy hörte nicht auf zu reden, mußte sie mir doch etwas beibringen, etwas scheinbar Lebenswichtiges, äußerst Kompliziertes ... es war alles nur viel zu schwierig für mich.

Der Speisesaal des Betty Ford Centers lag jenseits der medizinischen Abteilung im Hauptgebäude, und er war zu meinem Erstaunen nicht sonderlich groß. Es fanden vielleicht fünfzig Menschen gut Platz darin, mehr nur mit sehr viel Mühe.

Das Ambiente war das eines Selbstbedienungsrestaurants – und dieser eine Satz hätte gereicht, um mich dort essenstauglich zu machen. Aber Tania wollte sich keiner weiteren Unterlassungssünde schuldig machen und erklärte mir deshalb alles auf ihre Weise.

Ich beschloß, keine unnötigen Risiken einzugehen, und so wandte ich mich ohne große Umschweife dem Salatbuffet zu. Dort standen Gemüse- und Mayonnaise-Salate, Tomaten, Gurken und jede Menge Süßspeisen. Und da es daneben auch Brot gab, war mein Abendessen gesichert.

»Und wenn du nachher fertig bist mit dem Essen, Bea, dann –«

»Laß mich doch erst einmal anfangen, Tania!«

»Nein, Bea, das muß ich dir jetzt schon erklären, denn vielleicht esse ich ja schneller als du, so daß du nachher allein bist, und dann ...«

Während sie unaufhörlich weiterschnatterte, geleitete Tania mich zu einem der Tische, an den sich bald noch zwei weitere Frauen gesellten.

Die eine war die mit dem irrwitzigen Haarschnitt. Vom Nacken bis zur Obergrenze der Ohren war sie fast kahlgeschoren, dafür hing der Rest rundherum glatt herunter, so daß man sich fragte, ob - und wenn ja, wie - sie damit gucken konnte. Die Frisur erinnerte mich an eine Hunderasse: Sie hieß Bobtail, und die Dame hieß Tiffany, und ich wußte sofort, daß ich mir das würde merken können.

Tiffany war nämlich für meine deutschen Ohren ein ungemein überspannter Name, und damit paßte er zu dieser Person. Sie war eine gnadenlos von sich überzeugte Mittfünfzigerin, die das zweifelhafte Vergnügen hatte, bereits zum zweitenmal im Betty Ford Center zu sein.

»Letztes Jahr war ich nicht im August hier, sondern im Juli!« tönte sie, und mir war, als sei sie darauf auch noch stolz.

»O je.«

»Nein, Bea, das war gut so. Das mußte sein. Ich brauchte das.«

»Ach ja?«

Diese insgesamt vier Laute aus meinem Mund reichten aus, Tiffany in eine Art von Rausch zu versetzen. Binnen weniger Minuten sprach sie mindestens zweitausend Worte Englisch, und das unglaublich energisch. Daß sie trotz dieser beeindruckenden Natur Alkoholikerin war, konnte ich fast nicht glauben. Ich nahm mir vor, Tiffany erst einmal aus dem Wege zu gehen.

Die vierte am Tisch hieß Angela.

»Deine Zimmergenossin!« stellte sie sich bei mir vor.

Damit wurde nun meine bislang ärgste Befürchtung Wirklichkeit.

»O Gott«, stöhnte ich und ließ meine Gabel sinken, die bislang kraft- und lustlos in dem sogenannten Abendessen herumgestochert hatte. »Es ist also wirklich wahr?«

»Was?«

Angela wußte offenbar nicht, was ich meinte.

»Na ja«, druckste ich herum, »als ich mein Nickerchen gemacht habe, da dachte ich noch, daß vielleicht ... Die Amerikaner haben ja auch in den Hotels kaum Einzelzimmer, es stehen ja fast überall zwei Betten im Raum. Und da dachte ich –«

»Daß deine Vorgängerin nur noch nicht abgereist ist?« lachte Tania.

»Hier ist keiner allein!« mischte Tiffany sich ein, und es gelang mir nur mit sehr viel Mühe, ein Stöhnen zu unterdrücken.

Wenn diese Dame so weitermachte, fiel es mir nämlich schwer, sie zu ignorieren.

»Das ist schließlich das Prinzip des Betty Ford Centers«, rief sie da auch schon, als sei dies nicht nur das Beste von allem, sondern zudem auch der Stein aller Weisheit.

»Es ist das Prinzip des Betty Ford Centers, daß wir lernen, mit anderen zusammenzusein«, führte Angela aus und nickte bekräftigend dabei.

»Ach ja?« entgegnete ich.

Daraufhin nickten alle in der Runde, und das bereitete mir ein merkwürdiges Gefühl von Unwohlsein, mit dem ich aber nichts anzufangen wußte. So atmete ich erst einmal tief durch. Wenn mir als Kind übel war, hatte meine Mutter mir immer geraten, das zu tun. Ich wußte nicht, warum. Und ich wußte erst recht nicht, warum ich ausgerechnet jetzt daran denken mußte.

»Gut, Angela«, seufzte ich anschließend, »dann habe ich also jetzt mit dir das Vergnügen, und du hast mit mir die Last.«

»Allerdings nur noch heute nacht!« erwiderte sie und hob den Zeigefinger, als sei nun meine gesamte Aufmerksamkeit verlangt. »Ich komme nämlich morgen raus. Mein Mann holt mich schon ganz früh ab.«

Angela sah glücklich aus, als sie das sagte, ein Gefühl, das ich zu diesem Zeitpunkt nicht einmal im Ansatz nachvollziehen konnte. Glück war für mich etwas Unfaßbares geworden. Ebenso unfaßbar wie Unglück. Die Kombination von Alkohol und Librium hatte mich dahingehend nun endgültig abgestumpft.

In der Folge berichtete Angela von ihrer Suchtkarriere. Zwei Jahre zuvor hatte man ihr nach einer vergleichsweise unbedeutenden Operation ein Schmerzmittel verschrieben, von dem sie nicht mehr losgekommen war. Am Ende hatte sie zwischen Orange County, Los Angeles und Ventura County an die dreißig Apotheker gehabt, die sie mit dem Medikament weiter versorgten.

»Und dann hat einer von denen Verdacht geschöpft und Sacramento angerufen.«

»Sacramento?« wiederholte ich, weil das keinen Sinn für mich machte.

Angela lächelte.

»Die Pillen unterlagen dem Betäubungsmittelgesetz«, erklärte sie mir. »Der Arzt, der dir das Zeug verschreibt, behält eine Kopie des Rezepts, eine zweite bleibt beim Apotheker, und die dritte geht nach Sacramento zum kalifornischen Gesundheitsamt.«

»Aha«, befand ich, denn so ganz machte das immer noch keinen Sinn.

»Der Staat muß doch Kontrolle haben«, lachte Angela daraufhin. »Die Regierung muß schließlich wissen, welcher Patient aus was für einem Grund wie viele Drogen auf Rezept bekommt.«

»Damit kein Handel mit Tabletten betrieben wird«, flüsterte Tania, und dann grinsten alle, nur ich starrte dümmlich vor mich hin.

»Aber ... aber die Dealer sind doch überall«, stammelte ich schließlich. »Da, wo ich wohne, da –«

»Na, siehst du, Bea! So gut funktioniert unser Staat!«

Langsam aber sicher offenbarte sich auch mir der Witz der Sache.

»Ach so«, stieß ich aus und meinte alsdann: »Und da haben die also das Gesundheitsamt angerufen, und dann?«

Angela blickte mir fest in die Augen. Und das Gesicht, das sie dabei machte, sah traurig aus, unbeschreiblich traurig.

»Dann ist alles aufgeflogen, Bea, und ich kam her.«

»Und wie fühlst du dich jetzt?«

Sie atmete tief durch und lächelte. Und erst da wurde mir bewußt, daß Angelas Gesichtsausdruck nicht traurig, sondern mitleidig war.

»Sehr viel besser«, hauchte sie, als solle mir das Mut machen. »Und glücklich, weil ich morgen heim darf zu meiner Familie.«

Inzwischen strahlte sie über das ganze Gesicht, und ich sah sie eingehend an.

Angela war eine reizende Person. Sie war klein und zierlich, hellblond und bildschön, und ich dachte mir, daß diese Schönheit von Frau ihren Namen zu recht trug: Angela sah aus wie ein Engel. Mit ihr verglichen sah ich aus wie ...

Ich spürte einen stechenden Schmerz in meinem Bauch. Ich selbst war niemals schön gewesen, zu keiner Zeit meines Lebens.

Und der Körper war der Spiegel der Seele. Deshalb wurden auch nur schöne Menschen geliebt, und Menschen wie ich ... Der Schmerz in meinem Bauch wurde immer heftiger, und sicher hätte ich mich bald schon gekrümmt und vor Schmerzen geschrien, wenn Tania nicht gewesen wäre.

»Wie ist es?« sprach sie mich plötzlich an und legte mir dabei einen Arm um die Schulter. »Willst du mir mal gerade zeigen, ob du auch alles schön behalten hast?«

Ich erstarrte. Das Tagesgeschehen hatte mich wieder.

»Man darf nämlich nichts herumstehen lassen!« erklärte Tiffany dazu.

Nie im Leben würde es mir gelingen, diesen menschlichen Bobtail nicht zu beachten, das wurde mir ganz klar in diesem Moment. Und das bedeutete, daß ich jetzt versuchen mußte –

»Laß es uns gemeinsam machen!« schlug Tania vor. »Komm, Bea! Ich erkläre dir alles noch mal ganz genau ... Das leere Tablett stellst du da auf die anderen, Bea!«

»Ja, Tania.«

Wie eine Marionette tat ich artig alles, was man mir sagte, und dabei hoffte ich inständig, all diese Dinge auch zu behalten. Ich hatte in gewisser Weise richtige Angst, sie zu vergessen, denn diese Dinge schienen ja lebenswichtig zu sein, sonst hätte man ihnen sicher nicht solch große Bedeutung beigemessen. Ich mußte schließlich funktionieren; das war meine einzige Aufgabe in dieser Welt. Und meine Welt war für den Moment äußerst begrenzt.

So trottete ich schließlich hinter Tania zur DuPont Hall zurück. Mein Bauch war nun voll, und das hatte zur Folge, daß sich mein Kopf gleich nur noch leerer fühlte als bisher – dabei hatte ich mir nicht vorstellen können, daß da noch eine Steigerung möglich war.

Anders als am Nachmittag war die Raucherterrasse jetzt voll besetzt. Damit sah ich zum erstenmal alle in der DuPont Hall untergebrachten Frauen auf einmal; bei meiner Ankunft war da nur die kleine Gruppe der militanten Raucherinnen gewesen. Jetzt saßen da etwa zwanzig an der Zahl in der Runde, und sie rauchten, tranken Kaffee, oder sie redeten einfach nur miteinander.

Ohne mir auch nur eine dieser vielen Frauen genauer anzusehen, ließ ich mich erschöpft auf den erstbesten Stuhl fallen. Ich hatte schrecklichen Durst, eine natürliche Begleiterscheinung des Libriums, die der nette Herr Dr. Shulman mir ja vorausgesagt hatte.

»Na los, Bea!« tönte Tiffany. »Geh rein und hol dir was! Da ist der Kühlschrank! Und der ist immer voll!«

Tiffanys Lebhaftigkeit deprimierte mich maßlos. Ich fühlte mich ohnehin wie ein bewegungs- und denkunfähiger Fleischkloß, und die Gegenwart dieses Temperamentbündels verstärkte das nur noch. Ich hatte auch den Eindruck, als würde sie mich absichtlich piesacken. Statt mir etwas zu trinken zu holen, wollte sie, daß ich das selbst tat. Dafür, daß diese Einschätzung richtig war, sprach, daß sie mich wie eine bißwütige Schlange fixierte, während ich mich schließlich vom Stuhl hoch- und die paar Schritte über die Terrasse hinein in die Halle quälte. Ich fühlte mich mißbraucht, wenngleich ich nicht wußte, wozu. Es reichte, daß ich es so empfand. Es reichte zumindest völlig, um von jetzt an ernst zu nehmende Animositäten gegenüber dieser Tiffany zu verspüren.

Mit einem hatte diese überspannte Kuh jedoch recht gehabt: Der Kühlschrank war tatsächlich voll. Es gab Wasser, Apfel-, Orangen- und Johannisbeersaft, und Milch, Käse, Joghurt und Kräcker waren auch da. Ich vermutete, daß mir das hier in den nächsten vier Wochen vermutlich besser schmecken würde als der Fraß im Speisesaal, aber vielleicht sah die Welt morgen ja auch schon ganz anders aus, und ich hatte nur –

»Kein Wasser!«

Diese beiden Worte waren noch gar nicht von meinen Ohren bis zu meinem Gehirn vorgedrungen, als ich bereits diese Hand spürte, die nach der Wasserflasche griff, die ich mir gerade aus dem Kühlschrank geholt hatte. Es war Tanias Hand.

»Kein Wasser?« wiederholte ich fassungslos und sah dabei zu, wie Tania den Drehverschluß der Flasche öffnete und selbst daraus zu trinken begann.

»In den ersten paar Tagen sollst du nur Fruchtsäfte trinken!« erklärte sie mir dann. »Das reinigt die Leber besser. Später kannst du dann auch Wasser haben, aber nicht jetzt.«

»Aha …«

Ich wußte nicht so recht, ob ich ihr das glauben sollte. Das Wasser, das Tania mir da mit dieser so haarsträubend klingenden Erklärung entrissen hatte, war nämlich das letzte gewesen, das derzeit im Kühlschrank war. So nahm ich mir Apfelsaft und jede Menge Eis, und dabei sagte mir eine innere Stimme, daß ich tief gesunken wäre, nur noch Saft trinken zu dürfen; ja, fast war es mir vor mir selbst peinlich.

Die nächste halbe Stunde verbrachte ich wieder draußen auf der Terrasse, und zwar in einem nahezu unbeschreiblichen Zustand.

Körperlich anwesend saß ich auf meinem Stuhl und rauchte, dachte nichts, fühlte nichts, wußte nur, daß dieses Nichts auf merkwürdige Weise angenehm war. Wenn es allein nach mir gegangen wäre, hätte es gern ewig so weitergehen können.

Doch kaum daß ich mir das durch all den Nebel und Dunst in mir und um mich herum klargemacht hatte, sprang mein Buddy Tania auch schon auf und klatschte euphorisch in die Hände.

»Zeit zum circlen!« rief sie in die Runde.

Ähs und *Nees* flirrten durch die Abendluft.

»Los, los!« rief Tania. »Macht es mir nicht so schwer! Ihr wißt, daß ich dafür verantwortlich bin.«

»Nicht schon wieder!« wimmerte es aus der einen Ecke.

»Das haben wir doch gerade erst gemacht«, jammerte es aus einer anderen.

»Gerade erst?« kläffte Tiffany. »Das war vor dem Abendessen! Guckt mal auf die Uhr!«

Im nächsten Moment beugte sich dieser menschliche Bobtail auch schon zu mir nieder, griff nach meinem Arm und zerrte mich hoch.

»Was ist denn?« murrte ich.

»Es wird gecirclet!« brüllte sie mir höchst artikuliert ins Gesicht.

»Was ist das denn?«

Ich entzog ihr meinen Arm, nicht mit Gewalt, wohl aber mit äußerster Bestimmtheit. Diese ganze Angelegenheit war mir zu verdächtig.

»Wir circlen immer, bevor wir etwas Neues machen«, rief Tania mir zu, was meine Probleme ja auch nicht löste.

»Ihr bildet einen Kreis?« erkundigte ich mich deshalb vorsichtig.

Sie lachte.

»Komm her, Bea, du wirst schon sehen.«

Also vertraute Bea auf Tanias Worte, sie würde schon sehen. Und Bea sah auch, nicht nur das: Bea hörte auch! Der Anfang des sogenannten Circlens war mir so vertraut, daß mir sogleich die Tränen kamen. Wir Frauen bildeten einen Kreis und umfaßten einander bei der Taille. Dann erklang im Chor jenes Gebet, das mir meine Großmutter in ihre alte Bibel geschrieben und mir als *die* Botschaft ihres Lebens hinterlassen hatte:

»Möge Gott mir die Kraft geben, die Dinge anzunehmen, die ich nicht ändern kann; den Mut, die Dinge zu ändern, die ich ändern kann; und die Weisheit zu unterscheiden.«

Zutiefst gerührt stand ich da – als im nächsten Moment ein Alptraum über mir hereinbrach, wie er schlimmer gar nicht hätte sein können. Von jetzt auf gleich, ohne jedwede Vorwarnung, stellten alle Frauen den rechten Fuß vor dem linken auf und trommelten wie wild damit auf den Boden, während sie zugleich laut und heftig herausbrüllten:

»Eins, zwei, drei, vier
die Mädchen von DuPont sind wir!
Brauchen weder Schnaps noch Pillen
ergeben uns dem höh'ren Willen!
Eins, zwei, drei, vier:
DuPont!!!«

Vor Schreck hielt ich den Atem an. Dieses kindische Gekreische und Getrampele nahm dem vorangegangenen Gebet für mein Empfinden jedwede Würde. Es war wie ein Schock, von dem ich mich erst einmal erholen mußte.

Alle anderen rannten nach dem Circlen zum sogenannten Auditorium, das nur ein paar Meter von uns entfernt war.

»Ich kann das nicht«, sagte ich nur und sank gleich wieder auf meinen Stuhl.

»Du brauchst das heute auch nicht«, erklärte Tania mir mit mitfühlender Stimme. »Wir müssen aber hin.«

»Was ist denn da?«

»Ein Vortrag.«

»Ach so ...«

Mehr sagte ich nicht, und ich fragte auch nicht weiter, dazu war ich viel zu müde.

Allein! Als die anderen fort waren, hatte ich den kleinen Raucherhof ganz für mich, und erst da fiel mir auf, wie schön das war und wie sehr es mir die letzten Stunden gefehlt hatte, allein zu sein. Jetzt war ich es endlich, zumindest so in etwa. Außer mir waren da nämlich noch diese bezaubernden Enten, von denen es in der Anlage offenbar so einige gab. Von mir hatten die Tierchen allerdings nichts zu erwarten. Ich fütterte aus Prinzip keine Tiere. Sie hätten sich nämlich daran gewöhnen können. Und dann mußten sie sterben ...

Ich hatte keine Ahnung, warum ich das dachte, und es interessierte mich auch nicht. Ohne auch nur den Versuch zu machen, dem Gedanken nachzuhängen, lehnte ich mich zurück und zündete mir die mindestens siebzigste Zigarette an diesem Tag an.

Allmählich wurde es dunkel über Palm Springs. Glutrot versank die Sonne über der Wüste. Das Quaken der Enten in meinen Ohren, diese traumschöne Natur vor meinen Augen, fühlte ich für einen kurzen Augenblick das ganze Ausmaß meiner Wahrheit. Während meine Sinne das Hier und das Jetzt erfaßten, glitt meine Erinnerung ins Gestern, zurück zu jenem 16. August und die Szene auf dem Bett der Präsidentensuite des Del Coronado Hotels. Damals hatte Gott mir die Hände entgegengestreckt, und ich hatte sie ergriffen. Seither trug er mich durch mein Heute, und ich konnte das körperlich spüren. Niemals zuvor war ich sicherer und geborgener gewesen als jetzt. Ja, in dieser Zeit meines Lebens brauchte ich nichts selbst zu tun, vielmehr wurde ich von meinem Vater im Himmel –

»Bea?!«

Es war Kelly, die mich da so plötzlich aus meinen inneren Betrachtungen riß. Sie lugte durch die zu einem Spalt geöffnete Terrassentür, einen Arm so fest um die Öffnung geschlungen, daß es schien, als habe sie Angst, auch nur einen Hauch der warmen Abendluft in das unterkühlte Innere der Hall zu lassen.

»Kommen Sie mal gerade, Bea?«

Ich konnte mir zwar bei bestem Willen nicht vorstellen, was man jetzt schon wieder von mir wollte, aber ich war ja artig, und so stand ich auf und folgte Kelly, die geradewegs die *G(l)askammer* in der Halle betrat.

»Hier!« sagte sie, wies auf den Stuhl, der ihrem eigenen gegenüberstand, und schob mir im nächsten Moment einen großen, weißen Aktenordner zu.

Betty Ford Center stand auf seinem Rücken geschrieben, und auf der Vorderseite klebte ein schwarzes Plastikplättchen mit der Aufschrift *Beace.* Sie hatten also meinen Namen wieder falsch geschrieben. Doch war mir das nicht wichtig genug, als daß ich etwas dazu gesagt hätte.

»Das ist Ihr Arbeitsmaterial«, belehrte mich Kelly, »das müssen Sie sich in Ruhe durchlesen. Und das hier«, sie gab mir einen weiteren, diesmal einen blauen Ordner, »das ist für Ihren Counsellor.«

Auf dem blauen Ordner klebten gleich zwei schwarze Metallplättchen. Auf dem einen stand wiederum *Beace*, auf dem anderen *Iris.* Ich hob den Aktendeckel. *Aktivitätenliste* war da auf dem ersten Vordruck zu lesen, *Brennpunkt-Tagebuch* auf einem anderen.

»Die einzelnen Bögen müssen Sie jeden Tag ausfüllen«, sagte Kelly da auch schon, »damit Ihr Counsellor weiß, was Sie so alles tun, und vor allem, wie es Ihnen geht.«

Ich hörte diese Worte, doch wußte ich nichts mit ihnen anzufangen, weil ich nämlich nicht wußte, was das Wort *counsellor* bedeutete. Und ich war viel zu müde, um danach zu fragen, nahm mir aber vor, es im Wörterbuch nachzuschlagen, irgendwann, morgen vielleicht, oder übermorgen, nur nicht heute, heute auf gar keinen Fall.

Kelly wußte zwar nicht, was mir durch den Kopf ging, doch ahnte sie wohl, daß da irgend etwas war, und schon das schien ihr nicht sonderlich zu behagen. Sie atmete zumindest auf einmal so tief durch, als wollte sie mir damit zu verstehen geben, daß diese Denkerei nun endlich ein Ende haben und man sich den bedeutsamen Dingen des Lebens zuwenden müßte.

»So, Bea«, tönte sie entsprechend forsch, »das hier ist Ihre Tasse ...«

Sie drückte mir einen weißen Porzellanbecher in die Hand, auf dem wiederum ein *Beace*-Metallplättchen klebte.

»Und das hier sind Ihr Bleistift und Ihr Kuli!«

Sie ließ die beiden Schreibgeräte klackend in die Tasse fallen und lächelte mich an.

»Es reicht völlig, wenn Sie morgen mit allem anfangen, Bea.«

Mit leerem Blick starrte ich sie an. Es war zwar nett von ihr, mir das so ausdrücklich zu sagen, doch hätte ich an jenem Tag auch dann nicht mit diesem Kram angefangen, wenn man mich mit Waffengewalt dazu gezwungen hätte.

Ich lächelte zurück; man war ja höflich.

»Und dann, Bea ...«

Kelly hatte plötzlich offenbar Schwierigkeiten, die richtigen Worte zu finden.

»Dann brauche ich noch die Telefonnummer Ihres nächsten Verwandten«, brachte sie es im nächsten Moment auch schon hinter sich, ganz schnell, nahezu hastig.

Fragend sah ich sie an. Das leuchtete mir nun wirklich nicht ein.

»Damit wir wissen, wen wir informieren sollen!« erklärte Kelly.

Es leuchtete mir immer noch nicht ein.

»Nur für den Fall, daß Ihnen etwas passieren sollte ...«

Ich wußte gar nicht, wie mir geschah. Während ich den Namen, die Anschrift und die Telefonnummer meiner Mutter auf einen gelben Zettel kritzelte, fragte ich mich, ob das hier wirklich meine Realität war oder ob ich das alles nur träumte. Ich konnte doch nicht wirklich in dieser merkwürdigen Klinik geendet sein, in der man Sorge hatte, mir könne etwas passieren, nur weil ich mit dem Alkohol aufhörte. Mein irdischer Besitz konnte doch unmöglich auf zwei Schreibgeräte und eine Tasse geschrumpft sein. Es konnte doch gar nicht angehen, daß ich innerhalb dieser Hallen hier nur noch aus dieser einen Tasse trinken durfte.

Wann ist das alles passiert? schrie es in mir. *Wann und warum?*

Laß die Fragerei! unterbrach mich eine innere Stimme. *An diesem Unglück bist du selber schuld! Füge dich also!*

Da Kelly mich aufgefordert hatte, meine neuen Besitztümer in mein Zimmer zu bringen, tat ich das natürlich, und natürlich tat ich es auch sofort; man war ja eifrig. Außerdem war es erst acht Uhr, und um die verbleibenden anderthalb Stunden bis zu meinem nächsten Termin bei Herrn Dr. Shulman totzuschlagen, war mir so ziemlich jedes Mittel recht. Ich nahm die beiden Schreibgeräte aus der Tasse, legte sie neben die Ordner. Den Deckel des ersten hob ich kurz, entdeckte eine Karte. Auf weißem Untergrund waren mit schwarzem Filzstift ein paar Kringel gemalt, die wohl einen Strudel darstellen sollten. Denn aus seiner Mitte stob ein Strahl empor und bildete eine Sonne. Die hatte kein freundliches Gesicht, wie die Sonnen meiner Kindheit es immer gehabt hatten, statt dessen sprach sie: »Hilfe« stand auf ihrer Stirn geschrieben.

Ich öffnete die Karte. Auf der rechten Innenseite war ein Text gedruckt:

Du kannst sie hier finden! war da zu lesen. *Willkommen im Betty Ford Center und in Deinem neuen Leben. Während Du den Anfang machst, das Leben zu leben, das Du immer schon wolltest, wirst Du bei uns Mitleid, Verständnis und Unterstützung finden.*

Ich war gerührt und schaute auf die linke Innenseite der Karte. *Willkommen zu Deiner Behandlung!* stand dort handschriftlich. *Du hast die richtige Entscheidung getroffen. Ich freue mich darauf, mit Dir zu arbeiten. Iris.*

Das rührte mich nicht. Es kam mir auf merkwürdige, nahezu verletzende Weise vor wie das Kärtchen, das man in jedem leidlich ordentlichen Hotelzimmer fand und das einem die besten Wünsche des Hoteldirektors übermittelte – daß man dem Herrn begegnete, passierte so gut wie nie.

Seufzend schloß ich die Karte, klappte den Aktendeckel wieder zu, beschloß, die Ordner in den Kleiderschrank zu packen. Der stand rechts neben dem Bett und war einwandfrei ein Gefängnismodell. Ich hatte so etwas zumindest noch nie zuvor gesehen. In diesem Schrank hingen die Sachen nämlich nicht nebeneinander, sondern hintereinander. Man konnte sich also überhaupt keinen Überblick verschaffen, man mußte wühlen.

Seufzend ging ich ins Bad, schaltete sämtliches Licht ein, betrachtete mich eingehend im Spiegel. Aufgedunsen war ich, und meine Augen hatten nicht den geringsten Glanz; wie tot blickten sie mir entgegen. So hatte ich mich schon einmal gesehen, zwanzig Jahre war das her. Nur war damals der Grund dafür ein Krebsbefund gewesen, ein Schicksalsschlag. Diesmal hatte ich mir mein Elend selber angetan, und wie es aussah, mußte ich dafür einen hohen Preis bezahlen. Und fast kam es mir in diesem Moment wie Sünde vor, hergekommen zu sein, um daran etwas zu ändern. Denn tief in mir würde ich ja doch immer das gleiche bleiben, ein Stück Dreck eben. Man blieb immer, was man war. Man konnte höchstens die anderen täuschen, nicht jedoch sich selbst.

Für einen kurzen Moment preßte ich meine Stirn gegen das kühle Spiegelglas. Dann löschte ich hastig das Licht und machte mich wieder auf den Weg in den Hof. Rauchen war das einzige, was ich tun wollte und wozu ich noch in der Lage war.

Inzwischen war es vollkommen dunkel draußen, und es lag eine beruhigende Stille über der Anlage. Nichts regte sich. Im Lichtkegel der Außenleuchten sah ich lediglich ein paar spinnenartige Insekten daherflitzen. Solches Getier hatte ich noch nie zuvor gesehen, und ich wußte, daß die Frau, die ich vor langer Zeit einmal gewesen war, Angst oder zumindest Ekel beim Anblick dieser Biester verspürt hätte. Doch war von dieser Frau offenbar nichts mehr übrig. Dank des Libriums in meinem Körper störte mich gar nichts mehr. Vermutlich hätte ich es mir auch zwischen Taranteln und Klapperschlangen gemütlich gemacht, wenn das die einzige Möglichkeit gewesen wäre zu rauchen.

Und ich rauchte leidenschaftlich. Inbrünstig. Voll konzentriert. Ich hatte gerade erst meine zweite Zigarette angezündet, als Kelly neuerlich in der Terrassentür erschien. Diesmal öffnete sie die Tür ganz, trat hastig ins Freie, schlug die Tür hinter sich zu. Unter dem linken Arm trug sie einen Stapel Bücher, die sie im nächsten Moment auch schon vor mir auf den Tisch legte.

»So«, erklärte sie mir, »die hier sollten Sie so bald wie möglich lesen.«

Ich war platt. Wie viele Autoren las ich selbst nicht sonderlich gern, da ich schon immer meinen eigenen Kram lesen mußte. Das ganze Zeug da vor mir wirkte regelrecht niederschlagend.

»Das *Große Buch* habe ich Ihnen sogar auf Deutsch besorgt«, meinte Kelly derweil und zog eines der Bücher aus dem Haufen. »Gerade am Anfang ist man doch sicher froh, wenn man in seiner Muttersprache lesen kann. Meinen Sie nicht, Bea?«

Bea wußte nicht so recht, was sie meinte, doch bedankte sie sich tausendmal für die guten Gaben, und um daneben auch ein bißchen praktisches Interesse zu zeigen, nahm ich eines der Bücher in die Hand und tat so, als würde mich danach dürsten. So wurde ich Kelly wenigstens los.

Kaum daß sie wieder im Inneren der DuPont Hall verschwunden war, legte ich das Buch zur Seite. Es hatte den Titel *Zwölf Schritte und zwölf Traditionen*, und in meinem Zustand hatte dieser Titel eine abschreckende Wirkung. Zwölf war einfach eine zu große Zahl. Was bis zwölf ging, mußte erst von eins bis elf bewältigt werden, und dazu fühlte ich mich nicht in der Lage.

Flüchtig traf mein Blick den von Kelly. Sie hatte inzwischen wieder in ihrer *G(l)askammer* Platz genommen und beobachtete mich. Wenn ich nicht las, kam sie sicher gleich wieder, um mich neuerlich zu belästigen. Eine elende Quälerei war das. Meine Ruhe wollte ich haben, verdammt noch mal!

Um selbige zumindest im Ansatz zu behalten, öffnete ich nunmehr die deutschsprachige Ausgabe des *Großen Buches*. Ich war sicher, daß es sich dabei um die Bibel handelte, und in der Bibel zu lesen war immer gut.

Um so größer waren mein Erstaunen und meine Enttäuschung. Nur in gewisser Weise war das *Große Buch* nämlich die Bibel, war es doch die Bibel der Anonymen Alkoholiker. Pro forma las ich die erste halbe Seite. Zu mehr war ich nicht fähig, nicht an diesem Abend.

Um fünf Minuten vor halb zehn machte ich mich neuerlich auf den Weg zur medizinischen Abteilung. Es saßen schon zwei Männer im Warteraum, so daß ich artig tat, was Tania mir am Nachmittag beigebracht hatte:

»Wer ist der letzte?«

»Ich!« antwortete einer der Männer und hob dabei die Hand. Ich versuchte zu lächeln und setzte mich.

Dr. Shulman war so spät am Abend nicht mehr im Dienst. Dafür war eine junge Ärztin da, deren Namen ich mir vom Anfang bis zum Ende einfach nicht merken konnte. Sie war und blieb »die Frau« für mich, und die Frau war eine kleine, zarte, noch sehr junge Person mit hellbraunen, glatten Haaren und einem fein geschnittenen Gesicht.

Wie Dr. Shulman war auch sie äußerst nett und einfühlsam und vermittelte mir das Gefühl, Ahnung von dem zu haben, was sie tat. Zumindest verabreichte sie mir nach den üblichen Kontrollen von Blutdruck, Puls und Zitterei zwei weitere Librium.

»Und wenn Sie heute nacht trotzdem nicht schlafen können, Bea, dann kommen Sie bitte einfach her! Okay?«

Sie hatte grüne Augen, die mich an meine eigenen erinnerten. Früher hatten sie mal so ausgesehen, meine Augen, früher, als die Augäpfel noch weiß gewesen waren und nicht gelb, wie jetzt.

Die Frau lächelte mich an.

»Sie brauchen sich nicht zu quälen«, sagte sie. »Haben Sie das verstanden, Bea? Ich bin die ganze Nacht für Sie da.«

Der letzte Satz beruhigte mich ungemein. Ich hatte nämlich Angst vor dieser Nacht, Angst davor, keine Ruhe zu finden und dadurch auch noch meinen letzten Verstand zu verlieren.

Seit meinem sechzehnten Lebensjahr schlief ich mit Hilfsmitteln. Die ersten hatte mir mein Orthopäde verschrieben. Der Mann konnte nicht mehr verantworten, daß ich trotz gesunder Ernährung und körperlicher Betätigung Nacht für Nacht wachlag. Mein Rekord lag damals bei fünf schlaflosen Nächten in Folge.

Über die Jahre probierte ich dann ein Schlafmittel nach dem anderen aus, bis ich schließlich im Alkohol das Heil gefunden hatte. Folglich war es mir rätselhaft und beängstigend, wie ich ohne meine Schnapsflasche am Bett zur Ruhe kommen sollte.

»Ich brauche noch mein Gesichtswasser«, gab ich kleinlaut von mir.

Ich stand schon an der Tür, als ich das endlich auszusprechen wagte. Einerseits kam ich mir nämlich so minderwertig vor, daß ich mich schämte, etwas zu brauchen, doch hatte ich andererseits zu großes Mitleid mit meinem Gesicht. Es konnte schließlich nichts für die Narben und für die Pusteln, das kam ja von innen.

»Was für ein Gesichtswasser?« wollte die Frau wissen.

»Dr. Shulman hat da wohl irgend etwas notiert.«

Die Frau sah meine Unterlagen durch, stieß ein »Aha!« aus und ging zu jenem Schrank, in dem all die vielen Medikamenten-Tüten lagerten.

»Ist es das hier?« fragte sie und hielt mir das Fläschchen entgegen.

»Ja.«

Ich wollte danach greifen, doch wich sie sofort einen Schritt zurück.

»Kommen Sie mit mir!« sagte sie dann.

Gemeinsam gingen wir zu der Toilette, auf der ich am Mittag meine Urinprobe vollführt hatte. Die Frau gab mir einen Wattebausch. Nur einen Schritt von mir entfernt blieb sie stehen und sah mir genauestens dabei zu, wie ich die Flasche mit dem Gesichtswasser öffnete, ein bißchen von der Lösung auf den Wattebausch gab, mir damit durch das Gesicht fuhr.

»Gibt es ... gibt es wirklich Leute, die ... die so was trinken?« stammelte ich.

Die Antwort erfolgte prompt. »O ja!«

Nachdem ich mit allem fertig war, ging ich zurück in den Hof der Du-Pont Hall. Kurz darauf endete der Vortrag im Auditorium, und nacheinander trudelten die anderen ein, verweilten aber nicht im Hof, sondern versammelten sich gleich wieder, diesmal in dem großen, luxuriösen Wohnzimmer im Inneren der Halle. Dort wurden die Möbel verrückt und Stühle im Kreis aufgestellt, und dann setzten sie sich alle hin und redeten etwa zehn Minuten aufeinander ein.

Gespenstisch war das. Regelrecht gespenstisch. Ich wußte schließlich nicht, was gesprochen wurde, ich sah durch die Glasscheibe nur, daß gesprochen wurde.

Schließlich kamen die Verschwörer wieder ins Freie.

»Was war das denn?« erkundigte ich mich mit inzwischen sehr, sehr schwerer Zunge.

»Das wirst du morgen schon mitkriegen!« meinte Tania nur.

Die schöne Angela war die erste, die an jenem Abend aufbrach.

»Ich will morgen früh schon ganz zeitig weg«, erklärte sie.

Das hielt ich für mein Stichwort.

»Na, dann muß ich ja wohl mit«, stieß ich aus und wollte schon aufstehen.

»Aber nein, Bea!«

»Nein?«

Wann immer ich in meinem Leben mit jemandem das Schlafzimmer geteilt hatte, war ich *mit ihm* zu Bett gegangen, niemals früher oder später.

»Mein Rhythmus ist nämlich unerträglich für normale Menschen«, erklärte ich das.

»Das mag ja sein«, entgegnete Angela, »nur ist hier keiner normal.« Ruhig sah sie mich an. »Komm ins Bett, wann immer du magst. Mich stört das nicht.«

»Bist du sicher?«

Sie lächelte, nickte und ging. Und daraufhin blieb ich noch gut zwei Stunden draußen im Hof sitzen und rauchte eine Zigarette nach der anderen.

»Darf man wirklich die ganze Nacht über hier qualmen?« fragte ich vorsichtshalber die allwissende Tiffany.

Ich wagte mich nämlich nicht ins Bett, bevor das nicht geklärt war.

Sie zog ihre verschwindend schmal gezupften Brauen hoch.

»Wenn du keinen Schlaf brauchst, schon!« kläffte sie. »Ich kann dir aber nicht raten, es damit zu übertreiben. Unsere Tage beginnen hier nämlich sehr früh und sind sehr lang.«

»Aha.«

Um Mitternacht ging ich ins Zimmer. Es fiel mir schwer, in der Dunkelheit zurechtzukommen, aber nachdem ich zweimal irgendwo angestoßen war, machte Angela Licht.

»Du brauchst da doch nicht im Dunkeln herumzuhampeln«, flüsterte sie.

»Ich wollte dich nicht aufwecken«, flüsterte ich zurück.

»Ich werde dich morgen früh aufwecken, weil ich so früh losfahre.«

»Ja, aber ...«

»Was?«

Ich wußte nicht, wie ich ihr erklären sollte, daß es für mich einen sehr großen Unterschied machte, ob ich selbst störte oder nur gestört wurde. Mit letzterem konnte ich umgehen, denn dabei hatte ich ja nur mit mir zu tun. Vor dem Stören hatte ich indes Angst. Das führte zu Auseinandersetzungen und zu Vorwürfen und zu Schuldgefühlen.

Doch wußte ich, wie gesagt, nicht, wie ich Angela das erklären sollte, und so zog ich es vor zu schweigen.

Ich huschte in diesen Alptraum von einem Badezimmer, wusch mir das Gesicht, putzte meine Zähne und warf mich in eines der beiden Negligés, die ich mitgebracht hatte. Dann beschloß ich, zum Abschluß dieses Tages noch eine Zigarette zu rauchen. Die letzte! Da die anderen auch alle im Nachthemd draußen gesessen hatten, konnte ich getrost so gehen.

Es war ein traumschönes Negligé, das ich da trug. Ein italienischer Designer hatte diesen Zauber aus schwerer aprikosenfarbener Seide kreiert. Darin eingehüllt ging ich an der *G(l)askammer* vorüber – und fing prompt ein Lächeln von Kelly ein.

»Na«, sagte sie, und dabei klang ihre Stimme ganz sanft, »Sie haben sich ja so ein schönes Kleid angezogen ...«

Es dauerte einen Moment, bis ich überhaupt begriff. Dann war ich dermaßen erschüttert, daß ich gar nicht reagieren konnte. Ich trug kein Kleid. Ich trug ein Nachthemd. Hatte Kelly sich nur versprochen, oder ...?

Und im gleichen Moment schoß mir zum erstenmal ein Satz durch den Kopf, den ich in den nächsten Tagen noch sehr, sehr oft denken sollte:

Ich bin nur Alkoholikerin, irre bin ich nicht!

Es war die Nacht vom 25. auf den 26. August 1995. Es war die erste Nacht nach vielen Jahren, in der ich nicht betrunken war. Es war eine lange Nacht.

Illusionen hatte ich mir von vornherein nicht gemacht, im Gegenteil. Als ich mich hinlegte, ging ich davon aus, daß ich nun jede halbe Stunde aufstehen und nach draußen laufen würde, um dort weitere Zigaretten zu rauchen. Schließlich erinnerte ich mich noch schmerzlich, wie das gewesen war, als ich noch nicht getrunken hatte.

Damals hatte ich nächtelang in der Küche oder im Wohnzimmer gesessen und verzweifelt vor mich hingeschaukelt, die Beine eng verschlungen, die Ellenbogen auf die Schenkel gestützt. Hin und wieder hatte ich auf die Uhr geschaut und – erfüllt von nahezu panischer Angst – festgestellt, daß mir nunmehr nur noch vier Stunden Zeit blieben, bis ich wieder fit zu sein hatte, nur noch drei, zwei.

Ich erinnerte mich noch genau, wie kalt meine Füße in diesen Nächten immer gewesen waren. Und wenn sie kurz vor dem Gefrierpunkt zu sein schienen, fing es dann auch immer an, in meinem Hals zu kratzen. Ich trank Wasser in diesen Nächten, Unmengen Wasser. Und ich betete vor mich hin, ich möchte nun endlich müde werden. Solange noch Zeit war.

Die damals schon allgegenwärtige Zigarette in der Hand, die Augen halb geschlossen, mit hämmerndem Schädel und einem Gemisch aus Angst und Verzweiflung in der Seele, so hatte ich jahrelang meine Nächte verbracht. Und da ich mich trotz all der Zeit, die inzwischen vergangen war, noch gut daran erinnern konnte, war ich überzeugt, daß sich diese Geschichte jetzt wiederholen würde.

Doch hatte ich bei meiner Einschätzung die Wirkung des Librium außer acht gelassen. Das Librium schickte mich nämlich in eine Sphäre, die mir bislang fremd gewesen war. Diese kleinen, so unscheinbar aussehenden Pillen nahmen mir jedwedes Gefühl für meinen Körper. Einerseits spürte ich nicht mehr, ob mir irgendwo etwas weh tat, andererseits hatte ich aber ebensowenig Gespür dafür, wie ich es anstellen sollte, mich von der einen Seite auf die andere zu drehen. Ich wußte nur, daß ich mich umdrehen *wollte*.

Aber auch dieses Bedürfnis war flüchtig wie ein Windhauch; es strich nur ganz kurz durch den Irrgarten meines Hirns, um mir im nächsten Moment schon gar nicht mehr wichtig genug zu sein, um ihm nachzugehen oder gar nachzugeben.

Irgend jemand hatte einmal gesagt, der Schlaf sei der kleine Bruder des Todes. Wenn das stimmte, dann war diese Librium-Sphäre die kleine Schwester des Lebens. Sie bedeutete keine wirkliche Ruhe und somit auch kein völliges Abschalten, vielmehr stand sie für einen Zustand zwischen Wachen und Träumen, für eine Wahrnehmungsfähigkeit, die ich zwar hatte, zum Weiterexistieren aber nicht brauchte.

Mein Gehirn erlebte jeden einzelnen Augenblick dieser Nacht vom 25. auf den 26. August 1995 ganz bewußt. Die Zigarette war geraucht. Ich lag wieder im Bett, zusammengerollt auf der Seite, meinen Teddybär fest im Arm, und meine Gedanken fuhren Achterbahn, ohne daß ich das hätte beeinflussen können. Auf steilen und kurvigen Schienensträngen aus Erinnerung und Hoffnung quälten sie sich mühsam empor, doch wenn ich glaubte, den Höhepunkt erreicht zu haben, zu irgendeiner Erkenntnis zu gelangen, jetzt, jetzt gleich ... dann stürzte alles ab. Die Idee, die Vision, sie fielen in unbeschreibliche Tiefen, wurden noch mal wieder ein bißchen emporgeschleudert ... von der abschließenden Talfahrt blieb nichts als ein Gefühl unendlicher Erschöpfung.

Meine Zimmergenossin Angela schlief offenbar noch unruhiger als ich, wenn auch wohl aus anderen Gründen. Mehrmals stand sie auf in dieser Nacht und ging zur Toilette; immerzu wälzte sie sich in ihrem Bett. Vermutlich war sie so aufgeregt, wieder nach Hause zu kommen, daß sie die letzten Stunden kaum noch aushalten konnte. Irgendwann hörte ich dann das Knistern von Papier und das Rascheln von Plastiktüten. Da ich unfähig war, mich zu bewegen, erschien mir das Sprechen einen Versuch wert. Vielleicht klappte das ja auch nicht mehr.

»Was machst du, Angela?«

Ich war erleichtert. Meine Stimme klang zwar leise und heiser, doch ließ sie mich zumindest nicht im Stich.

»Ich packe den Rest ein, Bea«, bekam ich zur Antwort.

Ich schluckte und holte Luft, beides äußerst langsam, erschütternd bewußt, als hätte ich Sorge, es könnte sonst nicht klappen, als seien Schlucken und Atmen zu kompliziert, um einfach so getan zu werden.

»Dann mach doch Licht!« brachte ich schließlich heraus.

»Stört dich das denn nicht?«

Ich lächelte vor mich hin, keineswegs mit meinen Gesichtszügen, wohl aber mit meinem Innenleben. Das andere war zu anstrengend und vor allem auch viel zu kompliziert.

»Mein Licht hat dich doch gestern abend auch nicht gestört ...«

Angela lachte, als ich das sagte, und dann knipste sie ihre Nachttischlampe an. Ich spürte den hellen Schein der Glühbirne und versuchte, die Augen zu öffnen, doch gelang es mir nicht. Meine Lider waren bleischwer, wie auch meine Arme und Beine ein schier unerträgliches Gewicht hatten. Es war, als müßte mein Körper eine tiefe Kuhle in die Matratze gegraben haben, so schwer war er. Und das war vermutlich auch der Grund, warum es mir nicht möglich war, mich von der rechten auf die linke Seite zu drehen. Einen vergleichbaren Zustand hatte ich noch nie erlebt. Mein gesamtes Ich war zu Tode erschöpft und kam dennoch nicht wirklich zur Ruhe.

»Wie spät ist es?« fragte ich noch.

»Halb sechs, Bea!«

»O Gott!«

Ich sagte das, weil ich es haßte, zu so früher Stunde wach zu sein, ein Haß, der auf alten Werten beruhte. Je zeitiger ich aufwachte, desto länger war der Tag, der sich vor mir auftat. Und je länger dieser Tag war, desto mehr Alkohol brauchte ich, um diesen Tag zu bewältigen. Je mehr ich jedoch trank, desto unfähiger wurde ich, den so langen Tag durchzustehen, so daß ich mich zwischendurch hinlegen mußte, um meinen Rausch auszuschlafen, und das brachte dann meinen gesamten Lebensrhythmus in Unordnung, meine Möglichkeiten, überhaupt noch mit anderen Menschen zu kommunizieren oder irgend etwas zu erledigen, was anstand. Ja, ich haßte es, vor zwölf Uhr mittags aufzuwachen. Und mit diesem Haß im Bauch war ich im Betty Ford Center genau an der richtigen Adresse.

Um zwanzig vor sechs kamen zwei Patientinnen in unser Zimmer, um sich von Angela zu verabschieden. Einerseits hatte ich Verständnis für dieses Ritual. Diese drei Frauen hatten schließlich eine entscheidende Zeit ihres Lebens miteinander verbracht und wollten sie entsprechend feierlich beenden. Andererseits fühlte ich mich um meine Ruhe betrogen. Dieses leise Gebrabbel und die morgenfrohe Stimmung, die da auf einmal im Raum waren, die machten mich ganz verrückt.

Als Angela und ihre Eskorte das Zimmer endgültig verlassen hatten, fiel ich zum erstenmal in dieser Nacht in einen tiefen Schlaf. Vielleicht lag es daran, daß ich mich nun endlich allein fühlte. Vielleicht brauchte ich Intimsphäre, um mich ausreichend entspannen zu können. Warum auch immer, plötzlich hörte, fühlte und dachte ich rein gar nichts mehr, drang ein in ein tiefes schwarzes Loch aus völliger Leere und Zeitlosigkeit. Das Glück währte, wie sich herausstellte, etwa zwanzig Minuten. Dann klopfte es heftig an meiner Tür, und eine fröhliche Frauenstimme verkündete, es sei nun Zeit aufzustehen.

Nein! schrie alles in mir. *Das kann ich nicht!*

Eine Panik ohnegleichen erfaßte mich. Mein Zustand war so arg, daß ich nicht imstande war, einen meiner Finger zu krümmen, geschweige denn, aufzustehen und mich anzuziehen. So beschloß ich, einfach so zu tun, als hätte ich diesen Weckruf nicht mitbekommen, und blieb liegen. Doch erwies sich diese Entscheidung als unhaltbar. Und das nicht, weil *man* mich anderweitig nötigte; nein, der Nötiger war ich selbst, und das stellte eine besorgniserregende Selbsterkenntnis dar.

So gern ich meinen Bedürfnissen nämlich auch nachgegeben hätte, so unfähig war ich dazu. Denn wenn ich gegen Anordnungen verstieß, mußte ich damit rechnen, bestraft zu werden, und ich hatte Angst vor Strafen. Ja, diese Angst war so übermächtig, daß ich es vorzog, mich zu fügen. Damit bestrafte ich mich dann nur selbst – und das war sicherer, als es jemand anderem zu überlassen.

Man braucht kein Säufer zu sein, um zu wissen, wie qualvoll es ist, gegen bleierne Müdigkeit anzukämpfen. Es ist körperlich schmerzhaft, im einzelnen wie im allgemeinen. Jede Pore, jede Zelle scheint in diesen Fällen zu rebellieren, als tue man ihr persönlich und ausschließlich ihr grobe Gewalt an.

Selbst zu erschöpft, um zu stöhnen, richtete ich mich auf, zwang meine Beine aus dem Bett auf den Fußboden, schleppte mich an der Wand entlang ins Bad. Nach den nötigsten Handgriffen warf ich mich, ohne groß nachzudenken, in ein Paar Shorts; es waren die, die gerade vorn im Schrank hingen. Mir war kalt. Also zog ich nicht nur ein T-Shirt an, sondern darüber auch noch einen dicken Pullover. Dann kämmte ich mir schnell noch durch die Haare, grabschte nach meinen Zigaretten und lief nach draußen.

Dort waren einige schon hellwach. Mit ihren Tassen voller entkoffeiniertem Kaffee – anderen gab es nicht im Betty Ford Center – standen sie da und lachten und scherzten, als wäre das ein völlig normales Verhalten für diese Tageszeit. Ich fühlte mich unsicher bei so viel Fröhlichkeit. Wenn die nötig war, um das Leben zu meistern, dann war ich zum Sterben verurteilt. Doch wollte ich mir meine trübe Stimmung nicht anmerken lassen. Also wünschte auch ich mit immer noch leiser und heiserer Stimme einen guten Morgen und nahm mir einen Kaffee. Dann ging ich nach draußen und rauchte meine erste Zigarette. Der blaue Dunst war das einzig Vertraute in dieser ansonsten so beängstigend fremden Welt.

Inzwischen war es sechs Uhr dreißig, und Tania, mein Buddy, begleitete mich in die medizinische Abteilung. Noch immer war die junge Ärztin vom Vorabend da.

»Ist Ihnen kalt?« fragte sie, als sie mich sah.

»Und wie!«

Ich fror so sehr, daß sich auf meinem gesamten Körper die Härchen sträubten.

»Aber draußen sind es fast dreißig Grad, Bea.«

Ich starrte sie an. »Auch schon um diese Uhrzeit?«

Sie blickte mir eine Weile in die Augen, dann bat sie mich, Platz zu nehmen, und kontrollierte meine Vitalwerte.

»Ach, du liebe Güte!« meinte sie dazu.

»Was?«

In der Zwischenzeit konnte ich kaum mehr sprechen, so müde war ich, so sehr fror ich.

»Ihr Blutdruck ist so niedrig, Bea ...«

Gleich kontrollierte sie den Blutdruck noch einmal, nahm das Gerät dann vor meinem Arm, sah mich an.

»Wie sind Sie hergekommen?« fragte sie völlig fassungslos.

Meine Antwort erfolgte prompt.

»Zu Fuß!« sagte ich, und ich sagte das so ernsthaft und so ruhig, daß die Frau es für den Moment nicht für nötig hielt, mir weiteres Librium zu verabreichen.

»Kommen Sie aber bitte um halb neun wieder, Bea. Nicht vergessen!«

Im Speisesaal hatte bereits die Schlacht um das Buffet begonnen. Und die verlief dermaßen heftig, daß ich es fürs erste vorzog, ein bißchen im Abseits zu verharren und mir das Spektakel von dort aus anzusehen. Dabei wurde mir rasch zur Gewißheit, was mir am Vorabend zwar schon aufgefallen war, was ich aber als überspitzte Wahrnehmung hatte verdrängen wollen, weil es mich so angewidert hatte: Die meisten Patienten hier aßen wie die Scheunendrescher!

»Machen die Tabletten hungrig?« erkundigte ich mich bei Tania.

Sie war ja schließlich mein Buddy und mußte solche Dinge wissen.

Sie stutzte einen Moment. »Was für Tabletten?« fragte sie dann.

»Das Librium, das wir kriegen.«

Wieder stutzte sie, diesmal aber sehr viel länger, und dabei sah sie mir fest in die Augen.

»Du kriegst Tabletten?« meinte sie dann.

»Du nicht?«

Tiefes Mitgefühl schwang in Tanias Stimme. »Nein, Bea! Ich habe hier noch nie auch nur eine einzige Tablette bekommen.«

Mir war, als habe sie mir diese Worte mit voller Wucht in die Magengrube geschlagen. Bisher hatte ich keinerlei Appetit gehabt, jetzt war mir auf einmal schlecht. Ich hatte bisher also nur geglaubt, in dieser Klinik hier eine von vielen zu sein. In Wahrheit war ich wieder mal eine Ausnahme; ich war ein Fall, der offenbar so schlimm war, daß er im Gegensatz zu allen anderen Medikamente brauchte, um diesen Alptraum zu überstehen.

»Na ja …«, versuchte ich, möglichst gelassen zu wirken.

Tania seufzte. »Und warum meinst du, daß deine Pillen hungrig machen?« wollte sie dann von mir wissen.

»Na, weil hier alle so viel essen.«

»Findest du?«

Tania zog die schmalen Brauen hoch und sah sich um. Sie tat es scheinbar eingehend, blickte mir danach geradewegs in die Augen, zuckte mit den Achseln, und dann wandte sie sich wieder ihrem Frühstück zu.

Ich blickte auf ihren Teller. Und dieser Teller war der mit Abstand schlimmste von allen im Raum! Ich nahm mir Obst. Und zwar nur Obst. Das fehlte mir nämlich gerade noch, daß ich in dieser Klinik vom Alkohol wegkam, dabei aber zwanzig Pfund zunahm.

»So ein Quatsch!« kläffte Tiffany, die inzwischen zu uns gestoßen war. »Hast du denn Probleme damit, dick zu werden?«

»Nicht wirklich«, gab ich ausweichend zurück.

»Warum ißt du dann nur Obst? Hol dir Rühreier! Wenigstens ein bißchen Käse.«

»Ich bin zufrieden mit meinem Obst.«

»Also hast du doch Probleme mit dem Gewicht und willst es nur nicht zugeben.«

»Nein, Tiffany«, entgegnete ich gereizt, »ich hatte aber Probleme mit Bulimie, und das ist erst zwei Jahre her, und ich will nicht riskieren –«

»Was?« begann Tiffany zu kreischen. »Du hattest Bulimie, bevor du mit dem Saufen angefangen hast?«

»Ja«, sagte ich betont leise und ruhig. »Nur habe ich nicht danach mit dem Trinken angefangen. Gesoffen habe ich auch schon während der Bulimie. Hinterher nur noch mehr.«

»Großartig!« meinte Tiffany, schob ihren Rührei-Teller zur Seite und schlug mit der flachen Hand auf den Tisch, wie eine Schulmeisterin.

»Da bist du ja von einer Sucht in die andere«, tönte sie dann weiter, so laut, daß es auch nur ja jeder im Saal hören konnte. »So eine bist du also!«

Ich schaute mich um und sah, daß einige zu uns herüberschauten. Zugleich stellte ich fest, daß nur Frauen im Raum waren.

»Essen die Männer woanders?« entfuhr es mir.

»Was für Männer?« entgegnete Tania mit vollem Mund.

Das war mir zuviel. Hastig stopfte ich die restlichen Ananas- und Melonenscheibchen in mich hinein, denn es gefiel mir nicht, wie Tiffany mich beobachtete. Ich wollte so schnell wie möglich weg von ihr, raus aus diesem Speisesaal.

»Du bist echt fertig!« meinte Tiffany da auch schon.

»Ich weiß.«

»Wieviel hast du denn so im Schnitt pro Tag gesoffen, Bea?«

Bisher war mir diese Frau nur unangenehm gewesen, jetzt fing ich so langsam an, sie zu hassen.

Ich atmete tief durch und beschloß, mir keine Blöße zu geben. Ich war, wer ich war; ich hatte getan, was ich getan hatte; ich wäre nicht hier gewesen, wenn ich nicht an meinem Tun etwas hätte ändern wollen. Doch hieß das nicht, daß ich auch an meiner Persönlichkeit etwas ändern wollte. Ich hatte nichts zu verbergen.

»Wieviel ich pro Tag getrunken habe?« wiederholte ich deshalb scheinbar gelassen. »Etwa einen Liter.«

»Was?«

Wieder kreischte Tiffany wie irrsinnig. »Einen Liter?« wiederholte sie dann. »Und was?«

»Wodka«, erwiderte ich wahrheitsgetreu.

Tiffanys Miene, die eben noch Entsetzen gespiegelt hatte, wandelte sich in einen Ausdruck völliger Zerknirschtheit.

»Oh, oh!« erklärte sie alsdann.

Und das war mir nun endgültig zuviel. »Wieso?« fuhr ich sie an. »Wieviel hast du denn getrunken?«

Überheblich grinste sie mich an.

»Ein bis zwei Flaschen pro Tag«, antwortete sie dann. »Aber immer nur Champagner. Ganz selten schon mal einen Cognac. Davon aber nur sehr wenig.«

So stark, wie ich mich eben noch gefühlt hatte, so elend war mir jetzt auf einmal. Es reichte Gott offenbar nicht, daß ich eine geschlossene Klinik wie das Betty Ford Center als die Endstation meines Lebens akzeptierte, nein, ich mußte nun auch noch erkennen, daß ich hier einer der mit Abstand schlimmsten Fälle war.

Auf meinem Teller lagen nur noch ein paar Erdbeeren. Ich spülte sie mit einem Glas Orangensaft hinunter, entsorgte mein schmutziges Geschirr und eilte alsdann zurück zum Innenhof der DuPont Hall, um meine nächsten Zigaretten zu rauchen. Nur dabei fühlte ich mich sicher. Nur das gab mir das Gefühl, noch am Leben zu sein.

Mein Frieden währte natürlich nicht lange. Kaum daß ich den ersten Zug tief inhaliert hatte, kam Tania und erklärte mir, ich müßte nun in mein Zimmer gehen und mein Bett machen, die Handtücher in die Wäscherei bringen, damit ich neue bekam, und Ordnung machen. Ich war völlig fassungslos, und das nicht nur, weil ich Sorge hatte, mir all diese Dinge nicht merken zu können. Der Hauptgrund für meine Fassungslosigkeit war ein anderer:

»Ich muß hier mein Bett selber machen?«

Tania sah mich ruhig an. »Natürlich, Bea. Das müssen wir alle.«

Bei dem, was die Behandlung kostete, wollte mir das bei bestem Willen nicht in den Sinn.

»Du willst mir einreden, Tania, eine Elizabeth Taylor hätte hier ihr Bett selbst gemacht?«

Mein Buddy lachte. »Aber natürlich. Wenn auch vermutlich zum ersten und zugleich einzigen Mal in ihrem Leben!«

»O Gott!«

»Komm, Bea! Mach zu!«

Zwei-, dreimal zog ich noch an meiner Zigarette, dann drückte ich sie im Aschenbecher aus und lief in mein Zimmer.

Ich hatte es zwar noch nie für klug gehalten, Dinge, die unvermeidbar waren, vor mir herzuschieben, doch tat ich es trotzdem, und zwar ständig. Als kleines Mädchen hatte ich stundenlang auf meine herumliegenden Spielsachen gestarrt, zutiefst betrübt, weil ich sie wegräumen mußte. Statt es zu tun, um es hinter mir zu haben, wartete ich auf den großen Umschwung in meinem Gemütszustand, der das *Aufräumenmüssen* auf wundersame Weise in ein *Aufräumenwollen* verwandelte, die Last also zur Lust machte.

Nun, spätestens als ich meinen eigenen Haushalt hatte, mußte ich selbst feststellen, daß diese Kicks in meinem Hirn einfach zu selten stattfanden, als daß ein Leben in einer sauberen und ordentlichen Umgebung möglich gewesen wäre. Also schob ich meine Pflichten nur noch so lange vor mir her, wie ich es eben vor mir selbst verantworten konnte, und startete anschließend voll durch: Dann mußte alles zeit-, energie- und nervensparend erledigt werden! Und das setzte Organisation voraus. Wie ein Chirurg, der eine alles entscheidende Operation durchzuführen hatte, stand ich an jenem Samstagmorgen da und plante!

Was das Bett betraf, so war dieser Teil des Unternehmens schnell erledigt. Ich brauchte nur die schwere Tagesdecke darüberzuwerfen, alles hübsch zurechtzuzupfen und meinen besten Freund mittendrauf zu plazieren. Was im Zimmer herumlag, ließ sich rasch in die Schreibtischschublade werfen, die Handtücher mußten in die sogenannte Wäscherei, die nur ein paar Türen von mir entfernt war – und damit war alles erledigt. So sah es aus.

Etwa zehn Minuten hatte diese Planung gedauert. Für die Umsetzung benötigte ich knappe vier, und ich war überzeugt, es auch in drei schaffen zu können. Auch das war eine Manie von mir. Was getan werden mußte, mußte so schnell wie möglich getan werden, und ich stoppte die Zeit, belohnte mich mit »Sehr schön, Bea!«, wenn ich schnell oder gar schneller als am Vortag gewesen war, bestrafte mich mit »Lahme Kuh!«, wenn es mal nicht so gut lief.

Nachdem meine Hausfrauenpflichten vollbracht waren, ging ich zurück in den Raucherhof. Dort marschierten gerade die Enten an, um die Reste des Frühstücks anzumahnen. Ihre Gönnerin war auch jetzt wieder das junge Mädchen mit den wunderschönen, taillenlangen blonden Haaren. Sie hieß Suzy, und sie ließ beim Essen wohl immer Brot verschwinden, um es später an die Tiere zu verfüttern.

Ich setzte mich in die Sonne und rauchte gierig eine Zigarette.

Dabei fragte ich mich unablässig, warum ich um alles in der Welt so früh hatte aufstehen müssen, um jetzt tatenlos hier herumzuhocken.

Es war inzwischen viertel nach sieben, und so langsam aber sicher wurde ich unruhig, zugleich aber auch müde. Ich wußte nicht, ob meine innere Unruhe ausreichte, um zu den Meds zu rennen, und ich wollte mich nicht lächerlich machen. Außerdem fühlte ich mich zu erschöpft, um schon wieder aufzustehen, schon wieder irgendwohin zu laufen. Ich fühlte mich aber auch nicht so, als daß ich gern dort saß und ... es wirkten also zwei Kräfte in mir, die nur gegeneinander antreten konnten. Miteinander wußten sie nichts anzufangen.

Also rauchte ich, um die Zeit totzuschlagen. Ich rauchte, als gelte es, dahingehend einen Rekord fürs Guinness-Buch aufzustellen.

Derweil kamen nach und nach auch ein paar der anderen Frauen zum Vorschein. Sie waren alle äußerst freundlich, und eine fragte mich sogar, wie ich geschlafen hätte.

»Na ja ...«, entgegnete ich seufzend.

Sie nickte verständnisvoll mit dem Kopf.

»Ich weiß, Bea. Die erste Nacht ohne Alkohol ist schrecklich.«

»War das bei dir auch so?«

»Ich war schon trocken, als ich herkam. Ich hatte das vorher erledigt.«

Nun wußte ich endgültig, daß ich der schlimmste Fall des gesamten Betty Ford Centers war. Stumm widmete ich mich wieder diesem Mittelding von Stumpfsinn und Aufgebrachtheit, das da in mir sein Unwesen trieb.

Um acht Uhr wurde zum erstenmal an diesem Samstag wild gecirclet. Da ich mich dem nicht entziehen konnte, löste ich das Problem auf meine Weise: Das Eingangsgebet sprach ich mit, zu dem Cheerleader-Singsang bewegte ich lediglich die Lippen; man wollte schließlich nicht unangenehm auffallen.

Nach dem Circlen ging es in der Gruppe zum sogenannten Meditationsspaziergang. An jenem ersten Morgen fiel mir an dem noch nichts Besonderes auf, dazu war ich wohl noch viel zu sehr mit Grundsätzlichkeiten beschäftigt. Die Anlage war einfach berauschend. Alles war so gepflegt. Von Häusern wie der DuPont Hall gab es insgesamt vier, und in jedem lebten Gruppen von etwa zwanzig bis fünfundzwanzig Menschen. Es waren zwei Frauen- und zwei Männerhäuser. Und das einzige, was ich dahingehend an diesem Samstag zur Kenntnis nahm, war, daß die Männer offenbar nicht nur abgegrenzt von den Frauen wohnten, sondern sogar in die andere Richtung ihren Spaziergang machten. Sie kamen uns nämlich die ganze Zeit über entgegen.

Alle paar Meter hörte man lapidare Grußwechsel. Ich selbst ging in einer Gruppe von vier Frauen. Darunter waren die beiden, die am Morgen in meinem Zimmer gewesen waren, um sich von Angela zu verabschieden.

»Wir hoffen, wir haben dich nicht gestört«, erklärten sie im Chor.

»Nein, nein«, log ich.

Dann machte ich ein verlegenes Gesicht.

»Sagt ihr mir noch mal eure Namen?« bat ich und fügte kleinlaut hinzu: »Ich kann mich einfach nicht erinnern.«

Die beiden lachten, und die Vierte im Bunde, die zwei, drei Schritte hinter uns ging, entgegnete:

»Was meinst du, was wir alle nicht konnten, als wir herkamen?!«

Claire war jene große, zarte Mittvierzigerin, mit der ich mich schon am Vortag länger unterhalten hatte. Auch jetzt war sie wieder abenteuerlich gekleidet. Sie trug einen knöchellangen Baumwollrock, der an den Seiten bis auf die halben Oberschenkel geschlitzt war, und dazu eine weiße Korsage, die ihre pralle Brust perfekt zur Geltung brachte. Über den Schultern lag ein bunter Seidenschal, und wieder trug sie jede Menge Schmuck.

»Ich dachte, das wäre hier verboten«, sagte ich.

»Ist ja Modeschmuck«, erhielt ich zur Antwort, »den darf man.«

»Wirklich?«

Wenn ich das nur vorher gewußt hätte! Ich besaß zwar keinen Modeschmuck, doch hätte ich mir ja welchen kaufen können. Dann hätte ich mich jetzt sicher besser gefühlt, nicht so nackt, so wertlos.

»Ja«, seufzte Claire, »nur echter Schmuck ist hier verboten. Du kannst dir vorstellen, was sonst los wäre, Bea.« Sie kicherte. »Einige würden bestimmt unter dem Gewicht ihrer Preziosen zusammenbrechen.«

»Stimmt!« antwortete ich, und dabei wußte ich genau, daß ich eine davon gewesen wäre.

Claire war verheiratet und hatte zwei erwachsene Kinder. Bis die das Haus verlassen hatten, um dreitausend Meilen entfernt ihre Studien zu beginnen, war Claires Leben völlig normal verlaufen. Sie wohnte in einer Traumvilla, fuhr ein Traumauto, gab und besuchte Traumparties, hatte keinerlei Sorgen – dann kamen die Depressionen!

»Mein Mann nimmt seit Jahren hin und wieder Kokain«, erzählte sie. »Und es hat ihm nie was ausgemacht. Er konnte nämlich immer wieder damit aufhören ...«

Nun, Claire hatte das nicht gekonnt. Nur anderthalb Jahre hatte es gedauert, und aus der ehemals glücklichen Hausfrau und Mutter war eine Abhängige geworden, die im Rausch einen Mann zum Invaliden gefahren hatte.

»Ja, wenn ich die Therapie hier hinter mir habe, kommt der Prozeß. Ich darf gar nicht dran denken.«

Lisa hatte eine ähnliche und doch ganz andere Geschichte. Als Tochter reicher Eltern war sie in New York City aufgewachsen und hatte von frühester Jugend an versucht, die Lebensart ihrer Familie als dekadent und menschenverachtend zu entlarven.

»Wie High-Society-Kids das halt so machen!«

Mit vierzehn fuhr Lisa betrunken Auto und landete in Polizeigewahrsam, mit sechzehn rauchte sie so viel Marihuana, daß sie auf der Intensivstation aufwachte, mit achtzehn begegnete sie dem Mann ihrer Träume.

Der war im Gegensatz zu Lisa ein Naturbursche. Sein Zuhause war ein Wohnmobil, und er glaubte an alles, was glücklich machte und nichts kostete.

»Kannst dir vorstellen, daß das nicht viel war«, sagte Lisa. »Aber damals hab' ich geglaubt, er wäre die Antwort auf all meine Fragen.«

Die beiden heirateten und bekamen innerhalb von zehn Jahren fünf Kinder. Da die nicht mehr in ein Wohnmobil paßten, zog der Gatte notgedrungen in ein Haus mit Garten, das Lisas Eltern bezahlten, und das war dann auch so ziemlich der Anfang vom Ende.

»Manchmal fuhr er morgens weg, um Milch zu holen, und kam vier Wochen später wieder. War in Florida gewesen oder so.«

Lisa konnte mit dem Druck und der Verantwortung nicht fertig werden. Alkohol, Tabletten und am Schluß sogar Heroin waren die Folge. Jetzt mußte sie die Therapie im Betty Ford Center hinter sich bringen, um nicht endgültig das Sorgerecht für ihre Kinder zu verlieren.

»Die Behörden sind da knallhart«, knurrte sie.

Wir erreichten den See. Ja, mitten im Betty Ford Center, das ja immerhin in der Wüste lag, gab es einen wunderschönen, großen See. Und nicht nur das! In seiner Mitte waren Wasserspiele, und an seinen Ufern nahmen die Enten ihr morgendliches Bad. Ich wußte gar nicht, was ich dazu sagen sollte. Ich fand die Szenerie traumhaft ...

»Wenn ich malen könnte«, flüsterte ich, »dann würde ich davon –«

»Du darfst hier nicht stehenbleiben!« fiel Tania mir ins Wort.

»Wie?«

Bisher war mir gar nicht aufgefallen, daß mein Buddy mir auf dem Fuße folgte.

»Wir sollen laufen, Bea, nicht herumstehen!«

»Aber ich will doch nur –«

»Komm, bitte!«

Um halb neun erschien ich völlig durchgeschwitzt zu meinem nächsten Arzttermin. In der Zwischenzeit war Dr. Shulman wieder im Dienst.

»Sind Sie hergerannt?« lachte er.

»Ich glaube nicht.«

»Sie glauben?«

»Ich weiß es nicht, Herr Doktor. Ich weiß gar nichts mehr.«

Er fing an, meinen Blutdruck zu kontrollieren.

»Es ist wahnsinnig heiß im Moment«, sagte er dabei. »Strengen Sie sich also bitte nicht allzusehr an, Bea.«

»Ich werde aber nicht warm«, jammerte ich. »Unter all dem Schweiß ist mir nach wie vor kalt, als wäre ich in Alaska.«

Shulman war mit dem Ergebnis meiner Blutdruckmessung offenbar nicht zufrieden, denn er schüttelte den Kopf.

»Müssen wir noch mal machen«, meinte er dann.

Aber auch der zweite Versuch schien nicht das gewünschte Resultat zu haben, denn nunmehr maß Herr Dr. Shulman seinen eigenen Blutdruck, erschrak und versuchte es dann noch einmal bei mir.

»Ich dachte, das Ding wäre kaputt, Bea, aber ... strecken Sie bitte die Arme aus!«

Während meine Hände am frühen Morgen mehr oder weniger ruhig gewesen waren, zitterten sie jetzt erheblich, und ich hatte auch größte Mühe, meine Zunge herauszustrecken.

»Da geben wir besser zwei Tabletten!« sinnierte Dr. Shulman. »Nur ...«

»Was?«

»Ihr Blutdruck ist bedrohlich niedrig, Bea. Eigentlich müßten Sie ohnmächtig sein.«

Ich lachte und verzog das Gesicht. »Ich bin zäh!«

»Da bin ich mir nicht so sicher.«

Shulman sagte das und sah mich dabei so nachdenklich an, daß ich mich plötzlich ganz unbehaglich fühlte.

»Aber ich habe schon immer einen niedrigen Blutdruck gehabt, Herr Doktor.«

»Das mag sein. Nur halte ich Sie nicht für zäh, Bea. Sie kennen doch sicher diesen klugen Satz: *Wer lange genug mit etwas spielt, wird es mit Sicherheit zerbrechen.*«

Ich schluckte. Ich wußte selbst, daß ich mit meinem Körper Raubbau betrieben hatte. Aber das war ja nun nicht mehr zu ändern.

»Ich kann jetzt doch nur noch versuchen –«

»So habe ich das nicht gemeint«, fiel Shulman mir ins Wort. »Aber es erstaunt mich nicht, daß Sie es so auslegen.«

Mit äußerst angespanntem Gesichtsausdruck verabreichte er mir weiteres Librium.

»Kommen Sie aber bitte um halb zwölf wieder, Bea! Es sei denn, Sie fangen an zu zittern! Dann kommen Sie bitte eher!«

»Danke!« sagte ich nur.

Dann lief ich zurück in unseren Innenhof, um endlich wieder eine Zigarette zu rauchen.

Während mein Kopf am Vortag so völlig leer gewesen war, fühlte er sich jetzt an wie ein Sandkasten auf unebenem Grund.

Ich war noch klein, vielleicht drei Jahre alt, und wir lebten noch in dem großen Haus, das diesen herrlichen Garten hatte. Es war Tag, und mein Vater war zu Hause, und meine Mutter stand in der Küche und bereitete das Essen zu ... Großmutters Wohnung. Die riesige Diele. Der Lärm, der aus den beiden Wohnzimmern drang und ... Mein Onkel gab mir ein Katjes, nachdem er mich vorher ausdrücklich gefragt hatte, ob ich auch wirklich eines wollte, und dann setzte er sich in seinen Sessel und griff nach ... Meine Mutter, die sich schwer auf mich stützte, weil sie nicht gehen konnte, und ich schämte mich so ... Schwere Vorhänge. Holzgestänge. Metallgestänge. Plastikbehälter mit bunten Kugeln. Ein Karussell. Musik. Ich –

Meine Gedanken schienen wie Sandkörner zu sein. Unablässig rieselten sie durch mein Hirn, doch wurden sie aus irgendeinem Grund dabei durchgeschüttelt und perlten so durch das offenbar viel zu großporige Sieb meiner Erinnerung. Nirgends konnte ich ein Häufchen bilden, aus dem ich eine Burg hätte bauen können; es war schrecklich.

Da tat es gut, diese Zigaretten zu haben. Wenigstens eine Sache hatte ich fest in der Hand.

Doch war mir natürlich auch diesmal nur eine kurze Ruhepause beschert. Um Schlag viertel vor neun wurde nämlich neuerlich gecirclet, und danach galt es dann, in großer Gruppe in jenes Auditorium zu gehen, in dem auch am Vorabend eine Veranstaltung stattgefunden hatte.

»Was ist denn da los?« stöhnte ich entnervt. Ich hatte nicht die geringste Lust, mich von meinem Stuhl zu erheben.

»Das wirst du schon sehen«, entgegnete Tania.

»*Muß* ich denn dahin?«

»Da müssen wir *alle* hin.«

Diese Hetzerei brachte mich noch um den letzten Verstand. Ich fühlte mich krank und wollte gefälligst auch wie eine Kranke behandelt werden. Herumsitzen und herumliegen wollte ich, essen, trinken, rauchen und höchstens schon mal ein paar Schritte laufen. Aber nicht dieses ständige Gejage!

Das Innere des Auditoriums war in jeder Hinsicht beeindruckend. Gebaut wie der Hörsaal einer Universität, war es mit den feinsten Samtsesseln ausgestattet, die man sich vorstellen konnte, und die Temperatur lag typisch amerikanisch bei etwa zwanzig Grad. Da es draußen in der Zwischenzeit schon an die fünfunddreißig Grad waren, war der Schock für den Körper so groß, daß man gut daran tat, sich fest in Pullover oder Strickjacke zu hüllen.

Außer mir hatten alle einen Schreibblock und ihren Kugelschreiber dabei. Mit angespannten, Interesse bekundenden Gesichtern hatten sie sich in die Sessel gleiten lassen, und ich fragte mich, was da wohl jetzt kommen würde.

»Wir hören einen Vortrag!« klärte Tania mich auf.

»Und den schreibt ihr mit?«

»Nein, Bea!«

»Warum habt ihr dann alle was zu schreiben dabei?«

Noch mehr quälte mich die Frage, warum sie mir nicht gesagt hatte, daß ich was zu schreiben mitnehmen sollte; sie war schließlich mein Buddy. Was, wenn man mich jetzt für diese Unterlassungssünde maßregelte? Davor hatte ich Angst. Doch behielt ich das für mich.

Wir Mädchen von DuPont saßen ganz oben im J. West Auditorium, in den letzten drei, vier Reihen. Vor uns waren zwei Reihen frei, und darunter saßen fremde Frauen. Unten jedoch, im Parkett sozusagen, da saßen Männer.

»Wo essen die Männer eigentlich?« lallte ich Tania ins Ohr, denn das Librium fing schon wieder an zu wirken.

»Wo die essen?« fragte Tania, als könne sie die Welt nicht mehr verstehen. »Im Speisesaal natürlich, wo denn sonst? Wo wir auch essen!«

Empört sah ich sie an. Ich mochte ja zwar ein wenig durch den Wind sein, aber mein Buddy wußte doch wohl selbst, daß –

»Ach so«, sie lachte, »jetzt verstehe ich. Die Männer essen vor uns, Bea. Deshalb begegnen wir ihnen so selten.«

Um Schlag neun Uhr trat ein großer, dürrer Mann ans Rednerpult und teilte uns achtzig bis hundert Männern und Frauen mit, daß wir durch Alkohol oder Drogen unser Leben nicht mehr hätten meistern können und deshalb nun hier säßen. So benebelt und müde ich auch war, fand ich diesen Spruch ziemlich blöde, denn daß keiner zum Spaß in diesem Hörsaal saß, erschien mir selbstverständlich.

Es folgte ein Lichtbildvortrag über die verschiedenen Formen von Abhängigkeit. Daraus lernte ich, daß der Alkohol nur sechsundneunzig Stunden brauchte, um den Körper rückstandslos zu verlassen, gleichgültig, wieviel oder wie lange man vorher getrunken hatte. Drogen und Medikamente brauchten indes an die sieben bis sogar vierzehn Tage. Sozusagen zum Ausgleich war ein Drogen- oder Medikamentenentzug ungefährlich, während ein Alkoholentzug dringend medizinischer Überwachung bedurfte, da er sonst tödlich enden konnte.

»Das hat man früher nicht gewußt«, tönte der große, dürre Mann am Rednerpult. »Man hat die Alkoholiker *cold turkey* entzogen, ihnen also von einem Augenblick zum anderen nichts mehr gegeben, weder Alkohol noch Medikamente. Die Folgen waren schwerste Hirnschädigungen und oft sogar Herz- und Kreislaufversagen. Heute arbeitet man da anders, muß aber leider immer noch hin und wieder Opfer beklagen.«

Alsdann zeigte man uns auf Breitwand eine von Zirrhose zerstörte Leber. Sofort verspürte ich Sehnsucht nach einem riesigen Schnaps. Und als ich mir ein paar Minuten später im gleichen Format auch noch eine Raucherlunge ansehen mußte, schluckte ich automatisch und schnappte ebenso nach Luft, so sehr war mir plötzlich nach einer Zigarette.

Um zwanzig nach neun war der Vortrag zu Ende, und wir gingen zur DuPont Hall zurück.

»Schön zusammenbleiben!« rief der Bobtail mehrere Male. »Nicht jeder für sich! Wir sind eine Gruppe!«

Natürlich wollte ich mich gleich wieder in den Hof setzen, um eine Zigarette zu rauchen, doch hatte ich diese Rechnung ohne meinen Buddy gemacht.

»Nein, nein, nein!« lachte Tania und kniff mir in eine meiner Pobacken. »Setzen darfst du dich gleich, aber nicht hier.«

Sie schlang ihren Arm um meine Taille und schleifte mich mit ins Innere der Halle. Dort grabschten alle hastig nach Stühlen, brachten sie ins Wohnzimmer, stellten sie dort im Kreis auf und nahmen Platz.

Als ich dieses wilde Durcheinander endlich erfaßt hatte, waren keine Stühle mehr verfügbar, und so ging ich einfach los und setzte mich auf einen, der bereits dastand.

»Nicht da!« wurde ich gleich von Kelly gemaßregelt, die offenbar für dieses sonderbare Unternehmen verantwortlich war.

Kelly sah sich suchend um.

»Wo ist ... wie heißt noch mal die ältere Frau, die gestern am späten Abend eingeliefert wurde?«

»Anna!« antwortete irgendeiner im Raum.

»Dann soll Anna mal herkommen.«

Anna war eine elegante, gutaussehende Dame von etwa sechzig Jahren. Anna kam und wurde gebeten, links neben Kelly Platz zu nehmen. Ich mußte mich dann links neben Anna setzen.

»Das hat hier nämlich alles seine Ordnung«, klärte Claire mich auf. »Wer am längsten hier ist, sitzt ganz rechts und ist die sogenannte *Granny.*«

Im Moment war die hüftgeschädigte Rebekka die »Oma«, und ihre Aufgabe bestand nun darin, als erste von uns zu sagen, was sie von dem soeben gehörten Vortrag gehalten hatte. *Feedback* nannte sich das, Rückmeldung.

»Ich bin Rebekka, und ich bin Alkoholikerin!« hob sie an.

»Hi, Rebekka!« riefen alle anderen aus.

»Also, ich ...«

Da Anna und ich die neuesten in der Gruppe waren, kamen wir mit unseren Rückmeldungen erst am Schluß an die Reihe. Bis dahin hatte ich hören können, was die anderen sagten, und die sagten alle das gleiche:

»Ich fand den Vortrag sehr interessant und bereichernd.«

Also sagte auch ich nichts anderes.

Als das Feedback beendet war, stürzten alle ebenso hastig, wie sie ins Innere von DuPont gestürzt waren, wieder ins Freie. Die meisten in der Gruppe rauchten und waren folglich - wie ich - abhängig von den Glimmstengeln. Hastig wurde an der Zigarette gesaugt, denn nun schlug Als große Stunde.

Al, der tags zuvor mein Gepäck befördert hatte, war ein ganz besonderes Exemplar von Mann. Obwohl gebaut wie Adonis und gesegnet mit einem selten schönen Gesicht, war er bei den Frauen der DuPont Hall nicht sonderlich beliebt. Das hatte ich schon mitbekommen. Es hieß von Al, daß er übermäßig streng sei und gern aus einer Mücke einen Elefanten mache.

Nun, mir fiel an jenem Vormittag gleich auch noch eine andere Unart an ihm auf: Al war auf nichts so stolz wie darauf, selbst Alkoholiker zu sein.

»Ich habe durch den Alkohol alles verloren«, lamentierte er, kaum daß wir in der Runde saßen, »meine Ehe, meinen Job, alles. Und wie konnte ich werden, was ich heute bin? Wie könnt ihr ein neues Leben beginnen?«

Lisa, die dieses Gerede wohl schon häufiger gehört hatte, hob eifrig das Fingerchen und erklärte:

»Indem wir zu AA-Meetings gehen.«

»Sehr gut!« befand Al und palaverte munter weiter: über den Segen der AA, über die Freuden der AA, über die Weisheit der AA.

Ich lehnte mich zurück. Und dann versuchte ich, trotz des Libriums zu denken. Mir fiel nämlich plötzlich auf, wie oft die Anonymen Alkoholiker hier im Betty Ford Center erwähnt wurden. Ich konnte mir zwar nicht vorstellen, daß das eine mit dem anderen etwas zu tun hatte, doch bestand da zumindest eine Gefahr, und der wollte ich im Zweifelsfall begegnen können. Für mich war AA keine Lösung. Ich durfte gar nicht daran denken, noch einmal an so einer absurden Versammlung teilnehmen zu müssen. Schon die

Vorstellung machte mich gierig nach fünf Litern Wodka, ein einzelner reichte dann nicht mehr aus.

Ich beugte mich vor und faltete meine Hände, so fest, daß die Fingerknöchel weiß hervortraten. Und ich hörte ganz aufmerksam zu. Doch was mir sowohl spontan als auch nach reiflicher Überlegung zu Als Werberlied einfiel, war ein einziges Wort: Lächerlich!

Und das gab ich dann auch prompt und laut kund und zu wissen.

»Wie stellen Sie sich das alles vor?« erkundigte ich mich, indem ich Al schnöde ins Wort fiel. »Wenn ich in Deutschland bin, bin ich jeden Tag in einer anderen Stadt. Ich habe schon Probleme, mich jedesmal an ein anderes Bett zu gewöhnen und daran, in welcher Richtung die Toilette ist. Wie soll ich es da auch noch zur AA-Versammlung schaffen?«

Al atmete tief durch, als könnte er so viel Dummheit auf einem Haufen knapp ertragen.

»Du mußt eben vorher deine Reiseroute planen«, redete er auf mich ein, »und dann mußt du schon von zu Hause aus die einzelnen Gruppen kontaktieren, damit du weißt, wo du hingehst.«

Mir sträubten sich die Haare.

»Und was, wenn das Meeting zu der Zeit stattfindet, wo ich meine Lesung habe? Soll ich da etwa die Lesung verschieben?«

Al hob entnervt die Brauen und schwieg. Für ihn antwortete Jacqueline:

»Es gibt immer einen Weg!« belehrte sie mich.

Und dabei klang ihre Stimme so demütig und so sanft, daß ich deutlich spürte, wie mich meine Nerven verließen.

»Ach ja?« entfuhr es mir mit hörbar schriller Stimme.

Jacqueline lächelte. »Ich habe das zu Anfang auch nicht glauben wollen, Bea, aber ich –«

»Ich glaube nicht, daß du und ich das gleiche Leben führen!« fiel ich ihr ins Wort. »Und deshalb glaube ich auch nicht, daß du verstehst, wo meine Probleme liegen. Ich muß mich anpassen. Das ist mein Beruf. Es sieht für viele zwar so aus, als wäre ich diejenige, die den Ton angibt, aber in Wahrheit ...«

Ich stockte, denn während meiner kurzen Ansprache hatten sich Jacquelines Augen mit Tränen gefüllt, die nunmehr unaufhaltsam über ihre Wangen rannen.

Jacqueline begann zu schluchzen, und ich hatte den Salat. Offensichtlich fühlte sie sich gleich persönlich angegriffen, wenn man die Stimme hob. Ich schenkte Jacqueline ein liebevolles Lächeln und hauchte:

»Ich habe nicht dich angeschnauzt, Honey, sondern den Irrsinn der Sache. Du brauchst also nicht zu –«

»Lassen wir das jetzt!« schnitt Al mir das Wort im Munde ab, und das war auch nur verständlich. Er wollte endlich zu seinem Lieblingsthema zurückkehren, und das war nun mal Al. So verbrachte ich die folgende halbe Stunde mit starrem Blick, wechselweise auf Al und meine Armbanduhr.

Um halb zwölf durfte ich wieder zu Dr. Shulman, und wenn ich Glück hatte, gab der mir weiteres Librium. Ohne das Zeug konnte ich das Theater hier nicht durchhalten. *Nur noch siebzig Minuten*, beschwor ich mich, *neunundsechzig* ...

Ausnahmsweise war das Glück mir mal hold. Nach nur einer halben Stunde Gruppen-Folter kam Kelly und erklärte mir, ich müßte zu meiner großen ärztlichen Untersuchung. Mithin durfte ich die leidige Sitzung vorzeitig verlassen.

4

Dr. Slider war Mitte Vierzig, hatte blondes Haar, veilchenblaue Augen, und sein Körperbau entsprach ganz dem eines amerikanischen Basketballspielers. Ja, der Mann war dermaßen groß und bullig, daß ich mich hastig auf den erstbesten Stuhl setzte. Ich bemerkte, daß er das bemerkte. Und es war mir unangenehm. Ich fühlte mich auf einer frischen Tat ertappt, die nur mich allein etwas anging und niemanden sonst.

Glücklicherweise ging Dr. Slider auf dieses Vorkommnis nicht ein. Vielmehr setzte er sich auf einen der anderen Stühle, die im Raum standen, und rollte auf dem an meine Seite.

»So«, meinte er dabei, »Sie sind also Bea. Richtig?«

»Ja«, erwiderte ich und lächelte.

»Weshalb sind Sie hier?«

»Ich bin Alkoholikerin.«

»Brav!«

Ich mußte lachen.

»Ja, das habe ich schnell kapiert«, sagte ich. »Wir sind hier ein wild zusammengewürfelter Haufen von Bekennern. Ich bin Bea, und ich bin Alkoholikerin, darf ich eine Tasse Kaffee haben?«

Dr. Slider verzog keine Miene. Und dennoch sah er mich eine ganze Weile fest an, und das sagte vielleicht mehr, als jedes Wort es gekonnt hätte.

»Na, dann strecken Sie bitte mal Ihre Arme nach vorne aus!« meinte er schließlich. »Das kennen Sie ja auch schon.«

Im Gegensatz zu Dr. Shulman war Dr. Slider nicht an der Zitterei meiner Extremitäten interessiert, sondern an der Beschaffenheit meiner Armvenen. In aller Gemütsruhe nahm er sie in Augenschein, zuerst die rechte, dann die linke, schließlich traf er seine Entscheidung.

»Die nehmen wir!«

Er legte meinen rechten Arm auf die Lehne seines Stuhles.

Ich seufzte.

»Ich will mich da ja nicht einmischen«, sagte ich dann, »aber ... das würde ich nicht tun.«

Fragend sah er mich an.

»Ich hab' ziemlich viel Erfahrung mit Blutabnahmen«, führte ich aus.

»Das weiß ich.«

Das hieß, daß er meine Krankenakte studiert hatte. Damit hatte er seine Hausaufgaben gemacht, und das flößte mir nicht nur Vertrauen ein, es machte mir auch Mut.

»Meine rechte Armvene sieht zwar toll aus«, erklärte ich ihm, »aber sie ist ein Biest. Sie rollt weg. Aus der hat noch nie einer was rausgekriegt.«

»Und wie ist es links, Bea?«

»Auch schwierig. Da sieht es zwar so aus, als wäre überhaupt keine Vene da, aber mit ein bißchen Mühe ... Ich meine, Sie sind der Arzt und werden das alles vermutlich besser wissen.«

Wieder sah Dr. Slider mich so eigenartig an, nur durch die Augen, den Kopf gesenkt haltend.

»Nein«, meinte er dann. »Sie sind die Patientin, und deshalb wissen Sie es besser. Kommen Sie!«

Wir rollten beide mit unseren Stühlen zu einem Arbeitsbereich an der Wand. Dort lagen Spritzenbestecke und Kanülen und Plastikröhrchen. Fast fünf Minuten dauerte es, bis Dr. Slider meine linke Unterarmbeuge ausreichend untersucht hatte, um erstmals die Nadel einzustechen. Er tat das an einer meines Erachtens völlig unfruchtbaren Stelle. Meine Haut war dort schneeweiß, weit und breit war kein Äderchen zu sehen, geschweige denn eine Vene. Doch unmittelbar nach dem Einstich, den ich kaum gespürt hatte, floß mein Blut in Strömen.

»Mein Gott, so problemlos ist das ja noch nie gegangen.«

»Das kommt davon, wenn man gute Ratschläge befolgt.«

Wie in allen Krankenhäusern, die ich kannte – und das waren nicht gerade wenige –, spielte die Blutabnahme auch im Betty Ford Center eine entscheidende Rolle.

Danach stellte Dr. Slider mir eine Vielzahl von Fragen. Es waren weitgehend die gleichen Fragen, die auch Dr. Shulman mir schon gestellt hatte, wenngleich der Schwerpunkt jetzt auf meiner rein körperlichen Befindlichkeit lag.

»Seit wann leiden Sie unter diesen Durchfällen, Bea?«

»Seit ein paar Monaten.«

»Vorher hatten Sie das nicht?«

»Vorher hatte ich es hin und wieder mal, aber nicht so häufig.«

»Und wann hat es angefangen, daß die Durchfälle hin und wieder kamen?«

Ich überlegte angestrengt. »Vor fünf, sechs Jahren, glaube ich.«

»Und wieviel haben Sie da im Schnitt getrunken?«

»Etwa eine halbe Flasche Cognac am Tag. Damals hab' ich noch Cognac getrunken.«

»Wann sind Sie auf Wodka umgestiegen?«

»Das ist langsam gegangen. Endgültig nur noch Wodka ... das ging vor etwa zwei Jahren los, vielleicht drei.«

Dr. Slider schrieb sich jede meiner Antworten sorgfältig auf. »Können Sie essen?« fragte er dann.

»Ich esse viel Obst. Und Salat.«

»Seit wann?«

»Seit ich hier bin.«

»Und was haben Sie vorher gegessen?«

Ich seufzte.

»Kaum etwas. War ja wohl auch nicht nötig bei dem vielen Schnaps; ich hab' meine Kalorien ja gesoffen.«

Er grinste.

»Und warum essen Sie hier jetzt vornehmlich Obst und Salat?«

»Ich habe Angst, dick zu werden.«

Ich erzählte ihm von meiner Bulimie, was er interessiert zur Kenntnis nahm. Erwartet hatte ich eine Reaktion wie die von Tiffany. Doch die blieb aus. Dr. Slider stempelte mich nicht zu einer hoffnungslos Süchtigen ab, zumindest nicht offenkundig.

»Ist Ihre Angst zuzunehmen der einzige Grund für das Obst und den Salat?«

»Nein«, gab ich kleinlaut zu. »Ich ... das andere schmeckt mir auch nicht so.«

»Wieso nicht?«

»Es ist fast überall Zucker dran.«

»Zucker?«

»Ja ... ich ...«

Ich wußte nicht so recht, wie ich es ausdrücken sollte.

»Mir kommt alles vor, als wäre es süß«, stammelte ich. »Dabei ... früher habe ich gern Süßigkeiten gegessen, aber in letzter Zeit ... Ich könnte mich übergeben, wenn ich was Süßes schmecke.«

Dr. Slider verzog das Gesicht, als hätte er plötzlich Mühe, ernst zu bleiben.

»Was ist?« erkundigte ich mich sofort.

»Nun, Bea«, sagte er, »das wird sich alles sehr bald ändern. Alkohol setzt sich im Körper in Zucker um. Ihr gesamtes System ist überzuckert, und zwar gnadenlos.«

Ich verstand immer noch nicht, und so wurde er endgültig deutlich.

»Ich habe hier das Ergebnis Ihrer gestrigen Urinprobe vorliegen«, sagte er und zwinkerte dabei.

»Ach ja?« Das interessierte mich. »Wie viele Promille hatte ich denn?«

Dr. Slider schmunzelte.

»Sagen wir so, Bea, noch einen Schnaps mehr ...«

Er machte eine Kunstpause, und ich schlußfolgerte: »... und man hätte damit eine Wunde desinfizieren können?«

Er hatte sichtlich Mühe, ernst zu bleiben.

»So ähnlich«, meinte er. »Sie brauchen sich also nicht zu wundern, Diana Beate Hellmann, daß Sie nichts Süßes essen wollen. Haben Sie sonst irgendwelche körperlichen Schwierigkeiten?«

Ich zeigte ihm die Blutergüsse an meinem Körper, doch schienen sie ihn nicht sonderlich zu interessieren.

»Das ist nur ein Symptom«, meinte Dr. Slider mit gleichgültig klingender Stimme.

»Für was?«

Er atmete tief durch, als sei es ihm eigentlich zuviel, mir diese Frage zu beantworten.

»Die chemischen Prozesse der Leber sind vielschichtig«, sagte er schließlich. »Wenn man das Organ nun mit Alkohol so sehr verletzt, wie das bei Ihnen der Fall ist, Bea, dann können gewisse Prozesse nicht mehr stattfinden.«

Er sah mich an mit einem Blick, der Bände sprach. Er hoffte inständig, diese Erklärung würde mir ausreichen. Doch hatte er da umsonst gehofft.

»Was für Prozesse?« bohrte ich nämlich weiter.

Slider seufzte. »Wissen Sie, wie die Leber Proteine verarbeitet?«

Ich schüttelte den Kopf, worauf mein Gegenüber die Augen schloß, eine Weile in sich selbst versunken dasaß und sich vermutlich fragte, wie er das alles verdient hatte.

»Wenn gewisse Verarbeitungsprozesse nicht mehr ordnungsgemäß stattfinden«, erklärte er schließlich langsam, laut und deutlich, und dann öffnete er seine Augen wieder und sah mir geradewegs ins Gesicht, »dann kann die Leber keine Blutplättchen mehr bilden, und Blutplättchen sind für den Gerinnungsfaktor des Blutes unerläßlich.«

»Dann habe ich jetzt dünnes Blut?«

»Sie haben Blutergüsse, Bea.«

»Weil ich zu dünnes oder zu dickes Blut habe?«

Ich schaute in ein verzweifelt dreinblickendes veilchenblaues Augenpaar.

»Haben Sie sonst noch irgendwelche Beschwerden, Bea?«

Nun, ich gab mich geschlagen.

»Ich hatte Beschwerden«, ging ich endlich auf den gewünschten Themenwechsel ein, »aber das ist jetzt weg.«

»Was war denn?«

Ich wußte wirklich nicht, wie ich es beschreiben sollte, ob es sich überhaupt lohnte, es zu erwähnen, oder ob ich mich nur lächerlich machte, wenn ich es tat, zumal es ja in der Zwischenzeit auch schon vergangen war.

»Das war so«, hob ich schließlich zaghaft an. »Mir war in den letzten Tagen, bevor ich herkam, als würde ich die Blutgefäße in meinen Armen spüren, als flösse kochendes Wasser durch diese Venen, es hat so weh getan, daß ich –«

»Hatten Sie das nur in den Armen oder auch in den Beinen?«

»Nur in den Armen«, antwortete ich und fügte nahezu hastig hinzu: »Aber das war doch sicher nur Einbildung, oder?«

Dr. Slider sah mich mit traurigen Augen an und schüttelte den Kopf.

»So etwas nennt man Neuropathie«, klärte er mich dann auf. »Es spricht dafür, daß bei Ihnen bereits eine Nervenschädigung stattgefunden hat, und das ist nicht bei allen Alkoholikern der Fall. Und Sie hatten das nur in den Armen?«

»Ja. An den Beinen ist nichts. Da spüre ich nur die Zehen an meinem rechten Fuß nicht!«

Dr. Slider riß die Augen auf, als sei das eine wahrhaft schauerliche Offenbarung.

»Keine der Zehen?« fragte er hastig.

»Doch, es sind eigentlich nur die –«

»Das zeigen Sie mir besser!«

Es gefiel mir nicht, daß dieser Arzt ausgerechnet diesem Zipperlein so viel Bedeutung beimaß. Ich hatte Angst, daß es irgendeine größere oder gar gefahrvolle Bedeutung haben könnte, und deshalb wollte ich mich am liebsten gar nicht erst damit auseinandersetzen. So zog ich nur widerwillig meinen Schuh aus und zeigte und erklärte genau, in welchem Bereich ich kein Gefühl hatte.

Er seufzte.

»Sie müssen sich damit abfinden, Bea, daß es sehr, sehr lange dauern kann, bis das wiederkommt.«

»Warum?«

»Der Alkohol hat Nerven zerstört«, sagte er dann. »Die Gefühllosigkeit in Ihren Zehen ist auch eine Neuropathie. Zuerst schmerzt es irgendwo, dann wird es gefühllos, als nächstes hätte sich das taube Gefühl weiter ausgebreitet und wäre dann übergegangen in ein Stechen. Irgendwann hätten Sie dann gar nicht mehr gewußt, daß Sie Füße haben, und folglich auch nicht mehr richtig laufen können. Das ist der Grund dafür, warum viele Alkoholiker so aussehen, als würden sie stolpern oder die Füße schleifen lassen, so als wären sie gehbehindert.«

Mit großen Augen starrte ich ihn an.

»Und das hat alles der Wodka gemacht?«

»Ja, Bea.«

Ich rieb meinen Fuß, als wolle ich mich bei ihm entschuldigen. Es war verantwortungslos von mir gewesen, ihn solchen Gefahren auszusetzen, und ich konnte nur hoffen –

»Die Nerven werden sich vermutlich wieder regenerieren«, sagte Dr. Slider, als habe er meine Gedanken gelesen, »aber das dauert eben sehr, sehr lange.«

»Wie lange?«

Statt mir eine Antwort auf diese Frage zu geben, lehnte Slider sich plötzlich zurück, griff zu seinem Kugelschreiber und drehte diesen zwischen den Fingern.

»Erzählen Sie mir etwas über Ihr Sexualleben«, sagte er dabei.

Für einen Moment stutzte ich. Dann schloß ich die Augen und

stieß einen Laut aus, der mich selbst vermutlich mehr erstaunte als meinen Arzt. Es war ein Laut, der einen ganzen Monolog ersetzte: *Ach ja! Das gibt es ja auch noch! Hatte ich ganz vergessen! Und was soll ich da jetzt sagen?*

Ich öffnete meine Augen wieder und sah Dr. Slider ruhig an. »Ich weiß kaum noch, was das ist«, sagte ich dann.

Er zeigte keine Regung.

»War das immer so?« fragte er nur.

»Nein.«

»Und seit wann ist es dann so?«

»Seit Jahren.«

»Seit wie vielen Jahren?«

Ich mußte angestrengt nachdenken.

»1989«, sagte ich dann, »da hatte ich eine Beziehung, in der ... das heißt, eigentlich war es gar keine richtige Beziehung. Wir haben nur einmal miteinander geschlafen, und auch dabei ... Ich glaube, es hat alles schon davor angefangen. Ich weiß nur nicht mehr –«

»Sie hatten 1985 eine Totgeburt«, fiel Dr. Slider mir ins Wort, »nicht wahr?«

Ich atmete tief durch. »Ja.«

»Hat es danach angefangen?«

Ich nickte.

»Haben Sie zur gleichen Zeit auch so heftig zu trinken begonnen?«

»Nein, das hab' ich vorher schon getan.«

Dr. Slider sah mich an, als würde er mir das nicht glauben, eine Reaktion, die mich schlagartig beunruhigte. Ich wußte, was ich sagte. Wie ich wußte, daß ich die Wahrheit sagte. Ich hatte schon vor der Schwangerschaft getrunken. Damit hatte ich 1982 angefangen.

»Damals hatte ich mich von meinem Freund getrennt, von meiner großen Liebe.« Ich lachte verlegen. »Er war auch Alkoholiker, wissen Sie. Und ich hatte während unserer Beziehung kaum mal was getrunken. Und ich dachte, daß das auch ein Grund für die Trennung gewesen wäre ...«

»Ihre Abstinenz?« vergewisserte Slider sich.

Ich nickte.
»Warum haben Sie vor 1982 denn kaum mal was getrunken?«
»Es hat mir nicht geschmeckt.«
»Alles nicht, oder nur gewisse Sachen nicht?«
»Alles nicht!« antwortete ich. »Nicht einmal der teuerste Champagner.«
»Dann haben Sie also nie wegen des Geschmacks, sondern immer nur wegen der Wirkung getrunken?«
Wieder nickte ich. »Am Anfang reichten zwei Gläser Wein, um mich betrunken zu machen. Mehr hätte ich damals gar nicht trinken können, weil mir immer gleich schlecht wurde.«
»Wie schlecht?«
Ich wußte nicht, was er damit meinte.
»Mußten Sie sich übergeben?« wurde er deshalb deutlicher.
»Jeden Abend.«
»Jeden Abend? Von zwei Gläsern Wein?«
»Ja.«
»Wie lange ist das so gegangen?«
Ich überlegte.
»Zehn Jahre etwa«, sagte ich dann. »Ich konnte zwar schon bald sehr viel mehr vertragen, aber gekotzt habe ich trotzdem fast jede Nacht.«
»Und das ging bis zuletzt so?«
»Nein«, rief ich aus. »Zuletzt war mir überhaupt nie mehr übel. So viel Alkohol gab es wohl gar nicht, zumindest nicht in den USA, als daß ich mich noch hätte übergeben müssen.«
Dr. Slider spitzte die Lippen.
»Denken Sie sorgfältig nach, Bea! Wann haben Sie den Alkohol plötzlich vertragen? Wann war das?«
»Vor etwa drei Jahren.«
»Vor drei Jahren?« wiederholte Slider, als hätte ich etwas ganz Schreckliches gesagt.
»Ja. Wieso?«
Er atmete tief durch. »Das könnte bedeuten, Bea, daß Ihre Leber sehr, sehr schwer geschädigt ist ...«
Seine Worte klangen so eindringlich, und er sah mich so ernst

dabei an, daß ich nicht die geringste Lust verspürte, noch weiteres zu erfahren. Also wippte ich wie ein kleines Kind auf dem Stuhl hin und her und rieb meinen rechten Fuß, als wäre der das Wichtigste von der Welt.

»Was ist denn jetzt damit?« kehrte ich zu diesem Thema zurück. Meine Füße hatten in meinem Leben immer eine ungemein wichtige Rolle gespielt, und es machte mich nahezu hysterisch, daß ich jetzt dieses Handicap hatte. »Wird das womöglich für immer so bleiben, daß ich die Zehen nicht spüre?«

Dr. Slider war zwar sichtlich erstaunt über diesen Gedankensprung, ging aber darüber hinweg.

»Auch das kann passieren«, sagte er.

»Es kann aber auch wieder in Ordnung kommen, ja?«

»Geben Sie dem Zeit, Bea, ein paar Monate allemal. Und jetzt gehen Sie bitte mal nach nebenan, ziehen Sie Ihre Sachen aus und den Kittel an, der da bereithängt, und dann wollen wir uns mal Ihre Leber ansehen.«

Ich lachte laut auf.

»Na, die wird mindestens so dick sein wie ein Basketball, Herr Doktor.«

»Meinen Sie?«

»Bei der Sauferei?«

Das angrenzende Zimmer war Umkleide- und Untersuchungsraum in einem. Während ich mich darin umzog, kam eine junge Krankenschwester herein, stellte sich bei mir vor und erklärte, daß sie bei der Untersuchung anwesend sein würde. Das war Vorschrift in Kalifornien. Hier wurden nicht nur die Patientinnen vor den Ärzten geschützt, hier schützten sich auch die Ärzte vor ihren Patientinnen und deren etwaigen Anschuldigungen und Schadenersatzklagen.

Daß dieser Dr. Slider körperlich so gewaltig war, hatte ich ja gleich beim Hereinkommen wahrgenommen. Während unserer Unterhaltung war es mir dann gar nicht mehr aufgefallen, so daß ich jetzt doppelt und dreifach erschrak, als ich plötzlich auf dieser Liege lag und er in voller Größe vor mir stand.

Angst machte mir sein Anblick nicht. Was ich empfand, war vielmehr Hilflosigkeit. Mir war, als hätte ich keine andere Wahl, als mich zu fügen und zu erdulden. Dabei hatte ich in der Folge gar nichts zu erdulden. Der Herr Doktor drückte nämlich nur auf meinem Bauch herum, und das nicht einmal sonderlich heftig. Er schien mit dem Ergebnis dieser Prozedur nur leider nicht allzu zufrieden zu sein.

»Mmh«, meinte er immer wieder, »mmh!«

»Was ist?«

»Ich kann nicht spüren, was ich spüren möchte, Bea!«

»Und was möchten Sie spüren?«

»Eine dicke, fette Leber.«

»Wenn die nicht da ist, bin ich ein Phänomen.«

»Mmh«, seufzte Slider neuerlich, »bei einem Liter Wodka pro Tag sollte sie eigentlich da sein.«

Er drückte weiter und weiter. Offenbar war er kein Mensch, der so mir nichts, dir nichts aufgab.

»Wissen Sie«, versuchte ich ihn zu trösten, »das liegt vermutlich an meiner Erbmasse. Bei so vielen Säufern in der Familie brauchte meine Leber vielleicht den ganzen Alkohol, um sich normal zu entwickeln.«

Er ließ ab von meinem Bauch und sah mich an.

»Solange Sie sich jeden Abend übergeben mußten, Bea, hat sich Ihre Leber gegen den Alkohol gewehrt. Als das Brechen aufhörte, fing die Leberschädigung an. Das Organ schwoll an, Sie hatten vermutlich eine wahnsinnig dicke Taille und –«

»Die hab' ich jetzt noch!« fiel ich ihm ins Wort.

»Das ist Wasser«, sagte Dr. Slider mit trauriger Stimme. »Ihre Leber ...«

Er sprach nicht weiter. Er tätschelte nur noch meinen Oberschenkel und meinte dann: »Sie können sich jetzt wieder anziehen und zur DuPont Hall zurückgehen.«

»War das schon alles?«

»Wir müssen jetzt die Ergebnisse der Blutuntersuchung abwarten.«

»Und dann? Ach ja«, gab ich mir die Antwort selbst, »dann müssen wir weitersehen, das kenn' ich ja schon.«

Ich setzte mich auf, und Dr. Slider reichte mir zum Abschied die Hand.

»Eines muß ich Ihnen noch sagen«, meinte er dabei, »wenn ich darf ...«

»Natürlich.«

Fest sah er mir in die Augen, und dann grinste er auf einmal.

»Sie haben einen wunderbar sarkastischen Humor, Diana Beate Hellmann – bewahren Sie sich den!«

4

Auf dem Rückweg zur DuPont Hall kamen mir die anderen vollzählig entgegen, ein Anblick, der mich verdrießlich stimmte.

Einzeln erlebt, war jede dieser Frauen nämlich ebenso ziellos wie ich. Rotteten sie sich indes zu dieser Gruppe zusammen, entarteten sie zu einem Kraftpaket, das ständig in Bewegung war, ganz so, als seien sie auf einer geheimnisvollen Reise.

»Wo geht's hin?« erkundigte ich mich entsprechend neugierig, als die Gruppe und ich auf gleicher Höhe waren.

Tania, die den Pulk anführte, antwortete prompt:

»Mittagessen!«

Und ich stand da, unfähig, mich zu rühren, gelähmt von so viel Profanität.

Tania hakte sich bei mir ein und drehte mich in die Richtung, in die alle gingen. Und ich ließ mich mitziehen. Dabei hätte ich mich im Grunde meines Herzens gern gewehrt. Im Grunde meines Herzens wollte ich jetzt erst einmal ein paar Minuten alleinsein und über das nachdenken, was Dr. Slider mir gesagt hatte, denn einige seiner Bemerkungen beunruhigten mich sehr.

Doch war gegen die Urgewalten der DuPont Hall nicht anzukommen.

»Mittagessen, Mittagessen!« riefen inzwischen einige im Chor und lachten dabei, als gäbe es nichts Lustigeres auf der Welt.

»Um diese Zeit?«

»Es ist gleich viertel vor zwölf, Bea!«

»Eben!«

Wenn ich überhaupt schon mal zu Mittag aß, was selten genug vorkam, dann nie vor zwei.

»Ach, Bea ...«, seufzte Tania, »du wirst hier noch vieles lernen ...«

Genau das fürchtete ich. Ja, während ich an Tanias Seite Richtung Hauptgebäude zurückging, fürchtete ich plötzlich so manches. Diese Gruppe von Frauen, der ich seit gerade mal vierundzwanzig Stunden zugehörte, schien wirklich ein Geheimnis zu haben, eines, das man nicht ergründen, sondern nur teilen konnte. Es offenbarte sich einem nicht, vielmehr hatte man sich ihm zu offenbaren, und allein schon diese Befürchtung reichte aus, mich innerlich erzittern zu lassen. Ich haßte Unklarheiten. Und unklar war nach meinem Empfinden alles, was sich nicht in Worte fassen ließ.

»Sie hätten eher kommen sollen!« rügte mich Dr. Shulman. »Halb zwölf sollten Sie hier sein, Bea, jetzt ist es schon gleich zwölf.«

»Entschuldigung«, winselte ich.

»Sie brauchen sich nicht zu entschuldigen, Sie –«

»Ich war bei Dr. Slider zur Untersuchung.«

»Und da haben Sie noch nicht so gezittert?«

Ich erschrak. Bisher war mir noch gar nicht aufgefallen, daß mein ganzer Körper bebte, als litte ich unter Schüttelfrost. Das bemerkte ich erst jetzt.

»Nein«, flüsterte ich.

»Wann hat das denn angefangen?«

»Ich ... ich weiß nicht ...«

»Bea!« Shulman sah mich an, als müsse ich mich jetzt zusammenreißen.

Ich atmete tief durch, zwang mich, mich zu konzentrieren.

»Gerade«, sagte ich dann, »ich glaube ... ich glaube, es war gerade ... auf dem Weg hierher ... als ich die anderen getroffen habe. Die ... die wollten mich ... zum Mittagessen wollten sie mich ... schleppen ... aber ich ...«

Dr. Shulman stand auf und ging zu seinem Medikamentenschrank.

»So was dürfen Sie nicht machen«, sagte er dabei. »Ich kann mir zwar vorstellen, wie das ist, keinerlei Gefühl mehr für das eigene Wohlbefinden zu haben, aber wenn es um diese Zitterei geht, Bea, müssen Sie im Moment mal so etwas wie Hypersensibilität entwickeln. Verstehen Sie?«

Ich sah, wie er die Tür des Medikamentenschranks öffnete, zu einer der Dosen griff. Er wollte mir weiteres Librium geben ...

»Das Zittern ist ein Symptom, Bea, keine häßliche Begleiterscheinung übermäßigen Alkoholkonsums. Wenn Ihr Körper so zittert wie jetzt, dann hat Ihr Gehirn nicht genügend Vitamin B, weil das bei Alkoholikern nicht mehr ausreichend produziert und verarbeitet wird. Ich gebe Ihnen jetzt Vitamin B.«

Erleichtert sah ich die kleine braune Pille, die in Shulmans Hand lag. Das wollte er mir also geben, Vitamine ...

»Sie spielen mit dem Feuer, wenn Sie das Zittern nicht ernst nehmen«, sprach er weiter, während er einen der kleinen Pappbecher mit Wasser füllte und mir reichte. »Ein mit Thiamin unterversorgtes Gehirn erleidet schnell einen epileptischen Anfall, und bei einem Alkoholiker kann das zum Tod führen.«

Ich schluckte die Pille, gab ihm den Becher zurück.

»Glauben Sie mir bitte, Bea, ich übertreibe nicht. Ein Alkoholiker ist kein Epileptiker. Bei einem Epileptiker laufen die Körperfunktionen während eines Anfalls weiter. Ein Alkoholiker hört auf zu atmen. Und auf den Atemstillstand folgt entweder der Herzstillstand oder aber die Hirnschädigung. Prägen Sie sich das bitte, bitte ein, und verhalten Sie sich entsprechend. Ja?«

Wieder ging er zu seinem Medikamentenschrank, wieder nahm er eine Dose heraus. Er wollte mir also doch wieder Librium geben ...

»Seien Sie in Zukunft also bitte ganz empfindlich, damit das nicht wieder passiert. Sie können lieber zweimal zu früh herkommen als einmal zu spät, denn das eine Mal –«

Ich starrte ihn dermaßen an, daß er stockte.

»Was ist denn?« fragte er mit plötzlich ganz sanfter Stimme.

Ich wagte kaum zu atmen. Ich konnte nur auf diese beiden Pillen in Shulmans Hand starren.

»Nein!« rief ich da auch schon ziemlich hysterisch. »Ich will das nicht. Ich will keine weiteren Tabletten, Herr Doktor. «

Zitternd saß ich auf meinem Stuhl, die Hände vor der Brust verschränkt, die Unterschenkel fest verknotet. Und ich konnte auch kaum richtig sprechen. Nicht nur meine Muskeln, auch meine Stimmbänder bebten auf Teufel komm heraus. So brachte ich nur noch mit letzter Kraft heraus:

»Die anderen kriegen schließlich auch keine ...«

Dann schloß ich die Augen, senkte den Kopf und preßte mein Kinn so fest gegen meine Brust, wie es eben ging.

Ich hörte Shulmans Schritte. Ich hörte, wie sein Stuhl, der auf Rollen stand, näherkam, wie er sich hinsetzte. Dann spürte ich plötzlich seine Hände auf meinen Schultern.

»Woher wissen Sie, daß die anderen keine Tabletten bekommen?« fragte er leise.

Ich schwieg.

»Haben die Ihnen das erzählt?«

Ich nickte.

»Schauen Sie mich an, Bea!«

Zuerst wollte ich nicht, doch drängte er mich nicht, sondern ließ mich gewähren, so daß ich schließlich nachgab.

»Die anderen bekommen keine Tabletten«, hob er an, »und die anderen haben im Gegensatz zu Ihnen auch höchstens schon mal ein bißchen zuviel Wein getrunken. Sie haben das auch nicht jeden Tag getan, Bea, sondern nur hin und wieder. Wie sie vielleicht auch hin und wieder mal einen Joint geraucht oder ein wenig Kokain geschnupft haben.« Er lächelte. »Und ganz anders als Sie, Bea, waren diese Frauen auch fast alle schon clean und trocken, als sie herkamen. Sie haben den Entzug nämlich allein gemacht und sind nun hier, um sich davon zu erholen und etwas zu lernen, was ihnen in Zukunft ein suchtfreies Leben ermöglicht. Habe ich das so richtig geschildert?«

Ich sah ihn eine ganze Weile stumm an. Dann nickte ich.

Shulman strich über meine Oberarme und sorgte so dafür, daß ich mich aus meiner Eigenumklammerung befreite. Er nahm meine Hände.

»Wissen Sie was, Bea?« meinte er dann und zwinkerte: »Die lügen!«

Ich spürte, wie mir die Kinnlade herunterfiel.

»Ja«, erklärte Shulman mir, »sie lügen, eine wie die andere. Das tun sie aber nicht, weil sie schlechte Menschen sind oder Sie ärgern wollen, Bea. Sie lügen, weil sie Alkoholikerinnen sind. Das ist ein Teil der Krankheit. Sie belügen damit auch nicht Sie, sondern sie belügen sich selbst. Verstehen Sie mich?«

»Schon«, erwiderte ich. Das Ganze war ein solcher Schock für mich, daß ich den erst einmal verdauen mußte. »Aber warum lügen sie?«

»Damit schützen sie sich, vor sich selbst und vor den anderen. Es gibt ihnen ein gutes Gefühl, zu glauben, sie wären nicht so krank wie die anderen in der Gruppe. Dieser Selbstbetrug gibt ihnen ein Gefühl von Stärke. Wie gesagt, es ist ein typisches Symptom des Alkoholismus.«

Er gab mir das Librium. Ich hielt die Tabletten einen Moment in der Hand und sah sie an.

»Warum lüge ich dann nicht?« fragte ich leise.

»Das weiß ich nicht, Bea. Vielleicht, weil Sie intelligenter sind als die meisten; vielleicht, weil Sie einfach nur anders sind – und das sollten Sie dann nicht bedauern, sondern genießen. Vielleicht lügen Sie aber auch und sind sich dessen nur gar nicht bewußt ...«

»O Gott!« seufzte ich.

»Ja, Bea, der und Sie selbst sind die einzigen, die Ihnen helfen können.«

Diese Worte waren warm wie ein Sommertag im August. Sie wärmten meine Seele, weil sie meinen Verstand und mein Gefühl umschlangen mit großen, starken Armen namens Geborgenheit und Vertrauen.

Ich nahm das Librium.

»Und nun bitte ich Sie inständig, etwas zu essen, Bea. Es ist ganz egal, was. Wichtig ist nur, daß Sie irgend etwas herunterbringen. Okay?«

Ich versprach Dr. Shulman, mein möglichstes zu tun, und entschwand zu den anderen in den Speisesaal. Dort aß ich dann auch tatsächlich einen Teller Tomatensalat und eine Scheibe trockenes

Weißbrot – und natürlich war ich überzeugt, daß das reichen würde.

Spätestens als wir nach dem Mittagessen im Hof der DuPont Hall saßen und unsere Zigaretten rauchten, wurde mir jedoch klar, daß ich mich geirrt hatte. Ich hatte Mühe, mich aufrecht auf dem Stuhl zu halten. Meine Beine drehten sich ohne mein Dazutun nach innen, mein Kopf lag in meinem Nacken, als wäre er dort festgewachsen, meine Augen brannten wie Feuer, und in meinem Schädel hämmerte es.

»Kein Wunder!« meinte Tania. »Du hast vier Ladungen Librium im Körper und ansonsten nur ein bißchen Obst und Salat.«

»Ich habe keinen Hunger«, stammelte ich.

»Du mußt aber essen.«

Ich seufzte. Ich wußte, daß Tania recht hatte. Schon mein Vater hatte mir immer erklärt, daß man eine richtige »Unterlage« brauchte. Er hatte deshalb zu jeder Sauftour ein paar Dosen Ölsardinen mitgenommen. Die Sardinen warf er in die Toilette, aber das Öl trank er aus, damit sein Körper etwas hatte, was den Alkohol absorbieren konnte. Mir war unbegreiflich, warum ich ausgerechnet jetzt daran denken mußte.

»Ich bin zu müde!« lallte ich.

»Na, dann leg dich doch hin!« mischte sich die exaltierte Claire ein.

»Die machen mich aber doch nur wieder wach!« jammerte ich. »Und das ist schrecklich, sich hinzulegen und einzuschlafen und dann wieder geweckt zu werden. Das halte ich nicht aus.«

Tania, die ich bis dahin immer nur fröhlich und stark erlebt hatte, wurde auf einmal ganz ernst und sanft. Sie hockte sich neben meinen Stuhl auf den heißen Asphalt und legte ihre Hände auf meine Schenkel.

»Nein, Bea«, sagte sie dabei. »Keine Angst. Diesmal lass' ich dich schlafen, das verspreche ich dir.«

Ich sah sie an. Mein Buddy fühlte sich von meinem Gejammer offenbar persönlich angegriffen und schien deshalb zu glauben, mir dieses Versprechen schuldig zu sein.

»Wirklich?« vergewisserte ich mich trotzdem noch einmal.

Sie lächelte. »Wirklich!«

Nahezu auf allen vieren quälte ich mich in mein Zimmer. Angelas Bett war in der Zwischenzeit frisch bezogen, und für den Augenblick lag niemand darin. Ich hatte diese vier Wände also für mich. Da ich ahnte, daß dieser Zustand nicht ewig währen würde, nahm ich mir vor, ihn ganz besonders zu genießen.

Ich legte mich unter die dicke Tagesdecke und nahm meinen besten Freund in die Arme. Dann faltete ich die Hände. Ich wollte beten, wußte aber nicht, um was ich beten sollte. Ich war auf meinem Weg durch dieses Leben aus eigener Schuld heraus so tief gefallen, daß ich meines Erachtens gar kein Recht mehr auf Hilfe hatte. Nur Strafe schien mir in einem Fall wie dem meinen noch gerecht zu sein. Strafe war das einzige, was ich verdiente.

So schloß ich schließlich die Augen und sprach ganz leise vor mich hin:

Lieber Gott! Bitte mach, daß ich es aushalte!

Um kurz nach fünfzehn Uhr, knapp anderthalb Stunden später, zog Tania mir die Bettdecke weg.

»Tut mir leid«, meinte sie mit bedrückt klingender Stimme, »aber Al will, daß du am Programm teilnimmst.«

Ich wußte im ersten Moment wieder nicht, wo ich war, was für einen Tag oder Monat wir hatten, und erst recht wußte ich natürlich nicht, von welchem Programm Tania da sprach. Ich stöhnte und setzte mich auf.

»Du weißt ja, wie Al ist. Er kann unheimlich gemein werden, wenn man nicht nach seiner Pfeife tanzt.«

»Ja?« stieß ich mit heiserer Stimme aus.

»Tut mir wirklich leid, Bea!«

»Du kannst ja nichts dafür.«

Das meinte ich so, wie ich es sagte. Es war wirklich nicht Tanias Schuld, daß ich mich hier so quälen mußte. Das war einzig und allein Als Werk. Dieser gottverdammte Manipulator wollte, daß man sich vor ihm fürchtete, damit man ihm gehorchte und somit das erfuhr, was er für das Heil hielt.

»Ich hab' Angst vor solchen Leuten ...«, flüsterte ich.

Tania lachte. »Na ja, Angst brauchst du nicht gleich zu haben. Es ist nur so, daß wir ...«

Sie redete weiter, während ich meinen Gedanken nachhing. Ich hatte wirklich Angst vor Menschen wie Al. Ihre Haltung gegenüber anderen und dem Leben barg nicht den geringsten Selbstzweifel. Doch wie Goethe es so präzise formuliert hatte, wuchs der Zweifel mit dem Wissen. Das ließ meines Erachtens die Schlußfolgerung zu, daß Menschen wie Al nicht allzuviel wußten, und einem solchen Wesen ausgeliefert zu sein machte mir angst.

»Komm, Bea, das Programm fängt gleich an.«

»Was für ein Programm?«

»Du hast die Wahl«, teilte Tania mir mit, »du kannst zur Aerobic, zum Yoga oder an den Pool!«

Ich hoffte, nicht richtig gehört zu haben.

»Aerobic?« wiederholte ich fassungslos. »Yoga?«

»Was du am liebsten magst, Bea.«

Nachdem ich meinen benebelten Geist so einigermaßen wieder unter Kontrolle hatte, war meine Entscheidung schnell getroffen.

Ich haßte Aerobic. Das Gehopse mochte ja gut sein, um ein paar überflüssige Pfunde zu verlieren, doch war es daneben weder für die Knochen gesund, noch für Herz und Kreislauf, schon gar nicht bei Temperaturen um die fünfundvierzig Grad Celsius.

Yoga haßte ich erst recht. Zum einen hatte ich schon einen Glauben, so daß ich keinen zweiten brauchte – und den bekam man vom Yogameister gern als »Erweiterung des Horizonts« mitgeliefert –, und zum anderen hatte ich während meiner Ballettausbildung so viele Yogaübungen absolvieren müssen, daß mein Bedarf für die nächsten zweihundert Jahre gedeckt war.

Ich hatte indes schon immer gern an einem Swimmingpool gelegen. Das konnte ich auch gut. Also krabbelte ich aus dem Bett, pellte mich aus meinen Sachen und zog mir einen Badeanzug an.

Der Poolbereich des Betty Ford Centers war gesichert wie militärisches Sperrgebiet. So wurde die hohe Gittertür, die ihn vom übrigen Gelände trennte, auch erst geöffnet, nachdem Tania mich der diensthabenden Wachperson als neue Patientin vorgestellt hatte.

Das Bild, das sich mir jenseits der Gitterstäbe bot, ließ mich erzittern. Zu überlauter Musik hupfte im Wasser des Schwimmbeckens eine überfröhliche Nixe auf und nieder, die mich, kaum daß sie meiner ansichtig wurde, sogleich dazu animieren wollte, es ihr gleichzutun. Doch da hatte sie keine Chance! So was hatte ich in besoffenem Zustand nicht getan, und nun, da ich so langsam nüchtern wurde, brachte mich erst recht keiner dazu!

Ich sah mich um. Die meisten Frauen tobten wie die Irren im Pool herum oder machten Verrenkungen zu der schrillen Musik, und das schlimmste daran war, daß sie sich ganz offensichtlich wohl dabei fühlten. Mir war allein schon der Anblick peinlich. Gottlob lagen da aber auch ein paar Körper einfach nur faul in der Sonne. Und zu denen fühlte ich mich hingezogen.

»Hi!« machte ich auf mich aufmerksam.

»Hi!« klang es zurück.

»Ist der Platz hier frei?«

»Natürlich.«

Ich breitete mein Handtuch aus und ließ mich nieder.

»Kann man das in der Sonne überhaupt aushalten?« erkundigte ich mich dabei.

Merkwürdigerweise dauerte es eine ganze Weile, bis ich darauf eine Antwort bekam.

»Es ist schon ziemlich heiß«, meinte dann eine der Frauen und sah mich ganz sonderbar dabei an.

»Aber daran gewöhnt man sich, wenn man länger hier ist«, erklärte eine andere.

»Wirklich?« fragte ich.

Und ich hatte dieses »Wirklich?« kaum ausgesprochen, als mir von hinten jemand auf die Schulter tippte.

Ich drehte mich um. Neben mir hockte eine junge Frau, die ich bisher nur einmal gesehen hatte, am Vormittag nämlich, während Als unglückseliger Gruppenstunde.

»Du mußt aufpassen«, flüsterte sie mir jetzt zu. »Diese Frauen da gehören nicht zu unserer Gruppe. Und wir dürfen nicht mit Leuten sprechen, die nicht zu unserer Gruppe gehören.«

Fassungslos sah ich sie an.

»Aha ...«, stieß ich dann aus, sehr leise und sehr gedehnt. »Du gehörst aber zu meiner Gruppe, nicht wahr?«

Sie nickte. »Ich heiße Grace.«

»Hi, Grace«, begrüßte ich sie damit offiziell, »ich bin Bea.«

Mit leerem Blick sah sie mich an. »Ich weiß.«

Grace war nicht gerade redselig – zu meinem Leidwesen. Nach den wenigen Worten, die wir gewechselt hatten, ließ sie sich wieder auf ihrem Handtuch nieder, das etliche Meter von meinem entfernt lag.

Um Schlag 15.10 Uhr hatten wir alle am Pool erscheinen müssen, um Schlag 16.00 Uhr mußten wir den Pool nun alle wieder verlassen. Und das funktionierte wort- und reibungslos. Wie die Ameisen strömten die Frauen zurück in ihre Zimmer, zogen sich um und kamen alsdann, bewaffnet mit ihrem Schreibzeug, wieder zum Vorschein.

Derweil saß ich rauchend und immer noch im Badezeug im Hof der DuPont Hall und nahm sie sozusagen in Empfang.

Die Stimmung war hektisch, und deshalb bekam ich die Antwort aus mindestens sechs verschiedenen Mündern:

»Wir müssen unsere Aktivitätslisten ausfüllen und aufschreiben, wie wir uns fühlen.«

Diese Aussage mußte ich erst auf mich wirken lassen.

»Ach, ja?« meinte ich dann und fügte sogleich in Deutsch hinzu: »Nee!«

Wer wissen wollte, wie ich mich fühlte – so sah ich die Sache –, der sollte mich gefälligst fragen. Und was ich den Tag über getan hatte, wußte eh jeder, denn man wurde hier ja ständig beobachtet.

Jene *G(l)askammer* in der Halle, die mir mehr und mehr wie eine richtige Gaskammer vorkam – wenn ich auch nicht hätte sagen können, warum –, diente den Wächtern wie Al und Kelly nämlich auch als Beobachtungsposten. Von diesem Ausguck aus belauerten sie jeden Schritt, den man ging.

Wirklich ungestört war man nur auf der Toilette, und da mußte ich nie hin. Ich schüttete nur ständig Flüssigkeit in mich hinein, raus kam nichts. Mein Körper war inzwischen so aufgeschwemmt, daß selbst der Badeanzug drückte, aber das störte mich nun auch nicht mehr. Jetzt war endgültig alles egal.

Also holte ich mir gleich noch eine Fuhre Apfelsaft mit Unmengen Eis und blieb ansonsten regungslos auf dem Hof sitzen, um mal in Ruhe sechs, sieben Zigaretten in Folge zu rauchen. Das war schließlich auch eine Beschäftigung.

»Laß dich bloß nicht erwischen!« zischte Claire mir zu.

»Wobei?«

»Na, in deinem Aufzug.«

»Was für ein Aufzug?« Ich verstand wirklich nicht, wovon sie sprach.

Sie atmete tief durch und machte mit dem Kopf eine bedeutsame Bewegung Richtung *G(l)askammer.*

»Wenn Al dich hier im Badeanzug sieht, Bea ... dann ...«

»Aber ich habe doch das Handtuch um.«

»Der dreht durch, wenn er das sieht.«

»Wieso denn?«

Obwohl Claire mir darauf keine Antwort gab, hielt ich es für klug, mir ihren Rat zu Herzen zu nehmen. Vermeidbaren Konflikten war ich immer schon gern aus dem Weg gegangen. Das sparte Kraft für die unvermeidbaren. Also huschte ich rasch in mein Zimmer, um mich wieder in die Shorts zu werfen.

Um viertel nach fünf wurde dann wieder mal gecirclet, und danach ging es neuerlich zu den Meds. Ich fühlte mich einigermaßen gut, doch war Herr Doktor Shulman anderer Meinung, was meinen Zustand anging, und so verpaßte er mir noch einmal zwei Librium.

»Ich bin aber so schon so müde«, jammerte ich.

»Ich weiß, Bea. Aber glauben Sie mir, das ist besser für Sie.« Ich seufzte. »Wenn Sie meinen ...«

Was folgte, war eine mir mittlerweile schon vertraute Prozedur. Shulman legte die beiden Tabletten in meine linke Hand und drückte mir in die rechte einen kleinen Pappbecher, der mit eiskaltem Wasser gefüllt war. Auf das genaueste sah er mir dabei zu, wie ich das Librium in den Mund steckte, es mit dem Wasser hinunterspülte.

»Wollen Sie kontrollieren?« sagte ich.

»Nein, Ihr Armband will ich Ihnen aber noch geben.«

»Ich hab' doch schon –«

Ich sprach den Satz nicht mehr zu Ende, weil ich mir noch vor dem Ende seiner Unsinnigkeit bewußt wurde. Alle Patienten des Betty Ford Centers trugen *zwei* Armbänder. Das transparent hellblaue war bei allen gleich. Das andere hatte unterschiedliche Farben.

»Je nachdem, was die Untersuchung durch Herrn Dr. Slider ergeben hat«, erklärte Dr. Shulman mir das. »Sie bekommen ein blaues Band, Bea. Das heißt, daß Sie körperlich in keiner Weise eingeschränkt sind.«

»Aha.«

Ich sah ihm dabei zu, wie er auch dieses zweite Band so an meinem Handgelenk befestigte, daß ich es nicht mehr abnehmen konnte. Nun war ich endgültig gebrandmarkt. Als hätte der Judenstern nicht gereicht, wurden die Opfer von Auschwitz auch noch mit Nummern gegeißelt ... Ich erschrak vor mir selbst bei diesem Gedanken.

»Danke«, sagte ich entsprechend hastig.

Dann drehte ich mich um und wollte gehen. Und ich stand auch schon an der Tür, als Dr. Shulman mich plötzlich und unerwartet noch einmal zurückrief.

Ich lehnte mich gegen den Türpfosten. Es war so anstrengend, aus eigener Kraft zu stehen.

»Ja?«

Shulman kam langsam auf mich zu, und ebenso langsam legte er seine Hände auf meine Schultern.

»Wenn Sie Hilfe brauchen«, sagte er dann auf einmal, »das heißt, Bea ... wenn Sie hier irgend etwas nicht schaffen ... dann zögern Sie bitte nicht herzukommen. Okay?«

Ich dachte nichts in diesem Moment. Und ich fühlte auch nichts. Ich nickte nur. Denn ich ahnte ja nicht, daß dieser Mann, der mir da gegenüberstand, eine Entwicklung voraussah, die aus seiner Sicht unabwendbar war, eine Entwicklung, die ich mir zu diesem Zeitpunkt noch nicht einmal in meinen schrecklichsten Alpträumen hätte ausmalen können.

Das Abendessen war ein Graus. Ich streifte um das Buffet herum und war bemüht herauszufinden, worauf ich wohl Appetit haben könnte, doch fiel mein Blick, ehe ich mich hätte entscheiden können, auf die Teller der anderen – ein Anblick, der mir Magen und Kehle zuschnürte. Wie schon am Morgen und am Mittag waren diese Teller brechend voll; die anderen schienen also Hunger zu haben. Ich hatte nicht den geringsten.

Merkwürdigerweise löste diese Erkenntnis diesmal eine tiefe Traurigkeit in mir aus. Mit gesenktem Kopf griff ich nach einem der Salatschüsselchen und füllte es mit zwei Löffeln lauwarmem Gemüsemais. Er schmeckte nicht, aber das war egal.

Alles war egal. Ich fragte mich sogar, ob Dr. Slider vielleicht recht hatte, was meinen Ekel vor Zucker anging. Also machte ich die Probe aufs Exempel, indem ich mir einen der winzigen Pappbecher besorgte, die eigentlich für Ketchup und Mayonnaise gedacht waren. In den gab ich eine kleine Menge des Softeises, das da unablässig aus zwei großen Automaten floß.

Auch das schmeckte nicht, es war schier ekelerregend süß, und so aß ich nicht weiter. Vielmehr verließ ich den Speisesaal und lief hastig zur DuPont Hall zurück. Dort holte ich mir aus dem Kühlschrank ein Stück Käse und ein paar Kräcker und würgte das hinunter. Ich tat es mit Gewalt und nur aus Vernunft. Ich wußte zu gut, was mit mir passierte, wenn ich nicht oder zu wenig aß. Dann fühlte ich mich schwach und krank, und ich fror und konnte nicht schlafen. Und ich wollte hier keine schlaflose Nacht verbringen, das hielt ich nicht aus.

Nachdem das Essen erledigt war, schenkte ich mir eine Tasse Kaffee ein und setzte mich in den Hof, um zu rauchen. Doch hatte Gott natürlich auch diesmal vor den inneren Frieden die Hetze gesetzt. Um halb sieben wurde nämlich schon wieder gecirclet, und danach ging man dann zum zweitenmal an diesem Tag in der Gruppe ins Auditorium, wo jetzt eine Versammlung der Anonymen Alkoholiker stattfand.

»Nein!« stöhnte ich. »Ich kann dieses ständige Gerenne und Getue und Gelaber nicht mehr ertragen!«

»Komm, Bea! Du mußt!«

Tania grabschte nach meinem Arm und versuchte, mich vom Stuhl zu ziehen.

»Ich will aber nicht«, winselte ich. »Ich bin jetzt seit dreizehn Stunden auf den Beinen.«

»Du kannst dich ja gleich wieder hinsetzen!«

»Da darf ich aber nicht rauchen.«

»Du brauchst bei AA auch nicht zu rauchen.«

Diese letzte Bemerkung von Tania machte mich stocksauer. Wann ich etwas brauchte und wann nicht, war einzig und allein meine Sache. Und außerdem wurde mir dieser AA-Wahn hier langsam unheimlich. Das war nun schon das zweite Mal an diesem Tag, daß ich damit konfrontiert wurde.

»Und ich kann damit nichts anfangen!« schimpfte ich, während ich zwischen Tania und Claire zum Auditorium trottete. »Die Anonymen Alkoholiker mögen ja für viele eine Lösung sein, für mich sind sie das nicht.«

»Woher weißt du das?«

»Weil ich mal in einer Versammlung war.«

»Warte nur, Bea! Bald wirst du selbst da oben stehen und deine Geschichte erzählen«, erklärte Tania.

Diese Bemerkung vermochte meine Stimmung nicht zu heben, im Gegenteil. So ließ ich mich nur noch wortlos in einen der Sessel gleiten, denn das war es schließlich, was man von mir verlangte. Wie ich mich dabei fühlte, interessierte niemanden. Es scherte sich keiner darum, daß ich am liebsten heulend davongelaufen wäre, irgendwohin, wo ich mit mir allein war, mit mir und mit diesem Schmerz, der da plötzlich in mir war und der immer größer und heftiger wurde. Im Gegensatz zu mir schienen sich die anderen auf die Versammlung zu freuen oder doch zumindest Interesse daran zu haben.

Der Herr Redner erzählte irgend etwas, doch schien er selbst nicht genau zu wissen, was. Er war Alkoholiker, und er hatte sein Leben nicht mehr im Griff gehabt, bevor er hergekommen war – gut. Er wußte nicht mehr, wie alles angefangen hatte, und er wußte noch nicht, wie alles weitergehen würde – auch gut. Was indes nicht gut war: Er war überzeugt, bei den Anonymen Alkoholikern eine Zukunft und Freunde fürs Leben gefunden zu haben. Erklären konnte er diese Überzeugung nicht. Trotzdem war sie, wie er immer wieder beteuerte, nicht nur ein Gefühl, sondern eine Gewißheit.

Es waren zwanzig Minuten, in denen ich völlig angespannt dasaß, weil ich einerseits spüren wollte, daß es mich noch gab, andererseits aber auch verhindern wollte, daß mein Körper etwas tat, was mein Verstand nicht wollte. Zwanzig Minuten lang kämpfte ich mit einem dumpfen Schmerz in meinem Bauch, einem Druck, der herausgeschrien werden wollte und den ich nicht herausschreien konnte, weil es nicht die Zeit und der Ort dafür war – und es überdies nicht ging. Der Schmerz saß einfach zu tief. Zwanzig Minuten!

Dann sprang ich auf, rannte nach draußen und quetschte mich dort in die erstbeste Ecke. Gerettet! Die Erleichterung war freilich nur von kurzer Dauer. Da ich nämlich unbedingt eine Zigarette rauchen wollte, war schon gleich für den nächsten inneren Konflikt gesorgt. Hier, vor den Toren des Auditoriums, durfte ich nicht rauchen. Das durfte ich nur im Hof, und da schob Kelly ihren Dienst, die mir nie und nimmer erlaubt hätte, mich hinzusetzen und eine Zigarettenpause einzulegen.

Es dauerte ein paar Minuten, bis mir bewußt wurde, daß ich ja bereits etwas Verbotenes tat, indem ich hier stand und nicht an der Versammlung teilnahm. Somit kam es auf eine weitere Verfehlung kaum noch an. Hastig fingerte ich Zigaretten und Feuerzeug aus meiner Jackentasche.

Die frische Luft, die Stille, das Nikotin und das Alleinsein taten mir gut. Nach etwa zehn Minuten fühlte ich mich stabil genug, wieder ins Auditorium zu gehen. Geräuschlos und in geduckter Haltung huschte ich auf meinen Platz zurück und hoffte, niemandem aufgefallen zu sein.

Doch hatte ich die Rechnung ohne meinen Buddy gemacht. Tania rutschte, kaum daß ich mich gesetzt hatte, zu mir herüber und flüsterte mir aufgebracht ins Ohr, so etwas dürfte ich einfach nicht machen.

»Du kannst doch nicht aufstehen und rausgehen, Bea!«

»Ich konnte nicht mehr!« flüsterte ich zurück.

»Was meinst du, was los ist, wenn dich einer erwischt? So was ist verboten, Bea!«

Das AA-Treffen dauerte auf die Minute eine Stunde, ein Phänomen, das mir auch so eines der Geheimnisse des Betty Ford Centers zu sein schien. Hier redeten die Leute, solange sie durften, wollten oder mußten, nicht solange sie etwas zu sagen hatten und mithin reden konnten.

Danach ging es dann gleich weiter zum nächsten Treffen. Dort wurde nun das *Große Buch* der Anonymen Alkoholiker durchgekämmt, und das hieß, daß eine Frau vorlas und wir anderen Frauen zuhörten.

Dabei ergründete ich ein weiteres Geheimnis des Betty Ford Centers: Hier redeten die Leute nicht nur, obwohl sie nichts zu sagen hatten, sie redeten auch, obwohl sie eigentlich gar nicht sprechen konnten. Wir hatten alle dieses *Große Buch*, und alle konnten – hoffentlich – lesen. Aber nein! Wir mußten dieser Vorleserin lauschen. Sie leierte den Text herunter, daß es mir körperlich weh tat, und alle ließen es sich, scheinbar regungslos, gefallen.

Bleib sitzen, Bea! beschwor ich mich. *Du darfst nicht rausgehen, das ist verboten! Bleib also sitzen, und denk an was Schönes!*

Das einzig Schöne, das mir in den Sinn kam, war die Aussicht darauf, telefonieren zu dürfen. Samstags und sonntags durften nämlich alle Patienten fünfzehn beziehungsweise dreißig Minuten Verbindung mit der Außenwelt aufnehmen, und dieses Privileg wurde auch mir zuteil, obwohl ich gerade erst einen Tag hier war.

Da ich weder das gewußt hatte noch, daß man sich in eine an der Pinnwand hängende Liste eintragen mußte, war meine Telefonzeit erst um halb elf abends. Bis dahin mußte ich also durchhalten, und das mit einem Kopf, der vom Librium und all dem vielen Gerede schwer war wie Blei.

Die Frauen des Betty Ford Centers schienen grundsätzlich keine Einzelwesen zu sein; sie existierten nur in der Gruppe.

In dem Augenblick, da an jenem Samstag das Telefon angeschlossen wurde, änderte sich das schlagartig. Auf einmal schien jedes dieser Gruppenwesen auch noch eine andere, eigene Identität zu haben, eine, die sie, die sonst so einheitlich Farblosen, plötzlich in die unterschiedlichsten Schattierungen tauchte. Merkwürdigerweise bemühten sie sich verzweifelt, diese plötzliche Buntheit voreinander zu verbergen. Es war, als hätten sie Angst davor, als wäre Eigenständigkeit gleichbedeutend mit Verletzbarkeit und Isolation.

Das Telefon stand im Korridor der DuPont Hall, an der Stelle, an der sich der schmale Gang zur Sitzecke öffnete. Dieses Telefon stand zwar auch unter der Woche dort, doch war es dann nur für hausinterne Gespräche zu benützen.

Um Schlag 22.25 Uhr machte ich mich auf den Weg. Das hatten Tiffany und Tania mir dringend geraten.

»Wenn du nicht fünf Minuten vor der Zeit auftauchst, hast du keine Chance. Du bist schließlich nach Sonia dran.«

Sonia hielt sich nur in der Gruppe auf, wenn es unbedingt nötig war. Das war mir schon aufgefallen. Da sie Nichtraucherin war, sah man sie nur selten im Hof, und da wir während der Mahlzeiten noch nie gemeinsam am Tisch gesessen hatten und einander auch noch nie im Wartezimmer der Meds begegnet waren, hatten wir noch kein Wort miteinander gewechselt.

Sonia sah mich kommen, ließ sich aber nicht davon beirren. Sie nützte ihre Telefonzeit bis zuletzt aus, doch schien sie das auch bitter nötig zu haben. Sie keifte zumindest laut ins Telefon, das dürfe doch wohl alles nicht wahr sein.

Ein paar der anderen Frauen gingen an mir vorüber, während Sonia noch telefonierte. Alle zeigten die gleichen Reaktionen: Sie schauten mich an, blickten kurz zu Sonia herüber, dann wieder zu mir und rollten die Augen.

Ich nahm es regungslos zur Kenntnis.

Sonia war nicht sonderlich beliebt, auch das war mir schon aufgefallen. Die Gründe dafür waren angeblich vielschichtig, doch schienen sie mir auf der Hand zu liegen. Sonia war nämlich eine sehr berühmte und sehr erfolgreiche Sängerin. Außerdem war sie schwerreich verheiratet, Mutter von drei Kindern, und schön wie ein Bild war sie obendrein. Ihr Körper war klein und zart und durchtrainiert, sie hatte halblanges, hellblondes Haar, und sie sah ungeschminkt so aus wie andere Frauen nach einer mehrstündigen Sitzung beim Visagisten.

»Laß dich davon nur nicht beeindrucken!« hatte man mir gleich am ersten Tag erklärt. »Die Sonia ist ein Biest!«

Dieses Biest stand nun um Schlag 22.30 Uhr vor mir und kämpfte mit den Tränen.

»Bist du die nächste?« fragte sie mich.

»Ja.«

»Bitte! Ich habe da große Probleme. Meine Kinder sind allein zu Hause. Das heißt, das Personal ist bei ihnen. Aber meine Haushälterin hat vergessen, eine Mutter aus der Nachbarschaft zu informieren, daß sie meine Kinder morgen herbringt ... und ...«

Sie suchte verzweifelt nach den richtigen Worten.

»Darf ich noch einmal telefonieren?« brachte sie schließlich heraus.

Ich sah sie an und brauchte gar nicht weiter zu überlegen.

»Natürlich.«

Sonias himmelblaue Augen weiteten sich. Sie konnte offenbar die Welt nicht verstehen.

»Wirklich?« vergewisserte sie sich deshalb noch einmal.

»Ja.«

»Ich mach' auch ganz schnell!«

Sonia hielt Wort, so daß ich ein paar Minuten später das Telefon für mich hatte und meine Mutter anrufen konnte.

So ganz wohl war mir nicht bei diesem Unternehmen. Mama rechnete nicht mit meinem Anruf, und deshalb war sie unter Umständen nicht zu Hause. Wenn das der Fall war, dann wußte ich schon jetzt, daß ich mir Sorgen machen würde. Und ich würde eine Nachricht auf dem Anrufbeantworter hinterlassen, was meiner Mutter dann ein schlechtes Gewissen bereitete und ihr einmal mehr in ihrem Leben verdeutlichte, daß sie immer dann nicht da war, wenn ich sie am meisten brauchte. Verdammt, es war ja alles so schwierig! Es war alles so –

»Hellmann!«

Es war eigenartig, plötzlich Mamas Stimme zu hören, so eigenartig, daß ich im ersten Moment Mühe hatte, auch nur einen Ton herauszubringen.

»Ich bin's«, quetschte ich schließlich hervor.

»Kind!« Sie freute sich maßlos.

Obwohl Palm Springs ja eigentlich näher bei Essen an der Ruhr gelegen war als Los Angeles, hatte ich mich noch nie so weit von meiner Mutter entfernt gefühlt wie an jenem Samstagabend. Es war, als spräche ich aus einer anderen Welt zu ihr, aus einer Welt, die sie ihrerseits niemals würde erfassen können.

Während sich mein Kopf mit derart abstrakten Gedanken quälte, sprach mein Mund ganz konkrete Dinge aus. Ich wollte wissen, was es mit meiner Kreditkarte auf sich hatte, warum sie angeblich nicht gedeckt war. Meine Mutter antwortete, daß sie sich das nicht erklären könne, gleich am Montag aber noch einmal bei der Kreditkartenfirma nachhaken werde.

»Da kann aber eigentlich nichts schiefgegangen sein, Kind.« Ich hörte, wie meine Mutter tief durchatmete.

»Wie fühlst du dich?« fragte sie dann.

»Frag nicht, Mama!«

»Ist es sehr schlimm?«

»Es tut nicht weh, zumindest nicht körperlich, nur ...«

»Ich habe dich noch nie so langsam sprechen hören.«

»Sie haben mir Tabletten gegeben. Und die machen ziemliche ...« Ich stockte. »... Wortfindungsschwierigkeiten!« beendete ich dann den Satz.

Ich hörte meine Mutter tief durchatmen.

»Und sonst?« fragte sie dann.

Ich seufzte.

»Weißt du, Mama ... ich weiß nicht, ob ich das hier aushalte. ... Ich habe das Gefühl, ich werde hier kränker, als ich es jemals war.«

Diese Worte kamen mehr aus meiner Seele als aus meinem Mund. Und obwohl ich nichts hätte anführen können, um diese Behauptung zu beweisen, war ich überzeugt von ihrer Richtigkeit: Ich wurde in dieser Klinik kränker, als ich es jemals gewesen war!

Dieser Satz hämmerte noch in meinem Schädel, als Mama und ich schon lange aufgelegt hatten. Irgendwann kamen dann auch noch andere Sätze dazu: *Die machen dich erst richtig verrückt! Damit zerstörst du dir dein ganzes Leben!*

Diese Sätze kreisten in meinem Hirn, doch machten sie mir keine Angst, und sie erfüllten mich auch nicht mit Wut, nein, sie taten mir weh. Diese Worte zu denken bereitete mir körperliche Schmerzen, und ich fühlte mich einsam, verlassen, und all das wurde mit jeder Minute schlimmer.

So rannte ich schließlich um kurz vor Mitternacht noch einmal in die medizinische Abteilung. Ich hatte Glück, »die Frau« war wieder im Dienst.

»Ich glaube, ich brauch' noch mal die Pillen!« sagte ich.

Dabei ließ ich mich zitternd auf einem der Stühle nieder und hielt der netten Frau Doktor meinen Arm entgegen, damit sie Puls und Blutdruck kontrollieren konnte. Sie setzte sich zu mir.

»Was ist los, Bea?«

»Ich weiß es nicht. Ich fühle mich einfach schrecklich.«

»Und Sie wissen nicht, warum Sie sich so schrecklich fühlen?«

Sie fragte das mit einem Tonfall, als müßte ich es eigentlich wissen, weil sie es schließlich auch wüßte, und so sah ich sie erwartungsvoll an. Sie lächelte.

»Sie haben einen sehr weiten Weg hinter sich«, sagte sie dann. »Ist Ihnen das bewußt?«

Ich schüttelte den Kopf.

»Es braucht sehr viel Verzweiflung, um sich selbst so zu zerstören, wie Sie es getan haben, Bea. Und Verzweiflung ist eine Kraft. Und eine Kraft entsteht nicht aus dem Nichts, sie wird mobilisiert.«

Sie sah mich an, als erwarte sie eine Reaktion von mir, doch war ich dazu nicht fähig.

»Da ist etwas in Ihnen«, fuhr sie trotzdem fort, »das so weh getan hat, daß Sie es mit Alkohol betäuben mußten, um es zu ertragen. Und jetzt wacht es wieder auf, dieses Etwas.«

Sie machte eine bedeutsame Pause.

»Und leider, Bea«, sagte sie dann, »leider tut es jetzt nicht weniger weh, nur weil es ein paar Jahre betäubt war. Im Gegenteil!«

Ich ahnte, was sie mir mit diesen Worten weismachen wollte. Doch hatte ich kein finsteres Geheimnis, das ich vor mir selbst verbarg. Ich hatte eine wunderschöne Kindheit gehabt, und abgesehen von meiner Krankheit war auch der Rest ganz ordentlich verlaufen. Probleme hatten schließlich alle. Mit Schicksalsschlägen mußten alle fertig werden.

Ich holte tief Luft.

»Ich brauche wirklich noch mal Pillen«, wiederholte ich mich dann.

Inzwischen hatte die Frau meine Werte kontrolliert.

»Ja, Bea«, seufzte sie daraufhin, »ich gebe Ihnen noch ein Librium …«

Fünftes Kapitel

1

Der 27. August 1995 war mein zweiter nüchterner Tag; so hieß es zumindest. Da das Librium mich zeitweise mehr benebelte, als der Alkohol es je getan hatte, konnte ich das nicht empfinden. Ich verspürte jedoch kein Verlangen nach dem Librium, und zugleich spürte ich kein Verlangen mehr nach Alkohol, und wenn ich mich deshalb auch nicht gleich nüchtern fühlte, so ging es mir doch schon wesentlich besser.

Nachdem ich am Abend zuvor bis halb eins im Raucherhof gewesen war, hatte ich den Rest der Nacht wie ein Stein geschlafen. Vermutlich fühlte ich mich deshalb am Morgen zum erstenmal seit langer Zeit frisch und ausgeruht – zumindest im Vergleich zu dem Zustand, in dem ich mich die Monate zuvor morgens immer befunden hatte.

Aber Wunder erwartete ich ja auch gar nicht. Im Grunde war ich schon froh und dankbar, wenn ich so einigermaßen zurechtkam.

Sonntags wurde im Betty Ford Center ausgeschlafen. Darunter verstand man, daß das große Wecken erst um acht und nicht schon um sechs Uhr stattfand.

Die nette Ärztin war zufrieden mit mir.

»Kein weiteres Librium!« meinte sie, nachdem sie meine Vitalwerte kontrolliert hatte. Dann tätschelte sie meine Hand. »Zumindest im Moment nicht, Bea.«

Gefrühstückt wurde am Sonntag nicht, dafür gab es später einen Brunch. Wer vorher vom Aufräumen und Bettenmachen hungrig war, konnte sich nehmen, was gerade im Kühlschrank der DuPont Hall war.

Das kam meinen Bedürfnissen ausnahmsweise mal entgegen.

Ich *konnte* etwas tun, *mußte* es aber nicht tun – erstmals fühlte ich wieder so etwas wie Selbstverantwortung für mich und mein Leben. Und davon sollte es an diesem Sonntag noch mehr geben, fast fühlte ich mich schon im Schlaraffenland der Freiheit. Um neun Uhr stand nämlich ein Gottesdienst auf dem Programm.

»Aber da mußt du nicht hingehen!« ließ Tania mich wissen und machte ein ungemein wichtiges Gesicht dabei. »Nicht, wenn du nicht willst!«

Mein Buddy schien auf einmal große Sorge zu haben, ich könnte mich zu irgend etwas gezwungen fühlen.

»Mmh«, sinnierte ich, »ich war seit meiner Konfirmation nicht mehr in der Kirche. Zumindest nicht regelmäßig ...«

»Kann ich gut verstehen.«

»Ach ja?« entgegnete ich nur.

»O ja!«

Tanias Protesthaltung war offensichtlich, und ich fragte mich, warum sie diese erst hier und jetzt an den Tag legte. Es gab in diesem Laden doch ständig Grund für Aufmüpfigkeit. Aber Tanias Abneigung gegenüber der Kirche hatte mit Sicherheit ganz andere Gründe als meine.

»Ich bin sehr fromm«, klärte ich sie deshalb auf, »nur –«

Sie lachte. »Nur nicht so, wie die Kirche es verlangt, wie?«

Ruhig sah ich sie an.

»An meinem Glauben hat die Kirche sicher kaum was auszusetzen«, sagte ich dann.

»Sondern?«

Ich zögerte einen Moment. Ich war mir nicht sicher, ob ich ihr wirklich die Wahrheit sagen sollte, entschied mich dann aber doch dafür.

»Ich mag keine Gruppen«, sagte ich leise, ohne Tania dabei aus den Augen zu lassen. »Und Gemeinden sind Gruppen.«

Tanias Blick, der eben noch so wach und so angriffslustig gewesen war, wurde schlagartig trübe.

»Ich mag es nicht, wenn Leute sich versammeln, um irgendeine Ideologie zu pflegen«, fuhr ich fort. »So was macht mir angst.«

Da war Tanias Blick auf einmal leer. Und sie sah mich auch nicht mehr an, sie blickte vielmehr durch mich hindurch. Im nächsten Moment drehte sie sich auch schon um und ging. Ohne ein weiteres Wort.

Während die anderen beim Gottesdienst oder in ihren Zimmern waren, saß ich im Hof und rauchte Zigaretten. Es war entsetzlich heiß in diesen Tagen, manchmal kletterte das Thermometer schon am Vormittag auf fünfundvierzig Grad Celsius. Trotzdem packte mich an diesem so friedvollen Sonntag auf einmal große Lust, mich körperlich zu betätigen. Vielleicht lag es daran, daß der morgendliche Mediationsspaziergang ausgefallen war. Vielleicht war es auch nur die Laune eines Körpers, der sich im Entgiftungsprozeß befand. In jedem Fall beschloß ich, den ausgefallenen Gruppengang auf eigene Faust zu unternehmen. Ohne lange zu überlegen, verließ ich den Hof und ging in Richtung des Auditoriums. So hatten wir uns tags zuvor schließlich auch auf den Weg gemacht. Doch war ich noch keine fünfzig Schritte weg, als man mich bereits zurückrief.

Der schöne Al hatte Dienst an jenem Morgen. Bisher hatte er nur in sich gekehrt in der *G(l)askammer* gesessen. Jetzt stand er auf einmal am äußersten Rand des DuPont-Grundstücks auf der untersten Stufe des Treppchens, das vom allgemeinen Weg zum Raucherhof des Hauses führte. Noch einen Schritt weiter, und er hätte seinen Arbeitsplatz verlassen. Doch so weit ließ Al es natürlich nicht kommen.

»Bea!!!« rief er noch einmal.

»Ja?« rief ich mit dünnem Stimmchen zurück, und dann trippelte ich auch schon auf ihn zu und lächelte wie ein Kind, das wußte, daß es irgendeinen Fehler gemacht hatte, jedoch nicht die geringste Ahnung hatte, um was es sich dabei gehandelt haben mochte.

Als Gesichtsausdruck war so ernst, der Mann wirkte beeindruckend wichtig.

»So können Sie hier nicht herumlaufen!« erklärte er mir, als ich schließlich vor ihm stand.

Zuerst schaute ich ihn nur verwirrt an, dann schaute ich verwirrt an mir längs. Ich trug knielange Jeans-Shorts, ein schwarzes, ärmelloses T-Shirt und schwarze Turnschuhe.

»Was ist daran denn verkehrt?« erkundigte ich mich mit immer noch kindlich dünnem Stimmchen.

Statt mir eine Antwort zu geben, zog Al zunächst nur Nase und Stirn kraus. Im nächsten Moment wurde er aber schon deutlicher.

»Na, wenn Sie nicht selbst darauf kommen«, meinte er mit rügendem Tonfall.

Dann atmete er tief durch.

»Sie tragen keinen Büstenhalter, Bea! Und das geht hier nicht. Sie müssen unbedingt ordnungsgemäße Unterwäsche tragen. Das ist Vorschrift bei uns.«

Meine Augen weiteten sich, daß es fast schmerzte, und ich öffnete auch den Mund, brachte aber im ersten Moment keinen einzigen Laut heraus.

»Aber ... aber das Hemdchen ist tiefschwarz«, stammelte ich, »und der Stoff ... der Stoff ist so dick, daß man wirklich nicht –«

»Darum geht es nicht!« fiel Al mir ins Wort. »Die Brust muß ordnungsgemäß bekleidet sein, Bea!«

»Aber ich habe doch gar keine Brust! Oder würden Sie das bißchen hier vielleicht als Busen bezeichnen. Ich meine, ich könnte das Theater ja verstehen, wenn ich aussähe wie Claire –«

»Bea!«

Als Stimme klang auf einmal richtig zornig.

Wie zwei Gegner in einer entscheidenden Schlacht standen wir einander gegenüber, beide mit vor der Brust verschränkten Armen, beide bereit, noch einmal Kraft zu investieren und den jeweiligen Standpunkt darzulegen.

Doch war es heiß, und außerdem hatte ich am Morgen kein Librium bekommen. Betrunken war ich auch nicht mehr, also funktionierten meine Hirnwindungen. Und die sagten mir, daß das Ganze keinen Zweck hatte.

Al war ein Befehlsempfänger. Und wie die meisten Befehlsempfänger konnte er den auf ihn ausgeübten Druck nur ertragen, indem er ihn an die ihm Untergebenen weitergab. Es stand in seinen Vorschriften, mich auf ein fehlendes Bekleidungsstück aufmerksam zu machen. Immerhin war die weibliche Brust Kaliforniens heilige Kuh!

Ich grinste ihn an. Und dabei hoffte ich, daß meine gesamte

Schlußfolgerung aus diesem einen Grinsen ersichtlich war. Dann ging ich wortlos in mein Zimmer und zog mir einen BH an. Dabei ärgerte ich mich maßlos.

»Wo wollen Sie hin?«

Kaum daß ich wieder ins Freie gehen wollte, hielt Al mich neuerlich auf. Er saß mittlerweile wieder in der *G(l)askammer* an seinem Schreibtisch und las Zeitung.

»Spazieren!« erwiderte ich.

Seine Gesichtszüge verfinsterten sich. »Kommen Sie aber bitte nicht vom Weg ab! Besser, Sie nehmen das mit, Bea!«

Das Blatt Papier, das er mir in die Hand drückte, war eine Skizze der Anlage. Und der Spazierweg, den ich nehmen durfte, war genauestens darauf eingezeichnet. Konsterniert studierte ich die Route. Wenn man mir glaubhaft einredete, daß Dinge, die ich für einfach gehalten hatte, in Wahrheit schwierig waren, begann ich leicht, an mir zu zweifeln.

Vielleicht war es besser, auf den Spaziergang zu verzichten. Ich konnte schließlich nicht voraussehen, was passierte, wenn ich trotz dieses Plans vom Weg abkam, wenn ich einfach nicht bemerkte, daß ich vom Weg abkam.

»Und wie fühlen Sie sich sonst so?« fragte Al derweil.

In all meiner Verwirrung blickte ich auf und stellte fest, daß der Mann zur Abwechslung mal lächelte. Vielleicht wollte er den schlechten Eindruck, den er in puncto Büstenhalter bei mir hinterlassen hatte, wieder wettmachen. Vielleicht wollte er aber auch nur von seiner unmöglichen Aufmachung ablenken. Ich räusperte mich.

»Im großen und ganzen geht es mir schon sehr viel besser«, sagte ich dann, »nur ... ich habe Schwierigkeiten mit diesem ständigen In-der-Gruppe-Sein. Daß ich nie Zeit für mich habe. Und am allerschlimmsten sind diese Versammlungen.«

Meine Worte schienen Al nicht im geringsten zu beeindrucken.

»Daran werden Sie sich gewöhnen«, meinte er nur.

»Ich weiß nicht. Gestern abend habe ich es –«

Ich stockte.

»– kaum noch ausgehalten«, beendete ich dann den Satz. Es war nicht einzusehen, daß ich mich nachträglich einer Straftat bezichtigte, von der außer Tania niemand etwas mitbekommen hatte. Al stieß einen Laut aus, der mir unmißverständlich klarmachte, daß es seines Erachtens nichts Besonderes war, irgend etwas mal nicht aushalten zu können.

»Gehen Sie einfach raus!« meinte er dann noch. »Wenn es nicht geht, Bea, gehen Sie einfach raus!«

Das klang zu schön, um wahr zu sein. Wenn das wahr war, dann hatte Tania mich schändlich belogen.

»Darf man das denn?« vergewisserte ich mich sogleich.

»Rausgehen? Natürlich«, tönte Al. »Warum sollte man das denn nicht dürfen?«

Ich atmete auf. Das war ja mal eine gute Neuigkeit! So hatte mir dieses ansonsten eher unbefriedigende Gespräch mit Al am Ende doch noch etwas gebracht.

Der Spaziergang war eine Erholung für Körper und Geist. Fast eine Stunde lief ich über das Gelände, setzte mich hier mal ins Gras, da mal auf einen Mauervorsprung, und während all dieser Zeit begegnete mir keine Menschenseele. Ich war endlich mal ganz für mich. Da machte es dann auch nichts, daß ich mich an diese blöde Route halten mußte. Nach der durfte ich die DuPont Hall nur Richtung Norden verlassen und hatte vorüber am J. West Auditorium und der Fisher Hall, dem anderen Frauengebäude, zum See zu gehen. Weiter ging es entlang der McCallum Hall, eines der beiden Männergebäude, zu den Parkplätzen und vorüber am Swimmingpool und dem Cork Family Pavillon zurück zur DuPont Hall. Wer sich dabei verlief, ohne sich verlaufen zu wollen, mußte schon ein arger Idiot sein. So schlimm war es bei mir noch nicht.

Ich war fast schon wieder auf unserem Raucherhof, als plötzlich ein Mann meinen Weg kreuzte. Er war Mitte Vierzig, groß, nicht allzu schlank, braungebrannt, und er war ein ziemlich bekannter Filmschauspieler. Ich hatte ihn schon einige Male im Kino und im Fernsehen gesehen. Das allgemeine Rauchverbot auf dem Gelände schien ihn nicht im geringsten zu stören. Er qualmte zumindest munter vor sich hin, und als er mich kommen sah, blieb er stehen, lächelte mich an und wartete, bis ich nah genug war.

»Hi!« meinte er dann.

»Hi!« gab ich freundlich zurück.

»Wie geht's?«

Ich lachte, als sei die Frage eine Frechheit.

»Wie soll es einem hier schon gehen?« erwiderte ich dann.

Er spitzte die Lippen.

»Sie sind neu hier«, meinte er dann, »nicht wahr?«

Ich nickte. »Bin erst am Freitag gekommen.«

Sein eben noch nahezu spitzbübischer Gesichtsausdruck wurde plötzlich ganz nachdenklich.

»So am Anfang findet man alles schrecklich hier«, sinnierte er dann. »Je länger man da ist, desto mehr gewöhnt man sich dann an alles, und ich fürchte, daß das in Wahrheit das Schreckliche ist.«

Wieder lachte ich, diesmal, weil ich fand, daß er den Nagel auf den Kopf getroffen hatte.

»Tja«, seufzte mein Gegenüber daraufhin, »Gewohnheit ist die Mutter der Zufriedenheit. Sagen die hier zumindest.«

»Ich fürchte eher«, entgegnete ich spontan, »daß Gewohnheit die Mutter der Resignation ist.«

Nun lachte er laut auf, es klang, als sei in seinem Brustkorb ein übergroßer Luftballon zerplatzt.

»Sprechen Sie das nicht laut aus, Mädchen! Die sind hier stolz auf ihre Methoden, und wir –«

»Bea!!«

Eine mir mittlerweile schon vertraute Stimme rief so laut nach mir, daß ich unwillkürlich zusammenzuckte.

»Der junge Mann da drüben scheint Verlangen nach Ihnen zu haben«, witzelte mein Gegenüber.

Ich drehte mich kurz um, um mich zu vergewissern.

»Oh, das ist Al«, stöhnte ich dann. »Mal sehen, was er jetzt wieder will.«

»Sind Sie Alkoholikerin?«

»Ja, und Sie?«

»Alkohol, Kokain, Pillen jedweder Art.«

Ich lächelte. »Viel Glück!«

»Ihnen auch.«

Schnellen Schrittes lief ich zum Haus, wo Al mich erwartete. Er war hochgradig nervös, das sah ich schon von weitem. Doch sollte es noch schlimmer kommen.

»Folgen Sie mir bitte in mein Büro!« sagte er mit strenger Stimme.

»Sicher.«

Er eilte voran, und ich lief ihm nach; ernsthafte Gedanken machte ich mir nicht, es konnte sich ja doch nur wieder um irgendeinen Blödsinn handeln.

»Setzen Sie sich da auf den Stuhl!« lautete die nächste Anweisung.

Al schloß die Tür der *G(l)askammer* hinter uns, das erste, was mir dann doch zu denken gab. Nicht, daß da gleich aus versteckten Duschköpfen ... Automatisch legte ich den Kopf in den Nacken und ließ meinen Blick über die Zimmerdecke gleiten.

»Hören Sie gut zu, Bea! Was Sie da gerade gemacht haben, das geht hier nicht.«

Ich hatte nicht die geringste Ahnung, was er wollte. Entsprechend saß ich da, fassungslos und ängstlich zugleich.

»Was?«

Das war das einzige, was ich herausbrachte.

»Sie haben mit einem Mann geredet!« Al sprach das aus, als handele es sich dabei um die größte Sünde der Welt. »Und das ist hier verboten, Bea! Männer und Frauen werden hier strikt voneinander getrennt!«

Al setzte sich auf seinen Stuhl jenseits des Schreibtisches und lehnte sich weit zurück. Ohne mich aus den Augen zu lassen, fing er neuerlich an zu wippen, diesmal nicht auf und ab, sondern vor und zurück.

»Das ist lächerlich«, erklärte ich derweil ganz ruhig. »Ich habe doch nur –«

»Mir ist egal, worüber Sie beide geredet haben«, fiel Al mir ins Wort. »Mich interessieren hier nur die Vorschriften, und die besagen deutlich –«

»Nun machen Sie aber mal einen Punkt!« unterbrach ich ihn nun, und das zu meinem Erstaunen auch noch laut und scharf. »Wenn Männer und Frauen in diesem Laden hier nicht miteinander reden dürfen«, ereiferte ich mich, »dann erklären Sie mir bitte mal, wie Liz Taylor ihren Mann hier kennenlernen konnte. Oder ist die Vorschrift erst hinterher erlassen worden?«

Al hörte auf zu wippen und lehnte sich noch weiter zurück als vorher. Zugleich trommelte er mit seinen Handflächen auf den Schreibtisch.

»Ich lasse mich hier nicht auf Diskussionen mit Ihnen ein«, erklärte er mir mit überheblicher Miene und ebensolchem Tonfall. »Ich habe Ihnen gesagt, was Sie wissen müssen, und ich verlange, daß Sie sich daran halten.«

Ich schnappte nach Luft. Am liebsten wäre ich auf- und diesem Mann an die Kehle gesprungen.

Wieder erstaunte ich mich selbst. Statt meinen Gefühlen Ausdruck zu verleihen, schluckte ich meinen Zorn herunter, und es gelang mir sogar ein Lächeln.

»Darf ich dann jetzt gehen?« erkundigte ich mich betont höflich.

Al räusperte sich. »Bitte!«

Ganz langsam stand ich auf und ging zur Tür, öffnete sie.

»Ach«, sagte ich dann so beiläufig, wie es eben möglich war, »haben Sie eigentlich die Akte gelesen, die Dr. Shulman bei der Einlieferung über mich erstellt hat?«

Der schöne Al hob fragend die Brauen.

»Na, dann sollten Sie das vielleicht mal tun«, schlug ich ihm vor. »Der psychologische Teil dürfte ein paar Überraschungen für Sie bereithalten.«

Ich wartete nicht mehr, ob Al vielleicht etwas antworten wollte, ich drehte mich einfach um und ging.

Wie ich mich dabei fühlte, ging niemanden etwas an, nicht einmal mich selbst. Ich wäre auch gar nicht in der Lage gewesen, meine Gefühle zu beschreiben, denn dazu hatte ich viel zu viele auf einmal. Lediglich eines war stark genug, um sich von den anderen abzuheben:

Obwohl ich vermutlich einen ausgesprochen souveränen Eindruck hinterlassen hatte, war ich im Grunde meines Herzens nur wütend über diese beiden morgendlichen Zusammenstöße mit der Obrigkeit – so wütend, daß mir prompt der Appetit verging und ich auf den sonntäglichen Brunch verzichtete. Streß war mir von jeher auf den Magen geschlagen. Bei wirklichen emotionalen Belastungen wie dem Tod meines Vaters und der Trennung von meiner großen Liebe war das so weit gegangen, daß ich gar nicht mehr genug Speichel im Mund gehabt hatte, um irgendeine Nahrung herunterzubringen.

Jetzt war mein Zustand natürlich längst nicht so ernst. Mir stand nur nicht der Sinn nach Leuten und Warteschlangen und Tellern, die mit Essen gefüllt waren, das zwar lecker aussah, aber völlig geschmacklos war. Ich zog es vor, mich in eine schattige Ecke des Hofes zurückzuziehen, eine Zigarette nach der anderen zu rauchen und nebenher so zu tun, als würde ich im *Großen Buch* lesen.

Dabei war an so etwas wie Lesen gar nicht zu denken. Es war mir unmöglich, mich zu konzentrieren. Irgend etwas ging in mir vor, und ich wußte nicht, was es war, doch nahm es mich völlig in Anspruch. Da bewegte sich etwas, ich veränderte mich. Wenn es äußerlich gewesen wäre, hätte ich bestimmt dabei zusehen können. So konnte ich dieses Unfaßbare nur fühlen.

Es war, als hätte man mich in diesen letzten zwei Tagen völlig geleert. Nachdem ich jahrelang im wahrsten Sinne des Wortes »voll« gewesen war, hatten mich der Entzug und die veränderte Umgebung nun leer gemacht, und ohne daß Außenstehende oder gar ich selbst großartig dazu beitrugen, füllte sich die entstandene Leere nun wieder. Ich wußte nur nicht, womit. Und all das war viel zu anstrengend, als daß ich dabei auch noch hätte lesen können.

Während die anderen aus meiner Gruppe beim Gottesdienst waren, stellte ich fest, daß mir die Zigaretten ausgegangen waren, und raffte mich auf, um neue zu holen. Im Gemeinschaftstrakt der DuPont Hall ging es hoch her. Da wurden Tische gerückt, der Staubsauger in Betrieb genommen; es kam sogar jemand, der den Kühlschrank neu auffüllte. Auf dem Weg in mein Zimmer sah ich, wie die Zwischentüren geschlossen wurden, die den Gemeinschaftstrakt von den Schlafräumen trennten. Ein hilfreicher Geist, den ich bisher noch nie gesehen hatte, klebte Schilder an diese Türen: ZUTRITT NUR FÜR PATIENTEN!

Hier war Vorsicht offenbar die Mutter der Porzellankiste. Sonntags durften nämlich von ein bis fünf Uhr nachmittags Besucher ins Betty Ford Center. Den Luxus und den Überfluß an Knabbereien und Getränken sollten die offenbar sehen; die Kärglichkeit der Zimmer war indes denen vorbehalten, die darin ihre Zeit absaßen. Das ließ tief blicken.

Ich war nicht die einzige, die an diesem Sonntag keinen Besuch bekam. Grace, die Frau, die mich tags zuvor am Swimmingpool darauf aufmerksam gemacht hatte, daß ich nicht mit Frauen aus anderen Gruppen sprechen durfte, war auch allein. Sie war jedoch eine der wenigen Nichtraucherinnen in der Gruppe, so daß sie das Gros dieses Sonntagnachmittags in der Kühle ihres Zimmers verbrachte. Nur einmal kam sie kurz zu mir hinaus in den Hof, zeigte jedoch kein Interesse an einem Plausch.

»Hi!« sagte sie nur und lief ein paar Schritte auf und ab.

Meine Frage, ob es ihr gut ginge, beantwortete sie mit einem Nicken; meine Aufforderung, sich zu mir zu setzen, ignorierte sie. Es hätte nicht viel gefehlt, und ich hätte mich deshalb verletzt gefühlt. Doch war da etwas in Grace' Erscheinung und in ihrem Gesichtsausdruck, was mich davon abhielt, so empfindlich zu sein. Diese so wunderschöne Frau wirkte irgendwie so abwesend, als sei sie nur körperlich hier und selbst das nur bedingt.

Zwischen vierzehn und sechzehn Uhr war im Speisesaal für die Patienten und ihre Besucher ein Buffet aufgebaut. Ich hätte auch hingehen können, doch hatte ich zu der Zeit noch immer keinen Appetit, und später war dann an nichts mehr heranzukommen. Also brachte ich mich mit Käsehäppchen, Kräckern und Unmengen Apfelsaft mit Eis über die Runden.

Um Schlag fünf Uhr hatten die Besucher das Gelände des Betty Ford Centers zu verlassen, und genau fünfzehn Minuten später saßen wir alle in der Gruppenrunde des Wohnzimmers. Al wollte von uns wissen, wie wir den Nachmittag erlebt hatten und wie wir uns nun fühlten. Jede hatte einzeln etwas dazu zu sagen. Und einigen fiel es ungemein schwer, sich auszudrücken.

»Also, ich ...«, stammelte beispielsweise Suzy mit den tollen Haaren, »... ich fühle mich ... sagen wir so: Als meine Eltern heute mittag kamen, da hatte ich zuerst ... ich würde nicht behaupten, daß es Angst war, aber es war so was Ähnliches, ich kam mir so ... aber das ist jetzt weg. Ich bin froh und sehr erleichtert, obwohl ... irgendwie auch deprimiert, ich meine ...«

Obwohl ich mit aller Macht dagegen ankämpfte, erfaßte mich eine unbeschreibliche Müdigkeit. Es war, als würde mir eine fremde Macht unentwegt mit einem Bleihämmerchen auf den Gehirnwindungen herumtrommeln.

Endlich war ich dann an der Reihe.

»Ich bin Bea, und ich bin Alkoholikerin!« hob ich artig an.

»Hi, Bea!«

»Und ich habe diesen Nachmittag sehr genossen.«

Ich war ganz ruhig.

»Ich hatte keinen Besuch und habe die Zeit genützt, mal mit mir allein zu sein – und das war eine sehr angenehme Begegnung.«

Al sah mich daraufhin an, als hätte ich etwas Unverzeihliches von mir gegeben. Aber das störte mich nicht. Er hatte mich schließlich gefragt, und nun mußte er sehen, wie er mit meiner Antwort fertig wurde.

Die nächste Stunde saßen wir alle im Hof und plauderten. Es war sehr schön, und so langsam aber sicher konnte ich mir nicht nur die Namen der einzelnen merken, sondern ihnen auch ihre Lebensgeschichten zuordnen. Die unangenehme Tiffany mit dem irren Haarschnitt und der nahezu krankhaften Besessenheit von der heilsamen Wirkung der Anonymen Alkoholiker war die Mutter einer weltbekannten Sportlerin. Und ihre Tochter zahlte auch für Mutters nunmehr zweiten Aufenthalt in der besten Klinik der Welt.

»Diesmal pack ich's!« feuerte sie sich unentwegt selbst an. »Diesmal muß ich's packen, sonst nimmt meine Tochter mich nicht mehr mit.«

Suzy hatte nicht nur diese spektakulären taillenlangen, naturblonden Haare, sondern auch ein ebenso spektakuläres Naturell. Sie schwankte binnen weniger Minuten zwischen einer beeindruckenden Offenheit und einer nahezu pathologischen Verschlossenheit, und der einzige Mensch, dem sie in irgendeiner Weise verbunden schien, war Lisa.

Anna war eine kultivierte Dame, die unmittelbar nach mir eingeliefert worden war. Sie war fünfundsechzig Jahre alt, besaß Stil und Klasse und überdies ein brillantes Gehirn.

»Ich glaube, daß es eine gute Entscheidung war herzukommen«, sagte sie gern und häufig zu sich selbst. »Wenn das Essen besser wäre, würde ich glatt behaupten, daß es die beste Entscheidung war, die ich je getroffen habe.«

Ich hätte gern noch stundenlang da draußen gesessen und mich unterhalten. Doch eilte die Zeit, und mit ihr hatten die Gefolgsleute von Betty Ford zu eilen.

Um halb sieben wurde gecirclet, und danach ging es in Gruppe zum AA-Treffen, diesmal zu einem anderer Art. Hier war der Redner eine Patientin, die nicht nur ihre Lebensgeschichte erzählte, sondern darüber hinaus auch Texte vorgab, die vorgelesen wurden, und Fragen durften auch gestellt werden.

Das war weit mehr, als ich verkraften konnte. Die ersten zwanzig Minuten hielt ich noch tapfer durch. Ich zwang mich, Verständnis für dieses Wesen aufzubringen, das da vor sich hin redete, und ich schalt mich arrogant und ungeduldig und kniff mir immer wieder in den Oberschenkel. Der Schmerz sollte meine Gedanken in andere Bahnen lenken. Doch funktionierte das nicht. Ich wurde immer nervöser. Lisa spürte das offenbar. Als sie weitere zwanzig Minuten später aufgefordert wurde, einen Text aus dem *Großen Buch* zu lesen, brach sie nach den ersten zwei Sätzen ab und hielt mir das Papier unter die Nase.

»Mach du das!« sagte sie nur.

Ich nahm ihr das Blatt aus der Hand und las. Es war ein schöner Text, logisch und eingängig, doch fragte ich mich, während ich vorlas, warum das nicht jeder für sich selbst lesen konnte. Trotzdem brachte ich meine Aufgabe zum Ende, und alle waren begeistert.

»Wie schön du vorliest, Bea. Und das in einer fremden Sprache!«

Was ein Kompliment sein sollte, wurde zum Schlüsselerlebnis. Mir war auf einmal, als würden Zeit und Raum verschwimmen. Ich bildete mir ein, in einer meiner zahllosen Lesungen zu sein. Artig hatte ich meinen Text gelesen, artig hatte ich gelächelt. Vermutlich würde gleich irgendeiner aufstehen und fragen, ob er mich fotografieren dürfe. Und dann würden sie anfangen, mich etwas zu fragen. Aber das war ja in Ordnung. Schlimm waren die, die eine kurze Frage stellten, um dann die Geschichte ihres eigenen Lebens zu erzählen, monoton, ohne Anfang, ohne Ende, nichtsdestotrotz überzeugt, diese Geschichte wäre wichtig genug, um mindestens in einem Roman verarbeitet zu werden.

Und tatsächlich! Diese rothaarige Patientin, die dieses Treffen leiten durfte, fing auf einmal an. Ihr Werdegang vom unverstandenen Kind zum ungeliebten Teenager und hin zur Alkoholikerin war weder spannend noch ungewöhnlich, und es war auch nichts darin enthalten, was sonst in irgendeiner Weise von Interesse hätte sein können.

Das durfte ich nicht zulassen. Ich mußte sie zum Schweigen bringen. Doch durfte ich dem armen Wesen auch nicht wehtun. Die Schwätzerin hatte ja kein Gespür für ihre Schandtat, und sie hatte es nicht verdient, daß ich –

Ich wollte weg. Nichts wie weg. Ich wollte nur noch meinen Scheck und meinen Mantel, und ich wollte ins nächste Restaurant und einen dicken Wodka trinken, dreistöckig, vierstöckig, fünf, sechs Stück davon, bis ich nichts mehr –

Plötzlich wurde mir bewußt, daß ich nicht in einer Lesung, sondern in dieser AA-Versammlung war. Wie von einer Tarantel gebissen sprang ich auf und lief nach draußen. Ich brauchte Luft. Luft und Freiraum.

Da ich darüber hinaus dringend eine Zigarette brauchte, ging ich zurück zum Hof der DuPont Hall. Dort ließ ich mich erschöpft auf einen der Stühle gleiten und inhalierte den blauen Dunst.

»Was tun Sie hier, Bea?«

Inzwischen hatte Kelly ihren Dienst angetreten, und wie ein Cherubin stand sie in der Tür.

»Ich konnte es nicht mehr aushalten«, sagte ich wahrheitsgetreu.

»Was konnten Sie nicht aushalten?«

»Das Treffen. Diese Versammlungen machen mich dermaßen nervös ...«

»Sie müssen lernen zuzuhören, Bea.«

Ich lachte.

»Ich höre seit siebenunddreißig Jahren zu, seit sechs Jahren werde ich sogar dafür bezahlt. Aber es ist so schwierig, einer Rede zu folgen, die nur Geschwafel ist.«

»Sie sollten da nicht so überheblich sein.«

Ich seufzte und nickte nachdenklich mit dem Kopf.

»Das sage ich mir ja auch schon die ganze Zeit«, flüsterte ich dann. »Aber wissen Sie, Kelly, je mehr ich mich zur Ruhe und zur Freundlichkeit zwinge, desto größer wird meine Sehnsucht nach einem dicken Schnaps.«

»Sie können hier nicht sitzen bleiben!«

Diesen letzten Satz aus Kellys Mund verstand ich erst, als sie ihn zum drittenmal wiederholte. Und auch da entgegnete ich zunächst nichts, sondern sah sie nur an.

»Sie müssen zurück in die Versammlung gehen!« wurde sie deshalb deutlicher.

»Nein!«

»Doch.«

»Aber Al hat gesagt, daß ich rausgehen kann, wenn ich es nicht ertrage.«

»Das stimmt nicht!« entgegnete sie prompt. »Ich weiß genau, was Al gesagt hat. Er hat gesagt, daß Sie kurz hinausgehen können, aber danach müssen Sie zurück.«

»Das ist nicht wahr!«

»O doch!«

Ich fühlte mich wie ein Kind, das man maßregelte – und belog.

»Mit mir können Sie das ja machen«, fauchte ich, und dabei liefen mir zum erstenmal nach langer Zeit Tränen über die Wangen.

Es waren Tränen der Wut; ich konnte mich nicht erinnern, wann ich solche Tränen zum letztenmal vergossen hatte, vermutlich war es an die dreißig Jahre her.

»Mir können Sie ja sogar einreden, der Abendhimmel da oben wäre grün«, tobte ich. »Ich bin ja eine Säuferin. Was immer Ihnen in den Kram paßt, habe ich angeblich falsch verstanden.«

Ohne mit der Wimper zu zucken, verschwand Kelly wieder in der *G(l)askammer*. Ich sah ihr nach und warf dann voller Wut meine Zigaretten auf den Boden. Dieses Biest hatte mich in die Knie gezwungen, weil sie es verstand, mich an meiner empfindlichsten Stelle zu treffen: an meinem Gehorsam. Ich war immer ein gehorsamer Mensch gewesen. Ich tat, was man mir befahl – egal, um welchen Preis. Also ging ich zurück in diese gottverdammte Versammlung.

Danach war nichts mehr so wie vorher. Noch während ich in der Gruppe saß und mir den Rest dieses peinlichen Geschwafels anhörte, wurde mir bewußt, daß nur ich etwas ändern konnte, niemand sonst. Ich war kein kleines Mädchen mehr, das man hin- und herschicken konnte. Ich war eine erwachsene Frau. Ich hatte das Recht zu sagen, wenn mich etwas ankotzte; und ich hatte das Recht, mich zu verweigern.

Nach der entsetzlichen Versammlung saßen wir wieder im Hof, und es fiel nicht nur Tania auf, daß mit mir etwas nicht stimmte. Ich selbst wußte auch nicht, ob ich eine Schlägerei anfangen oder aber neuerlich in Tränen ausbrechen sollte. Es herrschte Krieg in mir, denn ich versuchte, eine Entscheidung zu treffen, und wußte gar nicht so genau, in welcher Hinsicht.

Da erschien Kelly plötzlich in der Tür und sprach mich an. Ich drehte zwar den Kopf zu ihr, sah ihr aber nicht ins Gesicht. Kellys Stimme klang ruhig und sanft.

»Ich wollte Ihnen sagen, Bea, daß ich sehr, sehr stolz auf Sie bin.«

Noch selten zuvor in meinem Leben war ich ähnlich verdutzt gewesen.

»Wieso das denn?« fragte ich entsprechend fassungslos, und jetzt sah ich Kelly an, ich sah ihr geradewegs in die Augen.

»Weil Sie zurück in die Versammlung gegangen sind, Bea. Das war großartig von Ihnen!«

Das war's. Knapp zehn Minuten später saß ich heulend vor der netten jungen Ärztin.

»Ich halte das hier nicht aus«, schluchzte ich. »Ich will nicht alles in der Gruppe machen, und ich will nicht ständig zu diesen schrecklichen Versammlungen. Ich will hier raus. Ich will mein eigenes Leben leben. Und ich habe Angst, daß sie mich nicht mehr weglassen.«

Die junge Frau Doktor nahm meine Hände und hielt sie ganz fest.

»Hören Sie gut zu, Bea. Wie Sie schon selbst ganz richtig erkannt haben, sind Sie eine erwachsene Frau, und Sie sind aus freiem Willen hergekommen. Die Leute hier halten sehr viel von diesen Versammlungen. Versuchen Sie einfach, das durchzustehen. Und wenn es wirklich nicht geht, dann sind Sie auch insofern eine erwachsene Frau, als daß Sie jederzeit gehen können.«

»Wirklich?«

Meine Augen waren so verweint, daß ich mein Gegenüber gar nicht richtig sehen konnte.

»Wirklich!« antwortete sie. »Und jederzeit!«

Dann gab sie mir zwei Librium und mein Gesichtswasser.

»Gehen Sie ruhig ins Bad und machen Sie es da, Bea. Lassen Sie nur bitte die Tür auf, damit ich Sie sehen kann.«

An jenem Abend saß ich bis weit nach Mitternacht im Hof und rauchte. Und ich aß Popcorn. Unmengen Popcorn, um präzise zu sein. Lisa hatte das aufgetrieben. Wie und wo wollte sie nicht verraten. Mir war scheißegal, woher das Popcorn kam; Hauptsache war, daß es da war und ich es in mich hineinstopfen und damit die Zeit totschlagen konnte. Ins Bett wollte ich nicht.

Ich hatte am späten Nachmittag eine neue Zimmergenossin bekommen. Sie hieß Miriam, war sechsunddreißig Jahre alt und gegen ihren Willen hier. Ihre Eltern hatten sie zwangseingeliefert, weil sie sich angeblich nicht mehr um ihren vierzehn Monate alten Sohn kümmern konnte. Daß das der Wahrheit entsprach, konnte ich nicht glauben. Zumindest augenscheinlich war Miriam wesentlich besser dran als ich, denn sie brauchte keine Medikamente, um ihren Entzug zu überstehen. Vornehmlich lag das sicher daran, daß sie während ihrer nassen Zeit nur Wein getrunken hatte, und obwohl Dr. Shulman mich ja gewarnt hatte, solche Geschichten zu glauben, war ich in diesem speziellen Fall geneigt, eine Ausnahme zu machen.

Auf Anhieb schien Miriam sehr nett zu sein. Doch war das Betty Ford Center auf Anhieb ja auch ein Ort, an dem man sich rundherum gut aufgehoben fühlte.

Nun, erste Eindrücke mochten für andere Leute untrügerisch sein; ich tat gut daran, sie wie die höchste oder niedrigste Wertung beim Eiskunstlaufen zu behandeln und nur insofern zu berücksichtigen, als daß ich sie strich.

Miriam war vielleicht nett, vielleicht auch nicht. In jedem Fall würde es schwierig sein, die nächsten dreieinhalb Wochen mit ihr zu verbringen.

Seufzend zündete ich mir die bestimmt hundertste Zigarette an und begann, laut zu zählen. Am Freitag war ich gekommen, achtundzwanzig Tage mußte ich bleiben, wir hatten Sonntag. Also hatte ich noch fünfundzwanzig Tage vor mir.

»Vierundzwanzig!« belehrte Lisa mich. »Der Einlieferungstag zählt mit.«

»Vierundzwanzig«, wiederholte ich gedehnt.

Und in diesem Moment fragte ich mich zum erstenmal, ob ich das durchhalten *wollte.*

Durch den Bühneneingang hatte ich diesen merkwürdigen Musentempel betreten, überzeugt, mich in ein Staatstheater zu begeben. Nun bekam ich zusehends das Gefühl, in einer Provinzschmiere gelandet zu sein. Nur die Techniker waren Profis, für den Rest hatte man Laien engagiert. Diese Laien waren überfordert mit dem Programm und hatten sich damit geholfen, die vielen verschiedenen Stücke zu einem einzigen zusammenzustreichen, das nun tagaus, tagein heruntergeleiert wurde. Kein Wunder also, daß der jugendliche Held inzwischen Züge der komischen Alten angenommen hatte!

Ich fragte mich, ob mein persönliches Stück nicht etwas Besseres verdient hatte. Ich fragte mich, wann endlich ein Regisseur auftauchen würde, ob es so was hier überhaupt gab, oder ob der Gang der Dinge aus einer Aneinanderreihung von Stellproben bestand, deren Inhalt gleichgültig war, solange nur das Textbuch eingehalten wurde.

Ja, ich fragte mich am Abend dieses 27. August 1995 ernsthaft, ob ich diese unfreiwillige Komödie durchhalten wollte. Ob ich es durchhalten *konnte*, war plötzlich zweitrangig, denn ich wußte ja jetzt, daß ich es nicht durchhalten *mußte*. Somit zählte von jetzt an nur noch mein freier Wille ...

2

Meine neue Zimmergenossin Miriam erwies sich als Glücksfall. Ausnahmsweise hatte mich mein erster Eindruck also nicht getäuscht.

Miriam war nicht nur umgänglich, sie war vor allem auch zugänglich. Ihre Eltern hatten ohne ihr Wissen alle erforderlichen Vorgespräche mit dem Betty Ford Center geführt und die Tochter dann einfach vor vollendete Tatsachen gestellt.

»Sie kamen angeblich nur vorbei, um einen Kaffee mit mir zu trinken, und kaum daß sie im Haus waren, haben sie John angezogen und mir erklärt, ich könnte jetzt entweder mit ihnen hierherfahren oder dabei zusehen, wie sie mir mein Kind wegnehmen.«

Es war zwei Uhr morgens, und Miriam und ich lagen bäuchlings auf unseren Pritschen.

»Und das war heute?« flüsterte ich.

»Na, mittlerweile war es gestern«, flüsterte Miriam zurück. »Aber mir kommt es vor, als wäre es schon Ewigkeiten her.«

Ich unterdrückte ein Lachen.

»Ich bin es nicht gewohnt, ohne John zu schlafen. Er war von Geburt an immer bei mir, Bea. Tag und Nacht. Wenn ich sein Körperchen nicht spüre, kann ich nicht zur Ruhe kommen.«

Miriam war ehrlich verzweifelt. Ihr Kind war ihr ein und alles, das hatte ich schon gesehen, als ich nach meiner Popcornorgie ins Zimmer zurückgekehrt war. Während mein Schreibtisch nach wie vor besitzerlos wirkte, lagen auf Miriams massenweise Fotos und Spielzeuge von Klein-John.

Verträumt blickte sie vor sich hin.

»Hat er auch einen Vater?« flüsterte ich.

»Nicht wirklich.«

»Verstehe.«

»Nein«, seufzte Miriam, »das verstehst du nicht. Das kannst du nämlich erst verstehen, wenn ich dir ...«

Mit wenigen Worten erzählte Miriam mir die Geschichte ihrer ersten fünfunddreißig Lebensjahre. Darüber gab es nämlich nach ihrem Ermessen nicht allzuviel zu erzählen. Das einzige Kind reicher Eltern war viel gereist, hatte viel studiert und noch mehr gefeiert – wie das halt in solchen Kreisen üblich war.

»Nur den richtigen Ehemann konnte ich nicht finden«, klagte sie, »ich hatte auch nie ... was Festes hatte ich nie, bis ich Johns Vater begegnete.«

Der war verheiratet, hatte drei heranwachsende Kinder, vor allem aber war er Politiker und gnadenlos auf dem Weg nach oben.

»Und damit fing der ganze Mist dann an«, stöhnte Miriam. »Da lernst du so jemanden kennen, bist hin und weg von seiner Macht, bildest dir ein, etwas Besonderes zu sein, weil er mit dir schlafen will ...«

Sie machte eine dramatische Pause und warf sich alsdann mit Wucht auf den Rücken.

»Als ich mit John schwanger wurde, gab es nur noch Druck«, sprach sie schließlich weiter und fuhr sich dabei mit den Fingern durch ihre langen haselnußbraunen Locken.

»Keiner durfte was erfahren, um Gottes willen nicht. Um das Kind gekümmert hat er sich nie, wohl immer bezahlt. Aber was Neues anfangen kann und darf ich auch nicht, denn dann würde dieser Mann ja irgendwann Fragen stellen ...«

Miriam hatte mit dem Trinken angefangen, nicht, um ihren Kummer zu ersäufen, sondern um Aufmerksamkeit zu erheischen.

»Ich wollte, daß mein Freund sieht, wie ich leide. Und das hat er auch gesehen, Bea. Deshalb hat er mir Happy Pills mitgebracht.«

Nun, die Kombination hatte es wohl in sich gehabt, denn umsonst war auch Miriam nicht im Betty Ford Center gelandet.

»Ich weiß nicht, wie ich das hier durchhalten soll«, jammerte sie. »Und ich weiß auch nicht, ob du es mit mir aushalten kannst, Bea.«

»Das wird schon gehen.«

»Ich bin es nicht gewohnt, mit jemandem zu leben.«

»Und was ist mit John?«

»Der ist ein Baby.«

Wie es aussah, hatten Miriam und ich also die gleichen Probleme mit unserem unfreiwilligen Zusammenleben. Noch waren das jedoch alles theoretische Probleme, und da wir das nun voneinander wußten, konnten wir das ganze Unternehmen gleich von vornherein auf Kompromisse aufbauen und somit dafür sorgen, daß die Theorien keine Chance bekamen, sich zu praktischen Problemen auszuwachsen.

»Wer zuerst ins Bad geht, macht die Betten; die andere kümmert sich nachher um die Wäsche!«

»Keine künstlichen Komplikationen, aufs Klo muß schließlich jeder, und wer verkrampft, kriegt Verstopfung.«

»Wer zuerst ins Bett geht, läßt für die andere ein Licht an. Dann stolpert keiner rum und stört damit die Nachtruhe.«

Damit waren die Grundsätzlichkeiten geklärt. Miriam setzte sich auf ihr Bett und sah mich mit traurigen Augen an.

»Sie haben mir verboten, täglich mit meinem Sohn zu telefonieren.«

Ich seufzte.

»Man muß doch schließlich telefonieren dürfen, Bea.«

»Das darfst du hier nur am Wochenende«, erklärte ich ihr, »und, sag es nicht weiter, ich hatte das Gefühl, daß sie mithören.«

»Wenn es so ist, sei froh, daß sie dich nicht verstehen.«

Miriam legte sich wieder auf den Bauch, stützte den Kopf mit den Händen ab und hob ihre Unterschenkel wechselweise von der Matratze. Sie war ungemein groß gewachsen, bestimmt eins zweiundachtzig; trotzdem war ihr Körper zartgliedrig, nahezu filigran.

»Ich bleibe nicht hier, wenn ich nicht mit John reden darf«, meinte sie leichthin.

Ich lachte auf. »Geh vor, Miriam, und ich renn' dir sofort nach!«

Daraufhin lachte sie auch, und wir erschraken beide, denn inzwischen war es halb drei in der Frühe, und da wurde nicht gelacht in diesem Haus. Hier wurde überhaupt nicht viel gelacht, das Lachen schien verpönt zu sein.

»Wie ist es hier denn so?« wollte Miriam wissen. »Ich meine, in puncto Therapie und so?«

»Keine Ahnung!« erwiderte ich wahrheitsgetreu. »Für mich ist das ja morgen auch der erste Wochentag.«

»Hast du denn eine Vorstellung, was uns hier blüht?«

»Vorstellungen habe ich prinzipiell nie, Miriam. Immer nur Befürchtungen!«

Dreieinhalb Stunden später, um Schlag sechs Uhr, erfolgte das große Wecken.

»Das ist nicht wahr!« stöhnte Miriam.

»Doch, doch, meine Liebe.«

»Das muß ein böser Traum sein, Bea ...«

»Nein, nein ...«

Miriam sprang unter die Dusche, während ich am Spülstein eine Katzenwäsche absolvierte. Ich haßte es, mich morgens unter Wasser zu stellen. Außerdem beharrte ich darauf, daß ich mich während der Nacht nicht schmutzig machte – zumindest hier!

Hastig wurde das Zimmer in Ordnung gebracht, dann ging es in die medizinische Abteilung. Anders als am Wochenende wimmelte es hier jetzt nur so von Patienten, denn unter der Woche hatten sie alle zur gleichen Zeit vorstellig zu werden.

»Wer ist der letzte?«

»Hier!«

Ich merkte mir das Gesicht und hockte mich hin. Erschütternd fand ich dabei, daß mir diese Routine schon nach drei Tagen mörderisch auf die Nerven ging. Unwillkürlich fragte ich mich, wie das enden sollte.

Meine Vitalwerte waren in Ordnung, und erstaunlicherweise zitterten auch meine Hände und die Zunge nicht mehr so. Überhaupt fühlte ich mich ausgesprochen klar, so klar wie schon lange nicht mehr. Tania wollte mir einreden, das hätte nur Vorteile. Sie folgte mir nach wie vor auf Schritt und Tritt, verbissen damit beschäftigt, zu überwachen, daß ich auch nur ja alles richtig machte.

»Was denn für Vorteile?« murrte ich, während wir zum Speisesaal gingen. »Ich sehe nur Nachteile.«

»Was denn für Nachteile?« fragte daraufhin mein Buddy, als müßte ich ihr das schon genauer erklären.

»Nenn du mir erst mal die Vorteile!«

»Na, du wirst endlich wieder du selbst«, flötete Tania.

Ich mußte an mich halten. Genau das war es ja. Je nüchterner ich wurde, desto aufmüpfiger wurde ich nämlich auch. Ich spürte es förmlich kommen. Es war das Korrelat einer Entwicklung, von der ich fürchtete, sie bald nicht mehr aufhalten zu können, nicht einmal mehr mit Gewalt. Es war, als sei mein wahres Ich jahrelang nichts als der Schatten einer Säuferin gewesen. Jetzt bekam dieser Schatten so langsam wieder ein Eigenleben. Er löste sich von mir und rannte davon, und ich mußte ihm nachjagen, wenn ich ihn nicht verlieren wollte. Wenn ich *mich* nicht verlieren wollte.

Um viertel vor sieben gab es Frühstück. Wie schon an den Tagen zuvor blieb ich bei meinem Obst und dem dünnen Orangensaft. Den anderen Sachen traute ich nach wie vor nicht über den Weg, und ich hatte mein Mißtrauen inzwischen mit einer halbwissenschaftlichen Theorie untermauert, redete ich mir doch erfolgreich ein, daß diese Gewalt-Portionen, die manche in sich hineinstopften, den berechtigten Verdacht zuließen, daß den Lebensmitteln hier Appetitanreger beigefügt waren. Anders war dieses große Fressen gar nicht zu erklären.

Da ich selbst nur sehr wenig und das Wenige auch noch sehr schnell aß, dauerte mein sogenanntes Frühstück knapp zehn Minuten – sehr zum Ärger von Kerkermeister Al. Der erkundigte sich sofort, warum ich so früh schon wieder zurück wäre. Als ich es ihm erklärte und dabei genüßlich an meiner Zigarette sog, verzog er das Gesicht.

»Und sonst haben Sie nichts mehr zu tun?« fragte er dann.

»Nein.«

Er preßte die Lippen zusammen.

»Tja, das scheint eines der größten Probleme der Deutschen zu sein«, seufzte er dann. »Ihr überorganisiert alles. Aber das habt ihr ja schon im Zweiten Weltkrieg bewiesen.«

Ich saß auf meinem Stuhl und starrte ihn an. Ich starrte ihn an, und ich starrte ihm nach, als er kurz darauf in seine *G(l)askammer* zurückkehrte. *Das kann doch gar nicht sein!* redete ich mir ein und schloß die Augen. Al konnte nicht wirklich gesagt haben, daß »wir Deutschen« im Zweiten Weltkrieg ... nein, das konnte er nicht wirklich gesagt haben. Ich mußte, ohne mir dessen bewußt zu sein, immer noch volltrunken sein und entsprechende Halluzinationen haben. Anders war das nicht zu erklären.

Gegen halb acht trudelten so langsam auch die anderen ein, und wir saßen im Hof und tranken noch eine Tasse Kaffee und rauchten.

»Was kommt als nächstes?« erkundigte ich mich.

»Guck doch in deinen Plan!« pfiff Tiffany mich an. »Der ist in deinen Unterlagen, und da steht alles drin.«

»Okay«, entgegnete ich und warf ihr dabei einen vernichtenden Blick zu.

Ich wußte selbst, daß ich so einen gelben Plan in meinem Aktenordner hatte. Aber ich hatte ihn mir noch nicht genauer angesehen, ebensowenig wie die restlichen Unterlagen. Es war nämlich unglaublich viel Zeug, und überall sollte etwas ausgefüllt werden. Oder aber man sollte irgend etwas niederschreiben, unter anderem, wie man sich gestern gefühlt hatte, wie man sich heute fühlte und was man über die anderen gedacht hatte und jetzt dachte.

Ich hatte keine Lust auf so einen Kram. Ich war schließlich nicht hier, um mich selbst zu therapieren; das hätte ich billiger haben können. Ich wollte endlich mit einem Fachmann sprechen und nicht immer und immer wieder mit diesen ehemaligen Alkoholikern, die glaubten, Fachleute zu sein, nur weil sie hinter sich hatten, was mir im weitesten Sinne immer noch bevorstand. Ich konnte mich schließlich auch nicht Krebsspezialistin nennen – kaum daß ich diesen Gedanken zugelassen hatte, sah ich mich vor meinem geistigen Auge im weißen Kittel durch eine Klinik schweben, tröstende Worte und Blicke spenden und dafür Gehaltsschecks kassieren.

Um acht Uhr wurde gecirclet. Als ich noch ein bißchen Alkohol im Blut gehabt hatte, war es mir noch einigermaßen möglich gewesen, bei dieser Kinderei mitzuspielen. Jetzt wurde mir das Gehopse zusehends so peinlich, daß ich am liebsten davongelaufen wäre. Als es überstanden war, ging ich noch mal rasch ins Zimmer und zog mir andere Schuhe an. Denn jetzt stand der morgendliche Meditationsspaziergang auf dem Programm. In Zweier- und Dreiergruppen machten wir uns auf den Weg.

Meditations-Spaziergang! sagte ich mir, während ich einer angeregten Unterhaltung über Kaufhäuser folgte. Was das Getratsche über das Für und Wider gewisser Läden mit Meditation zu tun hatte, wollte mir einfach nicht einleuchten. Schnellen Schrittes näherte ich mich der nächsten Gruppe.

»... Letztes Jahr waren wir mit den Kindern in San Diego. Aber da hat es mir ja überhaupt nicht gefallen. Ich habe noch nie so viele Menschen auf einem Haufen gesehen.«

»Das ist im Sommer aber überall so.«

»Nein, in Naples hatten wir im vergangenen Sommer den ganzen Strand für uns allein.«

Ich überholte auch diese Gruppe und war so, eh ich mich versah, wieder vor der DuPont Hall. Also beschloß ich, die gleiche Runde noch einmal zu drehen. Diesmal traf ich auf eine der Männergruppen. Mein Filmschauspieler vom Vortag war auch dabei, und als er stehenblieb, um mit mir zu plaudern, kam ich mir so blöd vor wie selten.

»Guten Morgen!« sagte ich deshalb nur und fügte rasch hinzu: »Bin gestern aufgeklärt worden, daß wir was Unzüchtiges getan haben.«

Der Mann wußte sofort, worum es ging.

»In den Arsch ficken sollten die sich hier alle!« tönte er. »Finden Sie nicht?«

Ich lachte, ging dabei aber bereits weiter.

Um halb neun saßen wir alle wieder im Hof der DuPont Hall und rauchten. Sofort kam Al angerannt. Im ersten Moment dachte ich, er ließe mich vielleicht heimlich beobachten und wolle mir nun eine Strafpredigt dafür halten, neuerlich mit dem bösen, bösen Mann gesprochen zu haben. Aber es kam noch dicker.

»Hört gut zu, Mädchen!« tönte er, während er mit seiner rechten Hand den Reißverschluß auf seiner linken Brusttasche auf- und gleich wieder zuzog. »Ihr circlet alle nicht richtig. Ich habe das heute morgen wieder mal beobachten müssen. Ihr circlet, aber dann geht ihr nicht zusammen weg, sondern zerstreut euch wieder. Die eine geht noch mal aufs Zimmer, die andere zur Toilette, aber so ist das nicht gemeint.«

Wieder spielte er mit diesem dummen Reißverschluß, zog ihn auf, wieder zu, auf, wieder zu.

»Das Circlen hat einen Sinn«, tönte er dabei weiter. »Ihr sollt aus dem Kreis heraus gemeinsam zu eurer nächsten Veranstaltung gehen. Habt ihr mich verstanden?«

Alle nickten, nur ich saß fassungslos da.

Von diesem Augenblick an rechnete ich nur noch mit dem Schlimmsten – und ich wurde nicht enttäuscht.

Um Schlag acht Uhr fünfundvierzig wurde ein weiters Mal gecirclet – diesmal zu Als Wohlgefallen –, und danach ging es ins Auditorium.

»Das darf doch nicht wahr sein«, stöhnte ich, »und das kann doch auch eigentlich gar nicht sein, verdammt! So viele Vorträge hintereinander ... was gibt es denn über Säufer und Junkies so viel zu reden?«

Oh, ich haßte Vorträge. Darum war niemand erstaunter als ich selbst am Morgen dieses 28. August 1995. Denn an diesem Morgen lauschte ich vierzig Minuten lang einem äußerst interessanten Vortrag über Entstehung und Auswirkungen von Alkoholismus.

Die Rednerin war eine Ärztin, die sich auf die Behandlung Suchtkranker spezialisiert hatte. Als sie endete, gab es nur spärlichen Applaus, doch lag das meines Erachtens nur daran, daß die meisten zum Klatschen nicht die Hände frei hatten; es wurde nämlich wieder viel mitgeschrieben.

Zurück ging es zur DuPont Hall, wo im Wohnzimmer schon alles für die nächsten Stunden vorbereitet war. Die Stühle standen in großer Runde, und Shirley machte uns Neuen die Aufwartung.

»Ich bin Shirley, und ich bin Alkoholikerin!« stellte sie sich vor.

»Hi, Shirley!« riefen alle.

»Ich werde einen Teil von euch in Gruppentherapien betreuen, aber die Neuen werden zudem auch noch einen persönlichen Counsellor bekommen. Der jeweilige Name steht auf den Unterlagen. Jetzt wollen wir erst einmal über den Vortrag sprechen, den ihr gerade gehört habt. – Rebekka?«

Rebekka beendete ihre Therapie an diesem Tag. Am nächsten Morgen durfte sie nach Hause. Mithin spielte sie die letzten vierundzwanzig Stunden die »Granny« der Gruppe und hatte bei allem den Anfang zu machen.

Rebekka wußte über den Vortrag nichts Löbliches zu sagen, und die anderen folgten ihrem Beispiel.

»Da war nichts Neues drin.«

Folglich war mein kurzer Kommentar wie eine Bombenexplosion.

»Ich habe den Vortrag sehr gut gefunden«, erklärte ich. »Die Frau hatte etwas zu sagen, und sie konnte sogar sprechen.«

Miss Shirley nahm meine Worte zur Kenntnis und machte sich sofort eine Notiz. Im Anschluß an unser *Feedback* – so nannte sich das, wenn B bis Z wiederkäuten, was A vorverdaut ausgespien hatte – stellten sich zwei weitere Damen vor, die unterdessen dazugestoßen waren. Auch sie waren trockene Alkoholikerinnen, und sie erklärten, unsere Counsellors zu sein.

»Und wer von Ihnen ist Iris?« fragte ich, weil keiner der beiden hastig genuschelten Namen wie Iris geklungen hatte.

»Wieso Iris?« erschallte die Gegenfrage.

»Das steht hier ...«

Umständlich schwenkte ich die beiden Ordner mit meinen diversen Arbeitsmaterialien, stolz, daß ich das Zeug in der Zwischenzeit zumindest mit mir herumschleppte.

»Ja, hier steht Iris«, sagte ich.

»Da muß irgendein Mißverständnis vorliegen«, erklärte man mir. »Aber das wird sich schon klären.«

»Und wer von Ihnen beiden ist für mich zuständig?«

Die zwei Damen sahen einander an, und dann lächelten sie mir beide freundlich ins Gesicht.

»Noch läßt sich das nicht sagen«, meinte dann die eine.

Und die andere fügte sogleich hinzu: »Aber Sie werden es früh genug erfahren.«

Während die anderen um zehn in die Gruppentherapie gingen, die irgendwo im Haus stattfand, machte ich mich auf den Weg zur Aufnahme. Al hatte mich mit grimmiger Miene darauf hingewiesen, daß man mich dort sehen wollte.

Und tatsächlich! Man wollte mich dort sehen. Und wie!

»Wie ist das nun mit Ihrer Kreditkarte?« erkundigte sich eine Dame namens Corinne. »Mein Kollege hat mir gesagt, daß da am Freitag irgend etwas nicht geklappt hat.«

Ich gab Corinne die besagte Kreditkarte und seufzte.

»Also, warum das nicht geklappt hat, ist mir schleierhaft. Ich habe am Wochenende mit meiner Mutter gesprochen, und sie hat das Geld definitiv überwiesen. Folglich muß die Karte gedeckt sein.«

Corinne lächelte milde. »Na, dann wollen wir es noch einmal probieren.«

Eine halbe Stunde verging, bis das Unternehmen aus technischer Sicht möglich wurde. Und als es dann endlich soweit war, nahm der Apparat meine Kreditkarte wieder nicht an.

Corinne war dermaßen verzweifelt darüber, daß sie mich am Ende sogar dazubat, damit ich mir die Katastrophe selbst ansehen konnte.

»Nicht, daß Sie glauben, wir machen Ihnen da was vor!«

»Ich verstehe das nicht«, jammerte ich. »Meine Mutter ist absolut zuverlässig, und man hat ihr seitens der Kreditkartenfirma hundertprozentig versichert –«

Weiter brauchte ich nicht zu sprechen. Denn noch während ich dastand und lamentierte, kam der Beleg heraus. Meine Augen weiteten sich, und ich starrte Corinne an.

»Sie ... Sie haben nicht lange genug gewartet ...«

Corinne schnappte nach Luft.

»Nun«, hauchte sie dann, »normalerweise ... ich meine, Bea ...«

»Und genau das gleiche hat der Typ am Freitag auch gemacht!« Ich geriet völlig aus der Fassung. »Karte reingedonnert«, brüllte ich, »Bargeld kam nicht sofort, rumgestänkert und mich fertiggemacht. So was gibt es doch nicht!«

»Ich bitte Sie, Bea!«

Corinne gab sich alle Mühe, mich wieder versöhnlich zu stimmen. Sie bat mich in ihr Büro, bot mir einen Platz an und händigte mir die restlichen Unterlagen aus, damit ich sie in Ruhe durchlesen und unterschreiben konnte.

»Und wie fühlen Sie sich sonst so?« erkundigte sie sich dabei. »Schon etwas besser?«

»Es geht!« antwortete ich gedehnt. »Ich will nur endlich mal mit einem Fachmann sprechen. Hier sind alle nur ehemalige Trinker, und das macht mich ganz verrückt.«

Corinne lächelte.

»Nun, ich bin keine Alkoholikerin«, flüsterte sie mir zu und zwinkerte mit den Augen. »Und ich habe auch nie Drogen genommen.«

»Und da dürfen Sie hier arbeiten?«

»Mein Mann war Trinker.«

»Aha«, stöhnte ich, als erkläre das alles, »auf dem Standesamt promoviert, wie?«

Zu meiner Freude lachte sie, und das machte sie mir sympathisch. Im Gegensatz zu allen anderen hier schien sie den Humor noch nicht verloren zu haben.

»So was hätte ich am Freitag gebraucht«, knurrte ich. »Aber dieser Martin, oder wie der hieß ... Merlin?«

»Mervyn«, berichtigte Corinne und grinste dabei.

»Der ist auch Alkoholiker, nicht wahr?«

Corinne nickte. »Warum fragen Sie das, Bea?«

»Nur so«, log ich.

In Wahrheit machte Mervyns Benehmen nun endlich Sinn für mich. Dieser Spanner arbeitete hier, um sich täglich aufs neue ansehen zu können, wo er herkam und um nichts in der Welt wieder hinwollte. Ich war bei meiner Einlieferung seine Abschreckung für den Tag gewesen, und was für Mervyn galt, das galt vermutlich auch für Kelly und Al und diese Shirley und all die vielen anderen, und das fand ich unerhört. Ich nahm mir vor, mal in Ruhe darüber nachzudenken, irgendwann, sobald ich Zeit dazu hatte, spätestens also in dreiundzwanzig Tagen. Fürs erste mußte ich nämlich planmäßig weiterhetzen.

Als ich in die DuPont Hall zurückkam, war die Gruppentherapie gerade beendet, so daß ich übergangslos zum Mittagessen gehen konnte.

Es war schlecht wie immer, und ich wunderte mich plötzlich nicht mehr, daß so viele Patienten Sandwiches aßen. Ich beschloß, am Abend darauf zurückzugreifen und mich jetzt mit einem Salat und einer Fuhre Softeis zu begnügen. Plötzlich schmeckte mir das Zeug nämlich, mehr noch, ich fing an, zwischen den Mahlzeiten davon zu träumen, mir ein Hörnchen mit dem süßen, rosafarbenen Zeug zu holen und es hastig wegzuschlecken.

Schon um ein Uhr saßen wir neuerlich »in Gruppe« beieinander. Bevor gemäß Plan eine von uns die Geschichte ihres Lebens erzählen mußte, galt es, ein akutes Problem aufzuarbeiten, das plötzlich und unerwartet aufgetreten war.

Es ging um Grace. Ihre Mutter hatte seit langem Krebs und lag jetzt im Sterben. Nun stand seit dem Wochenende endgültig fest, daß es für Grace' Mutter keine Chance mehr gab. Grace' Entlassungstermin war der kommende Montag. Die Ärzte in Seattle gaben ihrer Mutter jedoch kaum mehr als drei Tage zu leben. Das Problem bestand nun darin, daß Grace nach reiflicher Überlegung vorzeitig aus der Therapie und nach Hause wollte, um ihre Mama wenigstens noch einmal lebend zu sehen. Al & Co. lehnten das ab.

»Es wäre unklug«, lautete die Erklärung, und um es überdeutlich zu machen, fügte Al diesen allgemeinen Worten ein paar persönliche hinzu:

»Deine Mutter stirbt so oder so, Grace. Du mußt jetzt an dich denken, an dich und deine Krankheit. Und da wäre es nicht gut, das Programm abzubrechen.«

Wir saßen im Wohnzimmer in unserer üblichen Runde, als Al das von sich gab. Und prompt brach Grace in Tränen aus. Es brach nur so aus ihr heraus, und sie schlug sich noch die Hände vors Gesicht, doch reichte das wohl nicht als Selbstschutz. Im nächsten Moment sprang sie auch schon auf und lief davon.

Keiner rührte sich. Keiner sprach ein Wort. Ich stand auf und lief Grace nach.

Es dauerte nicht lange, bis ich sie fand; ich brauchte nur dem lauten Schluchzen zu folgen. Grace kauerte in der Wäscherei vor einer der laufenden Maschinen, und sie weinte so heftig, daß es mir selbst die Tränen in die Augen trieb. Wortlos nahm ich sie in die Arme. Im nächsten Moment erschien Kelly im Türrahmen.

»Kümmern Sie sich besser um Ihre eigenen Angelegenheiten«, sagte sie zu mir, freundlich zwar, aber bestimmt.

Und im gleichen Tonfall erklärte sie Grace, sie müsse sich jetzt zusammennehmen und zur Gruppe zurückkehren.

»Da gehören Sie hin, und wenn Sie das einsehen, tun Sie Ihrer Mutter den größten Gefallen, den Sie ihr überhaupt tun können.«

Dieser Ansicht waren auch alle anderen. Als wir wieder ins Wohnzimmer kamen, redeten sie nacheinander auf die arme, immer noch weinende Grace ein, wie recht Al und Kelly doch hätten und wie unüberlegt und dumm und lebensgefährlich es doch wäre, wenn sie sich anders entscheide.

»Quatsch!« hörte ich mich da auf einmal sagen. »Es ist doch nur natürlich, daß sie ihre Mutter noch mal sehen will.«

Alle starrten mich an, als hätte ich soeben eine Todsünde begangen.

»Ja«, blieb ich trotzdem dabei, »wenn ihre Mutter stirbt und Grace nicht bei ihr ist, wird sie zeit ihres Lebens ein Schuldgefühl haben, und das kann auch nicht nützlich sein, um trocken zu bleiben.«

»Bea!« keifte Tiffany mich an. »Es gibt nichts Wichtigeres als das Programm, das ist das einzige, was uns eine Zukunft geben kann. Und da geht es doch nicht, daß Grace –«

»Sie braucht ja nicht gleich das ganze Programm abzubrechen«, fiel ich Tiffany ins Wort.

»Was denn sonst?«

»Nun, hier schwört doch jeder so auf die Anonymen Alkoholiker. Und soweit ich das beurteilen kann, spielt Geld bei Grace keine Rolle. Stimmt's?«

Grace nickte verlegen und nahm sich ein neues Taschentuch.

»Eben!« fuhr ich daraufhin fort. »Grace kauft für sich und einen von AA ein Ticket nach Seattle, fliegt morgens hin und abends wieder zurück. Dann ist sie den ganzen Tag unter Kontrolle, läuft nicht Gefahr, unter der nervlichen Belastung rückfällig zu werden, und kann am nächsten Morgen wieder voll ins Programm einsteigen.«

Fassungslose Blicke trafen mich. Nur Al schien gar nicht zugehört zu haben. Denn ohne meine Worte auch nur eine Sekunde zu bedenken, fuhr er damit fort, wo er ursprünglich aufgehört hatte.

Bisher hatte ich mich engagiert, was sich sogar körpersprachlich ausdrückte. Meine beiden Füße hatten fest auf dem Boden gestanden, der Oberkörper war vornübergebeugt, die Ellenbogen auf die Knie gestützt gewesen. Jetzt lehnte ich mich zurück, verschränkte die Arme vor der Brust und senkte den Kopf. Ich hatte getan, was ich konnte. Um Grace tat es mir leid. Mehr noch, ich hielt es für ein Verbrechen, eine Tochter davon abzuhalten, zu ihrer sterbenden Mutter zu eilen. Ich atmete tief durch. In der Zwischenzeit fiel mir das schwer, weil mein Bauch so dick war. Ich trank und trank und trank, aber heraus kamen immer nur ein paar Tropfen.

Al kündigte an, daß Lisa uns gleich mit ihrer Life-Story beglücken würde. Ich schaute in Grace' Gesicht und sie in meines, ja, für einen kurzen Moment trafen sich unsere Augenpaare, und wir hielten stumme Zwiesprache.

»Tu, was du für richtig hältst!« sagte mein Blick.

»Ich weiß nicht, was richtig ist«, erwiderte ihrer.

»Vertrau deinen Gefühlen, Grace!«

»Hilfst du mir dabei, Bea?«

»Ja, und entschuldige, daß ich gestern nachmittag ein wenig beleidigt war, weil du nicht reden wolltest. Jetzt kann ich das nur zu gut verstehen.«

Im Anschluß an die unplanmäßige Krisensitzung gab es eine Zigarettenpause, und danach erzählte Lisa die Geschichte ihres Lebens, wie Al es angekündigt hatte. Doch ließ er es nicht bei dieser Ankündigung bewenden, er mußte natürlich auch noch Anleitungen geben.

»Setz dich gerade hin, Lisa! Keinen krummen Rücken machen! Nicht mit dem Fuß wackeln, Lisa, halt deine Beine ruhig!«

Dreimal war Lisa schon unterbrochen worden, als es endlich losging, und ich hörte aufmerksam zu, denn ich mochte Lisa und unterhielt mich außerhalb der therapeutischen Anwendungen gern mit ihr. Sie hatte eine Menge zu sagen, besaß Humor und Geist.

Um so enttäuschter war ich von ihrer sogenannten Life-Story. Darin handelte nämlich nur jeder zweite Satz von ihr. Der Rest bestand aus Zitaten aus dem AA-Programm, die zumeist so krampfhaft eingefügt waren, daß es schmerzte.

Doch schien das außer mir niemand zu bemerken, oder aber es störte niemanden außer mir. Vielleicht – und das war mir die schrecklichste aller Visionen – war es ja sogar genau so gedacht: Man trug bewußt nichts Persönliches bei, sondern verstand es zu vermitteln, daß die eigene kranke Persönlichkeit vom Geist des AA-Gruppengefühls bereits durchtränkt und man somit eins mit der guten Sache geworden war.

Ich hatte große Mühe, meinen Ärger zu verbergen, und deshalb war es mir auch bald nicht mehr möglich, mich zu konzentrieren. Während ich bewußt nur noch an meine nächste Zigarette dachte, kamen mir unbewußt die wirrsten Bilder in den Sinn.

Mein Vater. Er saß auf dem Sofa in der riesigen Wohnküche, vornübergebeugt, als würde er schlafen. Zwischen den Fingern seiner rechten Hand klemmte eine brennende Zigarette.

Meine Mutter. Ebenso wie ich sah sie, daß Papas rechte Hand immer tiefer rutschte, daß die Glut der Zigarette schließlich den Stoff seiner Hose berührte, ihn verbrannte ...

Großmutters Geburtstage! Wenn die Gäste kamen, stand Oma schon mit der Cognacflasche in der Hand an der Tür, um sie zu begrüßen, und wer am Abend wieder ging, durfte das auch erst, nachdem er einen Schnaps getrunken hatte. Mindestens einen!

»Trink mal was, dann wirst du auch lustig!«

Mein Onkel war nur selten lustig. Er und seine Frau lebten im

Haus meiner Großmutter, aber er ließ sich bei Festlichkeiten immer erst sehr spät sehen und dann auch nur für kurze Zeit. Deshalb ging ich oft zu ihm herüber. Da lag ich dann auf seinem Wohnzimmersofa und schlief. Ich wollte schlafen. Unbedingt ...

Papa und sein Bruder. Die beiden Brüder und ihre Freunde. Kneipen.

Dunkle, laute, stinkende Räume mit Männern, die sich selbst genug waren, aber ich war auch da, und ich langweilte mich, und ich knatschte, und weil ich das tat – o mein Gott!

Während Lisa immer noch ihre angebliche Geschichte erzählte, saß ich da und fühlte mich wie vom Donner gerührt. Ich fragte mich, wo all diese Erinnerungen so plötzlich herkamen, und ich hätte mich gern in Ruhe mit ihnen auseinandergesetzt. Doch fehlte es dazu an Zeit und Muße.

Denn weiter ging es im Programm.

Nachdem Lisa mit ihrer Geschichte zu Ende war, gab es eine kurze Zigarettenpause, und danach mußten wir uns alle wieder versammeln, damit jeder sein sogenanntes Feedback gab. Während die anderen sprachen, überlegte ich mir, was ich gleich wohl sagen würde. Ich wollte niemanden verletzen, und schweigen konnte ich nicht. Mir mußte folglich irgend etwas einfallen, und das sollte – der Einfachheit halber – auch noch in den allgemeinen Tenor passen.

»Was mich betrifft«, erklärte ich deshalb im Brustton der Überzeugung, »so fand ich deine Ausführungen sehr interessant und hilfreich, und ich habe mich in vielem, was du erzählt hast, wiederfinden können.«

»Danke!« sagte Lisa und sah mich mit glänzenden Augen an.

Die arme Seele schien wirklich und wahrhaftig zu glauben, daß ich ihr meine Meinung gesagt hatte. Folglich war ich zufrieden mit mir. Ich hatte einen Menschen glücklich gemacht und mir nichts dabei vergeben.

Das Feedback endete um zehn Minuten vor drei, und danach war absolute Eile geboten: rasch auf die Toilette, raus aus den Sachen, alles wegräumen, Haut eincremen, rein in den Badeanzug, dann wurde es auch schon höchste Zeit.

Denn von zehn Minuten nach drei bis vier Uhr standen Aktivitäten auf dem Programm. Die meinen beschränkten sich nach wie vor darauf, in der Sonne zu liegen und zu versuchen, auch nur einen klaren Gedanken zu fassen.

Das Theater um mich her machte das nur leider unmöglich. Das Schlimmste für mich war die Erkenntnis, daß ich offenbar anders war als die anderen, denn Miriam, zum Beispiel, die ja noch nach mir gekommen war, nahm bereits wild und begeistert an der dümmlichen Wassergymnastik teil.

Nun, beruhigte ich mich, sie war ja auch kein so schlimmer Fall wie ich. Fälle so schlimm wie meiner waren immer anders als die anderen, und ein weiterer Beweis für meine Theorie kauerte am Rand des Schwimmbeckens, als hätte sie noch nie im Leben so viel Wasser auf einmal gesehen.

Valery war am späten Vormittag eingeliefert worden, und sie war erst vierundvierzig Jahre alt, sah aber aus wie vierundsechzig. Valery kam von einem Bauernhof in Oregon, war seit zwanzig Jahren Alkoholikerin und ebenfalls ganz anders als all die anderen, allerdings auch anders als ich. Scheu und in sich gekehrt saß sie am Rand und sah allem zu, beteiligte sich aber an nichts, an keinem Gespräch, an keiner Aktivität.

Meine bisherigen Versuche, ihr zumindest mal einen Satz zu entlocken, waren alle kläglich gescheitert. Valery lächelte nur immer und senkte dann gleich wieder den Kopf.

Zwischen vier und zehn nach vier galt es, sich husch-husch wieder umzuziehen, denn danach ging es – bezeichnenderweise – in einen Kurs für Streßbewältigung. Da dieser freiwillig war, blieb ich natürlich in der DuPont Hall. Ich saß mit Valery im Hof und rauchte für uns beide.

Mir war heiß, ich glühte nur so.

»Kein Wunder«, erklärte ich mir das selbst, »wir haben fünfundvierzig Grad, und ich habe in der prallen Sonne gelegen.«

Valery lächelte und nickte.

»Ich gäbe ein Königreich für einen eisgekühlten Apfelsaft.«

»Soll ich dir einen bringen, Bea?«

Das war der erste Satz, den die scheue Valery freiwillig von sich gegeben hatte. Und als ich ihr Angebot dankbar annahm, wurde sie auf einmal richtig aktiv. Sie stand zumindest sofort auf und fragte, ob ich Eis in meinem Saft haben wollte. Als ich das bejahte, machte sie sich flugs auf den Weg.

Anna stieß zu uns, die einzige wirkliche Dame in unserer Gruppe. Sie schien also auch nichts von Streßbewältigung zu halten. Kaum daß Anna sich zu mir gesetzt hatte, erzählte ich ihr von Valerys wundersamer Wandlung.

»Vielleicht braucht sie nur eine Aufgabe.«

»Wie meinst du das, Bea?«

»Na ja, sie soll nicht zu unserer Kellnerin werden, aber vielleicht hilft es ihr, zu uns zu finden, indem wir sie mal um das eine oder andere bitten.«

Anna lachte. »Wenn es mehr nicht ist! Im Anweisungen Geben war ich schon immer ganz groß.«

Valery kam nicht nur mit meinem Apfelsaft zurück, sie brachte auch noch Kelly mit.

»Sie sitzen ja schon wieder hier!« sprach die mich an. »Möchten Sie nicht zum Kurs gehen?«

»Heute nicht.«

»Heute nicht?«

Ich überhörte diese Spitzfindigkeit. Ich mochte Kelly nicht, und diese Abneigung schien auf Gegenseitigkeit zu beruhen.

Wie Lisa mir eines Abends erzählt hatte, war Kelly seinerzeit durch ihren Alkoholismus in der Gosse geendet. Am Schluß hatte sie nur noch einen Einkaufswagen besessen, den sie vor irgendeinem Supermarkt geklaut hatte, und darin befanden sich ihre gesamten weltlichen Habseligkeiten. Ohne die Hilfe der Anonymen Alkoholiker wäre sie damals gestorben. Mithin war sie der Gruppe nicht nur zu Dank verpflichtet, sondern auch dazu, deren Ideale mit allen verfügbaren Mitteln an andere weiterzugeben. Und was das anging, war ich nun eines ihrer Sorgenkinder, und das ließ sie mich spüren. Ich fühlte mich in Kellys Gegenwart wie eine Trinkerin zweiter Klasse. Wann immer sie mich ansah, wann immer sie mit mir sprach, jedesmal hatte ich das Gefühl, als nehme sie mich nicht ernst, weil ich mich eben nicht in die Gosse gesoffen hatte, weil ich mir das Betty Ford Center und einen Sportwagen leisten konnte und deshalb ihres Erachtens gar nicht wirklich wußte, was es bedeutete, eine Alkoholikerin zu sein. Und dieses Gefühl erzeugte Scham in mir. Ich wollte mich aber meines Schicksals und meiner selbst nicht schämen, deshalb wehrte ich mich gegen Kelly. Was sie spürte, wann immer sie mich ansah, das war Abwehr, die rasch in Selbstverteidigung überging.

Um fünf Uhr ging ich nach weiterem Circlen in die Medizinische Abteilung.

»Wollen Sie sich jetzt schon Ihr Gesicht abreiben, oder möchten Sie dafür später noch mal wiederkommen?«

Dr. Shulman stand da und lächelte mich freundlich an.

»Später«, entgegnete ich. »Da muß ich ja eh noch mal her.«

»Wieso?«

»Na ... wegen meiner Pillen ...«

Gleich lächelte Dr. Shulman noch mehr.

»Sie brauchen nachher keine Pillen mehr, Bea.«

»Was?«

Ich fand diese Worte unglaublich – und überdies stellten sie eine Bedrohung dar.

»Aber wenn ich nicht schlafen kann?« wimmerte ich.

»Warum sollten Sie denn nicht schlafen können?«

Das war eine berechtigte Frage, fand ich, und so gab ich mich geschlagen.

»Ich kann es ja versuchen.«

»Sehr schön, Bea. Und wenn Sie nicht zur Ruhe kommen sollten, können Sie immer noch jederzeit herkommen. Okay? Da gibt man Ihnen dann was.«

Um viertel nach fünf stand ich artig in der Schlange, um mir mein Abendessen auf den Teller zu laden. Unglückseligerweise entschied ich mich für etwas, das wie eine Hähnchenkeule aussah, sich aber als ein mehrmals panierter und völlig verbrannter Hähnchenflügel erwies.

»Das kann man unmöglich essen«, lag ich Anna in den Ohren.

Anna seufzte.

»Tja«, meinte sie, »das Essen ist hier wirklich schlechter als im Krankenhaus, und das will was heißen. Im Krankenhaus darf man wenigstens noch zwischen mehreren Gerichten wählen, die nicht schmecken. Hier muß man nehmen, was die einem vorsetzen. Und das bei so viel Geld!«

Um halb sieben gab es einen halbstündigen Vortrag, bis zwanzig nach sieben wurde über selbigen ein Urteil gefällt, um halb acht war ein Meeting der Anonymen Kokainabhängigen.

»Sehr schön!« frohlockte ich. »Das heißt ja, daß wir uns einen schönen Abend machen können.«

»Heißt es nicht!« schimpfte Tiffany, die es offenbar von Stunde zu Stunde mehr auf mich abgesehen hatte. »Da müssen wir hin, Bea. Die gehen schließlich auch zu unseren Versammlungen.«

»Selber schuld.«

»So darfst du das nicht sehen!« kreischte sie mir ins Gesicht.

»So sehe ich es aber«, kreischte ich zurück – was die konnte, konnte ich allemal. »Und überhaupt«, fügte ich leise, jedoch bösartig artikuliert hinzu, »vieles von dem, was ich hier sehe, gefällt mir überhaupt nicht.«

»Das ist uns allen am Anfang so ergangen«, schaltete Lisa sich ein. »Das geht vorbei, Bea.«

Ich versuchte, mich zusammenzunehmen.

»Das sagt hier jeder, Lisa«, erwiderte ich leise und fügte noch leiser hinzu: »Und ich glaube gern, daß es stimmt, nur ...« Ängstlich sah ich sie an. »Nur wenn es vorbei ist, Lisa, bin ich dann womöglich wie ihr?«

»Was gefällt dir daran denn nicht?«

Ich lehnte mich zurück und sah Lisa lange an.

»Weißt du«, sagte ich ganz ruhig, »ihr laßt euch hier für teures Geld alles bieten.«

»Weil wir spüren, daß es uns guttut.«

»Ach ja? Ob euch das hier gutgetan hat, könnt ihr doch erst herausfinden, wenn ihr wieder da draußen seid, wo euch der Alkohol und die Drogen an jeder Ecke angeboten werden.«

»Das ist klar, nur –«

»Kannst du mir erklären, Lisa, warum man es hier mit keinem Fachmann zu tun hat?«

»Aber Shirley und Al und Kelly –«

»Sind Alkoholiker wie wir!« fiel ich ihr neuerlich ins Wort. »Ich möchte hier endlich mal mit jemandem sprechen, der die Behandlung von Menschen wie mir gelernt hat. Eigene Erfahrungen sind zwar schön und gut und hin und wieder auch sehr hilfreich, aber wo ist jemand, der –«

»Keiner kann dir besser erklären, worum es geht, als jemand, der das alles hinter sich hat.«

»Das stimmt schon«, pflichtete ich ihr bei. »Ich finde es auch gut, hin und wieder mal zu hören, wie andere vor uns mit diesem Alptraum fertiggeworden sind. Aber nicht fünfzehn Stunden täglich. Da möchte ich dann auch mal mit einem reden, der das einfach nur studiert hat. Verstehst du?«

Lisa verstand nicht, und den anderen, die unserer kurzen Unterhaltung unfreiwillig oder zufällig beigewohnt hatten, erging es ebenso. Sie warfen mir mißmutige Blicke zu, circleten und gingen dann in Richtung des Auditoriums.

Valery und ich blieben zurück. Und das rief prompt Kelly auf den Plan.

»Wenn Sie schon nicht zum Meeting gehen, Bea, dann erledigen Sie wenigstens Ihren Papierkram. Soviel ich weiß, sind Sie am Freitag mit Ihrem Ersten Schritt dran.«

»Richtig!« stöhnte ich.

»Dann füllen Sie wenigstens Ihre Arbeitsbögen aus«, sagte sie dann. »Damit Ihr Counsellor Bescheid weiß, wie es Ihnen geht.«

Das war endgültig zu viel. »Erstens weiß ich überhaupt noch nicht, wer mein Counsellor sein wird«, schnauzte ich, »und zweitens finde ich es empörend, daß sich dieses Wesen nicht mit mir unterhalten, sondern sich sein Urteil nach ein paar Kreuzchen auf einem Fragebogen bilden will.«

Diesmal schwieg Kelly. Sie drehte sich um und wollte wieder ins Haus gehen.

»Außerdem fände ich es äußerst vorteilhaft, wenn ich endlich mal mit einem Psychologen reden könnte, oder mit einem Psychiater, irgend jemandem«, ich rang die Hände, »der Ahnung hat!«

Darauf reagierte Kelly schon gar nicht mehr. Sie verschwand im Inneren der DuPont Hall, und ich zündete mir eine weitere Zigarette an.

»So!« erklärte ich Valery. »Das mußte einfach mal heraus.«

Sie lächelte verklärt, ganz so, als sei ich eine Heldin, der einzige Blickfang an einem ansonsten schnurgeraden und niemals enden wollenden Horizont. Ja, genau so lächelte Valery, und dann sprach sie:

»Soll ich dir noch einen Apfelsaft holen?«

Bis ein Uhr saß ich in jener Nacht im Hof und rauchte. Später, als die anderen vom Meeting zurückkamen, wurde nämlich wieder Popcorn gemacht, und wir erzählten einander Schwänke aus unseren Säuferleben.

Dann endlich wagte ich, ins Bett zu gehen. Und ein Wunder geschah: Zum erstenmal seit Jahren schlief ich ohne Alkohol, ohne Pillen!

3

So kann das hier nicht weitergehen!

Die Trommelfeuer des morgendlichen Weckens rissen mich aus tiefstem Schlaf, und das war mein erster Gedanke.

Ich setzte mich auf. Wir hatten Dienstag. Damit war ich gemäß der Betty-Ford-Zeitrechnung nun schon den fünften Tag hier, und abgesehen von den Medizinern hatte sich bisher noch kein einziger Fachmann bei mir sehen lassen. Nein, so konnte das wirklich nicht weitergehen.

Mit einem Satz sprang ich aus dem Bett, legte meine Hände auf den Rücken, faltete sie wie zum Gebet. Dann streckte ich die Ellenbogen durch, drückte die Schultern herunter und legte dabei das Kinn weit in den Nacken, preßte es im nächsten Moment fest auf die Innenseiten meiner Schulterbeine. Das zog und zerrte und ziepte an meinen Rückenmuskeln, und das tat gut. Der Schmerz war zwar eine Last, doch ergab man sich ihm voller Lust, und irgendwie weckte das die Lebensgeister. Schmerz machte wach ...

Ich fand, daß das eine schreckliche Erkenntnis war, und wollte mich nicht weiter mit ihr auseinandersetzen. So ging ich ins Bad, vollführte meine übliche Katzenwäsche und putzte mir die Zähne. Miriam torkelte aus der Dusche und suchte verzweifelt nach ihrem Fön.

»O Gott, ist das alles schrecklich!« stöhnte sie. »Wie fühlst du dich?«

»Nüchtern!« antwortete ich nur. »Sehr, sehr nüchtern!«

Dr. Shulman war zufrieden mit mir.

»Der Blutdruck ist zwar ein bißchen niedrig«, meinte er, »aber das ist ungefährlich. Strecken Sie jetzt bitte die Arme nach vorn aus!«

Ich tat es, wie ich es bisher bei jeder Untersuchung getan hatte, erwartungslos, gedankenlos. Ja, das einzige, was mir in diesem Moment durch den Kopf ging, war, daß es mir nicht möglich war, mir irgend etwas so durch den Kopf gehen zu lassen, daß ich auch etwas davon hatte.

»Sehr schön!« meinte Dr. Shulman und machte sich eine Notiz. »Und jetzt noch bitte die Zunge herausstrecken!«

Auch dieser Aufforderung kam ich wie gewohnt nach, immer noch damit beschäftigt zu erkennen, daß ich mich mit nichts beschäftigen konnte. Ich dachte Dinge, das schon, doch führte das Denken zu nichts, denn ich war mir nicht bewußt, was ich dachte, woher der Gedanke kam, wohin er führte, ob er überhaupt irgendwohin führte und, wenn ja, wohin er führen sollte.

»Sehr schön!« befand Dr. Shulman noch einmal, und dann sah er mich andächtig an. »Wissen Sie, was das bedeutet, Bea?«

Ich hatte keine Ahnung, was er meinte, und ich verstand erst recht nicht, warum mich mein Lieblingsdoktor auf einmal ansah, als sei soeben eine Sternschnuppe vom Himmel gefallen. Also starrte ich ihn nur an und schüttelte den Kopf. Da griff er plötzlich nach meinen Händen und hielt sie ganz fest.

»Es ist vorbei, Bea. Ist Ihnen das klar?«

Mir war, als würde ich aus einem Traum erwachen. Was ich soeben beiläufig und unbewußt getan hatte, ließ ich jetzt noch einmal in aller Ruhe vor meinem geistigen Auge Revue passieren: Ich hatte die Arme nach vorn ausgestreckt, die Finger gespreizt ... Mein Gott, ich hatte dabei ja gar nicht gezittert, und meine Zunge war auch ganz ruhig gewesen, ja, ich streckte sie gleich noch einmal heraus und schielte auf ihre Spitze ... Ich konnte sie nach oben rollen, nach unten, ich konnte sie nach links schieben, nach rechts, sie gehörte wieder mir, ich ... Oh, ich wollte mich besser nicht zu früh freuen.

»Was bedeutet das?« stellte ich mich deshalb dumm.

»Der Alkohol ist raus aus Ihrem Körper«, lachte Shulman und rieb meine Hände. »Damit ist der körperliche Teil erledigt, und das ist bei Alkoholikern der gefährliche.« Er sah mir tief in die Augen. »Jetzt fängt die eigentliche Arbeit an, Bea. Jetzt muß sich in Ihrem Kopf und in Ihrer Seele so einiges ändern.«

Ich atmete schwer und nur sehr langsam, als hätte ich Sorge, es zu übertreiben. Wer zu schnell und zu tief atmete, der lebte ja vielleicht auch zu flott und zu heftig – und nicht nur Übermut tat selten gut, fürs Übermaß galt womöglich das gleiche.

»Ob die das hier schaffen?« flüsterte ich.

Shulman lächelte. »Geben Sie ihnen eine Chance, Bea!«

Der Rat klang gut, und ich nahm mir vor, ihn zu befolgen. Ich beschloß, den Leuten von Betty Ford zu ermöglichen, mich für sich zu gewinnen. Das setzte voraus, daß ich ihnen mein Herz öffnete, und sein Herz öffnen konnte nur, wer mit offenen Ohren und offenen Augen –

Gerade hatte ich den Speisesaal betreten, erfüllt von all den vielen guten Vorsätzen, und schon schmolzen sie dahin. Wir waren wohl alle etwas früher dran als sonst. Es saßen nämlich noch jede Menge Männer da und aßen, aber die Frauen von der Fisher Hall waren auch schon da, und die Mädchen von DuPont drängten sich am Buffet.

Ohne es zu bemerken, hielt ich mir die Ohren zu. Erst als Claire von hinten nach einem meiner Arme griff, erst da fiel mir auf, daß ich beide Hände fest auf meine Ohrmuscheln gepreßt hatte. Und als ich Claire daraufhin ansah und sie so verständig lächelte, da wurde mir plötzlich bewußt, warum ich mir die Ohren zuhalten wollte.

Der Lärm in diesem Speisesaal war gespenstisch. Da war das Klappern von Besteck, das Klirren von Glas, das Scheppern von Geschirr, das Brummen der Kaffeemaschine, das Rauschen der Saftautomaten, und Eiswürfel stürzten in hohle Gefäße, daß es klang, als würde sich jemand erbrechen. Füße huschten über den frisch gewischten Steinboden, und Hinterteile rutschten auf angerauhten Sitzflächen hin und her. Aber keiner sprach ein Wort. Es wurde nicht einmal geflüstert. Die etwa siebzig Menschen, die zu diesem Zeitpunkt im Speisesaal waren, saßen entweder mit gesenkten Köpfen über ihren vollen Tellern, oder aber sie waren dabei, sich mit gesenkten Köpfen ihre Teller zu füllen.

»Geben Sie ihnen eine Chance, Bea!«

So gut Dr. Shulmans Rat auch geklungen hatte, so unmöglich schien es mir plötzlich, ihn zu befolgen. Hier war es nicht damit getan, mein Herz zu öffnen. Hier mußte ich meine Seele verkaufen. Außer Shulman selbst war hier niemand bereit, mich zu sehen und zu nehmen, wie ich war. Nein, ich müßte werden wie all diese anderen, und erst dann würde man mich eines Blickes würdigen und mich insofern annehmen, als daß man mich vereinnahmte. Das konnte ich nicht zulassen. Ich war schon einmal untergegangen, und das durfte mir nicht wieder passieren. Ich hatte schon einmal geschrien, und niemand hatte mich gehört. Ein zweites Mal würde ich das nicht verkraften, das wußte ich.

Mithin tat ich das Naheliegendste: Ich nahm mir noch weniger Obst als sonst, und ich stopfte es noch hastiger in mich hinein als sonst, und dann rannte ich zum Hof der DuPont Hall, als sei der Teufel persönlich hinter mir her. Ich wollte allein sein. Ich mußte nachdenken. Ich brauchte einen Rat.

Die Enten trabten an, und ich zündete mir eine Zigarette an. Die Vöglein auf dem Feld ..., fuhr es mir durch den Kopf. Sie fragten sich nicht, wie ihr Leben wohl weitergehen mochte, sie lebten es einfach. Nur wir Menschen machten uns so schrecklich viele Gedanken, und ich war leider ein Mensch, der sich ganz besonders viele ...

Ich erschrak. Es war ein körperliches und zugleich ein geistiges Erschrecken, ein emotionales wie rationales, es war so allumfassend, wie ich es noch nie zuvor erlebt hatte. Denn ich hatte eine Vision. Für den Bruchteil eines Augenblicks war mir, als ende mein Leben.

Ich erinnerte mich plötzlich an meinen ersten Abend hier, an diesen so friedvollen Augenblick, da ich mit all meinen Sinnen gefühlt hatte, daß Gott mich fest in seinen Armen hielt und lebte. Jetzt fühlte ich Gottes Arme wieder, doch behagte mir gar nicht, was sie taten. Sie ließen mich nämlich los. Ja, ganz, ganz sacht, sanft nahezu, glitt ich aus ihrem Schutz und Halt, spürte, wie meine Füße den Boden berührten ...

Eine der Enten schaute mich an, als habe sie alles genau mit angesehen, und trabte quakend davon. Ich schüttelte mich.

Meinen Spaziergang machte ich an diesem Morgen bewußt allein. Statt die vorgeschriebene Route zu benützen, lief ich auf den Seitenpfaden, die jene Route mit den einzelnen Hallen verband. Die Übung hieß schließlich nicht umsonst Meditationsspaziergang. Zumindest mußte sich derjenige, der es erfunden hatte, so etwas dabei gedacht haben. Meditieren hieß für mich, meinen Gedanken nachzuhängen und gute Vorsätze für den Tag zu fassen. Das konnte ich doch unmöglich, wenn man sich dabei rechts und links von mir über Kaufhäuser und Reiseziele unterhielt.

Nun, jetzt konnte ich es allerdings auch nicht. Ich war so sehr damit beschäftigt, nicht mit den anderen zusammenzutreffen oder bei meinem Alleingang von Al & Co. erwischt zu werden, daß ich darüber hinaus zu nichts fähig war.

Und dennoch: So langsam aber sicher wurde mir das Leben im Betty Ford Center ein bißchen zur Routine. Das mochte zwar nicht unbedingt erfreulich und schon gar nicht erstrebenswert sein, doch vereinfachte es vieles. So ging ich nach meinem Spaziergang wie selbstverständlich in den Eingangstrakt der DuPont Hall und sah an der Pinnwand nach, ob dort irgendeine Mitteilung für mich war. Sie vermerkten dort nämlich individuelle Arzttermine oder auch solch unerquickliche Verpflichtungen wie die, die ich am Vortag gehabt hatte, als ich wegen meiner Kreditkarte nochmals ins Aufnahmebüro mußte. Diesmal war keine Notiz für mich da, doch machte ich dafür eine Entdeckung: Auf einem großen, weißen Blatt Papier waren unser aller Namen und die dazugehörigen Zimmernummern vermerkt. Daneben stand mit schwarzem Filzstift geschrieben, in welchem Zustand der Raum vorgefunden worden war, was da hieß, daß man sich nicht etwa auf unsere Behauptung verließ, wir hätten Ordnung gemacht, sondern diese Behauptung vorsichtshalber überprüfte. Und diese Prüfungen wurden beurteilt, und die Urteile reichten von *Gut* über *Okay* bis hin zu *Schlecht*.

Miriam und ich hatten ein Gut eingeheimst, und das freute mich. Was mich zugleich wieder ärgerlich machte, erschien es mir doch kindisch, sich über derartiges zu freuen. Ich fühlte mich wie in einem Kindergarten und durfte mich darüber noch nicht einmal beschweren. Denn hätte ich das gewagt, so wäre ich mit Sicherheit belehrt worden, daß man uns wie Kinder behandeln mußte, hatten wir uns doch als unfähig erwiesen, ein Leben als Erwachsene zu führen.

Ein unbändiger Zorn machte sich in mir breit, dem ich mit drei, vier Zigaretten in Folge beizukommen versuchte.

Ab viertel vor neun hockte ich – wie hätte es auch anders sein können – in einem Vortrag.

Ich wußte nicht, wovon er handelte, denn ich hörte nicht hin, und ich wußte auch nicht, wer ihn hielt, denn ich schaute nicht nach unten zum Rednerpult. Zum Ausgleich horchte ich in mich selbst hinein, denn dort erschallte das Hohelied der Verwunderung, dirigiert von dem, was sich meinen Augen bot: Um mich her wurde wieder wild mitgeschrieben, und ich fragte mich, ob ich es wohl irgendwann bereuen würde, nicht auch ein wenig emsiger gewesen zu sein.

Quatsch!

Ich war krank, und alle anderen waren auch krank, und ich bezweifelte, daß die Genesung schneller oder besser vonstatten ging, wenn man sich entsprechende Notizen machte.

Eine Dreiviertelstunde später gab es das unerläßliche *Feedback*. Da mir so allmählich aufging, worauf es dabei ankam, schloß ich mich gleich den Worten der anderen an.

»Auch ich fand den Vortrag äußerst aufschlußreich, und er hat mir viel gegeben.«

Keiner sprang auf und schalt mich eine schamlose Lügnerin. Und das ließ tief blicken. Noch während der anschließenden Zigarettenpause trat Al zu mir.

»Sie brauchen gleich nicht in die Gruppentherapie«, sagte er von oben herab, und das empfand ich nicht nur deshalb so, weil er stand und ich saß.

»Nein?«

Es schwang unüberhörbare Freude in meiner Stimme, und das entging Al natürlich nicht.

»Nein«, entgegnete er zutiefst beleidigt, »der Psychologe will Sie sehen, Bea.«

Endlich! dachte ich, entgegnete aber nur: »Danke!« und fügte lächelnd hinzu: »Hübsches Outfit, das Sie da heute anhaben!«

Al sah mich an, als könne er es nicht fassen.

Dr. Rish war ein großer, schwergewichtiger Mann von etwa fünfzig Jahren. Er stellte sich mir mit seinem Vornamen Anthony vor und bat mich ausdrücklich, neben seinem Schreibtisch und nicht davor auf einem der Stühle Platz zu nehmen.

»Ich mag es nämlich nicht, wenn Patienten mir gegenübersitzen wie auf einer Anklagebank!«

Ich setzte mich und sah mir den Mann genauer an, der da nachdenklich durch meine Krankenakte blätterte. Sein Oberkopf war gänzlich kahl. Zum Ausgleich sozusagen war der tiefbraune Haarkranz dicht und lockig, und das gleiche galt für die breiten, buschigen Augenbrauen. Ja, fast sah es so aus, als sei die gesamte Haarpracht aus einem Guß, denn auch über der Nase waren die Brauen zusammengewachsen.

Dr. Rish blickte auf. Seine Augen waren grau und groß und schienen gar keine Wimpern zu haben. Dadurch wirkten sie nur noch größer und auch irgendwie befremdlich.

Dafür war mir aber etwas anderes vertraut. Ehe ich mich versah, stellte man mir nämlich zum drittenmal seit meiner Einlieferung die gleichen Fragen. Sie reichten von meinem Alter und Gewicht über Erkrankungen in der Gegenwart und Vergangenheit bis hin zu meinem Alkoholkonsum.

»Wann haben Sie angefangen zu trinken, Bea?«

»Mit fünfundzwanzig«, seufzte ich. »Damals hatte ich mich von meinem Freund getrennt, der Alkoholiker war, und bis wir auseinandergingen, habe ich nie einen Schluck angerührt. Dann habe ich mit Wein angefangen.«

Dr. Rish spürte wohl, daß ich diese Arie schon so oft gesungen hatte, daß sie mir inzwischen langweilig war.

Mit festem Blick sah er mich an.

»Hat er Ihnen geschmeckt?«

Diese Frage überraschte mich.

»Nie«, antwortete ich spontan. »Gemocht habe ich Alkohol nie. Weder Wein noch Bier oder Schnaps, nicht einmal Champagner.«

»Weshalb haben Sie dann getrunken?«

»Ich wollte den Kick im Kopf, den das Zeug machte; diesen Kick habe ich gemocht.«

Noch immer war Dr. Rishs Blick fest, fast hätte man ihn durchdringend nennen können.

»Wieviel haben Sie im Schnitt getrunken, Bea?«

»Am Anfang haben zwei Gläser Wein gereicht. Am Ende brauchte ich an guten Tagen einen halben Liter Wodka und an schlechten Tagen mehr als einen ganzen – und in den letzten Wochen, bevor ich herkam, hatte ich nur noch schlechte Tage.«

Dr. Rish grinste.

»Verstehe!« meinte er dann. »Und seit wann haben Sie soviel getrunken?«

Ich überlegte. »Das ist schwer zu sagen. Es wurde schrittweise mehr.«

»Von Tag zu Tag?«

»Ich würde eher sagen: Von Schicksalsschlag zu Schicksalsschlag.«

Er ließ diese Antwort ebenso auf sich wirken wie den Eindruck, den ich nach dieser Antwort auf ihn machte. So hielt er mich eine ganze Weile einfach nur im Visier, dann nickte er verständig und wandte sich wieder meinem Krankenblatt zu, blätterte darin.

»Sie haben ein Kind verloren, nicht wahr?«

»Ja.«

»Haben Sie damals schon soviel getrunken?«

»Nein. Ich habe damals schon getrunken«, fügte ich dann der Vollständigkeit halber hinzu, »aber nicht soviel und auch nicht jeden Tag und während der Schwangerschaft überhaupt nicht.«

»Überhaupt nicht?«

»Nicht, seit ich es sicher wußte.«

»Vorher schon?«

»Leider.«

»Mmh ...«, meinte er dazu, und dann blätterte er neuerlich in meinen Unterlagen.

»Erzählen Sie mir, wann Sie zum erstenmal so viel getrunken haben, daß Sie sich hinterher nicht mehr so richtig erinnern konnten, was passiert ist.«

»Ich konnte mich immer an alles erinnern, Herr Dr. Rish. Erst in den allerletzten Tagen ist es schon mal vorgekommen, daß ich Filmrisse hatte.«

»Wußten Sie da schon, daß Sie herkommen würden?«

»Ja.«

»Da waren Sie also entspannt.«

»Wie?«

»Da waren Sie entspannt«, wiederholte er.

»Ich habe schon verstanden, was Sie gesagt haben«, entgegnete ich, »ich verstehe nur nicht, was Sie damit meinen.«

Er lächelte.

»Alkoholiker unterliegen einem kolossalen Druck«, erklärte er mir dann. »Krank zu sein und da draußen so zu tun, als wäre man gesund, das ist fürchterlich anstrengend. Das heimliche Trinkenmüssen und die panische Angst, dabei erwischt zu werden, das zerrt so sehr an den Nerven, daß wir es häufiger erleben, daß ein Patient ...«

Er redete weiter, und ich lauschte ihm andächtig, doch waren seine Worte weniger ein Hörspiel für mich als vielmehr der Ton zu meinem eigenen Spielfilm. Ich sah mich plötzlich wieder mit Jean auf dem bunt gemusterten Sofa im Aufnahmebüro sitzen. Mein Körper schien gar nicht mehr zu mir zu gehören, ich hatte Mühe, meine Beine ohne Zuhilfenahme der Hände übereinanderzuschlagen, ich lallte, und mein Kopf war so schwer, daß es schmerzte, ihn aufrecht auf meinem Nacken zu halten.

Jetzt erfuhr ich endlich, warum das so gewesen war. Ich hatte mich also entspannt. Nach einer langen, beschwerlichen Reise war ich endlich an einem Ort angekommen, an dem ich mich nicht mehr verstellen mußte.

»Haben Sie morgens gezittert, Bea?«

»Ja.«

»Erzählen Sie mir, wann Sie zum erstenmal morgens aufgewacht sind und gezittert haben!«

Ich fühlte mich schlagartig hundeelend, als Rish das von mir verlangte. Und das drückte sich auch gleich körperlich aus. Bisher hatte ich aufrecht auf dem Stuhl gesessen, die Unterarme auf der Schreibtischplatte, die Hände gefaltet. Jetzt ließ ich mich zurückgleiten, preßte meinen Rücken fest gegen die Stuhllehne, und ich stützte meinen Kopf in meine rechte Hand, während die linke reglos in meinem Schoß lag.

Ich erinnerte mich genau.

»Das war 1989«, hob ich leise an zu sprechen. »Eine Zeitung hatte am Tag zuvor ... Die hatten über meine Beziehung zu einem Mann geschrieben«, brachte ich es schließlich heraus. »Im Klartext stand da, daß wir ein Verhältnis gehabt hatten.«

»Und das stimmte nicht?«

»Doch.«

»Weshalb haben Sie sich dann betrunken?«

Ich atmete tief durch.

»Ich habe mich betrunken, Herr Dr. Rish, weil der Mann sich wegen des Artikels an einen Rechtsanwalt wandte. Weil er nicht mit mir sprach, sondern diesen fremden Anwalt mit mir sprechen ließ. Weil dieser Mann, der mich so gut kannte, ernsthaft glaubte, ich hätte das Interview in der Form gegeben, in der es abgedruckt war.«

»Und das haben Sie nicht?«

»Nein.«

»Waren Sie verletzt über dieses Verhalten?«

Bisher hatte ich meinen Kopf gesenkt gehalten. Jetzt wäre ich gern unter den Schreibtisch gekrochen, begnügte mich aber damit, mein Gesicht nun mit beiden Händen zu umfassen.

»Ich hätte mich am liebsten umgebracht«, flüsterte ich dabei.

»Weil der Mann Ihnen nicht glaubte?«

»Weil er mich gar nicht erst anhörte. Und die Geschichte hörte auch nicht auf, Dr. Rish, sie ging immer weiter. Die Zeitungen schrieben, ohne überhaupt mit mir geredet zu haben. Und am Ende verbot mir der Mann per Gericht, jemals wieder über unsere Beziehung zu reden. Ich durfte nicht einmal mehr sagen, daß ich ihn geliebt hatte.«

Für einen kurzen Moment schloß ich die Augen. Dann machte ich sie wieder auf. Ganz bewußt wollte ich Herrn Dr. Rish in diesem Moment ins Gesicht sehen. Ich wollte wissen, ob er so eine wie mich überhaupt ernst nehmen konnte.

Regungslos sah er mich an.

»*Haben* Sie den Mann geliebt?« fragte er dann.

Ich war verblüfft über diese Frage, rang nach Luft.

»Er hatte mir schon vorher weh getan«, gab ich dann zu.

»Inwiefern?«

»Beruflich.«

»Inwiefern?« wiederholte mein Gegenüber.

Ich schluckte.

»Finanziell halt.«

»Und darüber wurde nicht in den Zeitungen geschrieben?«

»Nein.«

Für einen Augenblick war es totenstill im Raum, dann lachte Dr.

Rish plötzlich laut auf. Es war ein bitteres Lachen, eines, das man ausstößt, wenn einem ein Licht aufgeht.

»Mit anderen Worten«, erklärte er mir da auch schon, »Sie hätten einen Skandal ohnegleichen machen können, aber weil über ein bißchen Sex geschrieben wurde, hat er einen Skandal gemacht?«

Ich rührte mich nicht.

»Damals habe ich morgens zum erstenmal gezittert«, kam ich zum Ausgangspunkt zurück.

Rish nickte. »Statt sich zu wehren, haben Sie angefangen, sich endgültig zu zerstören.«

»Ich konnte mich nicht wehren.«

»Warum nicht?«

»Ich konnte mich nie wehren, ich habe das nicht gelernt. Und außerdem würde Widerstand nicht zu dem Bild passen, das ich in der Öffentlichkeit habe. Man will, daß ich mich klug verhalte, klug und sanft.«

»Aber man will doch sicher auch, daß Sie überleben. Oder nicht?«

Ich seufzte.

»Lassen wir das jetzt!« meinte Dr. Rish daraufhin. »Erzählen Sie mir, Bea, wann Ihnen aufgefallen ist, daß Sie krank sind und Hilfe brauchen.«

Nach bestem Wissen und Gewissen berichtete ich über die letzten Wochen und Monate und meinen endgültigen Zusammenbruch in San Diego. Dr. Rish machte sich zu allem Notizen. Dann wurden die Fragen auf einmal sehr viel persönlicher.

»Sind Sie jemals sexuell mißbraucht worden?«

Ich stutzte, und für den Bruchteil einer Sekunde überlegte ich, ob es klug war, mein Seelenleben hier offen auf den Tisch zu legen. Im nächsten Moment beschloß ich auch schon, die Wahrheit zu sagen.

»Ja.«

»Wann und wie, Bea? Entschuldigen Sie, aber ich muß das fragen.«

»Ist schon gut.«

Ich atmete tief durch.

»Beim erstenmal war ich einundzwanzig«, hob ich dann an, »und der Mann war mein Ehemann. Er hat mich anal vergewaltigt.«

Es war eigenartig, aber es ließ sich ganz leicht aussprechen.

»Das zweite Mal war vier Jahre später«, brachte ich das andere also auch gleich hinter mich. »Der Mann, mit dem ich damals zusammen war, hat nicht akzeptieren wollen, daß ich keine Lust hatte. Also hat er sich einfach genommen, was er wollte, und hinterher so getan, als hätte ich mich ja gar nicht richtig gewehrt, sondern nur ein bißchen herumgespielt.«

Während die Bilder jener Begebenheiten, über die ich da gerade mit so kurzen Worten berichtet hatte, plötzlich vor meinem geistigen Auge vorüberrasten, daß ich es kaum aushalten konnte, mußte ich bereits von meiner Arbeit erzählen, von meiner Karriere und von meinen Freunden und Verwandten.

»Haben Sie Alkoholiker in der Familie?«

Ich lachte schallend, als Dr. Rish das fragte.

»Wenn es nicht so traurig wäre, könnte man über die Frage glatt schon wieder lachen«, erklärte ich ihm. Dann holte ich tief Luft. »Mein Vater war Alkoholiker, und mein Onkel ist mit achtundvierzig Jahren an Leberzirrhose gestorben. Mein Großvater hat getrunken, hinter dem Bett meiner Großmutter haben wir nach ihrem Tod Unmengen leerer Cognacflaschen gefunden, und meine Großtante war medikamentenabhängig und hat Selbstmord begangen. Wollen Sie noch mehr?«

Rish lächelte.

»Beste Voraussetzungen für Sie!« meinte er dann. »Ist Ihnen das klar?«

»Ich hab' so was gehört«, versuchte ich auszuweichen.

»Dann wissen Sie ja, wovon ich spreche. Bei so einer Familienkonstellation waren Sie fast schon gezwungen, selbst eine Trinkerin zu werden.«

Es folgten Fragen nach meinem Trinkverhalten und etwaigen Begleiterscheinungen meines Alkoholismus.

»Haben Sie Gedächtnislücken?«

»Wie gesagt, erst in allerletzter Zeit«, antwortete ich. »Vielleicht die letzten zwei, drei Wochen. Ich weiß dann nur noch, daß ich mit jemandem telefonieren wollte – um ein Beispiel zu nennen. Ob ich das Telefonat im Endeffekt auch geführt habe, weiß ich indes nicht mehr, und wenn ich das noch weiß, kann ich mich nur bruchstückhaft erinnern, worüber ich dabei gesprochen habe.«

»Leiden Sie an Paranoia?«

»An was?«

Er wiederholte seine Frage, und mir schwante, daß dieses Wort auch noch eine andere Bedeutung als die umgangssprachliche haben mußte.

»Was bedeutet das?« erkundigte ich mich deshalb.

»Paranoia haben viele Alkoholiker. Wenn Sie über die Straße gehen, Bea, und an der Ecke zwei Leute stehen und miteinander reden, haben Sie dann das Gefühl, die reden über Sie?«

»Nein.«

»Dann haben Sie keine Paranoia. Haben Sie auch keine Angst, man könnte Ihnen etwas tun oder Ihnen Ihr Geld wegnehmen?«

»Dagegen würde ich mich schon wehren.«

Er lachte. »Gegen so was können Sie sich also wehren. Wie?«

»Da hau' ich im Zweifelsfall drauf oder ruf' die Polizei.«

»Aha.«

So kamen wir schließlich in unserer Unterhaltung auf das Hier und Jetzt zu sprechen. Dr. Rish wollte wissen, wie ich mich im Betty Ford Center aufgehoben fühlte und ob ich an die Therapie glauben würde.

»Ich habe erhebliche Schwierigkeiten«, antwortete ich, ohne auch nur eine Sekunde zu überlegen. »Mir fehlt die Privatsphäre. Ich bin hier nie für mich. Ich muß mein Zimmer teilen, beim Essen gleich mit drei Leuten am Tisch sitzen, und das Schlimmste sind diese entsetzlichen AA-Meetings.«

»Warum sind Ihnen die so entsetzlich?«

»Die Leute können alle nicht reden. Sie behaupten, ihre Geschichte zu erzählen, aber diese Geschichten haben keinen Anfang, kein Ende und keinen Höhepunkt. Das macht mich ganz wahnsinnig, am liebsten würde ich aufspringen, nach vorne rennen und ihnen jeden Wurm einzeln aus der Nase ziehen.«

Rish lachte. »Ich nehme an, daß das ein Berufsproblem ist, Bea. Sie sind es von Haus aus gewöhnt, ihre Aussage so kurz und präzise wie möglich zu machen.«

Ich nickte.

»Na ja«, räumte ich dann ein, »mit der Kürze habe ich so meine Probleme, aber ich langweile zumindest niemanden mit unzusammenhängendem Zeug. Außerdem mißfällt mir diese Überheblichkeit«, führte ich weiter aus. »Diese AA-Leute laufen hier herum, als hätten sie die Weisheit mit dem Löffel gefressen. Muß aber ein Schaumlöffel gewesen sein, Herr Doktor, denn das meiste rutscht durch. Sie existieren nur noch in diesem verrückten Gruppenverhalten. Und ich hasse Gruppen.«

»Fühlen Sie sich denn nicht isoliert, Bea?«

»Doch, aber ich empfinde es nicht als unangenehm. Ich bin gern allein. Einsam bin ich nicht gerne. Deshalb suche ich Gesellschaft, wenn ich einsam bin. Wenn ich nur allein bin, bin ich mir selbst genug.«

»Und wie ist das mit Gott? Sind Sie religiös?«

Ich überlegte.

»Gott ist der einzige«, sagte ich dann, »der wirklich zu mir gehört. Und er ist im gleichen Maße ein Teil von mir, wie ich ein Teil seines Universums bin.«

Dr. Anthony Rish schwieg zunächst. Doch schien er ebenso wie ich einen ausgeprägten Sinn für schwarzen Humor zu haben und mußte es deshalb wohl einfach loswerden.

»Nun«, meinte er nämlich, »es wird ihn freuen, das zu hören.«

Wir unterhielten uns noch eine ganze Weile, und am Ende bat ich ihn, mich von den lästigen AA-Versammlungen zu befreien.

»Wissen Sie, immerhin bin ich Ausländerin, und es fällt mir nicht so leicht wie den anderen, all diese vielen Aufsätze zu schreiben. Das könnte ich in der Zeit tun, in der die anderen bei den Versammlungen sind.«

Dr. Rish schien das einzuleuchten.

»Ich werde einen entsprechenden Vermerk für Ihre Akte machen«, sagte er schließlich. »In manchen Fällen müssen wir eben von der Regel abweichen und die Patienten individuell behandeln. Und bei Ihnen scheint es da ein Problem zu geben. Ich halte es allerdings nicht für ein sprachliches, sondern für ein intellektuelles.«

Nach diesem Gespräch ging ich kurz auf den Hof und saugte ein paarmal an einer Zigarette. Obwohl Dr. Rish mich mit seinen letzten Worten zutiefst gekränkt hatte, fühlte ich mich auf einmal sehr erleichtert. Endlich hatte ich mit einem Fachmann gesprochen. Da machte es kaum noch etwas aus, daß dieser Fachmann der Ansicht war, ich sei nicht so intelligent wie die anderen.

So ganz glauben konnte ich das zwar nicht, doch war ich ja die Säuferin und er der Promovierte, und außerdem konnte man mich von mir aus für die Kaiserin von China halten, solange man mir nur diese dümmlichen AA-Treffen ersparte. Ohne die war die Therapie hier durchzustehen. Davon war ich felsenfest überzeugt.

»Was stehen Sie schon wieder hier rum und rauchen?!«

Al hatte die Daumen unter seine neongelben Hosenträger geschoben und hob sie damit auf und nieder, auf und nieder.

»Ich war bei Dr. Rish«, entgegnete ich, als sei dieser Vorwurf ja nun wirklich nicht berechtigt.

Al sah das anders. »Das ist aber doch schon mindestens eine Zigarettenlänge her, oder?«

»Zählen Sie, wieviel ich rauche?«

»Das könnte kein Mensch zählen, Bea. Etwas anderes tun Sie ja nicht.«

»Das ist aber normal«, verteidigte ich mich. »Dr. Shulman hat mir bei meiner Einlieferung –«

»Machen Sie die Zigarette aus, und gehen Sie zur Gruppentherapie!« fiel Al mir unwirsch ins Wort, und um seinen Grimm körperlich zu unterstreichen, hob er seine blöden Hosenträger diesmal ganz besonders hoch und ließ sie dann von seinen Daumen gleiten, so daß sie – Klatsch! – auf seine Brust knallten.

»Wo ist die denn?«

»Im Gruppenraum.«

»Und wo ist der?«

Al mußte an sich halten. »Sie sind jetzt fast eine Woche hier und wissen immer noch nicht, wo die Therapieräume sind? Machen Sie endlich die Zigarette aus, und gehen Sie ins Haus!« fuhr er mich an. »Auf dem linken Gang ist das Büro von Miss Shirley, daneben sind die beiden Therapieräume. Wo Shirley die Versammlung leitet, müssen Sie hin. Los jetzt!«

Da stand er, Al, der Papagei. Ein letztes Mal zog ich genüßlich an meiner Zigarette. Betont langsam und sorgfältig drückte ich sie dann im Aschenbecher aus, lächelte Al an.

»Ich muß vorher nur noch eben in mein Zimmer, mein Arbeitsmaterial holen.«

»Das brauchen Sie nicht für die Therapie!«

»Aber pinkeln werde ich doch wohl dürfen!«

»Das können Sie hier in der Halle erledigen, Bea!«

Für einen kurzen Moment erwog ich, Al beim Wort zu nehmen, doch hätte er das sicher übelgenommen. So zog ich es vor, meine zweifelhafte Intelligenz einzuschalten und die Toilette in der Halle zu benützen.

Als ich die Tür öffnete, wurde mir bewußt, daß sich mein Unterbauch anders anfühlte als sonst. Ich verspürte Harndrang, und das war schon seit Wochen, wenn nicht Monaten nicht mehr vorgekommen. Ich schloß die Toilettentür hinter mir und erschrak. Der Druck, der da auf meiner Blase lag, war kaum zu ertragen. Hastig pellte ich mich aus meinen Sachen, spürte, daß mir der Schweiß ausbrach.

Panik machte sich in mir breit. Das hier konnte doch nicht normal sein. Vor einer Minute hatte ich noch nichts gespürt, und jetzt gelang es mir nur noch mit Mühe ... Ich saß auf der Klobrille und wollte meinen Ohren nicht trauen. Was da aus mir herausschoß, klang wie das Rauschen eines Wasserfalls. Und es wollte gar nicht mehr aufhören. Noch unheimlicher war nur, daß ich bereits während des Entleerens das Gefühl hatte, meine Blase würde sich schon wieder füllen. Doch konnte das ja gar nicht sein. Das mußte ich mir einbilden. Und mit so was beschäftigte ich mich nicht, da machte ich mich lieber auf den Weg zur Therapie.

Ich kannte Gruppentherapie von der Schauspielschule, und dementsprechend waren meine Erwartungen. Sicher saßen alle im Kreis und schwiegen sich die Seele aus dem Leib, und war die Stille unerträglich genug, fing eine an zu weinen und zu klagen, und die anderen schauten sich das an und lernten daraus, wie man es möglichst nicht machen sollte.

Bewußt sah ich die Tür, die zu Miss Shirleys Büro führte, an diesem Morgen zum erstenmal. Vermutlich lag das daran, daß ich immer den rechten Gang benützte, um zu meinem Zimmer und zurück zu gelangen, den Gang, den Al am ersten Tag genommen hatte. Ich fragte mich, ob das mit meiner Krankheit zu tun hatte, ob die dafür verantwortlich war, daß ich mich scheute, neue, eigene Wege zu suchen. Doch hatte ich keine Zeit, mich damit auseinanderzusetzen.

Ich klopfte an die Tür und trat ein.

In *Therapie II* hatte man bereits auf mich gewartet und mir deshalb in der Runde auch einen Stuhl freigelassen. Shirley wies nur darauf, als sie mich erblickte. Ihre Rede unterbrach sie nicht; dafür war diese Rede zu bedeutsam.

Das Bild, das sich mir bot, war alles andere als erbaulich. Zehn Frauen saßen in einem Kreis, und in der Mitte auf einem Stuhl hockte die schöne Sonia. Sie war schon in Tränen, als ich meinen Platz einnahm, und ihr Zustand sollte nur noch schlimmer werden.

»Ich will dir nichts vormachen«, erklärte Shirley ihr. »Wenn du dich nicht bemühst, Sonia, dann habe ich keine andere Wahl, als dich aus dem Programm zu werfen!«

Mir sträubten sich die Nackenhaare. Ich haßte es, wenn Menschen drohten. Drohungen beängstigen, und Angst erzeugt Hilflosigkeit. Kaum daß ich das zu Ende gedacht hatte, brach Sonia auf dem Sünderstuhl in Tränen aus.

»Was soll ich denn machen?« schluchzte sie. »Ich weiß doch nicht, was ich machen soll!«

»Dir helfen lassen!« tönte Shirley. »Laß dir endlich helfen!«

»Aber ich tu' doch alles, was ich kann.«

»Das ist nicht genug!«

Sonia hielt inne. Es war, als stünde alles an ihr still, selbst ihr Atem und ihr Herzschlag, in jedem Fall ihr Tränenstrom. Als hätte der Schmerz in ihr damit eine kurze Auszeit genommen, um sich zu sammeln, brach er im nächsten Moment doppelt und dreifach aus ihr heraus.

»Es war nie genug! Nie! Egal, was ich gemacht habe, es war nie genug!«

Ohne es vielleicht wirklich zu wollen, begann Sonia, von ihrem Leben zu erzählen – hastig, schluchzend, verzweifelt.

Ein junges Fotomodell aus der Provinz sei sie gewesen, doch anders als die meisten, deren Träume sich zu Seifenblasen entpuppten und zerplatzten, hatte Sonia es geschafft. Nachdem sie sich lange Zeit mit Fototerminen durchgebracht hatte, bekam sie eine kleine Filmrolle, durch die man auf sie aufmerksam wurde; und diese kleine Filmrolle führte zu einer nur unwesentlich größeren Filmrolle, in der sie eigentlich nur eines leisten mußte: ein Liedchen singen ...

Sonia hatte bis dahin keine Ahnung gehabt, daß sie Gold in der Kehle hatte. Sie wußte, daß sie gut singen konnte, das schon, doch hatte sie sich nie fürs Singen interessiert. Jetzt interessierten sich andere dafür, und ehe Sonia sich versah, war sie berühmt und reich, und es gelang ihr, über Jahre hinweg erfolgreich zu bleiben und trotzdem auch noch zu heiraten und drei Kinder zu bekommen. Sonias Ehemann war ein landesweit bekannter Scheidungsanwalt. Die Familie war glücklich und zufrieden gewesen, bis der Gatte im Frühsommer 1994 eine fünfundzwanzigjährige Kollegin kennengelernt und Sonia um die Scheidung gebeten hatte.

»Und da hat es dann angefangen«, schluchzte Sonia.

Sonia wischte sich mit den Handflächen die Tränen vom Gesicht und verteilte damit die Wimperntusche, die sie am Morgen aufgetragen hatte, gleichmäßig auf ihren Wangen.

»Mein Mann war immer auch mein Vermögensverwalter. Alles, was ich mal hatte, gehört schon lange uns, und ich habe keine

Ahnung, wo es ist. Hier ein paar Aktien, da Anteile an einer Firma, ich konnte nicht einfach so aus unserer Ehe gehen. Also hab' ich ...«

Sonia hatte alles darangesetzt, ihrem Ehemann die Scheidung auszutreiben. Zuerst hatte sie alles Erdenkliche versucht, wieder begehrenswert für ihn zu sein; als das nicht klappte, weigerte sie sich, in die Trennung einzuwilligen.

»Da hat er angefangen, mir zu drohen«, schluchzte Sonia. »›Ich mach' dich fertig!‹ hat er immer wieder gesagt, aber ich hab' ihm nicht geglaubt!«

Und das war ein großer Fehler gewesen. Sonias Ehemann war ein Profi in Sachen Scheidung. Er wußte genau, wie sie reagieren würde, wenn sie in dieser kritischen Phase einem netten jungen Mann begegnete, der sich *ehrlich* um sie bemühte und ihr nichts als ein *guter Freund* sein wollte.

»Ich hab' ihn zufällig kennengelernt«, wimmerte Sonia, »er hat meinen Wagen angefahren, so daß wir die Adressen austauschen mußten. Ich wäre doch im Traum nicht drauf gekommen, daß das alles geplant war.«

Der junge Mann wurde von Sonias Ehemann fürstlich entlohnt. Er war der perfekte Freund, der perfekte Onkel für die Kinder, später auch der perfekte Liebhaber – sein einziger kleiner Nachteil war, daß er gern trank und nie allein trinken wollte.

»Ich hab' ja nicht gemerkt, daß er immer nur einen Schluck nahm, während er von mir wollte, daß ich das ganze Glas auf einmal –«

»Du willst mir erzählen, du hättest nur seinetwegen getrunken?« fiel Shirley ihr schroff in die Rede.

»Nein«, entgegnete Sonia, »ich hab' damals überhaupt viel getrunken, aber wenn er nicht gewesen wäre, hätte ich nicht so oft getrunken und auch nicht schon morgens.«

Nach einem besonders ausgiebigen Gelage schickte der Ehemann die Polizei ins Haus. Sie hatten angeblich einen anonymen Hinweis wegen grober Lärmbelästigung bekommen. Und das war ein Erlebnis gewesen, über das Sonia auch nach mehrmaliger Aufforderung nicht reden wollte. Statt dessen hob sie plötzlich ihre

Füße vom Boden, stellte sie auf die Sitzfläche des Stuhls und schob die Fersen so nah an ihr Hinterteil, wie es eben möglich war. Mit den Armen umklammerte sie ihre Unterschenkel, die Hände umfaßten schützend den Kopf.

»Was war so schlimm daran, daß die Polizei kam?« wollte Shirley wissen.

»Daß die Kinder es mit ansehen mußten«, flüsterte Sonia.

»Daß die Kinder was mit ansehen mußten?«

»Alles.«

»Das war das Schlimmste?«

Sonia schluchzte laut auf. Sie schnappte nach Luft, als habe sie Mühe, nicht zu ersticken.

»Er ... er hat mir gedroht, mir die Kinder wegzunehmen, wenn ich nicht in die Scheidung einwillige. Weil er mich in eine Anstalt einweisen würde.«

Für einen Moment war es totenstill im Raum.

»Was soll das heißen?« zischte Shirley dann. »Daß du gegen deinen Willen hier bist?«

Sonia ließ sich Zeit mit ihrer Antwort. Langsam löste sie sich aus ihrer körperlichen Verknotung, stellte die Füße wieder auf den Boden, legte ihre Hände kraftlos in den Schoß und atmete tief durch.

»Nein«, sagte sie dann leise und ruhig. »Ich bin freiwillig hergekommen, weil mein Anwalt mir gesagt hat, das Gerücht, eine Alkoholikerin zu sein, sei so am besten aus der Welt zu schaffen.«

»Du hältst dich also nicht für eine Alkoholikerin?«

»Ich weiß nicht, ob ich eine bin. Ich weiß nur, daß ich diese Therapie hier zu Ende bringen muß.« Sonia sagte das mit nahezu beschwörend klingender Stimme. »Wenn ich das nicht schaffe, Shirley, dann sehe ich meine Kinder nie wieder!«

Statt diese Offenbarung in irgendeiner Weise zu kommentieren, blickte Miss Shirley plötzlich erwartungsvoll in die Runde. Im nächsten Moment forderte sie uns auch schon auf, unser *Feedback* zu geben.

Ich war einmal mehr verblüfft. Ich fand, daß wir da gerade eine äußerst tragische Geschichte gehört hatten. Ob sie Dichtung oder Wahrheit war, ließ sich sicher herausfinden, doch gleichgültig, was sie war, hatte sie meines Erachtens doch mehr verdient als unser sogenanntes *Feedback*. Denn das lief natürlich ab wie gewöhnlich.

»Also ich finde, daß das ein sehr guter erster Schritt war, Sonia.«

»Ich war auch sehr beeindruckt von dem, was du gesagt hast, es hat mir viel gegeben.«

Als ich an der Reihe war, hatte ich im ersten Moment gar keine Lust, irgend etwas zu sagen. Doch dann fiel mir gerade noch rechtzeitig auf, daß ich bei diesem üblichen Spielchen ja nicht mitmachen mußte.

»Weißt du, Sonia«, sagte ich deshalb, »ich habe mich beim Zuhören auch an mich selbst erinnert. Ich habe nämlich auch jahrelang geglaubt, daß ich einen starken, einflußreichen Mann an meiner Seite brauchen würde, weil ich mich selbst so wertlos fühlte. Doch dann ist mir das gleiche passiert wie dir, zweimal. Der Mann hat seine Macht plötzlich gegen mich verwendet – und damit war ich auf einmal das Opfer seiner Stärke und seines Einflusses.«

Ich war erstaunt, daß mir noch keiner ins Wort gefallen war, und so sprach ich weiter.

»Es hat lange gedauert«, sagte ich, »und es hat sehr weh getan, aber irgendwann habe ich begriffen, daß ich selber stark genug bin. Ich kann mir selbst einen Weg suchen, wenn es notwendig ist. Dazu brauche ich keinen Mann.«

Es war totenstill im Raum.

»Sehr gutes *Feedback*!« sagte Shirley dann auf einmal.

Und ich hätte mir vor Wut am liebsten in den eigenen Hintern gebissen, denn ich war stolz auf dieses Lob.

An jenem Mittag versuchte ich es erstmals mit einem Sandwich. Es wurde zugleich auch mein letzter Versuch. Mißmutig stopfte ich es in mich hinein, ließ die Hälfte übrig, nicht nur, weil es nicht schmeckte, auch, weil ich schon wieder zur Toilette mußte. Meine Blase spielte völlig verrückt. Was ich in den letzten Wochen nicht über den Tag verteilt gepinkelt hatte, das schoß jetzt alle halbe Stunde aus mir heraus.

Als ich nach dem Essen in den Raucherhof zurückkehrte, saß Valery schon da.

»Ißt du noch schneller als ich?« lachte ich.

»Ich war gar nicht drüben«, erwiderte Valery und biß sich nervös auf die Unterlippe.

Sie sprach in der Zwischenzeit nicht nur mit mir, sondern auch mit der reizenden Anna, und die hatte ihr kurz vor dem Essen etwas angetan.

»Sie hat gesagt, ich soll mit meinem Schreibkram anfangen«, jammerte Valery. »Aber ich weiß gar nicht, wie ich das anstellen soll. Kannst du mir da helfen?«

Ich lachte. »Ich habe selbst noch nichts gemacht.«

»Was mach' ich denn da nur? Ich weiß doch nicht Bescheid.«

Nun, wegen unseres üblichen Zeitdrucks war dieses Problem auf die Schnelle nicht zu lösen. Denn um zehn vor eins stand uns ja schon wieder die nächste Versammlung ins Haus.

Diesmal erzählte Claire die spannende Geschichte ihres Lebens. Sie sprach so leise, daß selbst ich, die ich unmittelbar neben ihr saß, kaum ein Wort verstand, und sie brachte ständig ihre Merkblätter durcheinander. Ohne die wußte sie nur leider nicht weiter.

Abgesehen von einer kurzen Zigarettenpause ging die Gruppenstunde bis zehn vor drei weiter, wobei das Gros der Zeit darauf verwendet wurde, daß unser Al mal wieder von sich erzählte. Die Körpersprache, die er dabei an den Tag legte, war beeindruckend. Unentwegt wippte er mit dem Oberkörper vor und zurück, faltete die Hände, legte sie flach auf seine Knie, verschränkte sie vor der Brust, der Mann war ständig in Bewegung.

Und als wolle ich es ihm gleichtun, stand ich zwischendurch immer wieder auf, entschuldigte mich, rannte zum Klo.

»Was ist los, Bea?«

»Ich weiß nicht, ich muß ständig zur Toilette.«

»Das sehe ich, aber da nehmen Sie sich bitte mal ein bißchen zusammen!«

Als es endlich vorüber war, trieb Al uns förmlich in die Beschäftigungstherapie.

»Schnell, schnell, schnell!« rief er, während er hinter uns herrannte und in die Hände klatschte. »Ich will um zehn nach drei keinen mehr hier im Haus sehen!«

Dieser Spruch machte mich dermaßen aggressiv, daß ich mir besonders viel Zeit ließ. Ich zahlte schließlich gutes Geld für diese Therapie hier. Daß ich mich einfügte, war eine Sache. Ich hatte es jedoch, sagte ich mir, nicht nötig, mich herumkommandieren zu lassen.

Um viertel nach drei machte ich mich langsam auf den Weg zum Swimmingpool. Dabei nahm ich bewußt einen anderen Weg als sonst. Diesmal lief ich nicht den rechten Gang hinunter wie sonst, sondern den linken, und dabei kam ich dann automatisch an Miss Shirleys Büro vorbei.

Die Tür stand offen, und ich hörte Shirleys Stimme. Im ersten Moment wollte ich vorübergehen, doch dann dachte ich, daß das vielleicht eine gute Gelegenheit wäre. Die Hierarchie in diesem Betty Ford Center war mir zwar immer noch nicht klar, doch hatte ich mir inzwischen ein Bild geschaffen, wie sie sein könnte, wenn es sie denn wirklich gab.

Danach hatten die Mediziner mit den anderen nichts zu tun, sie waren eine Klasse für sich. Hier, in den Hallen von DuPont, regierten ganz oben Dr. Rish, ganz unten Al und Kelly, und mittendrin waren Miss Shirley und der geheimnisvolle Counsellor, der für mich nach wie vor nichts als ein metallenes Namensschildchen auf einem blauen Plastikordner war. Miss Shirley war also meine Mitte, und die Mitte war immer der beste Ansprechpartner, so hatte ich es gelernt.

Shirley stand vor ihrem Schreibtisch und telefonierte. Sie war eine gutaussehende Frau, klein, schlank, honigblond. Ja, sie sah wirklich gut aus, und ich wunderte mich, daß mir das nicht früher aufgefallen war.

Erst jetzt erblickte sie mich, sah mich fragend an. Ich bedeutete ihr, daß ich warten würde. Daraufhin drehte sie mir den Rücken zu und telefonierte weiter.

Schließlich legte sie auf, straffte sich durch, drehte sich zu mir. »Ja?«

Sie spuckte mir dieses eine Wort förmlich ins Gesicht, und dabei sah sie mir geradewegs in die Augen, nicht unbedingt erwartungsvoll, eher ein bißchen genervt, als hätte ich sie bei etwas ungemein Wichtigem gestört.

»Kann ich Sie einen Moment sprechen?« fragte ich höflich.

»Ja?«

Das klang zwar eher wie eine Gegenfrage als wie eine Antwort, doch ließ ich mich davon nicht beirren.

»Wie Sie wissen, habe ich heute morgen mit Herrn Dr. Rish gesprochen«, erklärte ich. »Und Sie wissen ja sicher auch, daß ich große Probleme mit diesen ständigen AA-Versammlungen habe. Ich halte das nicht aus, und Herr Dr. Rish hat nun heute morgen einen Vermerk gemacht, daß ich in Zukunft –«

Weiter kam ich nicht. Miss Shirley hatte sich aufgerichtet, so daß sie plötzlich mindestens zehn Zentimeter größer war, und sie hatte auch Luft geholt, als wolle sie für wenigstens drei Minuten unter Wasser verschwinden.

»Was Herr Dr. Rish Ihnen zusagt oder nicht«, bollerte sie mich an, »das interessiert mich überhaupt nicht, Bea. Wenn Sie am Programm teilnehmen wollen, müssen Sie alles machen, auch die AA-Treffen. Aber daran werden Sie sich schon noch gewöhnen.«

Dieser Ausbruch schien mir in keinem Verhältnis zu meiner so höflichen Eröffnung zu stehen, doch wollte ich mich dazu nicht äußern.

»Das werde ich nicht«, sagte ich deshalb nur.

»Aber was ist denn so schlimm an den Versammlungen?«

»Es ist in der Regel nur Geschwafel, Miss Shirley, und das wissen Sie genau. Sagen Sie mir also bitte nicht, daß ich lernen müßte zuzuhören. Ich höre gern zu, nur müßte es dann auch etwas geben, dem man zuhören kann.«

Sie senkte den Kopf, und dann schwieg sie für eine ganze Weile. Als sie danach wieder aufsah, meinte sie sehr viel leiser als vorher:

»Nehmen Sie sich was zu schreiben oder zu lesen mit, Bea.«

Ich verstand nicht. »Wie?«

»Sie können während der Versammlungen einen Brief schreiben oder sonst etwas erledigen, beispielsweise endlich mal Ihre Arbeitsbögen ausfüllen. Oder Sie malen ein Bild!«

»Was?« Ich war ernsthaft fassungslos, ein Umstand, der Shirleys Aufmerksamkeit völlig entging.

»Das tun viele«, führte sie nämlich aus. »Wichtig ist nur, daß Sie an den Versammlungen teilnehmen.«

Ich schnappte nach Luft.

»Und ich dachte, die anderen schreiben alle mit, wenn sie ihre Blöcke dabeihaben«, stieß ich aus, als sei ich ja wohl die größte Idiotin auf Gottes Erdenrund. »Wer kommt denn auch darauf, daß die –«

Shirley hatte offenbar keine Lust, dieses Thema weiter zu erörtern.

»Wie dem auch sei«, schnitt sie mir deshalb das Wort im Munde ab, »ich kann mich da nur wiederholen. Sie müssen an allen Programmpunkten teilnehmen. Ganz oder gar nicht.«

»Okay!«

Ich atmete tief durch.

»Wenn das so ist, Miss Shirley ... dann werde ich diese Institution hier morgen verlassen. Guten Tag!«

Ich verließ die DuPont Hall und ging sofort zum Swimmingpool. Dort ließ ich mich auf mein Handtuch fallen und heulte erst einmal.

Miriam, die schon wieder eifrig Wassergymnastik machte, schwamm zu mir herüber, als sie das sah.

»Was ist los, Bea?«

Ich erzählte ihr, was sich zugetragen hatte.

»Und du willst wirklich gehen?«

»Ich kann nicht anders, Miriam. Sie lassen mir ja keine andere Wahl. Wenn ich in dieser Therapie bleibe, dann komme ich am 22. September raus, und mein erster Weg führt mich in eine Bar, wo ich mir einen mindestens doppelstöckigen Wodka genehmige. Um mich zu belohnen.«

Und ich wußte, was ich da sagte. Wie ich wußte, daß meine Entscheidung richtig war.

Ich hatte sie keineswegs überlegt oder gar ihre etwaigen Konsequenzen bedacht. Ich hatte sie nicht einmal spontan getroffen; sie war vielmehr aus mir herausgeplatzt. *Es* hatte jene Worte zu Miss

Shirley gesagt, und *es* war immer gut und richtig. Das wußte ich. Mehr nicht.

Noch nicht.

Die Neuigkeit von meiner angedrohten Abreise verbreitete sich wie ein Lauffeuer. Deshalb wurde ich nach der allgemeinen Rückkehr vom Swimmingpool gleich von mehreren Leuten darauf angesprochen. Und natürlich fanden all meine Mitpatientinnen meinen Entschluß dumm und unüberlegt.

»Du brauchst die Gruppe, Bea. Das steht nicht umsonst im *Großen Buch.*«

»Ich weiß, daß das da steht, Claire, aber in meinem Fall –«

»Es steht auch im *Großen Buch*, daß nur ganz wenige ihren Hut nehmen und gehen können. Und was, wenn du nicht zu diesen Wenigen gehörst?«

»Was, wenn ich dazugehöre, Suzy? Was, wenn ich hier vor die Hunde gehe, nur weil ich mich nicht traue, mein Leben so zu leben, wie ich es für richtig halte?«

»Sei nicht so verdammt selbstgefällig!« kreischte Tiffany. »Wenn du das Center wirklich morgen verläßt, dann gebe ich dir keine drei Tage, und du hängst wieder an der Flasche! Und glaub es mir, das sag' ich dir aus Erfahrung, beim zweitenmal wird alles noch sehr viel schlimmer. Da steigst du nämlich gleich wieder bei dem Liter Wodka ein, mit dem du diesmal aufgehört hast. Kannst du dir vorstellen, was das bedeutet? Das heißt zwei Liter – und Delirium!«

Irgendwann konnte ich es nicht mehr aushalten, und so ging ich in mein Zimmer. Gleich kam Kelly mir nachgestiegen.

»Ich habe gehört, was Sie da vorhaben, Bea, und ich kann Ihnen nur dringend abraten. Vor ein paar Tagen waren Sie kurz davor zu sterben. Sie *können* das da draußen nicht schaffen. Sie gehen zugrunde.«

Ich setzte mich auf mein Bett, faltete die Hände, sah Kelly an.

»Wissen Sie«, sagte ich leise und ruhig, »ich bin sicher, Kelly, daß Ihre Therapie gut ist. Aber ich bin ebenso sicher, daß sie nicht für jeden gut ist. Und mich macht sie kränker, als ich es jemals war. Ich kriege hier Depressionen und Angstzustände, ich fühle mich entmündigt und meiner Privatsphäre beraubt. Ich will eine richtige Therapie, keine Herumdoktorei!«

Das letzte Wort war wohl zuviel, denn die bislang so sanfte Kelly bäumte sich auf einmal regelrecht auf.

»Nun machen Sie aber mal einen Punkt!« fuhr sie mich an. »In diese Institution hier investieren Menschen alljährlich Millionen und Abermillionen von Dollars. Glauben Sie, das würden die tun, wenn sie nichts taugte?«

Ich ließ mir Zeit mit meiner Antwort. Was sollte ich dazu auch sagen? Daß auch in Nuklearwaffen Millionen investiert wurden, auch wenn sie keinem guten Zweck dienten?

Ich seufzte. »Was muß ich morgen tun, um hier herauszukommen? Irgend etwas unterschreiben?«

Kelly schüttelte sich wie ein Hund, der in den Regen gekommen war.

»Ja«, antwortete sie dann, »Sie müssen da so einige Papiere unterschreiben.«

»Danke!«

Ich legte mich rücklings auf mein Bett, streckte die Glieder, schloß die Augen. Und ich hörte, wie Kellys Schritte sich entfernten, die Zimmertür geöffnet wurde, kurz darauf sacht ins Schloß klackte. Plötzlich überkamen mich Zweifel, ob ich wirklich die richtige Entscheidung fällte. Ich wußte nur, daß es falsch sein würde, hierzubleiben. Und da es ein Dazwischen nicht zu geben schien, blieb mir keine andere Wahl.

Um fünf Uhr saß ich wie jeden Tag um diese Zeit in der medizinischen Abteilung.

»Hören Sie«, erklärte ich »der Frau«, die jetzt wieder Dienst hatte, »ich werde das Center morgen verlassen, möchte vorher aber unbedingt noch mit einem der Ärzte sprechen, die meinen Fall behandelt haben, am liebsten mit Herrn Dr. Shulman. Damit ich weiß, was ich beachten muß, wenn ich wieder in Los Angeles bin.«

Die junge Ärztin sah mich nachdenklich an.

»Gut«, meinte sie, »ich mache einen entsprechenden Vermerk.«

Ganz fest blickte sie mir in die Augen, so fest, als wolle sie durch meine Pupillen in den Sehnerv und dann geradewegs ins Allerheimlichste meiner Hirnwindungen vordringen.

»Probleme?« flüsterte sie schließlich.

Obwohl ich wußte, worauf sie hinauswollte, wich ich erst einmal aus.

»Nur *ein* Problem«, erklärte ich nämlich, »und von dem weiß ich nicht einmal, ob es wirklich eines ist. Ich muß ständig pinkeln.«

Die Frau stutzte. »Viel oder wenig?«

»Unmengen!«

Da lächelte sie. »Wissen Sie, Bea, Mutter Natur hat Ihnen einen selten schönen Körper gegeben. Ist Ihnen das überhaupt klar?«

Ich reagierte nicht, sah sie nur an.

»Sie haben ein äußerst festes Bindegewebe«, führte sie daraufhin aus, »und deshalb kaum Veranlagung zur Bildung von Fett. Ihr Körper ist von dem Alkoholmißbrauch nur völlig aufgeschwemmt, und diese Wassereinlagerungen, die fließen jetzt ab. Haben Sie Krämpfe?«

»In den Händen und Füßen«, antwortete ich.

»Dann trinken Sie ein- bis zweimal täglich ein Glas Salzwasser.«

»Aha ...«

Ich sinnierte vor mich hin, starrte ins Leere. Darüber griff die Frau nach meiner Hand, hielt sie ganz fest in der ihren.

»Gefällt es Ihnen nicht bei uns, Bea?«

»Nein!«

»Und warum nicht?«

Ich atmete tief durch, und dann legte ich ihr meine Gründe dar. Als ich geendet hatte, schüttelte sie verständnislos den Kopf.

»Da wird es aber doch sicher auch noch andere Möglichkeiten geben«, meinte sie dann, »da müssen Sie doch nicht gleich gehen.«

»Eine andere Möglichkeit will man mir hier nicht einräumen.«

»Haben Sie das schon probiert?«

Ich erzählte ihr Stück für Stück, was an diesem Dienstag so alles passiert war, und sie unterbrach meine Rede kein einziges Mal, nur ihr Kopfschütteln wurde mit jedem Satz, den ich sprach, verständnisloser.

»Tja«, seufzte sie am Ende, »die haben hier so ihre Ansichten und Methoden ...«

An diesem Dienstagabend hatte ich zum erstenmal richtigen Appetit. Das Essen schmeckte zwar wieder nicht, doch stopfte ich trotzdem so einiges in mich hinein. Mein Körper schien es zu brauchen.

Als die anderen zum Vortrag und zur anschließenden AA-Versammlung gingen, verschwand ich in meinem Zimmer, duschte, machte meine Haare, lackierte meine Finger- und Fußnägel, zupfte meine Augenbrauen. Niemand störte mich dabei. Trotzdem fiel es mir schwer, meinen Gedanken nachzuhängen, denn ich hatte unentwegt Sorge, man würde mich stören: jetzt ... nein, aber bestimmt gleich ...

Am späten Abend saß ich dann mit den anderen zusammen im Raucherhof. Sie hatten sich in der Zwischenzeit wieder ein bißchen beruhigt und versuchten, nicht über meine bevorstehende Abreise zu sprechen, sondern anderen Themen den Vorrang zu geben. Und damit kam dann irgendwann schier zwangsläufig die Rede auf Valery.

»Du mußt deine Arbeitsbögen ausfüllen«, fielen sie nacheinander über die Arme her.

»Aber ich weiß doch nicht, wie das geht.«

»Wer ist Valerys Buddy?«

Anna stand schließlich auf und ging in die Halle. Dort hing eine Liste mit den Namen der Neuen, und dahinter standen die Namen der entsprechenden Buddys.

»So, jetzt haben wir's«, frohlockte sie, als sie zurückkam. »Natürlich hast du einen Buddy, Valery. Das ist Grace!«

Ich lachte laut auf. Ich konnte einfach nicht anders. Es platzte förmlich aus mir heraus.

»Was ist denn, Bea?«

Alle starrten mich an.

Statt eine Antwort zu geben, ging ich gleich zu Kelly, die in der *G(l)askammer* saß und in einer Modezeitschrift blätterte.

»Ja, Bea?«

Freundlich und offen sah sie mich an. Sie hoffte wohl, daß ich eine frohe Botschaft hatte, daß ich ihr nun gleich mitteilen würde, mich inzwischen anders entschieden zu haben und nun doch zu bleiben.

»Nur eine organisatorische Kleinigkeit«, mußte ich sie enttäuschen. »Sie haben ja sicher schon bemerkt, daß Valery äußerst unselbständig, sehr sensibel und auch ein bißchen verwirrt ist.«

»Ja«, seufzte Kelly, »da haben Sie recht, Bea.«

»Gut. Wir haben nämlich gerade festgestellt, daß Grace Valerys Buddy ist.«

»Und?«

Kelly sah mich an, als habe das eine mit dem anderen doch überhaupt nichts zu tun.

»Halten Sie es für sinnvoll, daß eine Frau wie Valery von einer Frau betreut werden soll, deren Mutter gerade stirbt und die deshalb Mühe hat, sich um sich selbst zu kümmern, geschweige um einen anderen?«

Kelly starrte zunächst ein formschönes Loch in die Luft, dann rief sie nach Lisa und Suzy, den beiden Freundinnen fürs Leben.

»Das stimmt, was Bea da sagt«, erklärte sie ihnen. »Da müssen wir eine andere Lösung finden. Habt ihr eine Idee?«

Wunderbar! dachte ich mir. Wir bezahlten viel Geld und mußten dafür auch noch die Arbeit tun.

4

Es war Mittwoch, der 30. August 1995, und trotz des Drucks, der auf mir lastete, schlief ich in der Nacht tief und fest, ich träumte sogar. Das war in den letzten Monaten überhaupt nicht mehr vorgekommen. Ich war wohl immer so betrunken gewesen, daß für Träume gar kein Raum mehr gewesen war. Jetzt hatte ich plötzlich wieder Bilder vor Augen, Bilder, die zum Teil erschütternd real waren, wenngleich ich mich im Wachzustand an kein einziges erinnern konnte. Ich wußte nur noch, daß ich offenbar Aggressionen abgebaut hatte, denn wenn ich mich recht besann, hatte ich während der ganzen Nacht nur geschimpft und getobt – und mich durchgesetzt. Ich beschloß, das als ein gutes Zeichen zu werten.

Den Gang zu den Medizinern, das Frühstück und den Meditationsspaziergang machte ich kommentarlos mit. Während die anderen anschließend zum ersten Vortrag des Tages gingen, machte ich mich auf den Weg ins Aufnahmebüro.

Corinne freute sich, mich zu sehen, und bot mir einen Platz an.

»Was kann ich für Sie tun, Bea?«

Ich lächelte sie an.

»Da dieses Etablissement hier so teuer ist wie ein Luxushotel, möchte ich bitte auch offiziell auschecken.«

Sie lächelte zurück, ein bißchen gequält zwar, aber immerhin.

»Sie können es also wirklich nicht aushalten?« meinte sie dann.

»Nein.«

»Haben Sie sich das auch gut überlegt?«

»Ja.«

Sie sah mich eine Weile an.

»Gut«, erklärte sie dann und zog im nächsten Moment ein paar Schriftstücke aus einer ihrer Schreibtischschubladen.

»Ich muß das hier ausfüllen, Bea, und Sie müssen es dann unterschreiben. Das dauert einen Moment.«

Ich nickte. »Ich gehe so lange nach draußen und rauche eine Zigarette.«

Minuten später saß ich auf der gleichen Bank, auf der ich am vorangegangenen Freitag gesessen hatte. Als ich herkam, hatte ich die Hoffnung gehabt, die anderen würden mir helfen. Jetzt wußte ich, daß ich mir nur selbst helfen konnte, daß ich die anderen dabei nicht brauchen konnte, weil sie mir Kraft nahmen, statt mir welche zu geben.

Ich fragte mich, warum nur mir das so erging. Die anderen schienen sich schließlich wohl zu fühlen. Nur ich mußte mal wieder aus der Reihe tanzen.

Die Antwort war so offensichtlich, daß sie mir ganz spontan kam: Ich war eben anders als die anderen. Und weil das so war, mußte ich nun meinen eigenen Weg finden, mit Gottes Hilfe zwar, doch allein.

»Ich wäre soweit, Bea!«

Die Papiere, die Corinne mir vorlegte, sprachen eine deutliche

Sprache. Das Betty Ford Center verpflichtete sich, mir einen Teil der im voraus bezahlten Therapiekosten zu erstatten, ansonsten hatte nur ich mich zu verpflichten. Ich durfte nirgendwo erwähnen, mit wem ich in der Therapie gewesen war; ich hatte keinen Anspruch auf Schadenersatz, ich durfte im Falle eines Rückfalls niemanden dafür verantwortlich machen, und, und, und ...

»Das hier ist nur der verwaltungstechnische Teil«, sagte Corinne zum guten Schluß. »Den Rest müssen Sie drüben in der DuPont Hall erledigen. Aber das sagen die Ihnen schon.«

Ich bedankte mich in aller Form für ihre Freundlichkeit und ihre Hilfe.

»Wie komme ich denn jetzt am besten an ein Flugzeug?«

Sie verzog das Gesicht.

»Es tut mir leid, Bea, aber dabei dürfen wir Ihnen nicht behilflich sein.«

»Verstehe!«

Ich ging in die Eingangshalle. Dort war ein öffentlicher Fernsprecher, und da ich meine Telefonkarte griffbereit hatte, frohlockte ich schon. Doch mußte ich feststellen, daß das Telefon nur Münzen schluckte, und die hatte ich nicht.

»Verdammter Mist!« entfuhr es mir. »Deshalb also! Deshalb ...«

Ich lief auf und ab, auf und ab. Irgend etwas mußte mir einfallen, und das möglichst auch noch schnell.

Der liebe Gott war gnädig mit mir. Plötzlich und unerwartet fiel mein Blick auf ein gelbes Telefonbuch, das unter dem Münzfernsprecher auf der Erde lag. Irgendeiner der Angestellten mußte es benützt und anschließend dort vergessen haben. Das war meine Rettung.

Ich suchte aus den Gelben Seiten die Fluggesellschaften heraus und rief gleich die erste an, die einen gebührenfreien Anschluß hatte.

»American Airlines, kann ich Ihnen helfen?«

»Ich möchte gern wissen, wann heute Ihr letzter Flug von Palm Springs nach Los Angeles geht.«

Mein Herz schlug so laut, daß ich Sorge hatte, es könne die Stimme der Frau am anderen Ende der Leitung übertönen.

»Um 21.30 Uhr, Ma'm. Die Maschine ist dann um 22.20 Uhr in LAX.«

»Kann ich da noch einen Platz haben?«

Sie befragte ihren Computer, und ich biß an meiner Nagelhaut.

»Ja, Ma'm.«

Ich war so erleichtert, daß ich schlagartig das Gefühl hatte, meine Blase wäre so voll, daß sie gleich platzte.

»Dann buchen Sie das bitte für mich«, sagte ich hastig und verkreuzte die Beine.

»Wie zahlen Sie?«

Ich gab ihr meine Kreditkartennummer und ließ mir noch einmal alle Details durchgeben, einschließlich der Reservierungsnummer. Dann legte ich auf und ging zu den guten Geistern am Empfang.

»Würden Sie mir bitte für heute abend, sechs Uhr, ein Taxi vorbestellen?« erkundigte ich mich höflich. Allgemeines Kopfschütteln.

»Wir dürfen so was nicht!« wurde mir nun auch hier erklärt. »Wenn Sie ein Taxi wollen, müssen Sie da schon selbst anrufen.«

»Großartig!«

Dem Münztelefon gegenüber war eine Toilette, und da lief ich jetzt erst mal hin. Großartig! sagte ich mir dabei immer und immer wieder. Das wurde immer besser hier!

Meine Blase war jetzt zwar erst mal wieder leer, doch war ich ansonsten in der gleichen Bredouille wie vorher, nur daß ich jetzt auch noch mit dem Problem kämpfte, daß Taxiunternehmen keine gebührenfreien Anschlüsse hatten.

Wieder lief ich auf dem Gang auf und ab, und diesmal bat ich Gott um Hilfe, da ich nicht warten konnte, bis Er sie mir freiwillig gewährte. Und ich wurde erhört! *Taxiunternehmen haben zwar keine gebührenfreien Anschlüsse*, fuhr es mir durch den Kopf, *wohl aber Limousinen-Dienste*. Auch da rief ich gleich den ersten an, der in den Gelben Seiten aufgelistet war, und er versprach mir auch prompt zu kommen.

»Soll ich Ihnen nicht vorsichtshalber meine Kreditkartennummer durchgeben«, winselte ich. Was man in Amerika nicht sofort bezahlte, bekam man oftmals nicht.

»Das ist nicht nötig, Ma'm.«

»Sie müssen aber wirklich kommen, es ist sehr wichtig!«

»Betty Ford Center?« vergewisserte sich der Mann am anderen Ende der Leitung.

»Richtig!«

Ich war erstaunt, daß ich mich meines derzeitigen Aufenthaltsortes nicht im geringsten schämte.

»Haupteingang!« fügte ich deshalb gleich noch hinzu. »Um sechs!«

»Der Wagen wird da sein, Madam, Sie können sich darauf verlassen!«

Ich war erleichtert. Erst als ich schon wieder auf dem Weg zur DuPont Hall war, fiel mir auf, daß ich gar nicht gefragt hatte, wieviel mich der Spaß kosten würde. Doch bekam ich ja die Rückzahlung der Klinik. Davon konnte ich sicher hundert solcher Spritztouren finanzieren.

Shirley lehnte im Türrahmen, als ich kam. Es war zehn Minuten vor Beginn der Gruppentherapie, und sie war schon da. Das kam mir ungewöhnlich vor, doch sagte ich mir, daß ich ja gar nicht genug Erfahrung hatte, um das beurteilen zu können. Trotzdem blieb dieses Gefühl.

»So«, erklärte ich ihr beim Hineinkommen, »zu Ihrer Information: Ich habe meinen Flug nach Los Angeles gebucht und werde heute abend um sechs abgeholt. Man hat mir allerdings gesagt, daß ich hier noch irgend etwas unterschreiben muß. Wo muß ich dazu hingehen?«

Miss Shirley verfärbte sich. »Was?« hauchte sie.

Ich blieb ganz ruhig.

»Hast du das gehört?« rief sie daraufhin einer ihrer Mitarbeiterinnen zu. »Sie will gehen, und sie hat schon ihren Flug gebucht. Da müssen wir aber doch –«

»Muß ich ins Büro gehen?« fiel ich ihr ins Wort.

Shirley gab mir keine Antwort darauf, also machte ich einfach mal, was ich für das Vernünftigste hielt.

»Was ist los, Bea?«

Al schien auf alles vorbereitet zu sein, nur nicht auf das, was ich ihm nun eröffnete. Sichtlich verwirrt hielt er mir jenen Monolog, den ich jetzt schon so oft gehört hatte: daß ich es niemals schaffen würde – und überhaupt. Gelassen nahm ich die Worte hin. Endlich raffte er sich dann auf und zog ein Blatt Papier aus der Schublade.

»Also bitte! Wenn Sie nicht vernünftig werden wollen!«

Er fing an, auf dem Papier zu schreiben.

»Diana Beate Hellmann«, trug er ein, »30. August 1995. Gegen ärztlichen Ratschlag! Gefahr: Rückfall. – Hier!« sagte er dann. »Da unten müssen Sie unterschreiben, die eine Kopie ist für Sie, die anderen beiden sind für uns.«

Während ich mir das Schreiben noch einmal in Ruhe durchlas, wurde es plötzlich unruhig im Raum. Durch die Augenwinkel sah ich, daß man Sonia hereinbrachte und auf einen Stuhl setzte. Dann drückte man ihr das Telefon in die Hand. Sie weinte. Aber ich hatte jetzt keine Zeit, mich darum zu kümmern, ich hatte meine eigenen Sorgen.

»Ist damit alles erledigt?« erkundigte ich mich.

»Natürlich nicht!« erwiderte Al. »Denn das Wichtigste haben Sie natürlich vergessen. Aber das ist ja bezeichnend. Sie bilden sich ein, da draußen überleben zu können, bekommen aber durch Ihre Krankheit nicht einmal die Kleinigkeiten in den Griff.«

Diese Aussage verunsicherte mich maßlos, doch wollte ich mir das nicht anmerken lassen.

»Das verstehe ich nicht«, sagte ich deshalb nur.

Al stöhnte.

»Ich werde es für Sie erledigen, Bea!«

Er griff zum Telefon und wählte eine Nummer.

»Hi, Corinne!« hörte ich ihn dann sagen. »Hier ist Al von der DuPont Hall. Ich habe hier eine Patientin, die gegen ärztlichen Ratschlag heute abend –«

Schlagartig stockte er. Und im nächsten Moment wurde er dann auch noch ganz blaß.

»Ach so«, sagte er nur noch, »danke!«

Dann legte er auf und sah mich verstört an.

»Ich höre gerade, daß Sie schon dort waren, Bea.«

»Beim Aufnahmebüro?« vergewisserte ich mich mit aufgesetzter Unschuldsmiene.

Er nickte.

»Ja, da war ich schon! Ist damit jetzt alles erledigt?«

»Ja.«

Al brachte es kaum heraus, dieses Ja, er quetschte es durch all seine Wut, vor allem aber durch all seine Scham.

»Gut«, säuselte ich ihm ins Gesicht, wild entschlossen, diesen Augenblick des Triumphs voll auszukosten, »dann gehe ich jetzt in mein Zimmer und packe meinen Koffer.«

»Das werden Sie nicht tun!« brach es da aus ihm heraus. Er brüllte wie ein Stier. »Solange Sie auf unserem Gelände sind, Bea, haben Sie am Programm teilzunehmen. Das ist Vorschrift.«

Langsam aber sicher fand ich diese Vorschriften nicht nur zum Kotzen, sondern auch lächerlich.

»Auch gut«, säuselte ich deshalb weiter, als habe mich dieser Ausbruch nicht im geringsten beeindruckt, »um alles zusammenzuschmeißen, reicht mir auch die Mittagspause.«

Ich lief in mein Zimmer und brachte die Unterlagen weg, steckte sie in das Seitenfach meiner Handtasche, versteckte die Tasche im hintersten Winkel des gräßlichen Kleiderschranks. Während der letzten Tage hatte ich kein einziges Mal Sorge gehabt, man könne mir etwas stehlen. Jetzt hatte ich regelrecht Angst davor. Da stürzte Tania zur Tür herein.

»Die Gruppentherapie fängt an«, rief sie mir zu, »du sollst kommen.«

»Ja, ja!« entgegnete ich.

Inzwischen kam mir diese elende Hetzerei so albern vor, daß ich gar keine Worte mehr dafür fand. Tania sah mich an, als hätte sie meine Gedanken gelesen.

»Willst du wirklich weg?« Mit großen Kinderaugen sah sie mich an.

»Ja.«

»Tu's nicht, Bea! Du gehst unter da draußen!«

Ich seufzte. Es hätte mir wirklich was gefehlt, wenn sie das nicht auch noch mal gesagt hätte, und so legte ich meinen Arm um ihre Taille und hielt sie ganz fest.

»Keine Angst, Mädchen. Es wird schon alles gut werden.«

Shirley saß sichtlich verkrampft auf ihrem Stuhl, als Tania und ich als letzte der Gruppe zur Tür hereinkamen. Und kaum, daß wir uns gesetzt hatten, begann sie auch schon mit der Stunde.

»Ich denke, daß es unter den gegebenen Umständen gar keinen Zweck hat, arbeiten zu wollen«, hob sie an. »Ich glaube, wir sollten erst einmal über das sprechen, was mit Sonia passiert ist. Sonst könnt ihr euch sicher nicht konzentrieren.«

Alle nickten zustimmend mit den Köpfen.

»Was ist denn mit Sonia passiert?« fragte ich derweil.

Ich hatte nicht die geringste Ahnung, wovon die Rede war.

Shirley atmete schwer, gab mir aber keine Antwort.

»Vor allem möchte ich ganz ehrlich von euch wissen«, fuhr sie statt dessen fort, »ob durch die Vorkommnisse euer Vertrauen zum Personal in irgendeiner Weise eingeschränkt ist. Das wäre nämlich sehr bedauerlich, und ich finde –«

»Was ist denn passiert?« fragte ich noch einmal. »Ich weiß hier ja überhaupt nicht, worum es geht.«

Wieder atmete Shirley so schwer.

»Wir hatten keine andere Wahl«, sagte sie dann zu mir, »wir mußten Sonia heute morgen wegschicken.«

»Warum?«

»Sie war untragbar für die Gruppe. Sie wird in eine andere Institution überstellt, Bea, und da bekommt sie die Hilfe, die sie braucht. Bei uns war sie fehl am Platze. Sie wollte sich ja gar nicht helfen lassen.«

»Aber das stimmt doch nicht«, empörte ich mich. »Erst gestern –«

»Du hast ja keine Ahnung, Bea!« fiel Claire mir ins Wort. »Sonia hat uns alle drangsaliert. Ständig hat sie gejammert, daß sie hier weg will und wie beschissen sie alles findet. Sie hat uns alle angegriffen, ob wir ihr nun zufällig mal gerade im Weg standen oder ob ich mal später als sie ins Bett ging und sie angeblich wieder aufweckte. Sie war wirklich nicht tragbar.«

Ich war fassungslos. Shirley schien indes schon etwas beruhigter zu sein.

»Das finde ich sehr interessant, Claire, was du da sagst«, tönte sie. »Und ich fände es schön, wenn die anderen auch ihre Meinung äußern würden. Wie ist es mit dir, Jacqueline?«

Nacheinander wiederholten nun alle in der einen oder anderen Form, was Claire ihnen vorgesagt hatte. Schließlich war ich an der Reihe. Shirley sah mich mit großen Augen an, doch ließ ich mir jede Menge Zeit und erwiderte ihren festen Blick auch ganz bewußt.

»Sie wollen nicht wirklich meine Meinung hören«, fragte ich dann ganz ruhig, »oder?«

»Doch, Bea!«

»Gut.«

Shirley wollte es also nicht besser, und so atmete ich tief durch.

»Für mich ist das, was Sie da heute mit Sonia gemacht haben, die endgültige Bestätigung für die Richtigkeit meines Handelns«, sagte ich dann. »Ich verlasse hier keine Klinik, sondern ein superteures Erziehungsheim, in dem Dilettanten mit dem Leben von Menschen spielen. Gestern hat Sonia auf diesem Stuhl da gesessen und uns ihre Geschichte erzählt. Und heute tun Sie ihr an, wovor sie sich am meisten gefürchtet hat.«

»Aber sie wollte keine Hilfe annehmen!« wiederholte Shirley noch einmal.

»Selbst wenn!« tönte ich. »Sie haben sie in eine andere Institution überstellt, das haben Sie gerade selbst gesagt. Das heißt doch sicher nichts anderes, als daß sie jetzt in eine geschlossene psychiatrische Klinik kommt, und das mit einem scheidungswütigen Ehemann, der ein berühmter Anwalt ist. Sonia wird ihre Kinder bestenfalls noch alle vierzehn Tage für vier Stunden sehen. Sie haben das Leben dieser Frau zerstört, weil sie sich nicht an irgendwelche bescheuerten Regeln gehalten hat.«

»Nun ist es gut, Bea!«

Shirleys Tonfall klang auf einmal äußerst scharf.

»Sie wollten meine Meinung hören. Ich hatte extra noch mal gefragt.«

»Wir haben Sonias Leben nicht zerstört.«

»Ach nein?«

Das Ganze war mir zu dumm, und ich lehnte mich zurück. Diese Leute hier waren borniert. Wie eine fanatische Sekte proklamierten sie ihre persönliche Religion, und wehe, man ging damit nicht hundertprozentig konform.

Nachdem alle anderen in der Runde sich auch in aller Form geäußert hatten, ging es mir an den Kragen, und zwar ganz offiziell. Shirley wollte wissen, ob mein Entschluß zu gehen tatsächlich unumstößlich wäre.

»Absolut!« erwiderte ich.

Sie blickte in die Runde.

»Was sagt ihr dazu?«

Das war die Aufforderung zum Tanz.

»Tu das nicht!« sagte die erste. »Wir mögen dich und wollen, daß du bleibst.«

»Ja, bleib«, meinte die nächste. »Da draußen hast du doch keine Chance.«

»Genau, Bea. Nur hier bei uns kannst du es schaffen, stärker zu werden als deine Sucht.«

Endlich war es vollbracht, und Miss Shirley ergriff neuerlich das Wort.

»Was fühlst du jetzt, Bea, nachdem du das gehört hast?«

Ich saß da und fühlte nichts. Meine beiden Füße standen fest auf dem Boden, meine Hände lagen locker auf meinen Oberschenkeln, der Kopf war aufgerichtet, und ich blickte über die Köpfe der anderen hinweg.

»Daß diese Worte nichts geändert haben«, erwiderte ich dann. »Ich werde gehen.«

»Und was willst du anstellen da draußen?«

»Ich habe hier eine Menge gelernt, Shirley. Ich esse falsch, ich teile mir meinen Tag verkehrt ein, ich tue zu wenig für mich selbst. Das werde ich in Zukunft anders machen und ansonsten versuchen, täglich aufs neue nicht zu trinken.«

»Und du glaubst, damit wäre es getan?«

»Ich will es zumindest versuchen.«

»Du bist ziemlich überheblich, Bea, findest du nicht? Du bildest dir ein, daß du etwas Besseres wärest als die anderen, weitsichtiger, disziplinierter, vor allem klüger, weil unser Psychiater dir das sogar schriftlich gegeben hat. Vielleicht wähnst du dich sogar erhaben, weil du als einzige hier in der Runde dein Geld selbst verdienst. Aber glaube mir, Bea: Du magst erscheinen, wie immer du willst, sein wirst du trotzdem immer nur eines: eine Säuferin!«

Shirley sprach die letzten beiden Worte ganz artikuliert aus, und dann erstarrte sie. Im nächsten Augenblick schaute sie hektisch in die Runde.

»Habt ihr gesehen, was gerade mit Bea passiert ist?« fragte sie die anderen.

Eine meinte, ich hätte gezuckt, eine andere glaubte sogar, ich hätte etwas gesagt.

»Weißt du selbst, was passiert ist, Bea?«

»Ich denke, ja, Shirley.«

»Dann bitte!«

Ich lächelte.

»Ich habe während Ihrer Ansprache ganz offen dagesessen, beide Füße auf dem Boden, Arme locker auf den Schenkeln. Nach Ihren letzten beiden Worten habe ich dann meine Beine übereinandergeschlagen und die Arme vor der Brust verschränkt. Leider muß ich Ihnen gestehen, daß ich das bewußt getan habe. Damit Sie sehen, daß ich Ihre Provokation nicht annehme.«

Der Rest der Stunde verlief gemäß dem eigentlichen Plan. Miriam war an der Reihe. Sie mußte in einem lausig inszenierten Rollenspiel versuchen, mit dem Vater ihres Kindes fertig zu werden, dem Herrn Politiker, der angeblich an allem schuld war.

Zum Mittagessen hatte ich ein bißchen Salat und jede Menge Softeis. Letzteres enthielt Kohlenhydrate, und ich nahm an, daß ich davon an diesem Mittwoch so einige brauchen würde. Ich aß schnell, noch schneller als sonst. Danach rauchte ich im Hof rasch eine Zigarette und lief dann in mein Zimmer, um den Koffer zu packen. Es war schon erstaunlich, wie schnell sich im Leben eines Menschen alles ändern konnte. Am vergangenen Freitag war ich noch froh gewesen, endlich hier zu sein. Jetzt konnte ich gar nicht schnell genug wegkommen. Ich faltete meine Kleider sorgfältig. Sie sollten nicht darunter leiden, daß die Umstände so unselig waren.

Pünktlich um zehn vor eins erschien ich zur Gruppenstunde. Al war im ersten Moment erstaunt darüber, denn normalerweise mußte man mich ja immer erst mehrmals bitten, bis ich Platz nahm. Sein Erstaunen schwand jedoch schnell.

»Ich weiß nicht, wer heute spricht«, sagte ich, bevor es losging, »aber ich muß um halb zwei rüber zu den Meds. Wenn ich also plötzlich aufstehe, heißt das nicht, daß ich mich wieder mal zu Tode langweile.«

Al rümpfte die Nase. Dann wandte er sich seinem Lieblingsthema zu: sich selbst. Folglich war es kein Wunder, daß Al sich ausgesprochen gestört fühlte, als die kleine, zarte Beverly plötzlich zaghaft den Finger hob und bat, aufstehen zu dürfen. Beverly litt an Asthma und bekam besondere Medikamente dagegen.

Entnervt schaute Al auf seine Armbanduhr.

»Wann müssen Sie zu den Meds?«

»Eigentlich erst heute nachmittag«, keuchte sie, »aber ich glaube –«

»Nehmen Sie sich zusammen, das hilft meist.«

Beverly befolgte diesen mitfühlenden Rat eine ganze Weile, doch wurde ihr Keuchen trotzdem immer schlimmer. Al begegnete dem auf seine Weise: Er sprach halt lauter. Seine Selbstdarstellungen wurden nach meinem Dafürhalten von Tag zu Tag länger und unerträglicher, wie seine Aufzüge von Tag zu Tag schriller wurden.

Während ich mich vorbeugte und mein Gesicht mit den Händen bedeckte, um nicht länger auf Als Kostümierung schauen zu müssen, stand die arme Beverly plötzlich auf und torkelte vornüber gebeugt zur *G(l)askammer*. Dort trommelte sie heftig gegen die Tür und rief um Hilfe.

»Was ist denn?« rief Al, als hätte er es mit einer total Irren zu tun.

»Ich ... ich brauch' einen Arzt«, hechelte Beverly.

»Dann setzen Sie sich erst mal hin! In zwanzig Minuten haben wir Pause, und dann können Sie rübergehen.«

Nun reichte es mir endgültig. Ohne um Erlaubnis zu bitten, stand ich auf und lief zu Beverly hinüber.

»Komm«, sagte ich, »ich bring' dich rüber. Ich muß ja eh dahin.«

Zu meinem Erstaunen hielt uns niemand auf – ich war auf alles gefaßt gewesen!

Noch war niemand in der medizinischen Abteilung, denn die Mittagspause war noch nicht zu Ende. Beverly und ich setzten uns hin, und ich versuchte, diese Frau, die wie ein Kind aussah, ein bißchen zu beruhigen.

»Wir sind letztes Jahr aufs Land gezogen«, erzählte sie mir mit pfeifenden Bronchien. »Und seitdem hab' ich das. Vorher hatte ich damit nie Probleme.«

»Atme ganz tief durch, Beverly! Und sitz gerade! Ganz gerade – als hättest du einen Stock verschluckt.«

»Ich kann nicht.«

»Na, komm, ich halt' dich fest.«

Eine Krankenschwester kam vorbei.

»So ist es gut«, sagte sie beiläufig, »schön geradesitzen und tief durchatmen. Sehr schön!«

Der Arzt kam um Punkt halb zwei.

»Bea?« fragte er.

»Das bin ich. Aber sie hier hat wohl Vorrang.«

»Was ist denn mit ihr?«

»Sie hat einen Asthmaanfall.«

Beverly und der Herr Doktor, den ich bisher noch nie gesehen hatte, verschwanden im Behandlungsraum. Zwanzig Minuten vergingen. Ein junger Mann kam herein. Seine Nase lief so schlimm, daß er mir richtig leid tat.

»Haben Sie sich erkältet?« erkundigte ich mich.

»Nein!« lachte er. »Das kommt vom Kokain. Ich hab' das Gefühl, mir läuft das Gehirn aus.«

»O Gott!«

»Weshalb sind Sie hier?«

»Ich bin Alkoholikerin«, antwortete ich.

»Und wie gefällt es Ihnen bei ›Betty's‹?«

»Ich gehe heute.«

»Zeit um?«

»Nein, entgegen ärztlichem Ratschlag.«

Der junge Mann zuckte die Achseln.

»Hab' ich am Anfang auch gewollt«, meinte er. »Aber wenn man erst mal lange genug hier ist, stört einen nichts mehr.«

Beverly kam zurück aus dem Behandlungsraum und bedankte sich bei mir. Als nächstes kam der Arzt, der sich ihrer angenommen hatte, und – rief den jungen Mann herein. Ich beschloß, mich nicht beirren zu lassen. Provokationen waren hier sicher Mittel zum Zweck, und auf so etwas wollte ich mich gar nicht erst einlassen.

Eine weitere Viertelstunde später war ich dann endlich dran.

»Wildwood«, stellte sich der Arzt bei mir vor. »Setzen Sie sich!«

Er nahm seinerseits Platz und blätterte alsdann durch meine Krankenakte.

»Was ... worum geht es hier eigentlich?«

Ich erklärte es ihm.

»Und da ich nicht weiß, ob es irgend etwas gibt, was ich beachten muß, wenn ich wieder draußen bin, wollte ich gern ein abschließendes Gespräch haben.«

»Mmh!« meinte er daraufhin und blätterte neuerlich durch meine Unterlagen.

»Shulman hat heute einen privaten Termin«, brummelte er nach einer Weile. »Sonst hätte er das hier gemacht. Und das wäre auch besser gewesen.«

Seufzend schaute er auf, schob mein Krankenblatt von sich.

»Hat er Ihnen schon irgendwelche Andeutungen gemacht?« fragte er.

»Dr. Shulman?«

Wildwood nickte. »Oder der Kollege Slider?«

»Nein.«

Ich wußte mit dieser Fragerei gar nichts anzufangen.

»Was denn für Andeutungen?« hakte ich deshalb nach.

Mein Gegenüber sah mir fest in die Augen.

»Kann ich ganz offen sprechen?«

»Bitte!«

»Aus medizinischer Sicht ist der Alkoholentzug abgeschlossen und erfolgreich verlaufen. Nur ist der Mißbrauch leider nicht ohne Folgen geblieben.«

»Und was heißt das?«

Nach wie vor konnte ich mir hier auf nichts einen Reim machen, und ich konnte mir auch überhaupt nicht vorstellen, welche Folgen meine Trinkerei jetzt noch haben sollte, jetzt, da ich doch nicht mehr trank.

»Sie haben extrem schlechte Leberwerte. Die alkalische Phosphatase und der Gamma-GT sind ... Ihre Leber ist sehr, sehr stark geschädigt. Um es ganz klar zu sagen: Die Werte sind so schlecht, daß alles auf eine Zirrhose hindeutet.«

Ich saß ganz ruhig da, als er das sagte, und dabei dachte ich mir: Wie gut, daß du an Hiobsbotschaften jedweder Art gewöhnt bist, Bealein!

»Was muß ich tun?« hörte ich mich da auch schon fragen.

Mein Gegenüber war verblüfft.

»Viel gibt es da nicht zu tun«, sagte er. »Keinen Alkohol, das einmal als allerwichtigstes, und wenig Kaffee. Das Rauchen sollten Sie natürlich lassen, aber ich schätze, daß ich da gegen eine Wand rede. Essen Sie also viel Obst, viel Gemüse, weder Fleisch noch Fisch, höchstens mal ein Ei – nichts, was die Leber belastet. Und trinken Sie massenhaft Wasser oder, noch besser, Obstsaft.«

»Und dann regeneriert die Leber sich wieder?«

»Vielleicht«, sagte er. »Vielleicht auch nicht. Versprechen kann man Ihnen da nichts. Nehmen Sie Larry Hagman! Der hat nach dem Alkoholentzug mit dem Trinken aufgehört, und trotzdem hat die Leber versagt. Das gleiche kann Ihnen auch passieren. Wenn Sie wieder trinken, wird es Ihnen in jedem Fall passieren.«

»Und wenn ich trocken bleibe?«

Er sah mich eine ganze Weile an.

»Sie scheinen ja eine ganz stabile Person zu sein«, meinte er dann. »An Ihrer Stelle würde ich mich innerlich in jedem Fall darauf vorbereiten, daß Sie eine neue Leber brauchen. Der Schaden ist schon zu groß, als daß man ihn wegbeten kann. Wenn es dann trotzdem klappt, danken Sie Gott einfach auf Knien.«

Das war ein guter Rat. Damit konnte ich etwas anfangen.

»Sonst noch was?« fragte ich abschließend.

»Nein, alles andere ist in Ordnung. Sie sollten sich in L.A. nur sofort einen Arzt suchen.«

»Können Sie mir einen empfehlen?«

Dr. Wildwood fühlte sich sichtlich unwohl in seiner Haut, und er zögerte auch erst einmal. Dann griff er aber doch zu einem Blatt Papier, riß eine Ecke davon ab und kritzelte einen Namen darauf.

»Kenne ich vom Studium her«, sagte er dabei. »Die Telefonnummer habe ich jetzt nicht im Kopf, aber die Praxis ist in Beverly Hills auf dem Burton Way.«

Er gab mir den Zettel, sah mich an.

»Gut«, seufzte ich. »Dann danke ich Ihnen für Ihre Mühe.«

Ich stand auf und reichte ihm die Hand.

»Ach ja«, meinte er da auf einmal, »einen Rat kann ich Ihnen noch geben.«

»Gern.«

In meinem Zustand war man für alles dankbar, für einen Rat ganz besonders.

»Die alten Römer haben Weintrauben für eine heilige Frucht gehalten. Weil sie das Zeug essen konnten, und pressen konnten sie es auch, und den Saft dann trinken, und wenn sie den Saft lange genug stehenließen ... na, das wissen Sie selbst, was dann damit passiert.« Er nahm meine Hand in seine beiden Hände und hielt sie ganz fest. »Weintrauben mögen zwar nicht unbedingt heilig sein, aber sie sind so ziemlich das Beste, was ein Alkoholiker sich antun kann. Essen Sie so viele, wie Sie eben können, ja? Zwei, drei Pfund am Tag! Wenn es geht, noch mehr.«

»Und das hilft?«

»Wissenschaftlich erwiesen ist es nicht, aber es wird Ihnen in jedem Fall über vieles hinweghelfen. Ihr Blut war durch den vielen Alkohol völlig überzuckert. Weintrauben bilden Blutzucker, so daß es auch dahingehend hilfreich sein wird. Okay?«

Ich nickte.

»Nochmals vielen Dank«, sagte ich dann. »Und grüßen Sie bitte Dr. Shulman.«

»Mach' ich. Ihnen alles Gute. Sie können es brauchen.«

Der Weg zurück zur DuPont Hall erschien mir endlos an diesem Nachmittag. Immer wieder mußte ich stehenbleiben, um mir die soeben erfahrene Neuigkeit noch einmal in aller Deutlichkeit vor Augen zu halten. Ich hatte es also wirklich geschafft. Ich hatte so viel gesoffen, daß ich mich fast schon zu Tode, in jedem Falle aber krank gesoffen hatte. Dazu gehörte etwas. Das sollte mir erst mal jemand nachmachen. Soviel Selbstzerstörungswut hatte doch kaum einer.

Doch eine Frage blieb bei den ganzen Erkenntnissen unbeantwortet: WARUM?

Die Frage hämmerte in meinem Schädel. Mich interessierte nicht, warum mir das passiert war, ich wollte lediglich wissen, warum ich das getan hatte. Warum hatte ich soviel getrunken? Was stimmte nicht mit mir?

Die Gruppenstunde war zu Ende, als ich in die DuPont Hall zurückkam – zu meinem Leidwesen übrigens. Ich hatte nicht die geringste Absicht gehabt, mich noch einmal in die Runde zu setzen, aber unter den gegebenen Umständen hätte es mir sehr gefallen, wenn man mich dazu aufgefordert hätte. Dann hätten sie mich nämlich kennengelernt. Ich fühlte mich auf einmal stark wie schon lange nicht mehr. Ein falsches Wort von irgend jemandem, und ich würde explodieren wie ein Molotowcocktail, das wußte ich.

Miriam saß auf ihrem Bett und schrieb, als ich zur Tür hereinkam.

»Nimmst du dir einen Augenblick Zeit für mich?« fragte ich sie.

»Natürlich.«

Ich setzte mich zu ihr und erzählte ihr alles.

Sie nahm mich fest in die Arme.

»Okay, okay, okay«, sagte sie dabei immer und immer wieder, »okay, okay, okay ...«

»Weißt du was, Miriam? Jetzt können sie mich alle mal am Arsch lecken!«

Und um diese poetische Aussage zu unterstreichen, riß ich mir diese beiden dusseligen Armbänder herunter. Das war gar nicht so einfach. Aber mit Gewalt ging halt vieles im Leben.

Danach fühlte ich mich um ein Vielfaches besser. Die Brandmarkung war weg, ich hatte mich aus eigener Kraft davon befreit, und das machte mir Mut. Also packte ich erst mal noch ein bißchen weiter und ging danach dann an den Swimmingpool.

Grace sprach mich an.

»Weißt du schon das Neueste, Bea?«

»Nein.«

»Ich darf am Samstag heim.«

»Was?«

»Entlassen würde ich zwar eigentlich erst am Montag, aber da es meiner Mutter so schlecht geht, darf ich schon am Samstag gehen. Sie schreiben allerdings in meine Unterlagen, daß ich das Programm vorzeitig verlassen habe.«

»Dagegen kannst du klagen.«

»Ich weiß nicht.«

»Grace!« beschwor ich sie. »Viele von den Leuten hier sind Parasiten. Der gute Ruf dieser Klinik liegt meines Erachtens nicht an den hervorragenden Behandlungsmethoden, die sie hier haben, sondern an den wohlklingenden Namen derer, die alle schon hier waren. Wissen wir, wie lange die geblieben sind? Und wenn, wissen wir dann, ob die genauso behandelt wurden wie wir?«

Zwischen vier und fünf Uhr nachmittags packte ich meine restlichen Sachen zusammen, duschte, zog mich an und machte mich ein bißchen zurecht. Dann ließ ich ein letztes Mal das lächerliche Circlen über mich ergehen und ging zum Abendessen.

»Das Essen wird von Tag zu Tag schlechter«, jammerte Anna.

»Deshalb war die Taylor auch immer so schlank, wenn sie hier rauskam.«

Wir lachten und scherzten und versuchten, aus den Gegebenheiten das Beste zu machen. Nach dem Essen saßen wir dann alle noch einmal auf eine letzte Zigarette im Hof.

»Hier ist eine Liste mit unseren Adressen!« sagte Jacqueline, die ich sehr mochte, ohne sie näher kennengelernt zu haben. »Schreib uns mal!«

»Und ihr ruft mal an, okay?«

Die Verabschiedung von Anna war ganz besonders herzlich.

»Wie kriegst du denn jetzt dein Gepäck in die Halle?« fragte sie mich.

»Keine Ahnung. Vermutlich muß ich es selber schleppen.«

»Bei der Hitze?«

Ich seufzte.

»Nun hör mal gut zu, Kind!« Anna hob den Zeigefinger. »Du gehst jetzt zu diesem Schnösel Al und sagst ihm folgendes: *Tragen Sie bitte mein Gepäck in die Halle!* Und wenn er sich weigert, dann sagst du weiter: *Bitte, ich bin hier diejenige, die viel Geld bezahlt, Sie sind nur Gehaltsempfänger!*«

Al war nicht mehr im Dienst – leider nicht –, und der Knabe, der an seiner Stelle im Büro saß, war sofort zu allem bereit. Er holte sein Wägelchen, lud meine Sachen auf, und gemeinsam gingen wir durch die Anlage in die Haupthalle.

Miriam begleitete mich.

»Ich gäbe was drum, wenn ich mit dir gehen könnte«, sagte sie.

»Das kannst du.«

»Aber dann werde ich mein Kind nie wiedersehen. Ich muß das hier durchstehen, Bea. Das bin ich dem Kleinen schuldig.«

Um fünf Minuten vor sechs fuhr eine strahlend weiße Limousine vor. Der Fahrer trug sogar Uniform. Freundlich lächelnd stellte er mein Gepäck in den Kofferraum.

»Einen Moment noch!« sagte ich.

Dann verabschiedete ich mich von Miriam.

»Ruf mich an, sobald du draußen bist!«

»Mach' ich, Bea! Und schreib mir mal!«

»Ich versprech's.«

»Bea?«

Plötzlich und unerwartet stand Dr. Shulman in der Halle.

»Was ist los, Bea?«

Noch bevor ich eine Antwort geben konnte, machte er sich selbst einen Reim auf das Bild, das sich ihm bot.

»Sie konnten es nicht aushalten?«

»Nein.«

Mit einem Satz schritt er auf mich zu, nahm mich fest in die Arme.

»Alles Gute, Bea! Sie schaffen das! Und wenn Sie es allein nicht schaffen sollten, was ich persönlich nicht glaube, aber wenn es passiert ...«

Er machte eine lange Pause, umfaßte mein Gesicht mit seinen Händen und sah mir tief in die Augen.

»Dann seien Sie bitte nicht zu stolz!« beendete er schließlich den Satz. »Kommen Sie einfach wieder her. Okay?«

»Okay!« erwiderte ich nur.

Dabei hätte ich gern noch so viel anderes gesagt, so vieles.

Ich drehte mich langsam um und ging auf die große Glastür des Haupteingangs zu. Da rief neuerlich jemand meinen Namen. Ich drehte mich um. Shirley stand da und sah mich herablassend an.

»Ja?«

Sie holte tief Luft.

»Das schaffen Sie nie«, sagte sie dann. »Niemals!«

Ich war erschüttert über so viel Überheblichkeit und Gemeinheit auf einem Haufen, lächelte sie aber trotzdem freundlich an.

»Wissen Sie was?« sagte ich dann. »Alles, was ich geschafft habe in meinem Leben, das habe ich geschafft, weil jemand wie Sie gesagt hat *Das schaffst du nie!*«

5

Freiheit – mein Leben lang hatte ich mich gescheut, dieses Wort in den Mund zu nehmen oder auch nur zu denken. Ich war geboren und aufgewachsen in einem Land und in einer Gesellschaftsschicht, die Freiheit nicht zu beschwören brauchten, sondern ebenso selbstverständlich ein- und ausatmeten wie Luft.

Folglich hatte ich auch nie erfahren, was Unfreiheit bedeutete, und da man meines Erachtens beides kennen mußte, um über eines der beiden reden zu dürfen, hatte das Wort Freiheit in meinem Sprachschatz immer gefehlt.

Jetzt änderte sich das. Als ich an jenem Mittwochabend im Fond der Limousine die Auffahrt des Betty Ford Centers hinabrollte, da fühlte ich mich zum erstenmal seit Tagen nicht mehr wie eine Marionette, sondern wie ein vollwertiger Mensch, wie ein Mensch, der soeben seine Freiheit zurückgewonnen hatte. Und ich nahm mir vor, sie nicht nur zu genießen, sondern ihr auch all die Selbstverantwortlichkeit zuteil werden zu lassen, die jede Form von Freiheit verdient hatte.

Dr. Shulman und Shirley zum Abschied noch einmal gesehen zu haben hatte mir gutgetan. Seine letzten Worte machten mir Mut, ihre gaben mir Kraft. Ihn und seinen Glauben an mich wollte ich nicht enttäuschen; sie und ihre Zweifel an mir wollte ich nicht bestätigen. Und beides schien der guten Sache, nüchtern zu bleiben, dienlich zu sein. So fühlte ich mich auf einmal ausgeglichen, regelrecht entspannt.

Genüßlich rekelte ich mich in die weichen Ledersitze, streckte meine Beine lang aus.

Mein Chauffeur war zugleich auch der Besitzer der Limousinen-Firma, und schon nach wenigen Minuten erzählte er mir, daß er schon viele vom Betty Ford Center gefahren hätte.

»Haben Sie da jemanden besucht, Ma'm?«

Ich stutzte. Da er mein Gepäck im Kofferraum verstaut hatte, wäre diese Frage eigentlich überflüssig gewesen, doch wollte er vermutlich herausfinden, ob ich ehrlich war.

»Nein«, antwortete ich freundlich, »ich war Patientin dort. Ich bin Alkoholikerin.«

»Oh!« entgegnete mein Fahrer, als sei das eine völlig unerwartete Eröffnung gewesen.

»Da hab' ich auch schon eine Menge von gefahren«, meinte er dann. »Und schon jede Menge Klagen gehört.«

»Im Ernst?«

»Und wie, Ma'm! Aber lesen tut man da ja nie was von. Wenn die im Fernsehen drüber reden, sagen alle nur immer, wie zufrieden und dankbar sie angeblich sind.«

Ich lachte laut auf. Genau so war es – und noch war ich mir überhaupt nicht sicher, ob ich es nicht auch so machen würde.

Ohne das Betty Ford Center säße ich heute nicht hier. Das hörte sich gut an, führte nicht zu Verleumdungsklagen, machte einen elitären Eindruck –

»Haben Sie überhaupt was gesehen von Palm Springs?« fragte er mich dann.

»Natürlich nicht. Aber ich habe eine Menge erlebt.«

Ich erzählte ihm auf die Schnelle ein paar Schwänke über meinen kurzen Aufenthalt in der besten Klinik der Welt, und der Mann am Steuer staunte nicht schlecht.

»Sie haben also nur das Übelste von Palm Springs gesehen«, schlußfolgerte er. »Na, dann passen Sie mal auf.«

Er zeigte mir ein paar Sehenswürdigkeiten, die auf unserem Weg lagen, hier die Villa eines Oscar-Preisträgers, da das Anwesen eines Plattenstars.

»Mmh« und »Oh!« sagte ich artig zu allem, hatte in Wahrheit aber große Mühe, mich zu konzentrieren. Zu sehr berauschte mich der Genuß einer Zigarette in einem geschlossenen Raum und die Landschaft, die an mir vorüberzog und dermaßen faszinierend war, daß es nahezu schmerzte. Dieses wundervolle, warme Nachmittagslicht, das sich langsam aber sicher in ein Abendrot verwandelte! Diese so makellos schönen Gebirgskämme der Mohave-Wüste! Doch war neben all der Begeisterung auch so etwas wie Angst in mir. Ich hätte nicht sagen können, wovor ich Angst hatte, ich wußte nur, daß ich sie hatte, und daß sie größer wurde. Da war das Straßenschild, das Richtung Flughafen wies. Da war in der Ferne das freie Feld, und plötzlich landete eine kleine zweimotorige Maschine auf diesem Feld ...

»Was für eine Fluglinie?« erkundigte sich mein Fahrer.

Mir war, als liefe ein eisiger Schauer über meinen Rücken.

»American Airlines«, flüsterte ich.

Und im gleichen Moment spürte ich, daß ich mir den Eisesschauer nicht eingebildet hatte. Mein gesamter Körper hatte eine Gänsehaut.

Der Wagen hielt, mein Fahrer stieg aus und öffnete mir die Tür, schenkte mir ein breites Lächeln.

»Wissen Sie was?« meinte er. »Das war eine so nette Fahrt, und

Sie haben so viel hinter sich ... geben Sie mir einfach nur, was Sie für ein normales Taxi bezahlt hätten.«

Ich war völlig verblüfft.

»Sind Sie sicher?«

»Absolut sicher, Madam.«

»Wieviel wäre das denn dann?«

»Dreißig Dollar!«

Noch immer konnte ich es nicht fassen und gab dem netten Menschen fünfunddreißig Dollar.

Er lachte. »Dafür bekommen Sie jetzt noch einen Extra-Service.«

Er schnappte sich mein Gepäck und trug es mir in die Halle, geradewegs bis zum Schalter der Fluglinie.

»Alles Gute!« sagte er dann und reichte mir die Hand. »Und Gott mit Ihnen!«

»Guten Abend, Ma'm, was kann ich für Sie tun?«

Der Schalterbeamte der American Airlines lächelte mich freundlich und erwartungsvoll an, wie er es seinem Berufsethos schuldig war.

»Ich habe heute morgen telefonisch einen Platz für die 3315 nach Los Angeles reserviert«, erklärte ich, gab ihm meine Reservierungsnummer und war auf einmal sehr nervös, mit der Buchung könnte irgend etwas falsch gelaufen sein. *Was mache ich dann?* hämmerte es in meinem Schädel. *Gott im Himmel, was mache ich dann? Dann gehst du für diese Nacht in das teuerste und schickste Hotel, das Palm Springs zu bieten hat, und fliegst morgen zurück!* antwortete mir eine innere Stimme. Und sofort fühlte ich mich erleichtert.

»Wenn ich dann bitte Ihre Kreditkarte haben dürfte!« beruhigte mein Gegenüber da auch schon mein gereiztes Nervenkostüm.

»Selbstverständlich.«

»Wieviel Gepäck haben Sie, Ma'm?«

»Den großen Koffer und die Reisetasche hier«, sagte ich spontan, »aber –«

Plötzlich war ich endgültig aus dem Häuschen. Ich spürte, wie ich hastig zu atmen und meine Hände zu zittern begannen, als brauchte ich dringend einen Schnaps. Mir fiel nämlich auf einmal siedend heiß ein, daß mein Teddybär in der Reisetasche war, und damit fühlte ich mich sofort an meinen Flug von Dubai nach Frankfurt erinnert. Nein, mein bester Freund durfte mir auf keinen Fall noch einmal wegkommen, und sicher war er nur, wenn ich ihn in meiner Nähe behielt, ganz in meiner Nähe. Hektisch fingerte ich die Kofferschlüssel aus meiner Handtasche und öffnete das Sicherheitsschloß.

»Es ist nur eine Kleinigkeit!« erklärte ich dabei mehrere Male. »Ich bin gleich fertig. Nur noch einen ganz kleinen Moment!«

Ich holte meinen besten Freund heraus und schloß die Tasche wieder.

»So, jetzt kann sie aufgegeben werden!«

Der Schalterbeamte sah mich erstaunt an. Es war sicher auch nicht gerade ein alltägliches Bild, das sich ihm da bot: Vor ihm stand eine Enddreißigerin mit einem Teddybär im Arm. Ich atmete tief durch.

»Wissen Sie«, sagte ich dann, »ich war die letzten Wochen im Betty Ford Center, und der Bär hier ist ein Geschenk von meiner kleinen Tochter. Sie hat ihn mir mitgegeben, damit ich mich in der Therapie nicht ganz so einsam fühlte. Dem Kerlchen darf also auf keinen Fall etwas passieren. Ich muß ihn heil heim nach L.A. bringen.«

Die Gesichtszüge meines Gegenübers veränderten sich, aus Erstaunen wurde Verständnis.

»Möchten Sie vielleicht eine Plastiktüte?« bot er mir sogar an.

Ich lächelte verlegen. Ein Teil von mir schämte sich für die aus fehlendem Selbstbewußtsein mal eben schnell dahingeborene Tochter, der andere Teil meines Ichs sagte mir jedoch, daß die Lüge in dieser so flüchtigen Begegnung keinerlei Gewissensbisse wert war.

»Wäre schon schön, wenn Sie eine hätten«, sagte ich. »Dann sehe ich nicht ganz so komisch aus.«

Ich bekam meine Tüte, und ich bekam meine Bordkarte. Und dann stand ich da. Bis zum Abflug hatte ich noch zweieinhalb Stunden Zeit und nicht die geringste Vorstellung, wie ich mir die vertreiben sollte. Da machte es plötzlich Sinn, daß ich Angst verspürt hatte, als sich die Limousine dem Flughafen näherte: Erst jetzt war ich nämlich wirklich auf mich gestellt. Bisher war immer jemand um mich gewesen, selbst wenn es sich dabei nur um einen fremden Fahrer oder einen Flughafenangestellten gehandelt hatte. Von nun an war ich wirklich allein!

Der Flughafen von Palm Springs war klein, so daß es nur wenige Geschäfte gab, und die wenigen Geschäfte, die es gab, hatten dermaßen überspitzte Preise, daß es nicht einmal Spaß machte zu gucken, geschweige denn zu kaufen.

Trotzdem lief ich mindestens zehnmal den gleichen Gang auf und ab. Es war ein innerer Zwang, das zu tun; ich mußte mich orientieren, sonst fühlte ich mich nicht sicher. Immer und immer wieder führte ich mir die neuen Eindrücke vor Augen, schaute zwischendurch immer und immer wieder auf meine Armbanduhr. Die Zeiger bewegten sich so langsam, daß ich Sorge hatte, die Uhr könne stehengeblieben sein. Also verglich ich meine Zeit mit der des Flughafengebäudes – meine Uhr ging zehn Minuten vor.

Da ich nur im Freien rauchen durfte, ging ich schließlich nach draußen und setzte mich dort auf eine Bank.

Das Tageslicht wurde immer schwächer, und über den Gipfeln der Gebirgskämme färbte der Himmel sich rot. Diese Welt, in die ich vor nahezu achtunddreißig Jahren hineingeboren worden war, war wunderschön, und ich war ein Teil von ihr. Ich gehörte dazu wie all die vielen anderen Menschen, wie Tiere und Bäume und Pflanzen, wie der Wind und das Licht. Und ich war frei. Die Welt, in der ich lebte, stand mir in dem Maße offen, in dem ich bereit und fähig war, mich dieser Welt zu öffnen.

Jedem neuen Anfang wohnt ein Zauber inne, der uns schützt und der uns hilft zu leben.

Mit diesen wunderschönen Worten hatte mein zweites Buch geendet, und jetzt dachte ich sie nicht nur, diese Worte, ich fühlte sie in diesen Augenblicken vor dem Flughafengebäude von Palm Springs. Ich atmete sie mit der klaren, lauen Abendluft, schmeckte sie als Tabak auf meiner Zunge und spürte sie als Wärme auf meiner Haut. Dann bekam ich plötzlich Durst.

Das Klima in Palm Springs erlaubte es niemandem, Durst zu ignorieren. Er war ein Warnsignal, dem man sofort zu entsprechen hatte, denn unzureichende Flüssigkeitszufuhr führte bei den heißen Temperaturen schnell zu einem Kreislaufkollaps. Also löschte ich meine Zigarette und machte mich schnurstracks auf den Weg ins Flughafengebäude. Der Eingangstür gegenüber waren die Toiletten. Rechts daneben waren die Münzfernsprecher, links daneben ... Nun, ich hatte die Bar gleich bei meinem ersten Orientierungsgang gesehen, doch hatte ich sie bewußt nicht genauer in Augenschein genommen. Auch jetzt tat ich das nicht, denn es mußte ja irgendwo auch einen Getränkeautomaten geben. Die gab es schließlich überall, und ich war mir sogar sicher, hier bereits einen gesehen, mir nur nicht gemerkt zu haben, wo ich ihn gesehen hatte.

Wieder lief ich bestimmt zehnmal den gleichen Gang auf und ab. Und wie jeder Mensch, der etwas sucht, wähnte ich das Gesuchte natürlich in jedem Winkel, hinter jeder Säule. Irgendwann mußte ich es mir dann eingestehen: Auf dem Flughafen von Palm Springs gab es keinen Getränkeautomaten.

Also hatte ich jetzt die Wahl. Ich konnte entweder zur Toilette gehen und riskieren, mir eine Darmgrippe zu holen – Leitungswasser war mir noch nie bekommen –, oder aber ich ging das andere Risiko ein ...

Es war eigenartig. Zum erstenmal seit vielen, vielen Jahren ging ich in eine Bar und auf eine Theke zu und bestellte nichts als ein Glas Mineralwasser. Es fiel mir nicht schwer, das nicht, doch konnte ich nicht umhin, während der kurzen Wartezeit intensiv auf die vielen Schnapsflaschen zu starren, die in Massen auf der verspiegelten Anrichte standen. Auf dem Wodka-Sortiment blieb mein Blick schließlich kleben. All meine Lieblinge standen dort nebeneinander aufgereiht.

Nein, ich verspürte keine Lust, mir ein Glas zu bestellen. Es wäre nur eine Kleinigkeit gewesen, das zu tun, doch wollte ich es gar nicht. Da war keinerlei Drang in mir. Ich hatte weder *Appetit* auf einen Schnaps noch *Sehnsucht* nach der Wirkung eines Schnapses. Nein, ich hatte einfach nur Durst.

»Wieviel macht das?« erkundigte ich mich, als der Barkeeper es mir vor die Nase stellte.

Sein Gesichtsausdruck war mürrisch, und sein Tonfall paßte perfekt dazu.

»Wasser ist umsonst!« knurrte er mich an.

»Aha«, entgegnete ich, »sehr schön!«

Bis acht Uhr saß ich draußen vor den Pforten des Flughafens, rauchte eine Zigarette nach der anderen und überdachte dabei das Für und Wider meiner Idee, irgend jemanden in Los Angeles anzurufen und über meine bevorstehende Heimkehr zu informieren. Eigentlich gab es nichts, was dafür sprach, wenngleich ich nahezu verbissen nach einem solchen Grund suchte. Zu groß war meine Angst vor unangenehmen Kommentaren. Man würde mir ja vermutlich doch nur wieder das sagen, was ich schon die letzten Tage im Betty Ford Center zur Genüge gehört hatte, nämlich, daß ich einen grob fahrlässigen Fehler begangen hätte und nun keinerlei Chance mehr hätte, es zu schaffen. Dem wollte ich mich einfach nicht aussetzen.

Es war schon fast halb neun, als ich plötzlich vor Entsetzen einen schrillen Laut ausstieß, den außer mir gottlob niemand hörte. Im gleichen Moment sprang ich auch schon von meiner Bank, als sei die auf einmal mindestens so heiß wie glühende Kohle.

Die Flaschen in meiner Wohnung! Meine Freundin Anne hatte vielleicht noch keine Zeit gehabt, sie wegzuräumen, wie wir es verabredet hatten. Sie glaubte schließlich, ich würde vier Wochen fortbleiben, und mithin war das Unternehmen nicht eilig für sie gewesen. *O mein Gott!*

Schon sah ich mich nach Hause kommen und all diesen Alkohol vorfinden, der auf der Küchenzeile stand. Ich fürchtete mich mit dem Zeug im Haus. Solange ich über meinen Schatten springen und einen Schnaps bestellen oder irgendwo kaufen mußte, solange traute ich mir. Der Gedanke, mit dem Teufel höchstpersönlich allein zu sein, machte mir indes panische Angst. Dann hatte der Teufel nämlich eine Chance zu gewinnen, das spürte ich.

Wie von Furien gehetzt stürzte ich ins Innere des Flughafengebäudes zu den Telefonen. Meine Hände zitterten wie Espenlaub, als ich meine Telefonkarte aus der Handtasche fingerte. Ich mußte Anne erreichen, unbedingt. Sie mußte in meine Wohnung fahren und die Flaschen verschwinden lassen, bevor ich eintraf.

Anne war abends immer zu Hause. Das war fast schon ein Gesetz, so häufig kam es vor. Und wenn Anne nicht zu Hause war, dann konnte man sie über ihr Handy jederzeit überall erreichen ...

Eigentlich war ich gar nicht erstaunt, daß all das ausgerechnet am Abend des 30. August 1995 nicht zutraf. Diese Erkenntnis paßte vielmehr perfekt in das hinein, was ich in den vergangenen fast achtunddreißig Jahren über das Leben gelernt hatte: *Verlaß dich nie auf etwas, auf das du dich eigentlich müßtest verlassen können!*

Erstaunlicherweise war ich auf einmal ganz ruhig; die Nervosität, die mich gerade noch gequält hatte, war plötzlich wie weggeblasen. Ich mußte mir eben selbst helfen. Also beschloß ich, bei meiner Ankunft zu Hause den Sicherheitsdienst um Hilfe zu bitten. Einer der Männer konnte mit mir hinauffahren, den Alkohol aus meiner Wohnung räumen und ihn zum Dank für diese Hilfeleistung behalten. Ein Mensch mit normalem Trinkverhalten kam mit meinen Vorräten sicher ein ganzes Jahr aus und konnte auch noch sämtliche Weihnachtsgeschenke davon bestreiten.

Noch während ich diesen Plan zu Ende schmiedete, rief ich fast automatisch Jean an. Ich wußte selbst später nicht, warum; es passierte mir einfach. Und daß er, der abends immer ausging, ausgerechnet an diesem Abend zu Hause geblieben war, paßte im nachhinein auch wieder ins Bild.

»Jean?« vergewisserte ich mich unsicher, nachdem ich seine Stimme vernommen hatte. Denn ich war darauf fixiert gewesen, eine Nachricht auf seinem Anrufbeantworter zu hinterlassen.

»Ja? Wer ist denn da?«

Ich schluckte. »Ich bin's, Jean: Bea!«

»Na, hallo!« jubelte er ins Telefon. »Wo bist du denn, Muckilein?«

Diesmal schluckte ich nicht nur, diesmal holte ich auch noch ganz tief Luft.

»Du wirst mich jetzt ganz bestimmt hassen«, sagte ich dann, leise und verängstigt wie ein kleines Kind. »Ich ... ich bin nämlich auf dem Flughafen von Palm Springs. Und ich komme nach Hause.«

Es war heraus.

»Waaas?« dröhnte es mir da auch schon ins Ohr.

»Sei bitte nicht enttäuscht, Jean«, schnatterte ich hastig weiter. »Ich weiß, was ihr alle für mich getan habt, du an allererster Stelle, aber ich habe es nicht ausgehalten, ich –«

»Na, kein Wunder!« fiel Jean mir da auf einmal ungerührt ins Wort. »Das ist ein Irrenhaus da, das wußte ich.«

Ich war so erstaunt über diese Bemerkung, daß ich im ersten Moment gar nichts darauf erwidern konnte.

»Du bist also nicht böse auf mich?« fragte ich dann vorsichtshalber noch einmal.

»Aber geh! Wann kommst du denn, Muckilein? Ich hol' dich ab!«

Es war Mittwoch, der 30. August 1995, und American Airlines Flug 3315 von Palm Springs nach Los Angeles rollte pünktlich auf die Startbahn hinaus.

Mit meinem Teddybär auf dem Bauch saß ich da und zählte die Sekunden. Einerseits ging mir alles nicht schnell genug, andererseits wollte ich keinen einzigen Augenblick dieses endgültigen Endes an mir vorüberziehen lassen, ohne ihn bewußt erlebt zu haben.

Palm Springs war für Millionen Menschen auf dieser Erde ein anderer Name für das Paradies. Ich hatte an diesem Ort einen Blick in etwas getan, was für mich die Hölle gewesen war.

Die Maschine blieb am Anfang der Startbahn kurz stehen, und in der Kabine wurden die Lichter ausgeschaltet. Ganz fest preßte ich meinen besten Freund an mich, und als die Motoren aufheulten und sich das Flugzeug neuerlich in Bewegung setzte, da hatte ich nicht nur das Gefühl, mit der Schubkraft des Jets meinem Alptraum zu entrasen, ich wußte in diesem Moment auch, daß das meine einzige Chance war.

Wer die Freiheit einer Sicherheit opfert, der hat es verdient, beides zu verlieren. Benjamin Franklin hatte diese Worte gesagt, und es erstaunte mich nicht im geringsten, daß sie mir ausgerechnet jetzt ins Gedächtnis kamen.

American Airlines Flug 3315 hob vom Boden ab und stob in den schwarzen Nachthimmel. Ich schaute nicht nach unten. Vielmehr schloß ich die Augen und schaute in mich selbst hinein. Ich opferte meine Sicherheit, um frei zu sein, und ich hoffte, daß ich mir dadurch verdiente, beides zu gewinnen. Vor mir lag ein neues Leben. Und ich mußte einen Weg finden, damit fertig zu werden – allein und ohne Alkohol!

Sechstes Kapitel

1

Als Kind hatte ich immer zutiefst bedauert, daß Gegenstände nicht sprechen können. Ich hätte so gern gewußt, was meine Puppen über das Leben bei mir dachten, ob sie sich ausreichend und richtig geliebt fühlten und ob sie mich ihrerseits liebten.

Später empfand ich das gleiche auch gegenüber Tieren und Pflanzen. Allem Verstandesmäßigen zum Trotz war ich überzeugt, daß sie fühlten und dachten, wie ich selbst es auch tat, daß sie im Gegensatz zu mir ihre Gedanken und Gefühle nur nicht mitteilen konnten, zumindest nicht so, daß ich es hätte hören und verstehen können.

Am Abend des 30. August 1995 empfand ich all das erstmals in meinem Leben im Hinblick auf eine Stadt.

Der Landeanflug auf Los Angeles war berückend schön. Die Stadt glitzerte und funkelte, und mir war, als täte sie das ganz allein für mich. Und ich wünschte mir nichts sehnlicher, als daß ich hätte hören können, was sie dabei sagte.

Da ich das natürlich nicht konnte, bildete ich mir einfach ein, etwas zu hören. Ja, ich war überzeugt, daß L.A. vor Freude jubelte, mich wiederzubekommen. Der Gigant der Gegensätze schien seine Arme zu öffnen und mich in sich aufzunehmen, und als die Maschine die Landebahn berührte, spürte ich ganz deutlich, daß ich zu Hause war. Hier war meine Heimat, hier gehörte ich hin.

Ich fühlte mich eigenartig, ein bißchen unsicher, ein bißchen müde, aber nicht so unsicher, als daß es mir Angst gemacht hätte, nicht zu müde, um zu tun, was anstand. Meinen besten Freund, der immer noch in der American-Airlines-Tüte versteckt war, preßte ich fest an mich, als ich die schmale, wacklige Gangway hinunterging.

Die Luft war lau; fast empfand ich sie als ein bißchen kühl, da es in Palm Springs so höllisch heiß gewesen war. Meine Knie waren weich, das spürte ich. Und ich hatte auch ziemliche Orientierungsprobleme. Doch folgte ich einfach den anderen Passagieren und gelangte so zu den Gepäckbändern.

»Na, Muckilein!«

Jean war braungebrannt, und er trug weiße Jeans und ein weißes, hautenges Shirt.

»Komm her, Muckilein!«

Er nahm mich in die Arme und preßte mich ganz fest an sich.

»Bist du wirklich nicht böse auf mich?« flüsterte ich.

Er lachte. »Quatsch!«

»Ich konnte diesen AA-Kram einfach nicht aushalten.«

Jean verzog das Gesicht. »Aber das hier ist doch auch AA«, meinte er dann, »du bist also brav.«

Mein Gehirn brauchte einen Moment, bis es das verstand. Dann lachte auch ich. American Airlines Flug 3315, das war auch AA.

Jean hatte den Wagen im absoluten Halteverbot geparkt, was wie durch ein Wunder ohne Folgen blieb. Normalerweise wurde nirgendwo auf der Welt so schnell und so teuer abgeschleppt wie in LAX.

Ich staunte nicht schlecht, als ich das Auto sah. Es war nämlich mein Auto und nicht Jeans, und es war furchtbar schmutzig, so schmutzig war es bisher noch nie gewesen. Jean mußte durch Schlammlöcher gefahren sein, und außerdem – ich konnte und wollte nicht zu Ende denken, was mir da gerade in den Sinn kam.

Die Fahrt durch die nächtliche Stadt erlebte ich wie einen Traum. Ein Teil von mir hatte unentwegt Angst, ich würde gleich aufwachen und wieder in meinem schmalen Bett im Betty Ford Center liegen.

»Nein, das hier ist ganz wirklich!« lachte Jean und kniff mir in den Arm. »Du bist hier, und jetzt fängt ein neues Leben an.«

Ich schluckte.

»Was ...äh ...«, stammelte ich, » ... äh ... was, wenn ich es nicht schaffe?«

»Das schaffst du schon!«

Wir fuhren in die Tiefgarage meines Hauses.

»Wie machen wir das denn jetzt, Muckilein? Ich fahre meinen Wagen aus deiner Parklücke heraus, und dann?«

»Du kannst dich oben vor den Eingang stellen«, antwortete ich.

Jean stieg aus und ging zu seinem Auto, und als er Sekunden später aus meiner Parklücke herausfuhr, nahm ich mich ganz fest zusammen und stieg meinerseits aus dem Wagen.

Ich war nüchtern.

Ich brauchte keine Angst mehr vor dem Fahren zu haben.

Ich konnte mich selbst ans Steuer setzen und den schmalen, kurzen Sportwagen einparken.

Ich konnte das.

Es war nur eine Kleinigkeit; zumindest wäre es für einen normalen Menschen eine Kleinigkeit gewesen. Doch für mich bedeutete es sehr viel mehr.

Zum erstenmal seit Monaten verspürte ich keine Panik, als ich zwischen die beiden Betonpfeiler fuhr. Und als ich den Motor abstellte, war mir, als hätte ich soeben eine Meisterleistung vollbracht. Ich war richtig stolz auf mich.

Wie ich es befürchtet hatte, standen in meiner Wohnung nach wie vor die ganzen Flaschen. Jean und ich packten alles ein und trugen es nach unten zu seinem Auto. Das Zeug war in zwei riesigen Sporttaschen. Sie gingen nicht mehr zu, und zwei erwachsene Menschen hatten Mühe, sie gemeinsam zu tragen, so schwer waren die Biester.

»Hast du irgendwo noch was versteckt?« fragte mein Freund, als wir in die Wohnung zurückkehrten.

»Wie?« Ich glaubte, mich verhört zu haben.

»Ob du irgendwo noch was versteckt hast?« wiederholte er ungerührt.

»Natürlich nicht«, antwortete ich.

Schweigend sah er mich an.

Ich wurde unsicher. »Willst du nachsehen?«

»Es kann ja sein, Muckilein, daß du irgendwo was versteckt hast und dich nur nicht mehr erinnerst.«

Nun wurde mir endgültig elend zumute. Das konnte nämlich tatsächlich sein. Ich hatte zwar im Verlauf meiner Trinkerkarriere nur selten Alkohol versteckt, doch hatte ich das nur deshalb so selten getan, weil es im allgemeinen nicht erforderlich gewesen war. Ich lebte schließlich die meiste Zeit allein.

Um so größer war hier jetzt die Gefahr. Solange ich getrunken hatte, hatte ich Probleme mit Besuchern gehabt. Da ich nie voraussehen konnte, ob die überhaupt Alkohol tranken, und da sie, selbst wenn sie tranken, nie im Leben soviel tranken wie ich, hatte ich immer, bevor ein Besucher über meine Schwelle trat, überall kleine Wodkadepots angelegt.

Da waren die »Wassergläser« gewesen – eines in der Küche, eines im Arbeitszimmer auf dem Schreibtisch –, und da waren die »Wasserfläschchen« gewesen – eines im Schlafzimmerschrank, eines im Bad zwischen Badeöl, Gesichtswasser und Deodorant.

Vielleicht waren von diesen Depots immer noch welche da, und ich konnte mich nur nicht mehr an sie erinnern, weil ich viel zu betrunken gewesen war, als ich sie angelegt hatte. Und wenn es so war, dann würde ich das fragliche Glas oder Fläschchen spätestens morgen finden und –

»Mach jeden Schrank auf, Jean! Bitte! Guck überall!«

Und er guckte überall, sogar unter dem Bett und im Backofen, im Medikamentenschrank im Bad und in den Blumentöpfen.

»Du kennst dich mit so was aus, wie?«

Er lachte. »Was meinst du, wo ich meinen Stoff überall hatte!«

Bis weit nach Mitternacht saßen Jean und ich beieinander. Ich rauchte eine Zigarette nach der anderen, und wir tranken Orangensaft, etwas, was mir äußerst merkwürdig vorkam. Ich hatte noch nie am späten Abend in meinem Wohnzimmer gesessen und Orangensaft getrunken.

»Meinst du, daß ich mich je daran gewöhnen werde?«

»Wenn du es wirklich willst, dann schon, Muckilein!«

Ich erzählte Jean, wie das gewesen war, was ich da gerade erst hinter mir hatte, und bei einigen meiner Schilderungen wollte er seinen Ohren nicht trauen.

»Weißt du«, meinte er irgendwann, »das größte Problem, das wir haben, ist natürlich, daß diese Therapien für Amerikaner gemacht sind und nicht für Europäer. Die Amerikaner fühlen sich wohl und sicher, wenn alles seinen Zeitplan hat und immer Leute da sind. Individualität macht ihnen eher angst.«

Angst – das war fast so etwas wie ein Stichwort. Denn als Jean in jener Nacht ging, überfiel mich der erste Schrecken. Erst da wurde mir nämlich klar, daß ich jetzt ja allein in dieser Wohnung war, allein in dieser Stadt, allein in diesem neuen Leben.

Um nicht weiter darüber nachdenken zu müssen, nahm ich erst einmal eine heiße Dusche. Dabei wusch ich das Betty Ford Center nicht nur von mir ab, nein, ich scheuerte es mir förmlich von der Haut.

Danach rief ich meine Mutter an.

»Du darfst telefonieren?« rief sie erstaunt aus, als sie meine Stimme hörte.

Ich holte tief Luft.

»Nein, Mama ... ich bin ... abgehauen!«

Dann hielt ich den Atem an. Ich hatte keine Vorstellung, wie meine Mutter reagieren würde, deshalb hatte ich mir vor diesem Anruf auch gar keine Gedanken gemacht. Ich war noch nie irgendwo abgehauen, weder als Kind noch als Teenager oder als junge Frau. Meine Mutter kannte es nicht, daß ihre Tochter etwas anfing und nicht zum Ende brachte, und folglich wußte ich nicht, wie meine Mutter mit dieser Sachlage umgehen würde.

Für einen kurzen Moment war es totenstill am anderen Ende der Leitung.

»Gott sei Dank!« sagte Mama dann auf einmal. »Ich bin so froh, Kind. Ich hab' die ganzen letzten Tage gedacht, daß sie dich da womöglich kränker machen, als du es jemals warst.«

»Das Gefühl hatte ich auch.«

»Du schaffst das auch so.«

»Ich hoffe, Mama!«

»Ich liebe dich, mein Kind!«

»Und ich liebe dich!«

Auch Anne rief ich noch an in jener Nacht, und erstaunlicherweise war auch sie nicht bestürzt über meine Entscheidung, sondern befand, daß das jeder selbst wissen müsse.

»Du wirst schon einen Weg finden, Bea. Und wenn du dich nicht beirren läßt, dann wird sich der Rest vermutlich ganz von allein ergeben!«

»Ich hoffe es, Anne.«

»Ich werde dafür beten.«

Den Koffer auszupacken, dazu hatte ich keine Kraft mehr. Ich ließ mein gesamtes Gepäck mitten im Wohnzimmer liegen, zerrte nur ein Nachthemd heraus. Dann kroch ich in mein Bett.

Es war drei Uhr in der Frühe, als ich das Licht löschte. Und ich rechnete und plante unablässig. Wenn ich zwei, drei Stunden schlief, war alles in Ordnung, dann konnte ich den nächsten Tag irgendwie überstehen. Und zwei, drei Stunden würde ich bestimmt schlafen, denn ich hatte einen anstrengenden Tag hinter mir.

Und wenn nicht, wenn ich bald schon aufschreckte, gegeißelt von mörderischen Schnapsgelüsten, dann würde ich den Fernseher einschalten, meinen Koffer auspacken, die Küche putzen ... Ja, so nahm ich mir das vor, und nachdem ich es im einzelnen durchdacht und mir bildhaft vorgestellt hatte, wagte ich auch endlich, meine Augen zu schließen. Sie brannten. Ich war todmüde. Und so faltete ich meine Hände und betete:

»Lieber Gott, nun habe ich nur noch dich und mich selbst. Laß das bitte genug sein, um diesen Krieg zu gewinnen!«

2

Es war kurz nach neun Uhr morgens, als ich aufwachte, und draußen schien die Sonne. Meine Sorgen waren also unbegründet gewesen. Tief und fest und traumlos hatte ich geschlafen, und ich fühlte mich ...

Na ja, daran, daß ich immerzu das Gefühl hatte, schwere Knochen zu haben, daran war ich inzwischen schon gewöhnt. Mir fielen ja auch meine tauben Zehen nicht mehr auf. Nur wenn ich sie nach dem Waschen abtrocknete oder wenn ich mir Socken an- oder auszog, wurde mir bewußt, daß ich dieses Problem immer noch hatte. Daneben hatte ich wohl zu viele andere, große Probleme, als daß ich mich auch noch um diese kleinen sorgen konnte.

Noch bevor ich mich auf die Bettkante setzte, zündete ich mir eine Zigarette an. Es tat gut, den ersten Zug im Liegen zu tun, in einem geschlossenen Raum, allein mit mir. Ich genoß die liebe Sünde ganz bewußt, dann kletterte ich aus dem Bett und ging auf die Terrasse hinaus.

Dort lag der Schmutz in dicken Schichten; das war das erste, was mir auffiel. Bevor ich im Juli nach Deutschland geflogen war, hatte es sich meines trunkenen Erachtens nicht mehr gelohnt, dort zu putzen. Für Franziskas Besuch hatte ich den Balkon zwar herrichten wollen, das aus Promillegründen aber auch wieder nicht getan, und vor meinem Aufbruch ins Betty Ford Center hatte ich, weiß Gott, andere Dinge im Kopf gehabt.

Nun, jetzt staubte der Dreck so hoch, daß es richtig widerlich war, und ich nahm mir vor, das in den nächsten Tagen in Ordnung zu bringen. Fröhlich stimmte mich dieses Vorhaben nicht gerade, war es doch von vornherein dazu verdammt, keine längerfristige Befriedigung zu bescheren. Die Luft in Los Angeles ist schrecklich schmutzig, und da es nur in den Wintermonaten hin und wieder mal ein bißchen regnet, kommt die übrige Zeit mit dem kleinsten Windhauch ein Schmier von Sand und Öl und umherfliegendem Blattwerk angeweht. Im Grunde muß man seine Außenflächen täglich wischen, um sie auch nur leidlich sauberzuhalten, und mit so etwas fortan meine Zeit zu verbringen betrachtete ich nicht gerade als eine angemessene Lebensaufgabe.

Es war Donnerstag, der 31. August 1995. Es war mein erster Tag in der neuen Freiheit und zugleich mein sechster nüchterner Tag.

Während ich mir das vor Augen führte und wieder in mein Schlafzimmer zurückging, wurde mir bewußt, daß ich mich alles andere als frisch und ausgeruht fühlte. Mir war eher, als hätte mir jemand mit einer Keule auf den Schädel geschlagen. Es fiel mir ungemein schwer, mich auf irgend etwas zu konzentrieren, und mich zu waschen, anzuziehen und zu schminken dauerte fast zweieinhalb Stunden. Danach war ich so erschöpft, daß ich am liebsten wieder ins Bett gekrochen wäre.

Mithin hatte sich eigentlich nichts geändert. Für den Moment ging es mir ohne Wodka nicht besser und nicht schlechter, als es mir mit dem Wodka gegangen war, und diese Erkenntnis erschütterte mich zutiefst.

»Ihr werdet eine völlig neue Lebenserfahrung machen«, hatten Al und Kelly immer wieder getönt.

»Es wartet eine ganz neue Welt auf euch!« hatte Shirley behauptet.

Und die Leute von AA hatten gar erklärt, wir würden alle vor Dankbarkeit und Glückseligkeit weinend auf die Knie sinken, dermaßen erfüllend wäre ein Dasein ohne Alkohol.

Bedauerlicherweise empfand ich nichts von alldem, im Gegenteil. In mir war nichts als eine dumpfe Leere, und ich hatte nicht die geringste Vorstellung, mit was ich die nun füllen sollte.

Doch hatte ich ja trotz allem so einiges im Betty Ford Center gelernt. Und auf das wenige, was mir davon Sinn zu machen schien, griff ich jetzt zurück, damit beginnend, daß ein Alkoholiker gut daran tat, stets und ständig hinter sich selbst herzuräumen, was ihm im nassen Zustand ja so außerordentlich schwer gefallen war.

Als erstes nahm ich mir mein Schlafzimmer vor, lüftete es gut durch, machte das Bett. Da das binnen zehn Minuten erledigt war, fing ich an, das Bad zu richten, Handtücher und Waschlappen in die Wäschetruhe zu befördern, das Spülbecken zu säubern. Das dauerte gerade mal fünf Minuten.

Da ich nur koffeinhaltigen und keinen koffeinfreien Kaffee im Haus hatte, gab es zum Frühstück nur einen Orangensaft. Mit dem einen Glas und dem bißchen Geschirr vom Vorabend ließ sich die Spülmaschine zwar nicht füllen, doch räumte ich das Zeug zumindest weg und wischte mit einem feuchten Tuch die Arbeitsplatten und die Spüle ab.

Damit hatte ich nun insgesamt achtzehn Minuten totgeschlagen.

Dräuend tat sich der Tag vor mir auf.

Gut, mein Gepäck lag nach wie vor im Wohnzimmer. Der Koffer

war offen, der Inhalt der Reisetasche lag auf dem Boden verstreut. Ich hätte also genug damit zu tun gehabt, dieses Chaos in Ordnung zu bringen, doch stand mir danach nicht der Sinn. Außerdem hatte ich keine einzige Brotkrume im Haus.

Die Fahrt zum Supermarkt wurde gleich zu einem Erlebnis, denn ich war kaum an der ersten Straßenecke, als ich bereits einen Polizeiwagen neben mir hatte.

An sich war das nichts Ungewöhnliches; es passierte vielmehr ständig, zog die hiesige Polizei es doch verständlicherweise vor, Strafmandate für fünf Stundenkilometer zu schnelles Fahren zu erteilen, statt Raubüberfälle oder Vergewaltigungen zu vereiteln. Von daher war es also wirklich nichts Ungewöhnliches, ich empfand es nur so. Zum erstenmal seit vielen Jahren verspürte ich beim Anblick der Streifen und Sterne der Staatsgewalt nicht die geringste Angst, denn zum erstenmal seit vielen Jahren hatte ich nicht nur am Morgen nichts getrunken, sondern auch am Vortag nicht und am Tag davor auch nicht. Ein tiefer Friede machte sich in mir breit, und ich dachte schon, daß es nun losginge, das neue, so großartige Leben.

Ralph's war mein Lieblings-Supermarkt. Zum einen war es der erste Supermarkt gewesen, den ich bei meiner Ankunft in Kalifornien durch meine Freundin Anne kennengelernt hatte, zum anderen war ein ganz besonders schöner, großer Laden ganz in der Nähe meiner Wohnung gelegen, und außerdem hatte die Kette äußerst günstige Preise.

Meine Einkaufsliste war nicht gerade lang. Ich brauchte Orangensaft, Mineralwasser, koffeinfreie Cola und ebensolchen Kaffee, Butter, Eier, ein bißchen Käse, Kartoffeln, Zwiebeln, Salat und jede Menge Obst, vor allem Weintrauben.

So hatte es mir der nette Dr. Wildwood schließlich geraten, und meine kaputte Leber mußte ja irgendwie gerettet werden, sonst brachte ja alles nichts.

Voller Enthusiasmus steuerte ich auf das Kühlregal mit den Fruchtsäften zu – und erstarrte!

Was mir früher nie aufgefallen war, traf mich jetzt wie ein Blitzschlag. Die Säfte, die Butter und sämtliche Milchprodukte standen direkt gegenüber den Schnapsregalen! Ich hatte meinen Orangensaft schon in der Hand, als ich das sah, und der Anblick erschreckte mich so sehr, daß ich die Flasche fallenließ und wie von Furien gehetzt in Richtung der Frischfischtheke rannte.

Ich fühlte mich verfolgt. Ich hatte Angst, die Wodkaflaschen würden aus eigener Kraft aus dem Regal in meinen Einkaufswagen springen.

Und ich traute mir nicht. Ich fürchtete, unbewußt nach dem Schnaps zu greifen, ihn mitzunehmen und zu Hause ebenso unbewußt in mich hineinzuschütten.

Dann mußt du sterben, Bea! sagte ich mir selbst. *Denk dran, was der Arzt gesagt hat! Wenn du jemals wieder trinkst, wirst du daran sterben!*

Ich atmete mehrmals tief durch und zwang mich zur Ruhe. Dann ging ich zurück, nahm zuerst den Saft, dann die Butter aus dem Regal, drehte mich nicht um, nein, ich floh sogleich in den nächsten Gang.

Geschafft!

Doch mischte sich eine Menge Wut mit meiner Erleichterung. Ich fragte mich, warum man Zigaretten überall nur an den Kassen kaufen konnte oder gar Angestellte bitten mußte, sie aus einem abgeschlossenen Regal herauszuholen. Ich fragte mich, warum man Beruhigungspillen nur auf Rezept aus der Apotheke bekam. Und ich fragte mich, warum das mit Alkohol nicht längst ebenso gehandhabt wurde, warum die Geschäfte nicht zumindest abgetrennte Bereiche hatten, in denen es die Spirituosen gab.

Bis zum Nachmittag brachte ich mich irgendwie über die Runden. Ich putzte das Obst, das ich gekauft hatte, aß ein bißchen davon, schaltete den Fernseher ein und brachte mein Wissen über den O.-J.-Simpson-Prozeß auf den neuesten Stand. Dann überfiel mich auf einmal eine eigenartige Depression.

Da saß ich also nun, siebenunddreißig Jahre alt, nicht mehr ganz so aufgeschwemmt wie letzte Woche, nüchtern. Doch leuchtete mir nicht ein, wozu das eigentlich gut sein sollte.

Ich war allein.

Der Traum meiner Kindheit, Mutter von vier gesunden Kindern zu werden, würde sich niemals erfüllen. Gut, ich hatte zwei erfolgreiche Bücher geschrieben, und wenn ich mich bemühte, dann schrieb ich vielleicht auch noch ein drittes und ein viertes, und wenn ich Glück dabei hatte, machte mich das sogar richtig reich und berühmt.

Und dann?

An meiner inneren Einsamkeit würde das nichts ändern. Was ich auch tat und was immer ich auch versuchte, ich würde doch ein Leben lang diese sinnlose, lächerliche Figur bleiben, die da jetzt mit verknoteten Beinen auf ihrem Wohnzimmersofa saß.

Am liebsten wäre ich in Tränen ausgebrochen. Doch ging das nicht. Ich konnte nicht mehr richtig lachen, und ich konnte erst recht nicht mehr weinen. Es war, als wäre jedwede Gefühlsfähigkeit in mir abgestorben.

Ich sprang auf, lief ins Schlafzimmer und rief Isabel an. Sie hatte in der Zwischenzeit von Jean gehört, daß ich wieder in Los Angeles war, und begrüßte meinen Entschluß.

»Nur, wie gesagt, Bea, ich bleibe dabei: Wir sind für dich da, doch wenn du wieder saufen willst, bist du damit allein!«

»Ich weiß, Isabel«, winselte ich; ich fühlte mich so schon hundeelend.

»Was machst du denn heute abend?« fragte sie.

»Nichts.«

»Das geht nicht, Bea.«

Ich druckste herum, daß ich endlich mein Gepäck ausräumen und auch ein bißchen Ordnung machen müßte und –

»Blödsinn!« fiel Isabel mir ins Wort. »Ich gehe heute abend zu Jean, er macht mir die Haare.«

»Er macht dir die Haare?«

»Ja, der kann so was. Komm doch einfach dazu, Bea, dann können wir uns mal in Ruhe unterhalten.«

»Wann gehst du denn?« erkundigte ich mich.

»Um halb neun!«

»Oh, das ist zu spät für mich!«

»Wieso?«

Das war eine gute Frage, und ich dachte angestrengt nach, kam aber auf keine ebenso gute Antwort. Erst als Isabel noch einmal nachhakte und nicht locker ließ, fiel es mir plötzlich wie Schuppen von den Augen.

»Weißt du«, sagte ich und lachte dabei verlegen vor mich hin, »das ist die Macht der Gewohnheit. Ich habe nie um halb neun abends noch irgendwohin gehen können. Um diese Zeit war ich ja immer schon viel zu betrunken.«

»Jetzt bist du aber nüchtern.«

»Schon, Isabel, nur ...«

»Was?«

Ich seufzte.

»Du hast recht«, sah ich es schließlich selbst ein. »Ich bin um halb neun da.«

Den Rest des Nachmittags verbrachte ich auf meiner Bettkante. Wie für die meisten Alkoholiker war auch für mich das Bett am Ende meiner Trinkerkarriere die letzte Zufluchtsstätte gewesen. Dorthin hatte ich mich zurückgezogen, wenn ich mit nichts mehr hatte fertig werden können, und am Ende hatte ich es an manchen Tagen gar nicht mehr verlassen, sondern alles von dort aus erledigt.

An jenem Donnerstag nutzte ich das Bett nur als Sitzfläche. Ich deckte es nicht ab, streckte mich auch nicht darauf aus, ich hockte lediglich auf der Kante, trank koffeinfreie Cola und las dabei in dem einzigen der vielen Bücher, die sie mir im Betty Ford Center gegeben hatten, mit dem ich etwas anfangen konnte: *Keep it simple!*

Das Buch war an sich so etwas wie ein Kalender für Alkoholiker. Jeder Monat wurde mit einem der Zwölf Schritte des AA-Programms eingeleitet, und jeder einzelne Tag war mit einem Spruch überschrieben. Manche dieser Sprüche stammten aus der Weltliteratur, andere von mehr oder weniger berühmten Trinkern, viele waren aus der Bibel. In einem nachstehenden Text wurden die Zitate interpretiert, und die Erläuterung schloß mit einer Aufgabenstellung für den jeweiligen Tag.

Während ich mit den Sprüchen etwas anfangen konnte, sagte mir der Rest überhaupt nichts. Also las ich nur, was mich interessierte, und zu meiner eigenen Überraschung konnte ich mich darauf richtig konzentrieren, etwas, was mir im Betty Ford Center unmöglich gewesen war. Hier war ich jetzt mit mir allein. Das gab mir die erforderliche Ruhe.

Gegen sechs duschte ich. Obwohl ich das in der vergangenen Woche schon häufiger getan hatte, machte ich es mir erst jetzt zu einem denkwürdigen Erlebnis. Erstmals war ich weder todmüde noch in Eile, und deshalb konnte ich mich entsprechend vorbereiten.

Während ich mich auszog und die Badetücher hervorholte, erinnerte ich mich an die Zeit vorher, an die Angst vor der geschlossenen, engen Duschkabine, an die Todesangst vor dem herabstürzenden Wasser. Und in dem klaren Bewußtsein, daß zumindest in dieser einen Hinsicht das Nachher begonnen hatte, betrat ich die Duschkabine, schloß sie hinter mir, drehte das Wasser weit auf und stellte mich darunter.

Ganz bewußt ließ ich das heiße Naß über meinen Körper und vor allem über mein Gesicht fließen. Es war wundervoll, das zu wollen und es zugleich auch zu können. Ja, das war ein wahres Geschenk!

Als ich um Schlag halb neun vor Jeans Haus einparkte, fuhr auch Isabel gerade vor. Sie freute sich, mich zu sehen, und sie erklärte mir sofort, daß ich einfach großartig aussähe.

»Findest du?«

»Sehr viel besser zumindest als das letzte Mal, Bea!«

Das klang schon ehrlicher.

»Wie fühlst du dich denn?«

Ich zuckte mit den Achseln. »Keine Ahnung, Isabel. Im Grunde fühle ich mich gar nicht. Als wäre ich gar nicht wirklich da, aber auch nicht weg. Man kann es schwer beschreiben.«

Und kaum daß ich das ausgesprochen hatte, fiel mir auf, daß ich mich vor dem Entzug ja auch so gefühlt hatte, genau so! Hatte sich denn gar nichts verändert? Ich fand die Vorstellung, es könne so sein, dermaßen schrecklich, daß ich mich mit aller Kraft bemühte, nicht weiter darüber nachzudenken.

Jean versprühte geradezu gute Laune und Lebensfreude. Er lachte und scherzte, und während ich die meiste Zeit auf seinem Balkon saß und rauchte, sagte ich mir immer wieder, daß ich bestimmt auch bald ein fröhlicher Mensch sein würde, ganz bald, irgendwann.

»Mein Gott, Jean! Was tust du da?«

»Ich mach' dir die Strähnchen, die du haben willst, Isabel!«

»Ich will aber genau die gleiche Haarfarbe wie die Bea.«

»Das geht nicht.«

»Wieso nicht?«

»Weil Beas Haare von Natur aus dunkelblond und nur an ganz wenigen Stellen schon ein bißchen grau sind. Und deine, Isabel, die sind ...«

»Schlohweiß!« gab sie sich die Antwort selbst.

Die beiden beschlossen, am Ende der Prozedur ein bißchen *ash* in die Farbe zu mischen.

»Dann wird sie wenigstens so ungefähr wie die von der Bea. Ist das okay, Isabel?«

Da Jean als Schweizer das Wort *ash* mit einem langgezogenen Vokal sprach, fiel ich auf dem Balkon von einem Lachkrampf in den anderen.

»Was kicherst du da draußen so?« rief Isabel immer wieder.

»Nichts«, log ich.

Sie glaubte mir nicht, und so kam sie schließlich zu mir heraus.

»Lachst du über uns, über dich selbst oder über das Leben, Bea?«

Mit ihren kleinen, grauen Augen sah sie mich an.

»Nein, nein«, schlußfolgerte sie im nächsten Moment selbst, »ich weiß, was du machst. Du kicherst nur, damit du nicht heulen mußt.«

Sie kniff mir liebevoll in die Wange.

»Weißt du, jetzt, wo du nüchtern bist, Bea, müssen wir den Rest von dir auch in Ordnung bringen!«

Eh ich mich versah, kam Isabel auf mein Gesicht zu sprechen.

Das hatte nach einer verpfuschten Operation im Jahre 1984 ein paar unschöne Narben davongetragen.

»Aber dagegen kannst du was tun, Bea. Die machen hier in Beverly Hills die tollsten Sachen. Ich laß mir beispielsweise nächste Woche Fett vom Bauch wegnehmen und oben in die Stirnfalten spritzen. Ich hab' das bei einer Freundin gesehen. Ist viel effektiver als ein Lifting und sieht total natürlich aus und –«

Nun brach ich endgültig in schallendes Gelächter aus.

»Was, Bea?«

»*Bauch* auf der Stirn und *Arsch* auf dem Kopf!« gluckste ich und konnte nicht mehr aufhören zu kichern. Vielleicht paßte ich ja doch in diese Welt. Irrsinnig genug schien sie ja zu sein.

Erst weit nach Mitternacht war ich wieder zu Hause und rief meine Mutter an. Sie hatte sich schon Sorgen gemacht.

»Kein Grund!« sagte ich.

Mama seufzte.

»Du schaffst das schon, mein Kind. Ich glaube an dich, ganz fest.«

»Und wenn ich es nicht schaffe?«, wandte ich zaghaft ein. »Darf ich das dann auch sagen, oder muß ich es für mich behalten?«

»Du kannst mir alles sagen, das weißt du doch!«

Ja, das wußte ich. Und das war auch das einzige, was mich mit meinem ansonsten so vermurksten Leben immer versöhnt hatte: Daß ich eine Mutter hatte, die mich bedingungslos liebte, gleichgültig, was ich tat oder wer ich war.

Die Sieben galt von jeher als magische Zahl. Da waren die sieben Tage der Schöpfung und die sieben Worte Christi am Kreuz, da gab es die Stadt der sieben Tore und die der sieben Hügel, und man packte bisweilen seine Siebensachen, gewisse Dinge blieben einem ein Leben lang ein Buch mit sieben Siegeln, ja, Verliebte vermochten in sieben Sprachen zu schweigen, wenn sie im siebten Himmel schwebten, und mit dem Enkelsohn von Omas Cousine war man um sieben Ecken verwandt.

Kein Zweifel, die Sieben galt als magisch, und ich glaubte nicht an Magie. Um so mehr erschütterte es mich, daß diese Zahl offensichtlich einen sehr viel größeren Einfluß auf mich hatte, als ich zugeben wollte:

Der siebte Tag meiner Nüchternheit wurde zu einer einzigen Nervenzerreißprobe!

Es war, als balancierte ich an jenem Tag auf einem Drahtseil, das eine tödliche Schlucht überspannte; hinter mir war Wüstenlandschaft, vor mir unwegsames, wenig einladendes Gelände. Ich wollte um nichts in der Welt zurück, doch wollte ich auch nicht weitergehen. Stehenbleiben konnte ich nur auch nicht, denn dieses verdammte Seil schwankte, und ich hatte Angst, und ich wußte nicht, wozu das alles gut sein sollte.

Es begann schon in der Nacht. Ich träumte, in einem Flugzeug zu sitzen. Neben mir saß ein Mann. Ich sah, wie er eine Wodka-Miniatur öffnete und den Inhalt des Fläschchens in einen mit Eis gefüllten Plastikbecher goß. Es krachte, das Eis, ich konnte es deutlich hören. Vor mir stand ein Glas mit Mineralwasser. Ich sah die Kohlensäure perlen, und ich nahm einen Schluck, und dann schloß ich die Augen, um ein bißchen zu schlafen.

Im Traum war ich todmüde, so müde, daß es körperlich schmerzte. Im Traum wachte ich immer mal wieder auf, hob die bleischweren Lider, griff zu meinem Glas, trank einen Schluck, doch dann, dann passierte etwas Entsetzliches: Das Rauschen der Flugzeugmotoren in den Ohren und immer noch so müde, daß ich kaum sitzen konnte, griff ich nach dem verkehrten Glas und trank. Ich schmeckte den Wodka ganz genau, doch im ersten Moment nahm ich das gar nicht wahr. Erst im zweiten wurde mir bewußt, was ich da getan hatte, nur war es da bereits zu spät. Es war geschehen. Ich hatte wieder getrunken. Ich ...

Ich schrie so laut, daß ich davon aufwachte. Um mich her war alles dunkel und still. Ich war nicht in einem Flugzeug, sondern in meinem Schlafzimmer in Los Angeles. Es war also nur ein böser Traum gewesen.

Erleichtert atmete ich durch, rekelte mich in die Kissen – o mein Gott ... nicht das!!!

Für einen kurzen Moment hatte ich das Gefühl, vom Regen in

die Traufe gekommen zu sein. Das eine Übel hatte ich nur geträumt, das andere war wirklich.

Vorsichtig richtete ich mich auf. Nein, ich bildete mir das nicht nur ein, es war naß zwischen meinen Beinen. Ich tastete mit den Fingern ... o, Gott, die ganze Matratze war naß, das Bettlaken, selbst die Wolldecke. Ich hatte so massiv ins Bett gemacht, daß ich jetzt erst einmal ...

Wimmernd rollte ich mich von der Matratze, zog mein Nachthemd aus, torkelte ins Bad. Ich hätte mich waschen, das Bett abziehen, die Matratze drehen müssen. Doch konnte ich nichts von alldem, dazu war ich viel zu müde. Ich zog mir nur die nasse Unterhose aus, griff nach einem ganzen Stapel Badetücher, dann schwankte ich ins Schlafzimmer zurück, zerrte das erstbeste T-Shirt aus der Schublade und zog es über. Und alsdann machte ich mich mit meinen Badelaken unter dem Arm auf ins Wohnzimmer und legte mich dort aufs Sofa.

Das erste, was ich am nächsten Morgen sah, war ein Sonnenstrahl, der gleißend hell auf meine Schlafstatt fiel. Durch einen Spalt in den Vorhängen hatte er sich seinen Weg gebahnt und damit vorzeitig meine Nachtruhe beendet. Ich stand auf und sah mir das genauer an.

Die Vorhänge vor meinen Wohnzimmerfenstern bestanden aus einzelnen Plastikblenden. Ein paar Monate zuvor hatten sich einige davon verheddert, weil ich die etwa zehn Meter lange Bahn viel zu schnell aufgezogen hatte. Statt mir die Mühe zu machen, den Schaden zu beheben, hatte ich eine der Blenden einfach herausgerissen. Für alles andere war ich damals zu betrunken gewesen, und das hatte ich jetzt davon.

Ich zog die Vorhänge ganz auf. Der Himmel über Los Angeles war tiefblau und wolkenlos, und ich fragte mich, warum ich bei diesem Anblick keinerlei Freude verspürte. Immerhin war ich nüchtern, und damit hatte ich doch wohl endlich einen Anspruch auf jenes großartige neue Lebensgefühl, das sie mir im Betty Ford Center versprochen hatten. Doch davon merkte ich nicht das geringste, im Gegenteil: Es war acht Uhr morgens, und ich sehnte mich nach einem riesigen Schnaps, und zwar mehr und heftiger als jemals zuvor.

Gottlob hatte ich nichts im Haus. Ich hätte mich anziehen, in mein Auto steigen, zum Supermarkt fahren, die Flasche aus dem Regal nehmen und an der Kasse bezahlen müssen ... ich hätte natürlich auch anrufen und gleich ein paar Flaschen bestellen können ...

Ich war erschüttert. Mehr noch, ich bekam Angst vor mir selbst, weil meine Gedanken eher Planungen als Hirngespinste waren, und wenn ich mich vor mir selbst fürchten mußte, dann hatte ich niemanden mehr, an dem ich mich festhalten konnte.

Ich hockte mich auf die Sofakante. Mit vor der Brust verschränkten Armen saß ich da und sinnierte. Rückfällig zu werden war keine Lösung. Es war vielmehr das, was man von mir erwartete, denn insgeheim glaubte bestimmt niemand, daß ich nüchtern würde leben können, davon war ich überzeugt.

Einmal Säufer – immer Säufer!

Das war das Credo der anderen, und ich hatte mein Leben lang die Erwartungen der anderen erfüllt.

»Diesmal nicht, Bea!«

Ich sagte das laut und zuckte regelrecht zusammen, als ich mich da so plötzlich sprechen hörte. Im nächsten Moment sprang ich auch schon auf meine Füße.

Um es zu schaffen und mein Leben zu retten, brauchte ich Zeit. Und Zeit schien in diesem so besonderen Fall das Maß aller Dinge zu sein. Nur die Zeit konnte meine Wunden heilen, doch mußte ich diese Zeit erst einmal gewinnen, bevor ich sie wieder opfern konnte, und das gelang mir sicher nicht, indem ich tatenlos herumsaß und grübelte. Ich brauchte Pläne. Ziele. New York.

Ich wußte nicht, warum ich plötzlich an New York dachte, aber es war so, und ich nahm es hin, denn während sich mein Kopf mit diesen vielen so abstrakten Gedanken plagte, tat mein Körper völlig praktische Dinge. Er tat es scheinbar ganz von allein, und das verblüffte mich sehr. Doch hatte ich einfach keine Gehirnwindung mehr frei, um auch noch darüber nachdenken zu können.

Auf nackten Füßen lief ich durch meine Wohnung und riß sämtliche Fenster und Türen auf. Dann schaltete ich all meine Radios ein. Ich hatte in jedem Zimmer eines, und die Sender waren überall gleich eingestellt. Mariah Careys *Hero* donnerte aus den Lautsprechern, und ich erinnerte mich, das Lied schon einmal in einer schwierigen Situation gehört zu haben – als spiele man es immer nur meinetwegen.

Vielleicht schlummerte ja wirklich eine Heldin in den Tiefen meines Ichs und wartete darauf, erweckt zu werden. Vielleicht hatten diese Schlünde aber auch vor achtunddreißig Jahren die hoffnungslose Verliererin hervorgebracht, die ich war und nur nicht sein wollte.

Zwecklos, sich darüber den Kopf zu zerbrechen. Also schaltete ich mein Hirn gewaltsam ab, wischte mir rasch mit einem nassen Lappen durchs Gesicht, putzte mir die Zähne, sprühte ein bißchen Deodorant unter die Achselhöhlen und schlüpfte in die erstbesten Leggings, die ich in meinem Schrank fand. Dann zog ich mir rasch noch eine Bluse über, band mein Haar zu einem Zopf zusammen, und es konnte losgehen.

Endlich packte ich den Koffer aus. Viele Sachen konnte ich gleich wieder in den Schrank hängen, weil ich sie in der Klinik gar nicht getragen hatte. Der Rest mußte gewaschen werden.

Schon nach wenigen Minuten sah mein Wohnzimmer aus wie ein Schlachtfeld. Da waren Häufchen von Koch-, Bunt-, Fein- und Handwäsche, die mit jedem Moment höher wurden, weil ich die Gelegenheit nützte, Dinge hervorzuzerren, die auch schon längst mal hätten gewaschen werden müssen. So lohnte sich der Aufwand dann wenigstens.

Während die erste Maschine lief, räumte ich die Kleinigkeiten weg und verstaute den Koffer in meinem Schlafzimmerschrank. Dann wurde geputzt.

Am Morgen ihres Rückflugs nach Deutschland hatte Franziska meine gesamte Wohnung gereinigt. So hatte sie es zumindest genannt und behauptet, mir das schuldig zu sein, weil Julia und sie ja doch so einiges schmutzig gemacht hätten.

»Aber das ist ja schnell gemacht, Bea!«

Es war auch schnell gegangen, ohne Frage. Und oberflächlich betrachtet, war hinterher auch alles sauber gewesen. Man durfte nur nicht genauer hinsehen, schon gar nicht in die Ecken und Ritzen.

Nun, an jenem Freitag sah ich ganz genau hin. Ich rückte jedes einzelne Möbelstück ab, um mit dem Staubsauger auch in den hintersten Winkel vordringen zu können; ich putzte die Fenster zuerst mit Seifen-, dann mit Essigwasser und rieb sie abschließend mit Seidenpapier trocken, und für die Reinigung meines Badezimmers benützte ich eine derart hoch dosierte Chlorlösung, daß die paar Tropfen, die auf den erdbeerfarbenen Teppichboden fielen, schneeweiße Flecken hinterließen, mit denen ich fortan leben mußte.

Um vier Uhr nachmittags roch es in meiner Wohnung wie in einem keimfreien Laboratorium, und ich setzte mich aufs Sofa und aß ein bißchen Obst. Eigentlich hätte ich allen Grund gehabt, zufrieden mit mir zu sein. Ich hatte etwas geschafft, was mit bloßem Auge zu sehen war, und mein Körper war von der Arbeit angenehm erschöpft.

Für meinen Geist galt nur leider nicht das gleiche. Meine Gedanken rasten, und meine Gefühle lieferten sich einen Massenkampf.

Ein bohrender Schmerz schlug wie wild auf brennende Wut ein, eine hämmernde Angst wurde von so tiefer Hoffnungslosigkeit gewürgt, daß ich kaum noch atmen konnte, und die Gier nach etwas anderem als dem, was ich hatte, verschlang die letzte mir noch verbliebene Demut und schrie nach Rache, je blutiger, desto besser. Zu allem Überfluß hatte ich plötzlich auch noch eine schreckliche Vision:

Sie hatten alle gelogen.

Es wartete gar kein wunderbares neues Leben auf mich, zumindest nicht wirklich. In Wahrheit hatte ein Leben ohne Alkohol nur einfach nichts zu bieten, und das einzig Wunderbare war, daß man sich in nüchternem Zustand damit abfand und Träume und Sehnsüchte widerstandslos begrub. Damit wurde man dann in gewisser Weise tatsächlich zu einem neuen Menschen, der sich in nichts mehr von all diesen vielen anderen Menschen unterschied, die unseren Erdball bevölkern.

Ich wollte nicht wie die anderen sein. Bevor ich zu einem jener schrecklichen Mitläufer mutierte, zog ich es vor, als Säuferin in der Gosse zu enden und –

Ich schaltete die Radios ab, eines nach dem andern, bis es totenstill war um mich her. Die Bilder, die da plötzlich vor meinem geistigen Auge tanzten, vertrugen keine Begleitmusik; sie waren schon als Stummfilm kaum zu ertragen.

10. Oktober 1993. In meiner Essener Wohnung sieht es aus wie in einem Blumenladen. Ich habe diese gewaltige Benefizveranstaltung hinter mir, und sie ist ein voller Erfolg gewesen. Alles hat geklappt, das Publikum hat gejubelt, sogar die Kritiker sollen sich später vor Lob überschlagen. Doch in mir ist nichts als Schmerz. Wie das letzte Stück Dreck fühle ich mich, und so setze ich mich mitten in das Blumenmeer und trinke und trinke und trinke, bis ich ... O Gott, auf allen vieren krieche ich damals in mein Bett, um zehn Uhr morgens oder so, und meine Mutter –

27. April 1995. Auf dem Flughafen von Dubai verwickelt mich die junge Dame an der Gepäckabfertigung in ein Gespräch über meine Bücher und macht dabei den folgenschweren Fehler, Mama und mir statt der gewünschten Raucherplätze Nichtraucherplätze zu geben.

Ich weine während des Fluges ohne Unterlaß, ich weine und trinke und trinke und weine, und bei der Ankunft in Frankfurt stellen wir fest, daß uns eine Reisetasche fehlt, ausgerechnet die Tasche, in der unter anderem mein bester Freund verstaut war.

Ich breche völlig zusammen und betrinke mich so maßlos, daß Mama mich selbst beim Sitzen festhalten muß ...

Nächte. Einsame Nächte. Ich tauge nichts. Niemand braucht mich. Niemand will mich.

Noch ein Schnaps. Bis sich alles dreht. Dann essen. Viel und schnell. So viel, daß das Drehen im Kopf aufhört, so schnell, daß die Kalorien nicht verwertet werden können. Zehn Minuten für drei Brötchen und zwei Dosen Fisch in Sahnesauce. Einen halben Liter warmes Salzwasser darauf und alles wieder auskotzen. Trennkost. Ich trenne mich von meiner Kost. Und danach dann einen Schnaps, um den ekelhaften Geschmack aus dem Mund zu kriegen. Und dann noch einen, noch einen, bis sich wieder alles dreht ... Dreht. Drehen. Kreis. Leben ...

Das Telefon läutete, und ich schreckte auf. Verwirrt blickte ich mich um. Ich wußte nicht, ob ich da gerade einen Alptraum gehabt hatte oder ob ich vorübergehend fort gewesen war. Doch war es ja nicht möglich, den Körper zu verlassen und vom Heute ins Gestern zurückzuwandern. Oder doch?

Statt mich weiter damit zu beschäftigen, hob ich den Telefonhörer ab.

»Wie ist es, Muckilein? Hast du Lust, mit mir schwimmen zu gehen?«

Es tat gut, Jeans Stimme zu hören. Sie war der Beweis, daß ich hier und jetzt lebte – oder zumindest zu leben versuchte.

»Schwimmen?« wiederholte ich, als hätte ich dieses Wort noch nie zuvor gehört.

»Ja!«

Natürlich wollte ich erst mal wieder Nein sagen, denn das Neinsagen war ich ja gewohnt. Doch dann beschloß ich, mich einfach mal darauf einzulassen.

Jean und ich trafen uns in seiner Wohnung.

»Gehst du nicht gerne schwimmen, Muckilein?«

»Ich weiß nicht, Jean.«

Er lachte.

»Klar, noch weißt du nicht, was du gern tust und was nicht«, meinte er. »Aber das findest du bald heraus.«

Skeptisch sah ich ihn an.

»Ich weiß aber, daß ich mir im Pool immer Entzündungen hole, Jean.«

»Dagegen gibt es Salbe.«

»Ich finde die Juckerei aber schrecklich.«

»Wieso? Weißt du nicht, wie man kratzt?«

Um es vorwegzunehmen: Ich holte mir natürlich auch an jenem 2. September 1995 eine Fuhre Streptokokken. Was siebenunddreißig Jahre lang gegolten hatte, galt auch weiterhin – so viel halfen die Träume von einem neuen Leben nun auch wieder nicht.

Doch war die Scheidenentzündung verglichen mit etwas anderem eine echte Kleinigkeit. Ich bekam nämlich Krämpfe – und wie! Kaum daß ich den an und für sich warmen Swimmingpool betreten hatte, bekam ich Krämpfe in den Füßen, und die wurden immer schlimmer, krochen rasch die Waden hinauf, geradewegs in die Oberschenkelmuskulatur, so daß ich es am Ende kaum noch aushalten konnte.

Mit letzter Kraft krauchte ich aus dem Wasser und hockte mich naß und wimmernd auf eine der Liegen, bis Jean schließlich aufmerksam wurde und an den Beckenrand schwamm, um sich nach meinem Befinden zu erkundigen.

So schwul und tuntig er einerseits auch war – und das war er aus voller Überzeugung, denn es stand ihm gut –, so männlich handfest war er andererseits. Ohne lange mit mir darüber zu diskutieren, ob meine Probleme wirklich so groß waren, wie ich es darstellte, hievte er sich aus dem Wasser, zog sein Hemd über den nassen Körper, schlüpfte in seine Sandalen und lief in diesem Aufzug nach draußen auf den Santa Monica Boulevard zur nächsten Apotheke. Dort kaufte er mir ein Gemisch aus Magnesium und Kalzium und eine Flasche Mineralwasser.

Es dauerte zwar einige Zeit, bis das Mittel zu wirken begann, aber als es dann passierte, wurde mir wohlig warm, und die Krämpfe verschwanden.

»Danke, Jean!«

»Ich habe zu danken«, lachte er. »Mir haben noch nie so viele nette Männer nachgeschaut wie gerade. Vielleicht sollte ich öfter mal so rumlaufen!«

Frisch und ausgeruht wachte ich am nächsten Morgen auf und war maßlos erstaunt darüber, so erstaunt, daß ich mir vornahm, die Gunst der Stunde zu nützen und Dinge zu erledigen, die eigentlich schon längst fällig gewesen wären.

Mein Wagen mußte zum Ölwechsel, und gemäß meinem Leasing-Vertrag war dieser vom Hersteller durchzuführen. Doch hatte ich den zulässigen Meilenstand bereits überschritten und war entsprechend nervös. Ich wurde schnell nervös, wenn Dinge nicht genau nach Vorschrift und im geplanten Zeitrahmen abliefen. Ich fühlte mich dann gleich wie ein Verbrecher, der jede erdenkliche Strafe verdiente.

Um vom Autohersteller nicht auf den überschrittenen Meilenstand angesprochen zu werden, beschloß ich, den Ölwechsel einfach bei einer Tankstelle machen zu lassen. Ich wußte nur nicht, an welcher. Bis zu jenem Samstag hatte ich immer dort getankt, wo es sich gerade ergab.

An der Ecke Highland/Santa Monica Boulevard war eine große Mobil-Station; da fuhr ich nun einfach hin und brachte mein Anliegen vor. Rasch stellte sich heraus, daß ich gut daran getan hatte, hierher zu fahren. Die Pächter der Tankstelle waren sehr zuvorkommende Araber, die nicht nur den von mir erteilten Auftrag prompt ausführten, sondern in einem auch noch den Reifendruck und die Batterie prüften und den Wagen auch betankten.

Das alles dauerte natürlich seine Zeit. Ich nützte sie, indem ich auf dem Gelände auf- und ablief und eine Zigarette nach der anderen rauchte.

Dabei war ich selbst verwirrt ob dieses Verhaltens. Obwohl ich überhaupt nicht unruhig war, verhielt ich mich unruhig und konnte mir nicht erklären, warum. Es schien ein innerer Zwang zu sein, und erst als meine nackten Schultern zu brennen begannen, weil ich zu lange in der Sonne gewesen war, und ich mich deshalb in der Werkstatt auf einen der Stühle setzte, wurde mir bewußt, daß meine zur Schau getragene Betriebsamkeit keineswegs notgedrungen, sondern lediglich Gewohnheit war.

Jahrelang hatte Hektik mein Leben bestimmt. Ich hatte jedwede Verzögerung als körperlichen Gewaltakt empfunden und mich, um es überhaupt ertragen zu können, irgendwie abgelenkt. Doch hatte ich es jetzt ja nicht mehr eilig. Jetzt wartete ja nirgendwo mehr eine Wodkaflasche auf mich. Ob ich früher oder später nach Hause kam, spielte folglich überhaupt keine Rolle mehr.

Einen Block entfernt von dem Haus, in dem Jean wohnte, war eine der größten Autowaschanlagen von Los Angeles. Die Leute kamen von weit her, um hier ihre Wagen säubern zu lassen, nicht nur, weil der Service von der individuellen Handwäsche bis zur Drei-Minuten-Automatikdusche reichte, sondern auch, weil auf dem gleichen Gelände die ultimative L.A.-Frittenbude stand. Nirgendwo sonst in der Stadt waren die Burger auch nur ansatzweise so dick und saftig.

An jenem 2. September verzichtete ich zugunsten meiner armen Leber. Doch nahm ich mir vor, beim nächsten Wagenwaschen zu sündigen. Ich gönnte mir ja schließlich sonst nicht mehr allzuviel.

Mit meinem nunmehr sauberen, frisch überholten Auto fuhr ich dann zu *dem* Geschäft der Stadt, zu Thrifty's. Grundsätzlich war das eine Ladenkette für allgemeine Waren, doch war die Filiale an Sunset und Fairfax noch weit mehr als das. Sie war ein Muß für die Einwohner von Los Angeles, und das nicht nur, weil es hieß, daß es Dinge, die es nicht bei Thrifty's gab, überhaupt nicht gab. Nein, während man sich in anderen Weltstädten an Kathedralen, Museen und historischen Gebäudekomplexen orientierte, tat das der Bürger von L.A. mittels jenes Geschäfts. Man mußte es einfach kennen, nur dann konnte man Ortsunkundige zu den diversen Autobahnen schicken oder ihnen den Weg nach Hollywood, Beverly Hills und in die Innenstadt erklären.

»Fahr bis zu Thrifty's, und wenn das östlich von dir liegt, dann biegst du da ab und fährst nach Norden ...«

Ich persönlich war immer noch zu dumm dazu, um mich an den Himmelsrichtungen zu orientieren, und zog Angaben mit rechts und links vor. Man erklärte mir aber immer, das würde sich im Laufe der Zeit ändern.

Am Morgen hatte Isabel angerufen. Sie wollte wissen, ob ich Lust auf ein Picknick in Malibu hätte.

»Das darf man zwar eigentlich nicht, Bea, aber ich –«

»Was darf man nicht?«

»Am Strand essen und trinken, das ist verboten. Ich kenne da aber eine Ecke, wo sie nie kontrollieren, Bea. Da kannst du dich auch oben ohne hinlegen. Und es sind kaum Leute da. Da haben wir schon – Aber das kann ich dir ja alles morgen erzählen. Ich schlage vor ...«

Nun, Isabel hatte eine Menge vorgeschlagen, und deshalb hatte ich jetzt eine Menge zu erledigen. So brauchte ich beispielsweise eine Kühlbox, und die gab es angeblich bei Thrifty's.

Tatsächlich! Zu meiner Freude war das Ding sogar im Sonderangebot. Ich konnte mir nämlich nicht vorstellen, daß ich häufiger irgendwo im Sand sitzen und Mitgebrachtes essen würde.

Gerüstet mit der riesigen Kühlbox, fuhr ich anschließend zum Supermarkt und kaufte Mineralwasser und Obst. Ich stand schon an der Kasse, als mir auffiel, daß die beste Kühlbox nichts taugte, wenn man kein Eis hineintat, das kühlte. Also scherte ich aus der Schlange aus und lief in die Tiefkühlabteilung.

Wie gelähmt blieb ich stehen. Ich war wach, und meine Augen waren weit geöffnet, und obwohl ich das ganz genau wußte, hatte ich auf einmal das Gefühl, zu schlafen und zu träumen. Und es war kein schöner Traum, den ich da hatte. Mir war, als wäre ich aus meiner Gegenwart gerissen und mit Wucht in meine Vergangenheit geschleudert worden, und das ohne jedwede Vorwarnung, ohne die geringste Unachtsamkeit meinerseits, es war einfach passiert.

Völlig hilflos stand ich mitten in diesem langen, breiten, eisig kalten Gang, an dem zu beiden Seiten Gefrierschrank an Gefrierschrank stand. Wechselweise starrte ich auf Spinat und Pizza und Fertiggerichte und Eiscreme, und hier hatte ich schon so oft gestanden, so oft, daß ich es schon gar nicht mehr nachhalten konnte.

Einkaufen gehen zu müssen war lange Zeit ganz schrecklich für mich gewesen. Ich hatte nicht kalkulieren können, wie lange es dauern und wie vielen fremden Menschen ich dabei begegnen würde. Eines Tages – das war im Juni 1995 gewesen – hatte ich eine ganz besonders lange Liste in der Tasche gehabt. Ich fing damals an, mich für die bevorstehende Party einzudecken. Bevor ich mich an jenem Morgen auf den Weg machte, trank ich wie immer einen Schnaps. Es war sogar ein ziemlich großer; ein Schluck mehr, und ich hätte nicht mehr fahren können.

Ich hatte gerade mal das erste Drittel meiner Liste im Einkaufswagen, als ich plötzlich und unerwartet schreckliche Angst bekam. Eigentlich bestand kein Grund für diese Angst, und ich versuchte auch, mir das immer wieder zu sagen, doch half die Selbstbeschwörung nicht. Eh ich mich versah, traten mir die Tränen in die Augen, rannen meine Wangen hinunter, und ich wußte nicht, wohin ich flüchten sollte - und vor allem nicht, wovor.

Mit letzter Kraft schob ich meinen Einkaufswagen in den Gang zwischen den Tiefkühlschränken und stürmte aus dem Supermarkt, sprang in mein Auto, raste nach Hause. Ich schlug die Wohnungstür hinter mir zu und lief in mein Schlafzimmer, wo die Wodkaflasche noch neben dem Bett stand. Mit zitternden Händen goß ich mir ein halbes Glas ein und stürzte es hinunter. Nahezu schlagartig ließ die Angst nach, der Tränenstrom versiegte, ich zitterte nicht mehr.

Eigenartigerweise gab mir dieser Vorfall damals nicht weiter zu denken. Er bewirkte lediglich, daß ich an jenem Vormittag, bevor ich zum Supermarkt zurückfuhr, ein bißchen Wodka in meine kleine Wasserflasche füllte und die in meine Handtasche steckte. Und das tat ich fortan immer. So hatten mich von Stund an nie wieder Panikattacken geplagt. Beim leichtesten Anflug nahm ich einen Schluck aus der Flasche, und wenn das beim Einkaufen passierte, verzog ich mich zum Trinken in die Tiefkühlabteilung ...

Der Tagtraum, der ein Alptraum gewesen war, endete ebenso abrupt, wie er begonnen hatte. Das Gestern entließ mich aus seinen Krallen und gab mich der Gegenwart zurück:

Wir hatten Samstag, den 2. September 1995, und ich war den achten Tag trocken!

Ich zerrte zwei Beutel Eiswürfel aus einem der Gefrierschränke und lebte weiter.

Am Nachmittag bereitete ich die Früchte für das Picknick zu und füllte sie in Tupper-Schüsseln. Das war ziemlich viel Arbeit, und ich fragte mich unablässig, während ich wusch und schälte und entkernte und zerteilte, ob der Anlaß die Mühe überhaupt wert war. Im Grunde freute ich mich nämlich nicht auf das Picknick;

ich hatte lediglich zugesagt, weil ich im Moment jedes Angebot annahm.

Unfähig, mit mir und meinem Leben allein fertig zu werden, war ich für die Hilfe anderer von Herzen dankbar; ich ließ mich mehr oder weniger von ihnen mitziehen. Doch tat ich das nur aus Vernunft, und alles kam mir zu dieser Zeit vor, als wären es nur Verzweiflungsaktionen.

Eine solche war auch mein abendliches Telefonieren. Nachdem ich an jenem Samstag mit der groben Tagesarbeit fertig war, kuschelte ich mich in den Wohnzimmersessel und rief nacheinander Isabel, Babette und Anne an.

Danach war mein Mitteilungsbedürfnis gestillt, und ich wandte mich einem weiteren Programmpunkt zu: dem meiner Körperpflege. Ich duschte, zupfte mir die Augenbrauen, enthaarte meine Beine, meine Achsel- und Leistenbeugen, und ich schnitt, feilte und lackierte meine Finger- und Fußnägel.

Als alles erledigt war, zeigte die Uhr kurz nach elf, und ich legte mich erstaunt ins Bett. Ich fühlte mich nämlich so richtig schön ausgearbeitet. Dabei hatte ich eigentlich doch gar nicht viel getan. Oder doch?

Ich fragte mich nicht weiter, welchen Grund dieses unerwartete Wohlbefinden wohl haben könnte. Ich löschte einfach nur das Licht und schlief auch prompt ein.

Und ich träumte. Ich träumte von einem Restaurant. Es duftete nach frisch gebratenen Hähnchen, und ich saß mit Freunden am Tisch, und wir lachten. Plötzlich stand ich auf und entschuldigte mich, ging zur Toilette. Meine Blase war so voll, daß ich erleichtert zu frösteln begann, als ich endlich die heißersehnte –

NEIN!

Ich saß senkrecht im Bett, und im nächsten Moment stand ich auch schon auf meinen Füßen, nur nützte mir das auch nichts mehr. Es war schon passiert. Wieder hatte ich ins Bett gemacht.

Während ich diesmal mich und mein Umfeld in Ordnung brachte, versuchte ich, einen vernünftigen Grund für diese Bettnässerei zu finden. Ich war todmüde, so müde war ich schon seit Jahren nicht mehr gewesen. Und ich träumte viel, das hatte ich auch schon lange nicht mehr getan. Vermutlich war ich in den Nächten so weit weggetreten, daß mein Organismus es nicht schaffte, die Signale ordnungsgemäß aufzunehmen, weiterzuleiten, und schon gar nicht, ihnen entsprechend zu handeln.

Seufzend zupfte ich das frische Bettzeug zurecht. Ja, diese Erklärung machte Sinn. Nur half sie mir nicht viel. Wenn das noch einmal passierte, nahm ich mir vor, dann würde ich mir nachts Windeln anlegen. So was gab es schließlich.

Am nächsten Morgen regelte ich die letzten Kleinigkeiten für das Picknick und füllte das Obst in die vorbereitete Kühlbox. Dann holte ich Isabel ab.

Es war das erste Mal, daß ich zu ihr nach Hause fuhr, und deshalb war es ziemlich aufregend für mich. Als ich drei Tage zuvor zu Jean gefahren war, hatte ich mich erstaunlicherweise aber ähnlich gefühlt, dabei war ich die Strecke schon häufig gefahren. Trotzdem kam es mir plötzlich so vor, als wäre ich noch nie zuvor Auto gefahren; ja, selbst mit achtzehn Jahren, wenige Tage, nachdem ich meinen Führerschein gemacht hatte, hatte ich nicht solche Unsicherheit empfunden wie jetzt.

Zu dem Gefühl, etwas tun zu müssen, was ich scheinbar noch nie zuvor getan hatte, kamen jetzt auch noch andere Probleme. Ich hatte Angst, mir Isabels Angaben nicht richtig notiert zu haben und deshalb jetzt völlig verkehrt zu fahren. Außerdem hatte ich Angst, ich könnte in der fremden Umgebung eine Panne haben, zunächst niemanden finden, der mir half, und dann an jemanden geraten, der mir Böses wollte; ja, ich hatte sogar Angst, zu spät zu kommen und damit Isabels Zorn auf mich zu laden.

Während ich zügig Richtung Wilshire Boulevard fuhr, fiel mir auf, daß ich all diese vielen Ängste immer gehabt hatte. Sie hatten mich bei jedem Schritt begleitet, nur waren sie mir nie so bewußt geworden wie an jenem Sonntagmorgen.

Früher hatten sie wohl immer im Alkohol gelegen, diese Ängste, konserviert und desinfiziert. Sie konnten weder ausbrechen und zu einer Seuche werden, noch konnte ich sie vernichten.

Isabel war noch nicht ganz fertig, als ich kam.

»Na, komm rein, meine Maus!« begrüßte sie mich und zeigte mir alsdann ihre Wohnung. Sie war eingerichtet wie eine oberbayerische Puppenstube.

»Hat der Hans auch gesagt, als er mich das erste Mal hier besucht hat«, lachte Isabel, als ich eine entsprechende Bemerkung machte. Hans war ein Freund aus ihrer Jugendzeit. »›Weißt du‹, hat er mir immer erklärt, ›du kannst wohnen, wo du willst, man glaubt immer, man wäre in deinem kleinen Nest in Schwabing.‹«

Wir fuhren nach Malibu. Isabel, die sich als Innenarchitektin verdingte, obwohl sie das nie wirklich gelernt hatte, zeigte dort potentiellen Kunden ein Haus. Interessiert sah auch ich mich um, denn bisher hatte ich noch nie Gelegenheit gehabt, eine der klassischen Strandvillen von innen zu sehen.

Das Haus war teuer, wahnsinnig teuer sogar, und dafür war es nicht einmal sonderlich luxuriös. Ich stellte mir vor, wer noch nicht an den Alkohol geraten war, der mußte bestimmt dahin gelangen, wenn er hier wohnte, direkt über dem Ozean. Das wirkte dermaßen gediegen, und dann diese riesigen Fensterfronten – es war so einsam. Du lieber Gott! Da fing man den Tag sicher schon aus lauter Verzweiflung mit einem Schnaps an.

Die potentiellen Kunden verabschiedeten sich mit der fadenscheinigen Erklärung, sie müßten die Sache erst noch mal überschlafen.

»Das sagen sie immer, wenn sie einen Rückzieher machen«, stöhnte Isabel.

Seit dem Erdbeben in Los Angeles im Januar 1994 war die Bereitschaft der Leute, sich in der Stadt niederzulassen, stark zurückgegangen. Zu viele fürchteten sich, hatten L.A. bereits verlassen oder planten, das bald zu tun. Das wirkte sich abträglich auf den Markt aus.

Doch war Isabel von Natur aus eine Frohnatur. So gab sie sich zumindest. Sie verstand es, auch der übelsten Situation noch etwas Positives abzugewinnen, und so konnte das Verhalten der Leute ihr auch nicht die Laune verderben.

Wir fuhren den Pacific Coast Highway entlang und parkten auf einem der dafür vorgesehenen Seitenstreifen.

»Da sind wir!« jubelte Isabel und sprang sofort aus dem Wagen, weil sie meine Raucherei nur schwer ertragen konnte.

»Wie?«

Ich verstand die Welt nicht mehr, löschte aber meine Zigarette und stellte den Motor ab. Dann stieg ich ebenfalls aus.

»Wo ist denn der Strand, Isabel?«

»Da unten, Bea!«

»Wo?«

»Na, ein bißchen laufen mußt du schon noch. Und ... na ja, wir haben ziemlich viel zu schleppen ... aber das schaffen wir schon!«

Isabel war im Tierkreis des Steinbocks geboren, und ich kannte einige aus diesem Sternzeichen. Eines ihrer Haupt-Charaktermerkmale war die nahezu krankhafte Sucht, zu klettern und zu laufen.

»Ich will nicht kraxeln, Isabel!«

»Ach was, Maus, es ist nicht so schlimm.«

»Ich hasse aber solche Latscherei.«

»Nun sei nicht zickig, Bea!«

Zickig wollte ich nicht sein, auf gar keinen Fall. Zickig hatte ich noch nie sein wollen, denn es reichte ja, daß ich ein Einzelkind war und deshalb von jeher als zickig eingestuft worden war.

Nicht jeder schlechter Ruf verpflichtete, und so folgte ich Isabel auf diesem Marsch durch das unwegsame Gelände des Steilstrands von Malibu.

Und es war wirklich steil! Es ging fast eine halbe Meile schräg abwärts über rutschige Gefilde, über Steine und Geröll. Als ich schon fast unten war und vor einem mir unüberwindlich scheinenden Felshaufen steif stehenblieb, kam ein Mann auf mich zu.

»Brauchen Sie Hilfe, Ma'm?«

Im ersten Moment war ich geneigt, aus Gewohnheit zu reagieren und »Nein, danke!« zu antworten. Doch dann besann ich mich eines Besseren.

»Wenn Sie mir dieses verdammte Ding abnehmen könnten ...?« wimmerte ich.

Er tat es. Es schien gar keine Mühe für ihn zu sein.

Als Isabel und ich uns dann endlich im Sand installiert hatten, war eigentlich alles ganz wunderbar. Wenn man mal davon absah, daß der scharfe Wind den Sand in unsere Wassergläser wehte, das Obst so verlockend duftete, daß wir prompt von einer Wespe attackiert wurden, der Hund von nebenan den Schinken roch, den Isabel mitgebracht hatte, und nur mit Gewalt davon zurückgehalten werden konnte, ihn uns vom Teller zu fressen ... und wenn meine Wadenkrämpfe nicht gewesen wären!

Ich konnte mir nicht erklären, warum ich die schon wieder hatte. Ich hatte nach dem Schwimmbaderlebnis mit Jean bewußt viel getrunken, ordnungsgemäß gegessen, weder Abführ- noch Entwässerungstabletten geschluckt. Trotzdem konnte ich es vor Schmerzen kaum noch aushalten, und zwischendurch hatte ich sogar einmal das Gefühl, gleich würde meine Achillessehne abreißen, so unbändig war der Krampf und die damit verbundene Dehnung der Sehne.

»Das kommt vom Entzug«, sprach Isabel beruhigend auf mich ein, während sie mit mir den Strand entlanghumpelte. »Das geht wieder weg, Bea.«

»Aber ich schlucke doch schon alles«, wimmerte ich.

»Was meinst du, wie kaputt dein Körper ist? Mit ein paar Pillen ist es da nicht getan.«

Das schien mir allerdings auch so. Und auf dem Rückweg zum Auto wurde mir das dann endgültig bewußt.

Der Aufstieg war nämlich noch wesentlich anstrengender, als der Abstieg es gewesen war. Daß er zumindest nicht so gefährlich war, vermochte mich nur zu Anfang zu trösten. Isabel, die fünfundzwanzig Jahre älter war als ich, schleppte das gesamte Gepäck. Da sie das auf einmal nicht bewältigen konnte, zugleich aber Sorge hatte, es könne etwas gestohlen werden, schnappte sie sich immer nur einen Teil, hastete mit dem ein überschaubares Stück die steile Strecke empor, stellte das Zeug dann ab, lief zurück, holte den Rest.

Am Ende hatte sie den Aufstieg dreimal gemacht, und massenweise junge und ältere Leute hatten mich überholt, mich, die ich nicht die Kraft hatte, mehr als zehn, fünfzehn Meter zu laufen.

Dann mußte ich mich hinsetzen und ausruhen, denn das Gros meines Körpers fühlte sich dann an, als gehöre es gar nicht mehr zu mir, und das wenige, das zu mir zu gehören schien, das tat weh.

»Suchen Sie sich nur schnell einen Arzt!« klangen mir Dr. Wildwoods Worte in den Ohren.

Ja, was das anging, tat ich sicher gut daran, so schnell wie möglich etwas zu unternehmen.

3

Dr. Levy, der ehemalige Studienkollege von Dr. Wildwood, war in Beverly Hills kein Unbekannter. Jeder, der etwas auf sich hielt und einen Internisten brauchte, ging zu Dr. Levy, und demzufolge war es schwierig, überhaupt einen Termin zu bekommen.

Ja, als ich am Morgen des 5. September 1995 nach etwa zwanzig Minuten Wartezeit (Albinonis Adagio im Hintergrund, im Vordergrund eine monotone Frauenstimme, die unablässig von sich gab: »Bitte warten Sie! Es wird sich gleich einer unserer Mitarbeiter um Sie kümmern! Bitte warten Sie! Ihr Anruf bedeutet uns viel!«) endlich mit dem Sekretariat verbunden war, gab man mir doch tatsächlich für den 1. Februar 1996 um 11.30 Uhr einen Termin.

»Früher geht es nicht?«

»Tut mir leid, Ma'm.«

»Aber Dr. Wildwood vom Betty Ford Center hat mir erklärt, ich müßte dringend –«

»Sie sind von Dr. Wildwood empfohlen worden?«

»Ja.«

»Einen Moment bitte!«

Es knackte in der Leitung, und ich saß da und wunderte mich. Es hieß zwar immer, daß man in Amerika bevorzugt behandelt wurde, wenn man zur rechten Zeit den richtigen Namen fallen ließ, doch hieß es ebenfalls, daß die meisten Amerikaner dieses *name droppings* inzwischen dermaßen überdrüssig waren, daß es sich eher nachteilig auswirken konnte.

Nun, bis zum Betty Ford Center und nach Beverly Hills hatte

sich letzteres offenbar noch nicht herumgesprochen, denn nach weiteren fünf Minuten verhunztem Albinoni teilte mir die Dame am anderen Ende der Leitung mit, ich könne am Donnerstag um 11.00 Uhr kommen.

»Die erste Behandlung hat einen Grundpreis von einhundertzwanzig Dollar«, teilte sie mir dann noch mit. »Wenn Sie also so freundlich wären, mir kurz Ihre Kreditkartennummer durchzugeben ...«

Als ich auflegte, fühlte ich mich auf eigenartige Weise erleichtert, nicht nur um die einhundertzwanzig Dollar. Ich hatte etwas in die Wege geleitet, zumindest einen ersten Schritt getan; fast kam es mir vor, als empfände ich einen Hauch von Erfolgserlebnis.

Das gefiel mir, und so beschloß ich, mir noch mehr davon zu verschaffen, und stellte den Rest dieses Vormittags ganz ins Zeichen diverser Besorgungen.

Zuerst fuhr ich zur Post und besorgte Briefmarken. Da ich in nüchternem Zustand noch nie bei der Post gewesen war, verspürte ich gleich wieder Angst. Ich wußte nicht, wo ich parken, an welchem der zehn verschiedenen Schalter ich mich anstellen, ob ich selbstklebende oder die veralteten, zu beleckenden Marken kaufen sollte, und das alles nicht zu wissen nahm mich dermaßen mit, daß ich binnen weniger Minuten schweißnaß war.

Dieser Schweiß war kalt, und mein Puls raste, mein Herz schlug so laut, daß es in meinen Ohren dröhnte. Ich wußte nicht, was ich davon halten sollte. Diese Angstzustände waren fürchterlich, doch verärgerten sie mich mehr, als daß sie mich verunsicherten. Ich war wütend auf mich selbst, auf dieses Etwas in mir, das diese Panikattacken heraufbeschwor und zuließ.

Während ich weiter zum Supermarkt fuhr, beruhigten sich meine strapazierten Nerven wieder. Ich erstand Wasser, Orangensaft und koffeinfreie Cola, alles in riesigen Mengen, denn ich trank unsäglich viel in jener Zeit, manchmal an die fünf Liter pro Tag. Woher das kam, konnte ich mir zwar nicht erklären, doch schied mein Körper die viele Flüssigkeit ja problemlos wieder aus, (bisweilen gar zu problemlos!), so daß ich dieses Phänomen einfach hinnahm.

Als nächstes fuhr ich in einen sogenannten Beauty Supply, einen Supermarkt für Kosmetik. Dort kaufte ich ein ganzes Schock Nagellacke und Lippenstifte, dabei hatte ich eigentlich nur Haarshampoo besorgen wollen.

Von da aus ging es dann zu Ardray's, einer Ladenkette für Elektrogeräte. Mir war mein Walkman kaputtgegangen, und so kaufte ich mir jetzt einen neuen. Im Vorübergehen sah ich eines jener kleinen Tisch-Fernsehgeräte, mit dem man sowohl Radio hören als auch fernsehen konnte. Es war im Sonderangebot, und so kaufte ich auch dieses Ding.

Am Nachmittag, als ich heimkam, stellte ich dann fest, daß ich innerhalb weniger Stunden erstaunlich viel Geld ausgegeben hatte. Aber irgend etwas mußte ich schließlich noch vom Leben haben. Also machte ich mir keine weiteren Gedanken darüber.

Den Rest des Tages hatte ich dann gänzlich für mich. Eigentlich hatte Babette mich anrufen und am Abend mit mir essen gehen wollen. Doch kam sie wohl erst zu spät von ihrem Meditationswochenende in Arizona zurück. Sie war nämlich in die Wüste gefahren, um dort zu fasten und zu meditieren. So beschloß ich, diesen Abend ganz ruhig anzugehen.

Es war mein erster dieser Art. Ich setzte mich vor den Fernseher und sah einen wahnsinnig spannenden Film. Darin ging es um ein junges Mädchen, das sich in einen älteren Mann verliebt hatte und nun alles tat, um ihn für sich zu gewinnen. Als ihr das auf gesundem Wege nicht gelang, drehte sie durch und begann, ihm sein Leben zur Hölle zu machen. Es war wirklich spannend, ja, es hätte nicht viel gefehlt, und ich hätte an meinen Fingernägeln geknabbert, doch wäre das ja nur eine neue Sucht gewesen, und die brauchte ich nicht, hatte ich in gewisser Weise doch immer noch meine alte.

Denn mitten in dem so spannenden Film kam der männliche Hauptdarsteller nach einem mißglückten Mordanschlag auf seine Familie nach Hause, ging in die Küche und nahm eine Flasche Wodka aus seinem Gefrierschrank. Ich sah, wie er ein Wasserglas auf den Tisch stellte. Ich hörte das Gluckern des Schnapses. Und ich spürte, wie ich zeitgleich mit dem Mann auf dem Bildschirm meine Lippen öffnete.

Ja, mir war, als könnte ich den Wodka riechen, als würde ich das Brennen am Gaumen und in der Kehle fühlen, und ich ... ich ... ich schluckte all das viele Wasser herunter, das mir in der Zwischenzeit im Mund zusammengelaufen war, und Augenblicke später wurde es ganz heiß in meinem Magen ...

In jener Nacht telefonierte ich lange mit meiner Mutter. Und während dieses Gesprächs kamen wir irgendwann auf meinen Geburtstag zu sprechen.

»Ich schaffe das nicht, nach Deutschland zu fliegen«, erklärte ich.

»Das ist klar, Kind.«

»Ich würde dich aber gern sehen.«

»Beides geht nur nicht.«

»Vielleicht ...«

Sicher glaubte meine Mutter in diesem Moment, ich würde sie nun gleich bitten, nach Los Angeles zu kommen, doch lag mir dieser Gedanke fern. Aus irgendeinem Grund wollte ich Mama nicht hier haben, denn hier war allein meine Welt, nicht ihre, und wenn ich ihr erlaubte, in meine Welt einzudringen, dann –

»Wie wäre es denn, wenn wir uns in New York treffen würden, Mama?«

»Du bist verrückt.«

»Wieso denn? Es ist die Hälfte des Weges und –«

»New York! Kind, du –«

»Da wollten wir doch immer noch mal wieder hin.«

»Schon.«

»Aber?«

Ich hörte meine Mutter seufzen.

»Du brauchst keine Angst zu haben«, beruhigte ich sie daraufhin.

»Das sagst du so. Ich bin noch nie allein geflogen.«

»Und? Ich war noch nie in einer Entziehungskur, Mama.«

Dr. Levy war eine Frau. Das hatte ich nicht eine Sekunde in Erwägung gezogen, und deshalb erstaunte mich dieser Umstand so sehr, daß ich die ersten Minuten nur dasaß und starrte, mit dem Kopf nickte oder selbigen schüttelte, zu mehr war ich nicht fähig. Dann atmete ich tief durch und nahm es hin, daß diese Frau, die mir da gegenübersaß, etwa in meinem Alter war und es trotzdem schon zu einem akademischen Titel und einer beeindruckenden Praxis im Herzen von Beverly Hills gebracht hatte. Vermutlich war sie auch verheiratet und hatte drei Kinder, aber Illeana Levy hatte sicher auch nie eine Flasche Wodka pro Tag getrunken.

»Zuerst brauche ich dann mal eine Urinprobe von Ihnen«, erklärte sie mir, nachdem sie kurz über das Betty Ford Center und ihren ehemaligen Studienkollegen Wildwood referiert hatte. Und dabei sah sie mich an, als möge ich ihr dieses Anerbieten bitte verzeihen.

»Okay«, entgegnete ich. »Wo kann ich denn ...?«

Automatisch war ich aufgestanden, hielt dann aber inne und blickte herab auf diese schöne, schlanke blonde Frau jenseits des Schreibtisches.

»Sagen Sie, wozu brauchen Sie den Urin eigentlich? Im Betty Ford Center mußte ich auch als allererstes –«

Ich stockte, denn Frau Dr. Levy verzog auf einmal das Gesicht, als möge ich ihr nicht nur verzeihen, sondern als sei ihr diese ganze Angelegenheit ausgesprochen peinlich.

»Verstehe«, flüsterte ich vor mich hin. »Man kann im Urin Alkohol messen?«

Sie nickte. »Besser als im Blut.«

Trotzdem nahm man mir natürlich auch hier zusätzlich noch Blut ab, und natürlich auch wieder Mengen, Unmengen.

»Genaueres über Ihren Zustand kann ich erst sagen, wenn ich alle Ergebnisse habe«, meinte Frau Dr. Levy anschließend. »Nur einen Ultraschall würde ich heute noch gern machen.«

»Von meiner Leber?«

»Genau.«

Die kalte Schmiere auf meinem Bauch ließ mich frösteln. Vielleicht kam die Gänsehaut aber auch von meiner Nervosität. Ich hatte Angst vor dieser Untersuchung, Angst, daß sie ein Urteil fällte, das mir weitere Probleme bereitete. Ich hatte so schon genug zu kämpfen, es reichte.

»Oh, oh!« hörte ich Illeana Levy da auch schon seufzen.

»Ja?« hauchte ich. »Was ist?«

»Schauen Sie selbst!«

Sie drehte den Bildschirm des Ultraschallgeräts so, daß wir beide gucken konnten, und dann deutete sie auf eine Stelle.

»Das da sind Ihre Därme, Bea. Und das ist Ihre Leber. Und sehen Sie das hier?«

Ich sah eine Menge und doch auch wieder nichts. Für meine Begriffe war nichts zu entdecken außer einem grauen Durcheinander. Und das gab ich dann schließlich auch von mir.

»Wir müssen eine Computertomographie machen lassen«, meinte die Frau Doktor daraufhin und tätschelte liebevoll meine Hand, »damit Sie sehen, wovon ich spreche, und damit ich sehen kann, wie schlimm das ist, wovon ich da spreche.«

Mit einem Papierhandtuch wischte sie mir das kalte, klebrige Gel vom Bauch, dann schaltete sie das Ultraschallgerät ab.

»Es deutet leider wirklich alles auf eine Zirrhose hin«, sagte sie und stand auf, ging zu ihrem Schreibtisch zurück.

»Wie müde sind Sie, Bea?«

»Es geht«, gab ich zur Antwort und schwang mich von der Liege, auf der ich während der Untersuchung gelegen hatte. »Eigentlich sehr müde. Warum?«

»Wie sehr?« bohrte sie weiter. »Können Sie einen ganzen Tag durchhalten?«

»Ja, aber es fällt mir schwer.«

»Sie tun es aber?«

»Ja.«

»Und wie lang ist so ein Tag?«

Ich überlegte einen Moment. »Von neun Uhr morgens bis elf Uhr abends etwa«, sagte ich dann.

»Sie schlafen zehn Stunden pro Nacht?«

»Manchmal sogar mehr. Ich könnte zumindest mehr schlafen, wenn ich mir den Wecker nicht stellen würde ...«

Sie seufzte. »Das zeigt uns natürlich, daß der Körper auf Ruhe geschaltet hat, Bea.«

»Und was heißt das?«

»Der menschliche Organismus hat einen Selbstschutzmechanismus«, erklärte sie mir dann weiter. »Und wenn ernsthafte Störungen vorliegen, schützt sich der Körper, indem er mit Müdigkeit und Abgeschlagenheit reagiert.«

»Und was passiert, wenn man dem nachgibt und sich ausruht? Heilt dann alles aus?«

Frau Dr. Levy sah mich mitleidig an und deutete mir, doch wieder Platz zu nehmen. Eine Antwort auf meine Frage gab sie mir nicht.

»Haben Sie großen Durst?« fragte sie statt dessen weiter.

»Ich trinke etwa fünf Liter pro Tag.«

Wieder seufzte mein Gegenüber. »Paßt leider ins Bild, Bea. Sonst noch irgendwelche Probleme?«

»Nicht wirklich. Ich habe halt immer noch die tauben Zehen und ansonsten ...« Verlegen senkte ich den Kopf. »Ich mache ins Bett. Offenbar bin ich nachts so müde, daß ich nicht rechtzeitig wach werde.«

Da Frau Dr. Levy nichts dazu sagte, hob ich schließlich den Blick und sah sie an. Inzwischen war ihr Gesichtsausdruck regelrecht mitleidig.

»An Ihrer Müdigkeit liegt das nicht, Bea. Es ist vielmehr so, daß Ihre Blase ... Wissen Sie, was eine Neuropathie ist?«

»Eine Nervenschädigung, nicht wahr?«

Sie nickte. »Sie spüren Ihre Zehen nicht, und Sie spüren Ihre Blase nicht. Daß die voll ist, wird Ihnen im Wachzustand von den anderen Organen signalisiert.«

»O mein Gott!«

»Ich schreibe Ihnen jetzt ein paar Medikamente auf. Das sind alles Vitamine und Kräutermixturen in Tablettenform. Mehr kann ich nicht tun, bevor ich nicht die anderen Ergebnisse habe. Und wegen des Termins für die CT rufen wir Sie an.«

Eine halbe Stunde später stand ich in einem typisch amerikanischen Gesundheitsladen, und ein asketisch unlustig wirkender Mittdreißiger verlangte mir einhundertzweiundsechzig Dollar ab. Der Gegenwert bestand in einer Plastiktüte voller scheppernder Dosen und Döschen.

»Und das soll es jetzt bringen?« winselte ich.

Sogleich traf mich ein verächtlicher Blick, und ich beschloß, es nicht weiter zu treiben. Mit diesen Grüne-Wiese-Spinnern war nicht zu spaßen.

Auf dem Heimweg konzentrierte ich mich verbissen auf die Straße.

Nur nicht denken! schrie alles in mir. *Tun, aber nicht denken!*

Leider tat ich aber schon alles, was man beim Autofahren tun konnte, und daß ich trotzdem noch dachte, verängstigte mich regelrecht.

Gut, räumte ich mir selbst schließlich ein, *dann denk wenigstens was Gutes!*

Was *Gutes*?

Ich stürzte in meine Wohnung, ließ die Plastiktüte mit den Vitaminen gleich hinter der Tür fallen und holte mir mein Telefon. Isabel hatte mir vor Monaten mal die Nummer ihres Reisebüros gegeben. Dort rief ich jetzt an, um die geplante New-York-Reise in die Gänge zu bringen, und gleich anschließend teilte ich meiner Mutter mit, was bei dem Gespräch herausgekommen war.

»Der Flug wird mir ein paar Schwierigkeiten machen«, erklärte ich ihr. »Die amerikanischen Fluglinien haben ja alle Rauchverbot.«

»Um Gottes willen!«

»Ich glaube aber, daß ich das Problem gemeistert habe.«

»Wie denn, Kind?«

Nachdem ich Mama mehrmals gebeten hatte, nun ja nicht zu lachen oder zu schimpfen, teilte ich ihr mit, daß ich zunächst nach Denver in Colorado fliegen würde, von dort nach zwei Stunden Aufenthalt weiter nach Chicago und dann nach drei weiteren Stunden Aufenthalt nach New York.

»Da bist du ja einen ganzen Tag unterwegs.«

»Das ist das kleinere Risiko, Mama. Wenn ich mich in meinem Zustand darauf einlasse, mir sieben Stunden das Rauchen zu verkneifen, laufe ich Gefahr, wieder mit dem Trinken anzufangen.«

Meine Mutter seufzte.

»Was ist?« fragte ich sofort.

»Nichts. Ich bin mir nur nicht sicher, ob es das alles wert ist.«

»Was?«

»So viel Durcheinander und Kraftanstrengung für ein paar Tage New York?«

Ich atmete tief durch.

»Weißt du, Mama, das Leben hat nur ganz wenig von dem zu bieten, was wir von ihm erwarten. Und das meiste von dem wenigen Glück, das wir im Laufe des Lebens erleben dürfen, das müssen wir uns auch noch selbst machen. Verstehst du?«

Nun lachte sie. »Du bist schon eine verrückte Nudel.«

»Ich weiß, Mama. Und deshalb besorge ich uns auch Theaterkarten für New York. Mal gucken, was im Angebot ist!«

Als ich kurz darauf auflegte, gelangte ich zu einer erstaunlichen Erkenntnis: Ich war guter Laune. Und das war das letzte Mal vor etwa zehn Jahren der Fall gewesen. So nahm ich an, daß ich das Wohlbefinden der bevorstehenden Reise zu verdanken hatte.

Um meine so unerwartet gute Laune auszunützen, startete ich am Nachmittag noch einmal so richtig durch. Zuerst fuhr ich zum Supermarkt und kaufte ein, weil ich am nächsten Tag Gäste erwartete. Dann ging es weiter zu Thrifty's. Mir war nämlich ein Fingernagel abgebrochen – eine Naturkatastrophe. Der mußte nun unbedingt wieder angeklebt werden, und dafür gab es bei Thrifty's ganze Bausätze zu kaufen.

Natürlich erstand ich gleich den umfangreichsten, kaufte zusätzlich aber auch noch einen Satz künstlicher Nägel. Und kaum daß die so lang und makellos und hautfarben in meinem Einkaufskorb lagen, fiel mein Blick auf das etwa fünfzehn Meter lange und zwei Meter hohe Regal mit den Nagellacken. Ich hatte zwar gerade erst neue gekauft, doch konnte ein gewisser Vorrat ja nicht schaden, und außerdem war rot nicht gleich rot, pink nicht gleich pink, nein, da gab es feine Unterschiede.

Langsam aber sicher fiel mir auf, daß ich in einem Kaufrausch war – immerhin. Daß es mir auffiel, bewirkte nur nichts. Ich ergab mich dem Rausch lediglich bewußt, nicht mehr unbewußt, das war alles.

Bei jedem neuen Gegenstand, den ich erwarb, hatte ich das unbestimmte Gefühl, damit zugleich auch ein Stück neues Leben zu erwerben. Dabei empfand ich weniger, daß mich die einzelnen Anschaffungen bereicherten. Mir war vielmehr, als würden sie mich beschützen.

Wie Fetische schleppte ich sie heim und häufte sie dort auf wie einen Wall. War der erst einmal so hoch, daß ich mich hinter ihm verstecken konnte, wollte ich ihn zur Grenze erklären: Jenseits lag dann die Vergangenheit, diesseits die Zukunft – davon war ich überzeugt.

Um kurz vor sieben holte ich Isabel ab, und wir fuhren gemeinsam zum Sunset Plaza. Bisher hatte ich diese Anlage immer nur im Vorüberfahren gesehen und gedacht, daß es doch sicher nett wäre, dort mal hinzugehen. Doch war es nie dazu gekommen.

Sunset Plaza ist eine elegante Ladengalerie mit schmucken Straßencafés und -restaurants. Sie liegt auf dem *Sunset Strip*, jenem etwa zwei Meilen langen Teil des Sunset Boulevards, auf dem einstmals die so berühmte Krimiserie *77 Sunset Strip* spielte.

Auch fünfunddreißig Jahre später eignete sich diese Kulisse noch bestens fürs Filmen, in jedem Fall fürs Träumen. Kein Mensch konnte sich der Faszination der *billboards* entziehen, jener riesigen Reklametafeln für die gerade aktuellen Film- und Musikproduktionen. Alle paar Meter waren sie in allen nur denkbaren Höhen installiert und boten insbesondere in der Nacht einen atemberaubenden Anblick.

Isabel und ich gingen in ein wunderhübsches Restaurant, das sehr europäisch anmutete, weil es nämlich draußen Tische stehen hatte.

»Woanders kann man im Moment ja nicht mit dir hin«, lachte meine Freundin. »Du drehst doch durch, wenn du nicht rauchen darfst.«

Da hatte sie recht. Ich war zwar immer schon eine starke Raucherin gewesen, doch war das, was ich zur Zeit tat, mit nichts zu vergleichen, was in der Vergangenheit gewesen war.

Seit dem 25. August rauchte ich im Schnitt hundert Zigaretten pro Tag, und dabei hatte ich nicht einmal das Gefühl, viel zu rauchen, im Gegenteil. Ich hätte den Tabak am liebsten auch noch gekaut und geschluckt, ich konnte gar nicht so tief atmen, wie ich es gern gewollt hätte. Es war, als hielte mich nur das Nikotin am Leben.

»Ich danke dir, daß du Rücksicht darauf nimmst«, sagte ich zu Isabel.

»Muß ich ja«, wehrte sie ab.

»Mußt du nicht! Du könntest ebensogut –«

»Du erträgst es ja auch, daß ich in deiner Gegenwart Rotwein trinke, Bea!«

Nun, das stimmte. Schon am Sonntag in Malibu hatte Isabel in meiner Gegenwart getrunken, und das tat sie auch jetzt. Es störte mich nicht. Ich hatte nie gern Wein getrunken, und da die meisten Gelegenheitstrinker Wein und Bier bevorzugten, hatte ich damit keine Probleme.

»Wie es allerdings wäre, wenn mir jemand gegenübersäße, der einen Whiskey trinkt ... oder gar einen Wodka ...«

Isabel lachte laut auf.

»Dann reißt du ihm womöglich das Glas aus der Hand und begehst Mundraub!«

Ich lachte mit ihr. So witzig die Vision klang, so vorstellbar war sie leider auch.

Während Isabel und ich wechselweise über den Speisekarten brüteten und die schrägen Typen beobachteten, die den Sunset Boulevard auf und ab marschierten, stieß Jean zu uns.

»Na, wie geht es meinen beiden Sexhexen?« tönte er in seinem so unnachahmlichen Tonfall. »Meinen beiden Super-Blondinen?«

Er nahm mich zur Begrüßung fest in die Arme und preßte mich so eng an sich, daß mein kurzes, schwarzes Baumwollkleid in bedrohliche Höhen rutschte.

»Macht doch nichts«, meinte er lakonisch. »Sehen die hier wenigstens mal was Schönes!«

Als ich das hörte, wurde mir auf einmal ganz sonderbar zumute. Ich fragte mich, ob Jean mich wirklich schön fand oder ob er das einfach nur dahinsagte. An jenem Abend im August, an dem er mich zu den Anonymen Alkoholikern begleitet hatte, da hatte er mich ja gefragt, ob ich ihn würde heiraten wollen.

Seitdem hatten wir nie wieder darüber gesprochen, und ich hatte auch nie wieder darüber nachgedacht. Das tat ich erst jetzt. Denn auf geheimnisvolle Weise waren Jean und ich ein schönes Paar. Ich spürte deutlich, wie die Leute uns anstarrten und die Mädchen mich um dieses Bild von einem Mann an meiner Seite beneideten. Sie ahnten schließlich nicht, daß dieser sogenannte Mann weitaus weiblicher war, als ich es jemals würde sein können. Jean war eine *queen*, vom Scheitel bis zur Sohle. Und trotzdem – vielleicht aber auch gerade deshalb – war es ein paar weitere Überlegungen und vor allem ein paar Abwägungen wert, ob ich diesen Mann heiraten sollte oder nicht.

Einerseits war die Vorstellung verlockend. Meine Suche nach einem Status in meinem Leben würde endlich wieder ein Ende haben. Und ich brauchte nicht mehr weiter darüber nachzudenken, warum ich solche Angst vor Männern hatte. Das war dann vorbei, weil mein Ehemann mir nämlich keine Angst machte ...

Im Anschluß an das Essen fuhren Jean und ich ins The Muse. Das war ein sogenannter In-Treff auf dem Beverly Boulevard, in dem vornehmlich Lesben und Schwule verkehrten. Mir kam das Etablissement überhaupt nicht einschlägig vor, für meine Augen war es eher wie ein großes Theater zum Anfassen: Einer wollte extravaganter sein als der andere, und das erreichte man notfalls mit Gewalt.

So sang mir beispielsweise ein alter Puertoricaner ständig Balladen ins Ohr, und wenn er mal gerade nicht sang, wollte er von mir hören, daß der Knabe an seiner Seite, der bestimmt vierzig Jahre jünger war als er, der hübscheste und süßeste Junge wäre, den die Welt und ich je gesehen hätten.

Nun, der Alte war so betrunken, daß ich gar nicht gewagt hätte, etwas anderes zu sagen. Außerdem fehlte mir jedwede Kraft zum Widerspruch. Zum erstenmal seit dem Betty Ford Center saß ich in einer Bar, in einer richtigen stinkigen, dunklen Bar. Die Leute um mich her tranken Martinis, Whiskey auf Eis, puren Wodka, und eigenartigerweise machte mir das gar nichts aus. Ich trank ein Glas Mineralwasser nach dem anderen, und der Sprudel schien mir ebenso gut zu schmecken, wie es früher der Wodka getan hatte –

nämlich gar nicht! Ich schüttete das Zeug einfach nur in mich hinein, immer mehr und immer schneller, dabei war mir eh schon, als gluckere es bereits gefährlich in meinen Innereien.

Und während ich trank und trank und trank, in diesen so bedeutsamen Augenblicken im The Muse, da hoffte ich plötzlich, meine Sucht wäre nur eine Gewohnheit gewesen, die man ablegen konnte wie das Nägelkauen. Und wenn das stimmte, dann gehörte ich vielleicht ja wirklich zu jenen wenigen, von denen die Anonymen Alkoholiker sagten, daß sie einfach den Hut nehmen und gehen könnten.

Ich wußte es nicht.

Und ich konnte auch niemanden fragen, denn es gab niemanden, der mir diese Frage hätte beantworten können.

Ich wußte aber eines: Ich durfte nicht mit dem Feuer spielen, nicht heute, nicht morgen, niemals. Ein einziger Schluck würde ausreichen, um rückfällig zu werden. Darüber hatte ich in der Zwischenzeit jede Menge gelesen. Ein einziger Schluck ...

»Laß uns anstoßen«, sagte Jean. »Darauf, daß du auch noch in zwanzig Jahren sagst, daß es sich gelohnt hat, meine kleine Sexhexe!«

»Ja«, entgegnete ich andächtig, und dann stießen wir feierlich an, mit Mineralwasser.

»Was machst du denn übers Wochenende, Muckilein?«

»Ich wollte ein paar Besorgungen machen.«

»Beide Tage?«

Ich lachte. »Nein, nicht beide Tage, das würde zu teuer, aber –«

»Na, dann fahr doch mit uns nach Laguna Beach! Die Babette und ich wollen uns da ein schönes Wochenende machen.«

Mir sträubten sich die Haare, als ich das hörte. *Wochenende?* Das hieß ja, daß ich über Nacht ...

»Das kann ich nicht, Jean.«

»Wieso nicht?«

»Ich weiß nicht. Ich weiß nur, daß ich nicht über Nacht wegbleiben kann.«

»Du fliegst aber doch auch nach New York.«

Völlig verunsichert rutschte ich auf meinem Stuhl hin und her.

Ich wußte, daß das widersprüchlich klang, wußte aber zugleich, daß es nicht widersprüchlich war, es schien nur so. Laguna Beach und New York City, das waren zwei vollkommen unterschiedliche Dinge, und ich wußte nur, daß ich es so empfand. Dem Grund dafür, warum ich es so empfand, wollte ich nicht auf den Grund gehen, ich wollte nur –

»Wie lange fährt man denn bis Laguna Beach, Jean?«

»Zwei Stunden etwa.«

»Na, dann laß uns das doch folgendermaßen machen ...«

4

Der 9. September 1995 war ein Samstag. Und es sollte ein wundervoller Samstag werden, das hatte der Wetterbericht in der Nacht zumindest vorausgesagt.

Ich selbst hatte mir für diesen Samstag auch etwas vorausgesagt. Ich hatte in der Nacht nämlich wieder ins Bett gemacht. Nachdem es tagelang gutgegangen war, war es nun wieder passiert, auch diesmal, weil ich mich im Traum auf einer Klobrille gewähnt hatte.

Jetzt war Schluß! Das hatte ich mir geschworen. Jetzt besorgte ich mir Depend, die Pampers für Alte und für Junge wie mich, die sich auf sich selbst nicht mehr verlassen konnten.

Doch hatte ich auch noch andere Pläne für diesen Samstag. Ich hatte die unfreiwillige Schlafpause in der Nacht nicht nur zum Fernsehen und zum Wäschewechsel genützt.

Neiman Marcus. Für Ahnungslose war das eines der vielen Kaufhäuser von Beverly Hills. Die Wissenden, zu denen auch ich inzwischen gehörte, wußten es besser. Dabei hatte ich Neiman Marcus bisher nicht sonderlich viel abgewinnen können. Zugegeben, nirgendwo sonst auf der Welt ging es ähnlich elegant zu, denn nirgendwo sonst auf der Welt bekam man während des Einkaufsbummels Harfenspiel – live! – geboten, doch waren auch nirgendwo sonst auf der Welt die Preise ähnlich hoch.

Neiman Marcus war das Mekka für die Superreichen. Hier hingen die Modelle von Versace, Armani und Calvin Klein wie Konfektion auf der Stange, hier schaute man auf ein schlichtes Seidenblüschen von Donna Karan und stellte im nächsten Moment erschüttert fest, daß das Ding anderthalbtausend Dollar kostete; hier gab es aber eben auch im Obergeschoß ein Café, in dem man nicht etwa Kaffee und Kuchen zu sich nahm, um sich vom Geldausgeben zu erholen, sondern Champagner und russischen Kaviar.

Es paßte halt alles zusammen, und das wiederum beeindruckte mich an Neiman Marcus.

Da war aber auch noch etwas anderes. Die Neiman-Marcus-Einkaufskarte – erhältlich in Silber und in Gold – galt in Los Angeles ebenso als Statussymbol wie die Rolex am Handgelenk und die Chanel-Tasche über der Schulter. Man hatte diese Karte einfach, denn wer sie nicht hatte, der war nicht »man«. Und wer nicht »man« war, der war es nicht, weil er es nicht sein wollte, sondern ausschließlich, weil er es nicht sein konnte, denn wer es nicht sein wollte – der lebte einfach nicht in Los Angeles. So einfach war das!

Ich persönlich hatte nie Wert darauf gelegt, zu einer bestimmten Gruppe zu gehören, auch dann nicht, wenn diese Zugehörigkeit ein Zeichen dafür war, etwas Besonderes zu sein. Es hatte mich nie geschert, in Essen nicht Mitglied des ersten Tennisclubs der Stadt zu sein, und daß man mich nie zum jährlichen Presseball eingeladen hatte, störte mich auch nicht. Deshalb hatte ich lange Jahre angenommen, keinen Sinn für Statussymbole zu haben.

Hier in L.A. war das nun anders. Hier trug ich die Rolex an meinem Arm voller Stolz, hier hütete ich meine Chanel-Täschchen wie Augäpfel, hier tat ich es bei Seidentüchern nie unter Hermes, und selbstverständlich ließ ich mir mein Haar auch in einem der ersten Salons von Beverly Hills richten.

Ja, das einzige, was mir zu meinem Glück noch fehlte, war die Neiman-Marcus-Einkaufskarte, und die hatte man mir bislang immer wieder versagt, weil ich erst zu kurze Zeit in den USA lebte und es deshalb nicht möglich war, zuverlässige Kreditinformationen über mich einzuholen.

So fieberte ich denn stillschweigend leidend dem Tag entgegen, da das endlich möglich sein würde – und zahlte bis dahin bar.

Deshalb fuhr ich am Morgen des 9. September 1995 auch zuerst einmal zu einem Geldautomaten. Ich hatte mir in der Nacht vorgenommen, mir etwas Gutes zu tun, mir irgend etwas zu leisten, was ich mir unter normalen Umständen nicht geleistet hätte. Das mußte sein! Äußerlichkeiten erschienen mir ein gutes Mittel zum Zweck, meinem Innenleben die Ungewöhnlichkeit meines Zustandes zu verdeutlichen.

Die vorangegangenen zwei Tage hatten mich in jeder Hinsicht geschlaucht. Die Konfrontation mit dem Alkohol, vor allem die Konfrontation mit Frau Dr. Levy. So sehr ich mich auch bemühte, über das nachzudenken, was sie mir über meinen Gesundheitszustand gesagt hatte, so wenig gelang mir das. Es war, als würden meine Gedanken vor jeder vernünftigen Schlußfolgerung davonlaufen, als hätten sie zu große Angst, sich darauf einzulassen.

Und so blieb mir nichts als ein Gefühl, ein Gefühl, das mich mahnte, nett zu mir zu sein, mir Gutes zu tun, mich vielleicht sogar richtig zu verwöhnen.

So betrat ich also um zwölf Uhr mittags die heiligen Hallen von Neiman Marcus und hatte schon eine halbe Stunde später zweihundert Dollar ausgegeben. Für Neiman-Marcus-Verhältnisse war das nicht einmal viel, beruhigte ich mich, doch sagte mir eine innere Stimme, daß ich mich damit selbst belog, waren zweihundert Dollar doch eine ganze Menge, wenn man bedachte, daß ich lediglich in der Strumpfabteilung gewesen war.

»Nun fang nicht gleich an, geizig zu werden!« brummelte ich vor mich hin.

Schon im nächsten Moment setzte ich mich auf einen der weichen Samtsitze in der Schuhabteilung und erklärte den drei (!) Verkäuferinnen, die sich sogleich um mich scharten, daß ich auf der Suche sei nach einem Paar schlichter, schwarzer Pumps.

»Für den Tag oder für den Abend, Madam?«

»Möglichst für beides.«

»Und wie hoch sollte der Absatz sein?«

Nur zehn Minuten später war ich um ein Paar Bruno-Magli-

Schuhe reicher und heilfroh, daß man fürs Parkhaus nichts bezahlen mußte, wenn man Einkäufe tätigte. Das hätte ich mir jetzt nämlich nicht mehr leisten können.

»Zahlen Sie mit Ihrer Kundenkarte?« wurde ich derweil gefragt.

»Ich habe keine.«

»Na, dann beantragen Sie doch eine, Madam, ich gebe Ihnen ein –«

»Das Formular habe ich schon dreimal ausgefüllt, aber es hat nie geklappt, weil ich –«

»Lassen Sie uns mal machen!«

Inzwischen kümmerten sich nur noch zwei Verkäuferinnen um mich, aber die waren beide sehr beflissen. Sie nahmen mir meinen Führerschein ab und zwei meiner deutschen Kreditkarten, verschwanden damit im Hinterzimmer, und ich saß da, starrte auf die schlichten, schwarzen Pumps, die sage und schreibe zweihundertunddreißig Dollar kosteten und fragte mich, ob ich sie wirklich brauchte.

»Wie ein Loch im Kopf!« gab ich mir sogleich die Antwort.

Doch brauchte ich zur Zeit vermutlich wirklich ein Loch im Kopf. Es mußte die Größe erreichen, die das Loch in meiner Seele hatte, das Loch, an dem früher der Alkohol gesessen hatte. Nur dann war eine leidlich gesunde Lüftung gewährleistet.

»So, Madam, das brauchen Sie hier dann nur noch zu unterschreiben.«

»Was ist das denn?«

»Ihre Einkaufskarte.«

»Die ist genehmigt?«

Das Nicken meines Gegenübers stellte für mich ein solches Erlebnis dar, daß alles andere schlagartig vergessen war. Jetzt zählte nur noch eines:

»Wie groß ist denn mein Kreditrahmen?«

»Für heute zweieinhalbtausend. Wenn Sie dann die endgültige Karte haben ...«

Ich hörte gar nicht weiter zu. Allein das Heute zählte, und die Aussichten auf dieses Heute ließen mein Herz vor Freude rasen. So richtig konnte ich es noch gar nicht fassen. Ich hatte sie! Ich hatte endlich meine Neiman-Marcus-Einkaufskarte – in Silber zwar fürs erste, doch wollte gut Ding halt Weile haben. Zumindest soweit war ich schon mal gediehen.

Durchflutet von warmen Wogen des Stolzes – ja, ich war jetzt eine der Happy Few! – lief ich gleich eine Etage höher und erstand dort zunächst einen champagnerfarbenen Seidenpullover, nur zehn Minuten später eine schwarze Lederjacke.

Letztere war ein Traum, so was hatte ich immer schon gewollt. Nur hatte mein Vater Leder nie leiden können. Er hatte behauptet, Frauen sähen in solchem Zeug aus wie Rockerbräute.

Doch war diese Jacke hier natürlich ein paar entscheidende Klassen feiner. Als es mir auf Anhieb nicht half, mir das glaubwürdig einzureden, ich trotzdem weiterhin das Gefühl hatte, meinem verstorbenen Vater gegenüber etwas Verbotenes getan zu haben, da forderte ich Papa in stummer Zwiesprache auf, mir einfach zu verzeihen und gegebenenfalls wegzusehen.

»Ich fühle mich so sportlich und so jung in diesem Aufzug. Dafür hast du doch sicher Verständnis, oder?«

Mit den beeindruckenden Neiman-Marcus-Einkaufstüten an der Hand – roter Lack mit goldener Aufschrift – eilte ich zurück in die Schuhabteilung. Nur gefiel mir die diesjährige Wintermode überhaupt nicht. Deshalb entschied ich mich spontan dagegen, für klobige Klotschen, die wie Männerschuhe aussahen, auch noch dreihundert Dollar zu bezahlen, wie man es in den heiligen Hallen von Neiman Marcus von mir erwartete.

Nein, da zog ich es vor, in ein Billiggeschäft zu fahren, das ganz bei mir in der Nähe gelegen war. Dort würde ich etwas Ähnliches bekommen, somit dem Modediktat artig Folge leisten, jedoch nur einen Bruchteil dafür ausgeben.

Die Payless Shoe Source lag in einem kleinen Einkaufszentrum. Als ich an jenem Samstagnachmittag auf den Parkplatz fuhr, sah ich sofort den nebenan gelegenen Beauty Supply und mußte natürlich gleich dort hinein. Ich brauchte schließlich meine Bettnässer-Ausrüstung. Daneben erstand ich binnen weniger Minuten auch noch einen Haarreifen, einen farblich dazu passenden Zopfabbinder, einen Hut und diverse Kleinigkeiten wie Make-up-Schwämmchen, Nagelhölzchen und ein Bürstchen, mit dem man die Augenbrauen in Form bringen konnte.

Es war furchtbar. Es hörte überhaupt nicht auf mit dieser Lust, ständig neue Dinge einzukaufen. Ich fragte mich, ob ich so viele neue Dinge brauchte, um einen sichtbaren Beweis dafür zu bekommen, daß von nun an alles neu sein würde, ein völlig neues Leben ...

Bevor ich auf diese Frage eine Antwort hätte finden können, stand ich auch schon im Schuhgeschäft.

Natürlich erinnerten die Modelle dort nicht einmal im entferntesten an jene, die ich eine knappe Stunde zuvor bei Neiman Marcus gesehen hatte. Und obwohl ich das einerseits sehr schade fand, bereitete mir die Erkenntnis andererseits eine tiefe Befriedigung. Es durfte schließlich nicht sein, daß man für dreißig Dollar das gleiche bekam wie für dreihundert. Da ich mir aber nun mal fest vorgenommen hatte, ein Paar sportliche, feste Schuhe zu erstehen, entschied ich mich rasch für ein schwarzes Modell, das einigermaßen aussah und außerdem auch noch bequem war.

»Wenn Sie ein zweites Paar kaufen«, belehrte mich der Junge an der Kasse, »dann bekommen Sie das zum halben Preis.«

Lachend schüttelte ich den Kopf. »Nein, danke!«

»Aber es ist ein gutes Angebot, und es gilt an diesem Wochenende für unsere gesamte Ware.«

»Ich brauche aber kein zweites Paar Schuhe.«

Fassungslos sah er mich an. So was passierte ihm sicher nicht oft. Die meisten seiner Kunden betrachteten die fünfzig Prozent Mehrausgabe bestimmt als fünfzig Prozent Ersparnis. Und im großen und ganzen war ich für derartige Angebote auch ungemein empfänglich.

Nicht jedoch am 9. September 1995. An diesem Tag hatte ich ausnahmsweise mal genug. Ich wollte nur noch nach Hause, meine Schätze ausbreiten und mich an ihrem Anblick erfreuen.

Es war kurz nach 16.00 Uhr, als ich in meinen Wagen stieg und den Motor anließ. Ich schaute in den Rückspiegel, und hinter mir war alles frei. Also setzte ich langsam zurück und brachte das Auto in Fahrtrichtung. Weit und breit war nirgendwo ein anderer Wagen zu sehen.

Ich schaltete vom Rückwärts- in den Vorwärtsgang – und im gleichen Moment sah ich zu meiner Linken das Heck eines zurücksetzenden Wagens, und den Bruchteil einer Sekunde später hörte ich dieses so schreckliche, dumpf knirschende Geräusch von aufeinanderprallendem Blech.

Das war's!

Erst Stunden später wurde mir bewußt, was ich in diesen Augenblicken auf dem Parkplatz empfunden hatte: NICHTS! Ich fühlte einfach nichts, war weder erschüttert noch verängstigt oder böse; nein, es war, als hätte das alles überhaupt nichts mit mir zu tun. Aber wie gesagt, das wurde mir erst Stunden später bewußt. Für den Moment reagierte ich einfach nur, ruhig und ohne jedwede Regung.

Der andere Wagen fuhr in die Parklücke zurück, aus der er gekommen war, und ich schaltete meinen Motor ab und stieg aus. Anders als ich erwartet hatte, war der Schaden nicht an der Fahrertür, sondern dahinter. Dort war das eingedrückte, abgeschrabbte Blech jedoch nicht zu übersehen.

Eine Frau stieg aus dem anderen Wagen. Sie war etwa in meinem Alter und machte einen ziemlich zerknirschten Eindruck.

»Sagen Sie mal!« seufzte ich deshalb nur.

Sie seufzte zurück.

»Tut mir leid«, meinte sie dann. »Warum haben Sie nicht gehupt?«

»So viel Zeit war gar nicht.«

Wieder seufzte sie. »Ich habe Sie einfach nicht gesehen.«

»Sie haben nicht in den Rückspiegel geschaut«, erklärte ich.

Statt mir eine Antwort darauf zu geben, fing sie an, sich mein Auto anzusehen, und befand, es wäre ja überhaupt nichts passiert.

»Und was ist das da?« fragte ich und wies auf die nun wirklich unübersehbare Beule.

»Ach was«, winkte sie ab, »das ist doch nichts.«

Inzwischen blockierte mein Wagen den allgemeinen Verkehr, und so fuhr ich ihn erst einmal zurück in die Parklücke, aus der ich gekommen war. Dabei ließ ich die Frau und ihr Auto nicht aus den Augen, befürchtete ich doch, sie könne die Gunst des Augenblicks nützen und davonfahren. Doch tat sie das nicht.

»Gut«, erklärte ich, nachdem ich wieder ausgestiegen war, »wenn Sie meinen, daß das da nichts ist, dann muß ich wohl die Polizei holen.«

Die Frau lachte. »Für so was kommt die nicht.«

Entgeistert sah ich sie an.

»Sie sind nicht von hier«, schlußfolgerte sie daraus, »richtig?«

»Richtig, aber –«

»Wenn Sie in Los Angeles wegen eines Blechschadens die Polizei holen –« Sie stockte. »Oder sind Sie etwa verletzt?« erkundigte sie sich dann auf einmal.

»Nein.«

»Bestimmt nicht?«

Die Angst vor einer Anzeige auf Körperverletzung stand meinem Gegenüber ins Gesicht geschrieben.

»Bestimmt nicht!« beruhigte ich sie.

»Gut, dann ... am besten, wir tauschen unsere Versicherungsnummern aus. So macht man das wohl. Oder?«

Immer und immer wieder wurde man aufgefordert, sich für den Fall eines Unfalls zu rüsten, einen Fotoapparat im Handschuhfach und sämtliche erforderlichen Unterlagen griffbereit zu haben. Doch hatte ich natürlich nichts von alldem. Ich hatte nicht einmal den Hauch einer Vorstellung, zu welchen Dingen ich nun im Hinblick auf den Gesetzgeber verpflichtet war.

Bei meinem Gegenüber schien es mit der Ahnungslosigkeit nicht ganz so schlimm zu sein, und so machte ich einfach nach, was die junge Frau mir vormachte. Wir zeigten einander unsere Führerscheine und unsere Versicherungskarten, schrieben alle Nummern artig ab, und dann wünschten wir einander noch einen schönen Tag.

Vergessen waren meine Lederjacke und all die anderen Preziosen, die ich an jenem Samstag gekauft hatte. Ich warf die Sachen, kaum daß ich in meiner Wohnung war, nur noch aufs Bett und lief alsdann sofort in mein Arbeitszimmer und rief Nissan an. Mein

Wagen war geleast, so daß ich verpflichtet war, jeden Unfall sofort zu melden. So hatte ich es zumindest in Erinnerung.

»Setzen Sie sich mit Ihrer Versicherung in Verbindung!« wurde mir bei Nissan erklärt.

»Und wen muß ich bei Ihnen informieren?«

»Bei uns? Sie müssen Ihre Versicherung in Kenntnis setzen. Am besten sofort.«

Da Wochenende war, konnte ich dort natürlich niemanden erreichen, und so hinterließ ich lediglich eine Nachricht auf dem Anrufbeantworter. Vor Montag war nun nicht damit zu rechnen, daß sich daraufhin jemand bei mir meldete.

Nachdem alle Formalitäten erledigt waren, rief ich meine Freundin Anne an und erzählte ihr die ganze Geschichte. Und erst während ich das tat, wurde ich mir meiner Gefühllosigkeit bewußt. Das einzige, was ich empfand, war Leere. Ich konnte nur denken, fühlen konnte ich nicht. Doch reichte das, was ich dachte, auch schon aus, um mich um eine ganz neue Erfahrung zu bereichern.

Früher, unter dem Alkohol, hatte mich die kleinste Kleinigkeit umgeworfen. Ein nur nahezu leerer Benzintank ließ mich bereits hysterisch werden, denn nun mußte ich ja zum Tanken fahren, und das, wo ich doch ursprünglich geplant hatte, mich einfach hinters Steuer zu setzen und loszupreschen. Einbrüche in mein tägliches Leben hatte ich überhaupt nicht verkraften können. Ich fing zuerst an zu toben, und später weinte ich dann, als sei Gott gegen mich und würde mich ständig bestrafen.

Jetzt ging ich mit der Lage ganz ruhig um. Gut, ich hatte einen unangenehmen Blechschaden, der repariert werden mußte, aber irgendwie würde ich das Ding schon schaukeln – kein Grund zur Aufregung. Vielmehr entdeckte ich einen guten Grund zur Dankbarkeit. Denn mir war nichts passiert bei dem Unfall. Ich stellte mir vor, mit einem gebrochenen Bein oder gar Schlimmerem im Krankenhaus zu liegen, und war froh und glücklich, daß dieser Kelch an mir vorübergegangen war.

Und für noch etwas war ich dankbar: Dafür nämlich, daß mir dieser Unfall am 9. September und nicht am 9. August 1995 passiert war. So unschuldig ich an den Vorkommnissen auch war, wenn sie mir unter Alkoholeinfluß passiert wären, hätte alles ganz anders ausgehen können. Ich hätte meinen Führerschein verlieren und im Gefängnis enden können. Die kalifornischen Gesetze sind da gnadenlos.

In der Nacht telefonierte ich lange mit meiner Mutter. Ich erzählte ihr von dem kleinen Unfall und davon, wie besonnen ich die Lage gemeistert hatte.

»Langsam aber sicher geht es aufwärts mit mir.«

»Das ist schön, Kind.«

»Ich fange auch an, diesem neuen Leben etwas abzugewinnen.«

»Das wird ja auch langsam Zeit.«

Diese Worte aus Mamas Mund gaben mir noch lange zu denken. Wurde es wirklich Zeit? Ich war doch gerade erst den fünfzehnten Tag nüchtern. Alles war neu für mich, nichts war mir wirklich vertraut, weil ich für nichts nüchterne, für alles nur betrunkene Muster hatte.

Am 22. September wäre ich aus dem Betty Ford Center entlassen worden. Bis zu diesem Tag hatte ich also das Recht, mich wie eine Kranke zu fühlen und ebenso zu behandeln. Und die nachfolgenden zweiundsechzig Tage würde ich in mir eine Genesende sehen, so nahm ich es mir vor in jener Nacht. Dann waren die ersten neunzig Tage um, in denen so viele rückfällig wurden. Das hatte ich inzwischen in den Büchern gelesen.

Neunzig Tage! In meiner Lage kam mir das wie eine Ewigkeit vor. Und so stand ich schließlich noch einmal auf, lief ins Arbeitszimmer, holte meinen Kalender und fing an, die Tage ab dem 25. August zu numerieren.

90 ... 27. November. Thanksgiving.

Wenn alles gutging, hatte ich an Thanksgiving also gleich zwei Gründe zu feiern, und darüber hinaus zwang ich mich, über Mamas Worte nun nicht weiter zu grübeln. Meine Mutter hatte das alles sicher nur so dahingesagt. Sie war halt von Natur aus ein hastiger Mensch, während ich selbst eher ...

Nun, wie ich war, mußte sich erst noch herausstellen. Denn das

Befremdlichste für mich in dieser so fremden trockenen Welt, das war ich selbst.

Am nächsten Morgen um halb zehn rief ich vereinbarungsgemäß Babette an. So hatte ich es mit Jean abgesprochen. Ursprünglich hatte sie mit ihm nach Laguna Beach fahren wollen, aber dieser Plan war dann um meinetwillen abgeändert worden. Sie sollte mit mir fahren, und wie das nun im einzelnen ablaufen sollte, das wollten wir bei diesem Telefongespräch klären.

Babette war völlig verschlafen.

»Wie ... wie spät ist es denn?« gähnte sie in den Telefonhörer.

»Neun Uhr fünfunddreißig«, antwortete ich.

»Schon? Ach, da muß ich aber müde gewesen sein. Ich habe bis gerade geschlafen, Bea. Da kannst du mal sehen, wie sehr ich den Schlaf gebraucht habe.«

Wir verabredeten uns für elf Uhr bei mir, um dann gemeinsam loszufahren und uns später vor Ort mit Jean zu treffen.

Also hatte ich noch ein bißchen Zeit. Ich nützte sie, um meine Wohnung in Ordnung zu bringen und kurz mit meiner Freundin Anne zu telefonieren. Um fünf nach elf beschloß ich dann, schon mal nach unten zu gehen, damit Babette nicht auf mich warten mußte. Doch hielt mich irgend etwas davon ab; ich hätte nicht sagen können, was es war. Im Endeffekt zog ich es vor, mich in mein Wohnzimmer zu setzen und dort darauf zu warten, daß das Telefon klingelte. Und das tat es dann auch um viertel nach elf.

»Hi, Bea!« vernahm ich Babettes Stimme.

»Ah, du bist unten«, frohlockte ich. »Ich komme sofort run-«

»Nei ...«, fiel Babette mir ins Wort, »i ... bi ... ni ... a ... i ... fa ... je ... glei ...«

»Was, bitte?«

»Hi fa je glei«, keifte Babette mir neuerlich ins Ohr, doch verstand ich immer noch nicht, denn die Frau hatte den Mund so voll, daß es schallend klatschte.

»Schluck doch erst mal runter!« riet ich ihr.

Und das tat sie dann auch, in aller Ruhe.

»Weißt du, morgens brauche ich immer erst was«, erklärte sie mir dann. »Wenn ich nichts esse, komme ich nicht richtig in die Gänge.«

»Wo bist du denn jetzt?«

Da wir fast alle Autotelefone oder Handys hatten, war diese Frage nicht ungewöhnlich.

Babette fand sie nur ungewöhnlich. »Zuhause natürlich«, antwortete sie, »aber ich fahr' jetzt gleich los.«

»Gut.«

»Ich bin dann in etwa zehn Minuten da. Kommst du runter?«

»Sicher.«

Während ich auflegte, machte ich mir klar, daß die Bürger von Los Angeles alle an der gleichen Krankheit litten und man achtgeben mußte, sich da nicht anzustecken: Sie kamen immerzu zu spät, weil sie alle Entfernungen, für die man mindestens eine halbe Stunde benötigte, mit einem Drittel der Zeit kalkulierten. Seufzend schaute ich auf die Uhr. Wenn Babette gut durchkam, war sie in fünfundzwanzig Minuten hier, und diese Zeit konnte ich nützen.

Mein Faxgerät hatte sich am Morgen völlig verheddert. Nach einem nächtlichen Stromausfall war der Sendebericht in der Schneidevorrichtung hängengeblieben, so daß das Fax meiner Mutter nicht durchgekommen war; es hatte sich um die Papierrolle geschlungen, und es gelang mir nur mit Mühe, diese Papierrolle zu entfernen.

Noch größere Probleme bereitete mir jedoch, anschließend eine neue Rolle einzulegen. Hier mußte ich etwas festhalten, zur gleichen Zeit da was drücken, dann gleichmäßig schieben, und all das auf engstem Raum ... ich spürte, wie mir der Schweiß ausbrach, und im nächsten Moment wünschte ich mir auch schon nichts sehnlicher auf dieser Welt als einen Riesenschnaps ...

Ich erschrak. Zum erstenmal seit meinem Entzug war dieses Bedürfnis zu trinken ganz real. Meine Hände zitterten, ich mußte die Zähne zusammenbeißen, damit sie nicht aufeinanderschlugen, und ich hatte den Eindruck, als fließe da kein einziger Tropfen Blut mehr durch meine Adern, als sei es eingefroren, so kalt war mir mit einem Mal.

Bevor ich gänzlich durchdrehte, schmiß ich die vermaledeite

Faxrolle gegen die Zimmerwand und brüllte ihr nach, sie sei ein gottverdammtes Luder, das zum Teufel gehen solle. Das nahm sie sich offenbar zu Herzen. Denn als ich sie Augenblicke später wieder aufhob, tief durchatmete und nochmals versuchte, sie in mein Gerät einzulegen, da klappte das gleich beim ersten Versuch.

Um kurz vor zwölf ging ich hinunter in die Lobby, um dort weiter auf Babette zu warten. Sie hätte zu diesem Zeitpunkt nämlich schon längst da sein müssen, so daß es sich nach meinem Ermessen nur noch um Minuten handeln konnte. Doch kam schnell eine Minute zur anderen.

»Mein Gott«, erklärte ich dem diensthabenden Sicherheitsdienst, »hoffentlich ist da nichts passiert!«

Noch bevor ich diesen Satz zum Ende gebracht hatte, schalt ich mich dafür. So was wie das hier war mir schon oft geschehen. Aber dabei war niemals denen was passiert, die mich in diese Lage gebracht hatten. Meist hatten sie mich nur warten lassen, weil sie etwas Besseres vorgehabt hatten, als sich mit mir zu treffen, oder weil sie mich einfach vergessen hatten.

Während ich unten in der Lobby sitzen blieb, fiel ich von einem Gefühlschaos ins andere. Ich fühlte mich verladen, unglückselig, alleingelassen, nicht gewollt – all die üblichen Gefühle, die ich in solchen Fällen immer hatte. Und natürlich war mir dabei die ganze Zeit nach einem Schnaps. Aber diesmal, anders als bei dem Desaster mit der Faxmaschine, verging der Drang sehr viel schneller. Ich nahm mir nämlich vor, wenn Babette bis eins nicht da wäre, allein nach Santa Monica zu fahren, um mich da in den Sand zu legen.

Ich zündete mir eine Zigarette an und hing meinen Gedanken nach. Darin war ich schließlich gut. So gern, wie ich Listen machte, so gern benützte ich auch eine einfache Erkenntnis, um aus ihr eine komplizierte Lebensmaxime zu machen.

In diesem Fall hieß das, daß ich mich intensiv befragte, ob es nicht überhaupt sinnvoll wäre, in Zukunft immer einen Zweitplan zu machen. Ich hatte in der Vergangenheit schon oft festgestellt, daß meine Welt eigentlich völlig in Ordnung war, solange ich in der Organisation dieser Welt nur von mir selbst abhing. Waren andere einbezogen, gab es oft Probleme, denen ich dann mit übermäßigem Alkohol beigekommen war.

Ich nahm mir vor, fortan immer einen Plan B zu machen – wie es beim Theater üblich war.

Was tue ich, wenn Godot nicht kommt?

Dann war ich nicht enttäuscht, sondern tat halt etwas anderes, woran ich Spaß hatte.

Babette kam um zwanzig vor eins. Sie war auf der kurzen Strecke im alljährlichen AIDS-Walk steckengeblieben, der den gesamten Hollywood-Boulevard blockierte.

Wir nahmen meinen Wagen, damit ich während der Fahrt ungestört rauchen konnte. Jean hatte Babette den Weg ganz genau beschrieben, und so fuhren wir problemlos nach Laguna Beach hinunter.

Dieser kleine Ort, der gerade mal um die zwanzigtausend Einwohner hatte, lag im Herzen einer Region, die von Corona del Mar bis Dana Point reichte und gemeinhin die kalifornische Riviera genannt wurde.

Die Küstenlandschaft war auf diesem Streifen so beeindruckend, daß sie nicht nur von jeher Besucher angezogen hatte. Ende des letzten Jahrhunderts hatten sich auch viele Maler hier niedergelassen, um ihre Eindrücke auf Leinwand zu bannen. Und noch heute war die Kunst neben dem Tourismus die Haupteinnahmequelle der Bewohner von Laguna Beach, verfügte der Ort doch nicht nur über ein eigenes Museum, sondern daneben auch über fünfundsiebzig renommierte Gemäldegalerien.

Babette und ich fuhren direkt zum Surf & Sand, einem wunderschönen Hotel, das direkt am Strand lag. Dort hatte Jean am Morgen einen Tisch für uns bestellt.

Aber Jean war nicht da, als wir kamen, und das, obwohl wir geschlagene zwei Stunden zu spät waren.

»Ich dachte, wir schaffen es wenigstens einmal, noch später zu kommen als er!« jammerte ich.

Babette enthielt sich eines Kommentars und bestellte sich ein Glas Rotwein.

»Oder stört dich das, Bea?«

»Nein, Babette, das stört mich nicht.«

»Du brauchst es nämlich nur zu sagen, wenn es dich stört. Ich muß den nicht haben, den Wein.«

»Du kannst ihn aber ruhig trinken.«

»Wie machen das denn die anderen, wenn du mit ihnen ausgehst?«

Ich überlegte.

»Unterschiedlich«, sagte ich dann. »Anne und Jean –«

»Was macht denn die Isabel?«

Babette rutschte plötzlich nervös auf ihrem Stuhl hin und her, und das konnte ich mir überhaupt nicht erklären.

»Die Isabel trinkt auch ihren Rotwein«, lachte ich. »Sogar am Strand, wo es doch eigentlich verboten –«

»Die trinkt ziemlich viel, die Isabel, nicht wahr?«

»Nein«, antwortete ich, als hätte ich solchen Blödsinn ja noch nie gehört, und ebenso sah ich Babette wohl auch an.

Die rümpfte daraufhin die Nase und meinte: »Na, dafür hast du sicher kein Gefühl, aber ich weiß von anderen Leuten, daß die Isabel trinkt. Die wird auch noch mal im Betty Ford Center enden, warte nur ab! Aber das muß ja jeder selber wissen, was er mit seinem Leben macht. Ich, für meinen Teil ...«

Babette lebte gesund. Mehr noch, gesund zu leben reichte ihr nicht, deshalb hatte sie einen eigenen, persönlichen Weg gefunden, und von dem erzählte sie mir jetzt: von Steinen, die man reiben mußte, um bislang ungenützte Energien zu aktivieren; von Darmwaschungen, die nicht nur sauber, sondern rein machten; und natürlich von Hellsehern, denn wer wußte, was in der Zukunft auf ihn zukam, der brauchte sich ja nicht vor der Zukunft zu fürchten, und Angst war eh der größte Feind eines gesunden und glücklichen Lebens.

Ja, Babette redete. Und ich schaffte es nicht, ihr zuzuhören, obwohl ich mich befleißigte. Zu laut waren die Worte, die mir selbst unablässig durch meinen Kopf schossen:

Lieber Gott im Himmel, mach, daß Jean endlich kommt, ich kann dieses Gequatsche nicht aushalten!

Nun, wie sich herausstellte, war Jean am Morgen mit einem

neuen Freund nach Newport Beach gefahren, und auf der Fahrt dorthin hatte sich das Auto dieses Freundes völlig überhitzt. So mußten sie in der nächstbesten Werkstatt haltmachen und dort auf die Reparatur warten.

Babette und ich waren fast schon beim Dessert, als Jean endlich dazukam und seine Geschichte erzählte.

»Wieso hast du deinen Freund nicht mitgebracht?« lautete Babettes erste Frage.

Jean schien verdutzt zu sein. »Wieso?«

»Na, wir hätten ihn gern kennengelernt. Nicht, Bea?«

»Ja?« entgegnete ich, statt eine Antwort zu geben.

Jean setzte sich.

»Ich wollte mit euch zusammensein heute nachmittag. Mit ihm war ich jetzt lange genug zusammen.«

Den Nachmittag lagen wir drei am Strand, bei wunderschönem Wetter: Über uns am wolkenlosen Himmel kreisten die Pelikane, flogen ihre Formationen; es war wunderbar anzusehen.

Danach gingen wir dann ins Ritz Carlton, das eleganteste Hotel von Laguna Beach, und hatten dort ein paar Drinks – die anderen mit Alkohol, ich ohne. Und ich fühlte mich dabei keineswegs, als würde ich etwas vermissen. Nein, solange man mich in Frieden rauchen ließ, war meine Welt einigermaßen in Ordnung.

Deshalb war ich auch bereit, am Rest des geplanten Sonntagsprogramms teilzunehmen. Babette, Jean und ich fuhren zu einem kleinen Restaurant außerhalb von Laguna Beach, um dort zu Abend zu essen.

»Oder haben meine beiden kleinen Sexhexen keinen Hunger?« fragte Jean.

»Ich habe Hunger!« antwortete ich sofort.

»Ich nicht«, entgegnete Babette.

»Dann ißt du halt nur eine Kleinigkeit.«

»Ich guck mal. Was nimmst du denn, Bea?«

Ich wußte das noch nicht, ich mußte schließlich erst einmal auf die Karte sehen.

Nachdem ich das getan hatte, bestellte ich einen Salat mit

Hähnchenbruststreifen. Babette nahm als Vorspeise eine Suppe und anschließend ein Fischgericht mit zerlassener Butter.

»Und einen Wein hätte ich gern.«

Diese letzten Worte aus Babettes Mund zogen ein wahres Spektakel nach sich. Denn eine Babette, die bestellte sich nicht einfach ein Glas Rotwein zum Essen. O nein! Eine Babette ließ sich ein Glas Rotwein servieren und nahm einen Schluck. Dann erklärte sie, der wäre ihr nicht trocken genug.

Daraufhin wurde ein anderer gebracht, den sie wiederum probierte.

»Besser«, erklärte sie mit angewidertem Gesichtsausdruck, »aber nicht gut, ich meine ...«

Der Kellner bedauerte, einen anderen offenen Rotwein habe er nicht, und da die Dame ja nur ein Glas – hoppla!, eine Möglichkeit gäbe es da doch noch.

Es wurde das dritte Glas Wein serviert, das nun angeblich noch schlechter war als das erste, und so blieb Babette schließlich bei Angebot Numero Zwei, nicht jedoch ohne zu bemerken, daß der Wein auch noch die verkehrte Temperatur hätte.

»Zu kalt!«

Erschüttert nahm ich das Schauspiel in mich auf. Babette glaubte, daß sich eine Dame so benahm. Ich glaubte, daß sich so eine Frau benahm, die fälschlicherweise glaubte, daß sich so eine Dame benahm.

»Möchten die Herrschaften einen Nachtisch?« erkundigte sich der Kellner zu gegebener Zeit.

»Einen Cappuccino«, stöhnte die nunmehr völlig übersättigte Babette.

»Einen Espresso«, antwortete Jean.

»Haben Sie auch koffeinfreien Kaffee?«

»Selbstverständlich, Ma'm.«

»Dann bringen Sie mir bitte einen!«

Der Kaffee kam, doch war er heiß, sehr heiß sogar. Deshalb nippte ich vorerst nur an meiner Tasse. Es dauerte nur wenige Minuten, dann begann ich am ganzen Körper zu zittern. Es fing in meiner

Brust an, befiel meine Arme, meine Beine; ja, eh ich mich versah, war mir hundeelend, und mein Herz schlug wie verrückt.

»Das ist der Kaffee«, stieß Jean aus und sprang vom Stuhl. »Der hatte Koffein.«

Hastig griff er zu der Mineralwasserflasche, die immer noch auf dem Tisch stand, goß mir ein Glas davon ein, flößte es mir förmlich ein.

»Steh auf, Muckilein, los!«

Ich zitterte wie Espenlaub und hatte Mühe zu tun, was Jean da von mir verlangte.

Doch gelang es mir irgendwie. Er schlang seinen Arm um meine Schultern und zwang mich zu laufen.

»Wir gehen jetzt da die Straße hinunter, Bea, ganz zügig. Und dann kommen wir wieder, und du trinkst noch ein Glas Wasser, und das machen wir, bis es dir besser geht.«

Anderthalb Liter Wasser und eine halbe Stunde später saß ich entkräftet auf meinem Stuhl. Das Zittern hatte nachgelassen, ich fühlte mich wieder besser.

»Du kannst die hier verklagen!« erklärte Babette.

Müde sah ich sie an. Wenn man zu lange in diesem Land lebte, wurde man sicher wie Babette. Doch war ich immer noch wie Bea. Und Bea hatte nur schreckliche Angst. Unablässig fragte ich mich, warum eine winzige Menge Koffein eine solche Wirkung gehabt hatte.

Was war los mit mir?

Nun, die Ergebnisse meiner Blutuntersuchungen waren verheerend. Und die Computertomographie bestätigte endgültig alle Befürchtungen: Ich litt an einer Leberzirrhose.

»Und jetzt?« wisperte ich, als Frau Dr. Levy mir das offenbarte.

Sie redete daraufhin fast eine halbe Stunde auf mich ein – die Rechnung war später entsprechend –, doch sagte sie meines Erachtens nicht allzuviel dabei. Sie machte zumindest weder Prognosen, noch verschrieb sie mir irgendwelche Medikamente; nein, eigentlich riet sie mir nur, weiterhin strengstens Diät zu halten und artig meine Vitamine und Mineralien zu schlucken.

»Und wenn das nicht hilft?«

»Brauchen Sie eine neue Leber, Bea.«

»Und woran merke ich, ob meine –«

»Achten Sie auf Mißbefindlichkeiten! Wenn es Ihnen plötzlich übel wird oder Sie ungewohnt müde werden sollten, wenn Sie auf einmal Durchfall bekommen, dann rufen Sie bitte sofort an.«

Nach diesem Gespräch war ich dermaßen verwirrt, daß ich zunächst gar nicht wußte, was ich tun sollte. Ich stand vor meinem Auto und fühlte mich ebenso verbeult, wie der Wagen es war, dachte plötzlich, er und ich könnten auseinanderfallen, gleich, einfach so.

Im nächsten Moment schalt ich mich aber auch schon für diesen ebenso absurden wie törichten Gedanken und beschloß, zum Supermarkt zu fahren und mir jede Menge Obst zu kaufen, gesundes, frisches – nein, wohin mußte ich mich wenden, um dem Problem mit Hilfe der Natur beizukommen? Genau!

Der so asketisch und lebensunlustig wirkende Besitzer des Gesundheitsladens staunte nicht schlecht, mich so bald schon wiederzusehen.

»Wie geht es Ihnen?« begrüßte er mich und lächelte sogar.

»Sie erinnern sich noch an mich?«

»Natürlich, Ma'm. Sie haben doch diese Probleme mit der Bauchspeicheldrüse, nicht wahr?«

Ich hatte bei meinem ersten Besuch in diesem Geschäft gar nicht über mich und meine Probleme gesprochen.

»Nein, ich habe eine kaputte Leber«, erklärte ich meinem Gegenüber erst jetzt, »vom Trinken. Ich bin Alkoholikerin«, führte ich dann aus, »erst ganz kurze Zeit trocken, und es hat sich herausgestellt, daß ich einen bleibenden Schaden davongetragen habe. Eine Zirrhose.«

»Um Gottes willen!« tönte der Asket und schlug sich die Hände gegen die hohlen Wangen. »Und jetzt wollen die natürlich gleich transplantieren, nicht wahr?«

»Nur wenn es sich als nötig herausstellen sollte«, erwiderte ich.

»Und ich dachte, daß man vielleicht mit ein paar richtig starken Pillen, ich meine, gibt es hier irgend etwas, mit dem ich –«

»Aber selbstverständlich!« fuhr es dem Knaben von der grünen Wiese über die Lippen. »Wenn Sie beispielsweise das hier nehmen, und morgens und abends noch das ... und hin und wieder mal, so ein-, zweimal in der Woche ...«

Er eilte von einem Regal zum anderen, nahm hier ein Döschen weg, da ein Gläschen, dort ein Fläschchen –

»Oh, das ist schade«, stöhnte er und stellte das Fläschchen gleich wieder zurück. »Tropfen können Sie ja nicht nehmen, weil die alle in Alkohol aufgelöst sind, und als Tabletten gibt es dieses Mittel nicht. Halten Sie Diät?«

»Ja.«

»Was für eine Diät?«

Ich verzog das Gesicht. »Kein Fleisch, kein Fisch, keine Eier, kein –«

»Sie wissen ja sicher, daß Alkoholismus eine Allergie ist. Oder nicht?«

Ich stand da und glaubte, mich verhört zu haben.

»Eine Allergie?« wiederholte ich fassungslos.

Der Asket nickte mit dem Kopf.

»Das wissen die wenigsten«, beruhigte er mich. »Und das ist ein Drama, daß das nur so wenige wissen, weil ... Was haben Sie denn am liebsten getrunken, wenn ich fragen darf?«

»Wodka.«

»Aha!«

Da war ein Stühlchen neben der Kasse, und ich ließ mich ermattet darauf nieder. Und das war gut so. Wäre ich stehen geblieben, hätte mich die nachfolgende Ansprache nämlich bestimmt umgeworfen.

»Da haben wir es«, meinte mein Gegenüber nämlich. »Wodka wird aus Kartoffeln gemacht, das wissen Sie ja. Und im Grunde waren Sie nie vom Alkohol abhängig, sondern von den Kartoffeln. Wenn Sie also jetzt Diät halten, ist das schön und gut, doch hilft es nicht, solange Sie weiterhin Kartoffeln essen. Die sind gefährlich für Sie, der Schnaps ist es nicht ...«

Es dauerte einen Moment, bis ich diese Offenbarung verkraftet hatte.

»Sie wollen behaupten, ich könnte ruhig wieder trinken, Hauptsache, ich esse keine Kartoffeln?«

»Theoretisch ist das so, Ma'm.«

»Und wenn ich keine Kartoffeln esse, brauche ich auch keine neue Leber?«

»Da gehe ich jede Wette mit Ihnen ein.«

Ich lächelte milde. Dann erstand ich anstandshalber eine Großpackung Vitamin-B-Komplex und machte, daß ich wegkam. Ich fuhr zum Supermarkt und kaufte dort für fünfundsiebzig Dollar Obst, Hüttenkäse – der war so ziemlich mein einziger Proteinlieferant – und Kartoffeln.

5

Carpe diem! Nach dieser Regel lebte ich im September 1995.

Carpe diem! Diese Worte hatte ich irgendwann einmal gelernt, wußte noch, daß sie von einem römischen Dichter stammten, und befand, daß sie alles sagten, was ich damals zu beachten brauchte, um diese so schwierige Zeit meines Lebens durchzustehen.

Carpe diem! Das sagte ich mir nicht nur morgens beim Aufwachen, das waren auch die letzten Worte, die ich dachte, wenn ich abends im Bett lag und einzuschlafen versuchte.

Carpe diem!

Pflücke den Tag!

Um nun einen jeden Tag auch nur ja ganz leerzupflücken und nicht nur ein bißchen, fing ich an, mir entsprechende Listen zu machen. Überschrieben waren diese Tätigkeitslisten mit dem Wochentag und dem entsprechenden Datum, und sie hatten zwei Spalten. In die linke trug ich ein, was ich erledigen wollte, in die rechte, was ich erledigt hatte.

Duschen, Bett machen, Schminken – geduscht, Bett gemacht, geschminkt, Augenbrauen gezupft.

Ja, wenn ich neben dem, was ich ohnehin hatte tun wollen,

etwas getan hatte, was mir zufällig untergekommen war, dann war ich regelrecht stolz auf mich und setzte den unerwartet dazugekommenen Punkt sofort auf die entsprechende Liste.

Um das selbstauferlegte Programm möglichst abwechslungsreich zu gestalten, teilte ich die Alltäglichkeiten - die Dinge also, die sich immer wiederholten - in verschiedene Gruppen ein und sah bei meiner Planung zu, daß ich immer von jeder Gruppe etwas in meinem jeweiligen Tagesplan hatte.

So putzte ich beispielsweise jeden Tag immer nur einen Raum, statt wie früher alles auf einmal zu machen. Ich machte auch jeden Tag mindestens eine Besorgung, auch wenn die nur darin bestand, für eine Flasche Mineralwasser zum Supermarkt zu fahren. Eine Stunde pro Tag saß ich am Computer, schrieb Briefe, Faxe, manchmal auch einfach nur meine Gedanken nieder; eine weitere Stunde verbrachte ich jeden Tag am Swimmingpool.

Da ich fast ausschließlich Obst und Gemüse essen durfte, hatte ich häufig Hunger und deshalb vergleichsweise viel Arbeit in der Küche. Und mein gesellschaftliches Leben war ohnehin gnadenlos verplant, dafür sorgten schon meine Freunde.

Die meiste Zeit verbrachte ich mit Isabel. Ihre Art, so beiläufig mit meiner Krankheit, dafür aber um so intensiver mit mir umzugehen, gefiel mir am besten.

Isabel trank, wenn ihr danach war, und daß ich ihr dabei gegenübersaß, störte sie nicht im geringsten. Denn daß ich nun nichts mehr trinken konnte, war mein Problem und nicht ihres, und deshalb hatte ich zuzusehen, wie ich damit fertig wurde.

Mit dieser Einstellung, die sie nicht lehrte, sondern lebte, zeigte Isabel mir, wie meine Zukunft aussehen würde, und das hielt ich für heilsam.

»Hast du Angst wegen deiner Gesundheit?« fragte sie mich eines Tages.

»Überhaupt nicht«, gab ich wahrheitsgetreu zur Antwort. So niederschmetternd die Diagnose auch geklungen hatte, so wenig berührte sie mich.

»So was kenne ich«, entgegnete Isabel, »und das ist ein gutes

Zeichen, Bea. Deine Seele, die ist ja viel gescheiter als dein Verstand oder Frau Dr. Levy. Und deshalb sagt dir deine Seele, daß es keinen Grund zur Sorge gibt, obwohl eigentlich alles danach aussieht. Verlaß dich drauf! Das da drinnen hat immer recht!«

Sie trommelte sich auf ihren Bauch, und dann zog sie sich rasch ein Paar Armani-Shorts und ein Chanel-Blüschen über. Sie steckte ihre Füße in ein Paar Modellschuhe von Salvatore Ferragamo und schulterte ihr Prada-Täschchen.

»So, von mir aus können wir, meine Maus!«

Die Reise nach New York rückte immer näher, und im gleichen Maße verwandelte sich meine Vorfreude in Angst. Ich hatte Angst vor den Nichtraucherflügen, Angst vor den Flughäfen und ihrer Unübersichtlichkeit, Angst, meine Wohnung zu verlassen, Angst, Angst, Angst.

Zuerst zeigte sich das nur durch anwachsende Nervosität, der ich mit irrsinnigem Putzen beikam. Irrsinnig war daran weniger, daß ich selbst dann putzte, wenn es überhaupt nicht nötig war, sondern vielmehr, was für Geräte ich dazu benutzte. So saugte ich beispielsweise meine einhundertzwanzig Quadratmeter Wohnfläche mit der Fugendüse, Quadratdezimeter für Quadratdezimeter, und den Fliesen in Bad und Küche kam ich mit der Zahnbürste bei, Fuge um Fuge.

Trotzdem liefen meine Vorbereitungen für New York weiterhin auf Hochtouren. Ich buchte für Mama und mich ein Zimmer im Tudor, das unweit der Vereinten Nationen gelegen war, und besorgte uns über eine landesweit organisierte Agentur Karten für *Die Schöne und das Biest.*

Letzteres war ein teures Vergnügen. Die Tickets kosteten einhundertfünfundsiebzig Dollar das Stück, doch hatte man mir ja gesagt, daß ich mein Leben ändern müßte, und irgendwo war damit ja mal der Anfang zu machen.

Am Nachmittag des 15. September 1995, eine Woche vor meiner Abreise, traf ich mich mit meiner Freundin Anne. Sie war an jenem Freitag für ein paar Stunden Gast in ihrem eigenen Zuhause, denn es wurden in der Wohnanlage endlich die Erdbebenschäden vom Januar 1994 behoben.

Eigentlich hatte das Unternehmen nur zwei Wochen dauern sollen, doch waren bislang schon weit über zwei Monate daraus geworden. Zwischenzeitlich lebte Anne bei ihrer Tochter Marie und ihrem Schwiegersohn in Westlake Village und fieberte dem Tag entgegen, daß sie wieder in ihre eigenen vier Wände zurückkehren konnte.

Es war das erste Mal, daß ich in die Wohnanlage kam, seit man mit den Reparaturarbeiten begonnen hatte. Vorher war ich oft dagewesen, und da waren mir die Schäden nie so richtig aufgefallen. Ich hatte die Leute zwar darüber reden hören und auf den ein oder anderen Stein, die eine oder andere Wand weisen sehen, doch hatte ich selbst nie wirklich etwas entdeckt, was erneuerungsbedürftig gewesen wäre.

Erst jetzt sah ich das Erdbeben in seinem ganzen Ausmaß. Das waren also die Folgeschäden, das, was Jahre dauerte. Die dreißig Sekunden, die es gewackelt hatte, standen dazu in keinem Verhältnis.

Meine Freundin Anne liebte Early Bird Dinners. Das hieß, daß man in der Zeit von 16.30 Uhr bis 18.30 Uhr viele der Gerichte, die auf den Speisenkarten standen, für die Hälfte des ausgeschriebenen Preises bekam. Angeblich war allein die Uhrzeit der Grund, doch hatte ich Probleme, das zu glauben. Mir wollte nicht in den Sinn, daß ich für ein Steak mit Pommes Frites um sieben Uhr abends zwanzig Dollar zahlen mußte, für das gleiche Steak eine Stunde früher aber nur zwölf, wobei ich zudem noch kostenlos einen Salat und einen Nachtisch bekam.

»Natürlich ist das so«, beharrte Anne.

»Bist du sicher?«

»Was denn sonst, Bea?«

»Ich fürchte immer, daß das Early-Bird-Zeug schon dreimal aufgewärmt ist.«

»Meinst du?«

Obwohl meine Freundin sich da wohl auch nicht ganz sicher war, entschied sie sich an jenem Abend einmal mehr für eines der

Billiggerichte, und das auch noch in einem ohnehin schon sehr, sehr preiswerten Restaurant. Ich suchte es nur deshalb gern auf, weil man dort noch rauchen durfte.

»Was nimmst du, Bea?«

Abgesehen von der Raucherei vermochte ich dem Laden nichts abzugewinnen. Folglich war es ziemlich gleichgültig, wofür ich mich entschied.

»Nehme ich einfach Hühnchen!«

Vielleicht hatte es insgeheim noch gelebt, als es auf meinem Teller lag! Vielleicht kam es vom Geheimtip aller Geflügelfarmen, der Zuchtstätte Tschernobyl. Vielleicht war aber alles auch einfach nur Zufall, gefördert von meiner inneren Ablehnung. In jedem Fall drängte das Hühnchen nach draußen, kaum daß es drinnen war. Ja, noch bevor ich zu Hause ankam, spürte ich dieses Blubbern, dachte noch, es sei bestimmt nichts Schlimmes, hoffte noch ...

Nach nur zwei Stunden Schlaf wachte ich auf und raste alsdann nur noch zur Toilette. Ich hatte Durchfall wie nie zuvor in meinem Leben. Den Weg zum Klo fand ich im völligen Dusel. Ich war schrecklich müde, und ich fragte mich, ob das jetzt eines der Dinge war, vor denen Frau Dr. Levy mich gewarnt hatte.

Mußte ich sie jetzt anrufen?

Und was, wenn sie mich dann ins Krankenhaus einwies?

Was, wenn sie dort feststellten, daß ich eine neue Leber brauchte?

Was, wenn sie keine verfügbar hatten?

Und was, wenn sie eine hatten?

Was passierte hier mit mir?

Was?

Zweiunddreißigmal rannte ich zum Klo in jener Nacht. Dazwischen schlief ich wie ein Stein. Und als ich am Morgen aufwachte, zwang ich mich, nur ja nicht zu denken. Ich konnte und ich wollte nicht denken, und ich wollte mich erst recht nicht fürchten, dazu hatte ich keine Kraft.

Carpe diem!

Statt dem Durchfall irgendeine Bedeutung beizumessen, nahm ich lediglich die vierfache Menge meiner sonst üblichen Ration an

Mineralien und Vitaminen, und daneben machte ich mir vor, alles sei in bester Ordnung.

Es hatte, verdammt noch mal, in Ordnung zu sein. Ich wollte schließlich nach New York, und ich hatte bis dahin nur noch wenig Zeit und noch so viel zu tun.

Den Sonntag verbrachte ich mehr oder weniger im Liegen. Mal rekelte ich mich auf meiner Terrasse, mal am Swimmingpool, mal auf meinem Wohnzimmersofa. Ich sah fern, machte Einkaufslisten, schrieb mir auf, was noch zu besorgen war, wen ich noch anrufen mußte, wie ich das am Freitag alles am praktischsten löste.

Das Flugzeug startete schon um kurz nach acht Uhr morgens. Ich mußte also früh aus den Federn. Und obwohl bis dahin ja noch ein paar Tage Zeit waren, riet mir wohl eine innere Stimme, mich vorsorglicherweise schon mal jetzt auszuruhen, und so ging ich am Sonntagabend schon um neun Uhr ins Bett.

Um drei Uhr in der Frühe wachte ich auf. Ich hatte irgend etwas geträumt, konnte mich aber nicht mehr erinnern, was es gewesen war. Ich fühlte mich zittrig, schwach, und meine Brüste –

Schlagartig war ich hellwach. Meine Brüste schmerzten, und sie waren auch stark geschwollen, und das war im Grunde kein Wunder, hatte ich doch schon geraume Zeit keine Periode mehr gehabt. Wenn ich mich recht besann ...

Ich stand auf, ging in mein Arbeitszimmer und holte meinen Kalender. Da mein Gedächtnis in den letzten Jahren nicht das beste gewesen war, hatte ich mir solche Dinge immer aufgeschrieben. Und tatsächlich! Das letzte Mal war es Juli gewesen, kurz bevor ich nach Deutschland geflogen war.

Diese Erkenntnis beruhigte mich ungemein. Kurz bevor ich meine Regel bekam, litt ich immer unter Nervosität, Schlaflosigkeit und Angstzuständen. Das hatte also nichts mit meiner derzeit so besonderen Lage zu tun.

Um halb vier in der Frühe setzte ich mich an meinen Schreibtisch und schaltete den Computer ein. Ich hatte einige Tage zuvor damit angefangen, meine Erfahrungen im Betty Ford Center niederzuschreiben.

Einerseits war das erhellend, denn ich erinnerte mich erst dadurch wieder an viele Kleinigkeiten, die ich sonst vielleicht vergessen hätte, andererseits kam es mir vor wie reine Zeitverschwendung. Ich hatte schließlich nicht die Absicht, über meinen Alkoholismus ein Buch zu schreiben. Ich hielt meine Sauferei nicht für so spannend für andere, wie sie für mich lebensbedrohlich und lebensverändernd war.

Aber ich brauchte das Schreiben, moralisch wie kommerziell. Ich brauchte ein äußeres, sichtbares Zeichen, daß ich mir dieses Leben auf zwei Kontinenten leisten durfte, und noch mehr brauchte ich die Bestätigung, daß ich etwas konnte, daß ich etwas wert war, daß ich eine Existenzberechtigung hatte.

Als ich mich kurze Zeit später wieder auf mein Bett legte, um wenigstens noch ein bißchen zu ruhen, wenn schon nicht zu schlafen, fragte ich mich, was mir der letzte Tag eigentlich gebracht hatte.

Na ja! lautete die Antwort. Ich hatte mit Isabel telefoniert, meine Freundin Ingrid aus Deutschland hatte mir am Morgen ein Fax geschickt ... Im Grunde konnte ich mich nicht beklagen. Aber nach wie vor wartete ich vergeblich auf das große Wunder, auf das Erwachen, auf das so herrliche neue Leben, von dem sie alle gesprochen hatten.

Gut, ich war jetzt nüchtern, aber daß ich mein Leben deshalb schöner fand, konnte ich nicht behaupten. Körperlich ging es mir besser als in den letzten Wochen vor dem Betty Ford Center. Das war es aber auch schon. Seelisch fühlte ich mich eher schlechter als vor dem Entzug.

Früher hatte ich nämlich große Gefühle gehabt. Wenn ich mich über irgend etwas freute, war das immer gleich eine gigantische Freude gewesen, ganz so, als hätte mein Innenleben den Gipfel eines Berges erklommen, der die Welt kristallklar unter sich ließ; der Geist schien zu fliegen. War ich unglücklich, hatte ich den Absturz ebenso stark empfunden. Dann war alles dunkel und leer und totenstill um mich her gewesen, und die Luft wurde knapp, der Blick verschwamm.

Jetzt gab es beides nicht mehr. Die großen Gefühle waren tot, und die kleinen entgingen mir entweder ganz, weil sie so unscheinbar waren, oder aber ich schaffte es nicht, mich an ihnen zu erfreuen, weil sie mir so unbedeutend vorkamen. Ja, wenn ich ganz ehrlich mit mir war, dann mußte ich mir eingestehen, daß mein Leben offenbar gar keinen wirklichen Sinn mehr hatte, nur noch eine Ordnung – eine Ordnung, die ich mir selbst auferlegte, um nicht wieder zu trinken.

Ich brachte meine Zeit herum. Ich schlug sie tot mit angeblich wichtigen Tätigkeiten, aber gab es etwas darunter, das mich befriedigte?

Es war inzwischen halb sechs, und ich lag flach in meinem Bett, die Arme hinter dem Kopf verschränkt, den Blick auf die elfenbeinfarbene Zimmerdecke gerichtet.

Befriedigung!

Fast kam ich mir vor wie die Frau in dem Altherrenwitz, die mit weißem Haar und gekrümmtem Rücken auf einer Parkbank sitzt, zwei Enten bei der Paarung beobachtet und sich denkt: *Ach, da war doch noch was ...?*

Ja, da war noch was!

Ich stand auf und ging ins Bad. In einer der Schubladen lag Freddy, mein Ehemann aus Hartplastik. Er war schon ein bißchen verstaubt, weil er so lange nicht benützt worden war, aber das ließ sich ja schnell abwaschen, und ich hatte sogar neue Batterien.

Es war zehn vor sechs am Morgen des 18. September 1995. Als ich mich wieder ins Bett legte und Freddy einschaltete, wurde mir bewußt, daß ich seit über zwei Monaten keinen Sex mehr gehabt hatte. Kein Wunder also, daß ich mich so unwohl fühlte.

Es war drei Minuten vor sieben, als ich das nächste Mal auf die Uhr blickte. Das hieß, daß ich bereits seit siebenundsechzig Minuten – das konnte ja gar nicht sein! Und das lag nicht daran, daß ich die falschen Batterien gekauft hatte. Es war vielmehr so ...

Ich atmete tief durch und zwang mich, die Dinge so zu sehen, wie sie waren: Freddy vibrierte wie eh und je, nur tat sich nichts bei mir. Rein gar nichts.

Ich schaltete Freddy ab und legte ihn auf den Nachttisch, sah ihn an. Vielleicht war es sehr viel anstrengender, nicht zu trinken, als ich es empfand. Vielleicht verbrauchte ich dabei so viel Kraft, daß für meinen Sexualtrieb keine mehr übrig war. Vielleicht war ich aber auch in dieser Hinsicht keiner Gefühle mehr fähig, und vielleicht blieb das nun so, für immer ...

Draußen hatte ein neuer Tag begonnen.

Ich mußte jetzt erst mal noch zwei, drei Stunden schlafen, damit ich Kraft sammelte für diesen neuen Tag. Nicht denken.

Carpe diem!

Siebtes Kapitel

1

Wenn ich meine Behandlung im Betty Ford Center zum Ende gebracht hätte, wäre der 22. September 1995 mein Entlassungstag gewesen. Er war also in verschiedener Hinsicht ein besonderer Tag.

Der Wecker schrillte um viertel vor fünf, ich hatte gerade mal zweieinhalb Stunden geschlafen. Am Vorabend hatte ich einfach nicht zur Ruhe kommen können, weil ich wußte, daß ich um viertel vor fünf schon wieder aufstehen mußte, und dieses Wissen ließ mich immerzu rechnen, und dieses Rechnen machte mich nervös.

Zwischen zehn vor fünf und fünf vor fünf läutete viermal das Telefon. Um nur ja aufzuwachen und nicht wieder einzuschlafen, hatte ich vier verschiedene Weckdienste bestellt, und die taten nun nacheinander ihre Pflicht. Während sie das taten, stellte ich erstaunt fest, daß ich den Aufwand eigentlich gar nicht gebraucht hätte. Obwohl ich nur zweieinhalb Stunden geschlafen hatte, fühlte ich mich nämlich frisch und war auch sofort handlungsfähig. Vielleicht brauchte ich doch gar nicht so viel Schlaf.

Ich packte meine restlichen Sachen zusammen, duschte, machte mich zurecht, dann stand auch schon das Taxi vor der Tür.

Und damit fing es dann an!

No smoking, please! stand in roten Lettern auf der Scheibe geschrieben, die im Inneren des Taxis den Fahrer- vom Fahrgastbereich trennte.

Am Flughafen ging es bereits weniger höflich zu. NO SMOKING! hieß es da, und die Schilder waren überall, und als wäre das auch noch nicht ausreichend, gab es über Lautsprecher in regelmäßigen Abständen entsprechende Durchsagen:

Der Los Angeles International Airport ist ein Nichtraucher-Flug-

hafen. Das Rauchen ist per Gesetz verboten. Warten Sie also, bis Sie das Gebäude weiträumig verlassen haben!

Plötzlich bekam ich Angst, das alles nicht zu schaffen. Ich brauchte mein Nikotin, um nicht über den fehlenden Alkohol nachzudenken. Ich fürchtete mich vor meinem mir unbewußten Unterbewußtsein, davor, daß die Sucht nach dem einen verschmelzen würde mit der Sucht nach dem anderen und daß es mir erst hinterher auffiel, wenn es zu spät war.

Ja, wenn ich mich nicht an meinen Zigaretten festhalten konnte, ging ich womöglich in irgendeine Bar und bestellte Wodka. Niemand würde mich aufhalten. Ich durfte mich ruhig vor den Augen aller umbringen; das war mein Recht. Ich durfte nur niemanden damit stören.

Völlig verunsichert stand ich vor den Pforten der United Airlines. Mit starrem Blick auf meine Armbanduhr rauchte ich so viel und so schnell, wie es eben möglich war, und zwischen den einzelnen Zigarettenlängen beschäftigte ich mich intensiv mit den ein paar Tage zuvor erworbenen Nikotinkaugummis.

Zehn kamen in die rechte Hosentasche, zehn in die linke. Mein Pullover hatte eine Brusttasche, da paßten noch mal sechs hinein, und jeweils sechs fanden auch in den einzelnen Reißverschlußtäschchen meiner Lederjacke Platz. Ich hatte keine Vorstellung, ob mich diese Dinger retten würden. Ich hoffte es nur und zwang mich, das nur ja nicht zu bezweifeln; denn wenn ich erst mal anfing zu zweifeln, bekam ich es mit meiner Einbildungskraft zu tun, und die war gewaltig.

Nach der Kabbala – einer jüdischen Geheimlehre, in der die Heilige Schrift mittels Gleichnissen gedeutet wird – steht die Zahl 22 für den Mißerfolg und für das Unglück. Menschen, die sich an der Kabbala orientieren, nehmen sich deshalb für den Zweiundzwanzigsten eines Monats keine bedeutsamen Dinge vor, und sie machen erst recht keine Reisen.

Da ich mich bis zu jenem Septembertag nur oberflächlich mit der Magie der Zahlen beschäftigt hatte, machte ich mir zunächst keine Gedanken. Das sollte sich ändern.

Es begann damit, daß mein Flug von Los Angeles nach Denver/Colorado eine Dreiviertelstunde Verspätung hatte, weil einige der Passagiere zunächst auf sich warten ließen, und als sie dann endlich kamen, solche Massen an Gepäck dabeihatten, daß es eine Ewigkeit dauerte, bis das Zeug verstaut war.

Ich schaute mir das Spektakel an und war sicher, wahnsinnig zu werden, hier und jetzt, auf der Stelle. Bei der Berechnung meiner Fähigkeit, den Zigarettenentzug zu ertragen, hatte ich mich auf die reine Flugzeit plus dreißig Minuten eingestellt. Mehr war nicht kalkuliert, mehr konnte ich nicht aushalten. Um den Zusammenbruch wenn schon nicht zu verhindern, so doch zumindest hinauszuzögern, stopfte ich hastig gleich zwei Nikotinkaugummis auf einmal in mich hinein. Und in der Folge lud ich alle fünfzehn Minuten eines nach. Auf der Packung stand, starke Raucher sollten jede Stunde ein neues Plättchen nehmen, da erschien mir die vierfache Dosis angemessen.

Dank Rückenwind kamen wir nur mit leichter Verspätung in Denver an. Sofort hetzte ich mit Riesenschritten zum Ausgang, um erst mal wieder richtig zu rauchen. Diese Kaugummis waren ja schön und gut, doch fehlte mir trotzdem etwas. Ich wußte nicht, was es war, aber ich war überzeugt, es noch herauszufinden.

Nach der Zigarette fühlte ich mich wesentlich besser und vor allem sicherer. Mein Suchtverhalten war mein größter Feind, das wußte ich, doch gehörte dieses Suchtverhalten leider zu meinen Körperfunktionen wie Hunger, Durst und Müdigkeit. Ich konnte es nicht einfach abschalten. Ich mußte vielmehr lernen, damit umzugehen.

Da es vor dem Flughafengebäude unangenehm kalt war, ging ich wieder hinein und fragte, ob es hier irgendwo eine Raucherecke gebe.

»Wir haben sogar eine Smoking Lounge«, erklärte mir ein freundlicher Herr. »Die ist im Obergeschoß, und deshalb nehmen Sie am besten ...«

Die Raucherlounge des Flughafens von Denver/Colorado war eine große, elegante Bar. Hier konnte man fernsehen, essen ... Ein paar Männer tranken trotz der frühen Stunde Bier; auf der Galerie über dem Tresen stand eine Schnapsflasche neben der anderen ... Ich schluckte und suchte mir einen Platz im Eck, drehte dem Rest dieser kleinen Welt den Rücken zu. Und als die Kellnerin kam, bestellte ich mir ein Mineralwasser.

»Gern«, sagte sie, und ich war zutiefst enttäuscht. Nach meinem Dafürhalten hätte die Frau jetzt laut aufschreien müssen: »Ein Wasser? Großartig, Bea! Das finde ich ganz toll, daß Sie nur ein Wasser bestellen.«

Aber nein, es gab halt keinen Enthusiasmus mehr in der Welt.

Kurz vor Abflug meiner Maschine nach Chicago rief ich meine Mutter an. Sie war erleichtert, daß ich auf dem Weg war und daß bisher alles gutgegangen war.

»Und wie ist es mit dir?« fragte ich sie. »Bist du nervös?«

»Ein bißchen schon!«

»Es wird bestimmt alles klappen, Mama.«

»Ich weiß, Kind. Aber ich bin eben noch nie allein so weit geflogen.«

»Mach dir keine Sorgen um mich! Ich ruf' dich an, wenn ich heute abend im Hotel bin.«

»Machst du das?«

»Natürlich!«

Ich legte den Hörer auf die Gabel, und im gleichen Moment durchflutete mich ein Gefühl, das mir vertrauter war als alles andere in meinem Leben. Ich liebte meine Mutter mehr als alles andere und mehr als jeden anderen auf dieser Welt.

Die Maschine nach Chicago legte pünktlich ab und rollte in Richtung Startbahn. Nachdem sie etwa hundert Meter gerollt war, teilte der Kapitän uns mit, man habe soeben einen Computerfehler entdeckt und müsse zurück zum Gate. Und just das war der Augenblick, in dem ich erstmals an diesem Tag an die Kabbala dachte.

Vielleicht war es ja wirklich sinnvoll, den 22. eines Monats im Bett zu verbringen. Immerhin waren sowohl meine Großmutter als auch mein Vater an einem 22. gestorben, und meine Mutter hatte an dem Tag, an dem John F. Kennedy ermordet wurde, einen ziemlich schweren Unfall gehabt, und das war auch ein 22. gewesen.

Ich sinnierte und sinnierte und stopfte dabei ein Nikotinkaugummi nach dem anderen in mich hinein. Die Dinger brannten im Hals, meine Speiseröhre schmerzte schon, selbst in meinem Magen taten sich unangenehme Dinge, doch mußte ich von den zwei Übeln eines wählen, ein Dazwischen gab es nicht.

Anderthalb Stunden dauerte es, bis das Computerproblem beseitigt war. Dann ging es endlich weiter, und so gab es bald auch endlich wieder etwas zu essen.

Ich hatte schrecklichen Hunger an diesem 22. September. Schon auf dem Flug nach Denver hatte ich ein riesiges Baguette verdrückt. Dabei schmeckte das Ding eigentlich ekelig. Es war trocken, und das Rührei, das obenauf lag, war völlig geschmacklos, der Schinken war zäh, aber ich ließ keinen Krümel übrig.

Jetzt schaufelte ich gnadenlos die verkochte Lasagne in mich hinein und dazu einen Salat, dessen Dressing so sauer war, daß es mir den Gaumen zusammenzog. Der Schmerz ließ nach, als ich die beiliegenden zwei Scheiben Graubrot hinterherschob. Die konnte man nur schieben, schlucken war unmöglich, denn die zugeteilte Butterration wog gerade mal zehn Gramm.

Was Fett anging, wurde in den USA gespart, wo es eben ging, denn nach dem Rauchen war das Übergewicht der erklärte Klassenfeind des amerikanischen Gesundheitsfanatikers. Mit ein bißchen Phantasie konnte man sich also schon die Zukunft ausmalen. Waren erst mal alle Raucher eliminiert, ging es den Dicken an den Kragen. Keine zehn Jahre mehr, und man mußte sich bestimmt wiegen lassen, wenn man ein Restaurant betrat, vorher bekam man keinen Tisch. Und jeder, der dann mehr als fünf Prozent Übergewicht hatte, bekam ausschließlich Salat und gedünstetes Gemüse serviert ...

Während des knapp zweistündigen Fluges beschäftigte ich mich intensiv mit diesen Zukunftsvisionen. Sie beruhigten mich. Ich hatte es satt, die einzige zu sein, die litt, weil sie auf etwas verzichten mußte, was sie brauchte. Wenn andere auch auf etwas verzichten mußten, war ich mit meinem Leiden nicht mehr allein.

Mit einstündiger Verspätung trafen wir in Chicago ein, und an Bord tobte das Chaos. Zahllose Passagiere hatten ihre Anschlußflüge verpaßt, direkt neben mir saßen Deutsche, die einem Kollaps nahe waren.

»Die Maschine nach Düsseldorf geht in zehn Minuten«, erklärten sie mir mit zitternden Augenlidern. »Meinen Sie, die schaffen wir noch?«

Abgesehen davon, daß es absurd war, auf dem geschäftigsten Flughafen der Welt binnen zehn Minuten einen Anschlußflug erreichen zu wollen, interessierte es mich überhaupt nicht, ob diese Leute das noch schafften oder nicht. Ich hatte dringendere Probleme. Ich suchte einen Platz zum Rauchen.

No Smoking! NO SMOKING! *SMOKING prohibited!*

Die Schilder waren wie böse Geister, die mir mit ihren widerlichen Fratzen ins Gesicht lachten. Sie verhöhnten mich, und ich sah diese Bar, sah die Schnapsflaschen –

Mit letzter Kraft rettete ich mich nach draußen. Es war knapp gewesen, sehr knapp. Das spürte ich nicht nur, das wußte ich auch. Mein Körper, mein Geist, mein Verstand, meine Seele, sie waren sich ausnahmsweise mal einig. Ich hatte es nur gerade eben noch geschafft. Mit zitternden Händen zündete ich mir eine Zigarette an. Es war eiskalt draußen. Aber der blaue Dunst war warm.

Drei Stunden verbrachte ich vor den Toren von Chicago O'Hare. Es gab auf dem gesamten Flughafen keine einzige Raucherecke, also mußte ich die Kälte draußen ertragen. Zum Aufwärmen ging ich zur Toilette, kaufte mir einmal ein paar Postkarten – als müßte ich beweisen, daß ich hier gewesen sei –, ein anderes Mal einen koffeinfreien Kaffee. Und als ich am frühen Abend zum letztenmal an diesem Tag zum Flugsteig ging, betete ich leise vor mich hin, wenigstens dieser Flug möge ohne Komplikationen verlaufen.

»Bitte, lieber Gott! BITTE!«

Ich schien erhört zu werden. Die Maschine legte pünktlich um sieben Uhr Ortszeit ab und rollte zur Startbahn, reihte sich ein in die Warteschlange. Vor uns war nur noch eine TWA, das konnte ich von meinem Platz aus deutlich sehen. Da hieß es plötzlich, es sei ein kranker Passagier an Bord, der sofort zum Gate zurückgebracht werden müsse.

Ich wollte es zuerst nicht glauben. Am liebsten hätte ich laut geschrien. Ich versuchte, mir auszurechnen, wie lange das jetzt wohl dauern würde und wie lange wir dann hinterher wieder bis zur Startfreigabe warten müßten, und ob ich überhaupt noch genug Nikotinkaugummis hatte, um das alles zu überstehen.

Dann sah ich den kranken Passagier. Und der sah überhaupt nicht krank aus, war aber einwandfrei ein Araber, und er verließ die Maschine auch nicht allein, nein, ein zweiter Araber begleitete ihn.

Mein Schädel begann zu glühen. Wir hatten Freitag. Am kommenden Montag war Rosh Hashanah, das jüdische Neujahrsfest und mithin einer der höchsten jüdischen Feiertage in den USA. Die meisten der Passagiere um mich her waren Juden. Sie flogen nach New York, um mit ihren Familien zu feiern.

Ich löste meinen Sicherheitsgurt, griff nach meiner Handtasche, die neben mir auf dem Boden stand. Sterben mußten wir alle, das wußte ich, doch wollte ich nicht aus Dummheit sterben. Ich war mir zwar einerseits sicher, daß das gar nicht möglich war, doch wollte ich es besser nicht darauf ankommen lassen.

Langsam stand ich auf, erklärte dem Herrn zu meiner Linken, warum. Mit großen Augen sah er mich an.

»Sie haben recht«, sagte er dann und erhob sich ebenfalls, und eh ich mich versah, folgten noch ein paar andere, die um uns herum saßen.

»Ich habe so was Ähnliches gedacht wie Sie«, sagte die Dame in der Reihe vor mir. »Der Typ sah so gar nicht krank aus, wer weiß, was der –«

Inzwischen waren die Flugbegleiter aktiv geworden. Sie baten uns, wieder Platz zu nehmen, und alsdann gab es eine Lautsprecheransage. Man bat uns, den Raum über und unter unseren Sitzen zu inspizieren, erklärte uns, das Gepäck des Aussteigers würde seitens des Sicherheitspersonals aus dem Rumpf der Maschine befördert.

»Kontrollieren Sie bitte Ihr persönliches Handgepäck!«

Was dann kam, war ein derartiges Durcheinander, daß ich es nicht fassen konnte. Einige Leute wollten den Sinn der Sache nicht einsehen und sperrten sich, irgend etwas zu inspizieren oder zu kontrollieren. Das war angeblich lächerlich und überflüssig.

Andere sahen den Sinn der Sache nicht nur ein, er ließ sie auch völlig hysterisch reagieren. Ein Mann schrie herum, eine Frau begann zu weinen, eine ganze Familie wollte einfach aus dem Flugzeug stürmen.

Zweieinhalb Stunden dauerte das Debakel, und ich war so verzweifelt, daß ich diesmal nicht nur ein Nikotinkaugummi nach dem anderen in mich hineinstopfte, nein, ich fingerte auch eine Zigarette aus meiner Handtasche und saugte in regelmäßigen Abständen daran.

Wer das sah, hielt mich sicher für gestört, doch interessierte mich das einen Dreck. Wie ein angeschlagener Boxer, der das K.O. vor Augen hat, wollte ich nur irgendwie über die Runden kommen.

Um kurz nach dreiundzwanzig Uhr Ortszeit landeten wir auf dem La Guardia Airport. Mitten in der Nacht als Frau allein in New York City anzukommen, das war der Stoff, aus dem man Krimis machte. Natürlich wurde ich sofort von jemandem angesprochen, der mir *Taxi-Taxi* schmackhaft machen wollte, und das war im Zusammenspiel mit meinem nunmehr massiven Zigarettenentzug einfach zu viel. Ich riß meinen Koffer vom Gepäckband, stürmte nach draußen, fingerte mit zittrigen Händen das Feuerzeug hervor.

Ich rauchte in Ruhe.

Dann nahm ich mir ein Yellow Cab.

»Wie heißt das Hotel?« fragte der Fahrer, als hätte er noch nie vom Tudor gehört.

Den Trick kannte ich, das machten die Taxifahrer in Los Angeles auch.

»Tudor!« wiederholte ich mit einem Lächeln auf den Lippen. »Das ist bei den Vereinten Nationen. Und nehmen Sie bitte die Triboro Bridge.«

Das Gesicht meines Fahrers nahm enttäuschte Züge an. Ortskundige konnte man nicht verschaukeln.

Im Hotel war man erstaunt, daß ich überhaupt noch kam. Während ich mich eintrug, erzählte ich von den Unbilden meiner Reise, dann fiel mein Blick auf den Schlüssel der Minibar, der da mitten auf dem Tresen lag.

Ich durfte kein Risiko eingehen.

Ich konnte mir selbst nicht vertrauen.

»Den brauche ich nicht«, sagte ich da auch schon und drückte dem jungen Mann den Schlüssel in die Hand. Er stellte keine Fragen, er war nur erstaunt.

»Ist die Bar noch geöffnet?« fragte ich ihn als nächstes.

»Selbstverständlich, Madam, aber wenn Sie diesen Schlüssel hier –«

Ich wünschte eine gute Nacht und bat den Jungen, der mein Gepäck trug, einen Moment zu warten.

Festen Schrittes betrat ich die Bar. Ein paar Leute saßen noch da und aßen, tranken, rauchten. Ich ging zur Theke und bat um zwei Flaschen Mineralwasser.

»Die stehen doch in der Minibar«, erstaunte sich der Barkeeper.

»Dafür habe ich keinen Schlüssel.«

»Den muß man Ihnen aber –«

»Ich will keinen Schlüssel«, fiel ich dem Mann ins Wort. »Ich bin Alkoholikerin.«

Plötzlich wich das Erstaunen von seinem Gesicht. Verständnisvoll lächelte er mich an.

»Ich bin auch Alkoholiker«, meinte er dann.

Ich schluckte. »Wirklich?«

»Deshalb arbeite ich hier. Den größten Feind meines Lebens täglich vor Augen!«

Ich wußte nicht, ob das die Wahrheit oder ein Scherz war. Doch war das auch egal. Ich war inzwischen viel zu müde, um überhaupt noch über irgend etwas nachdenken zu können, und so grabschte ich nur mein Wasser. Ich wollte endlich in mein Zimmer. In mein Bett. Schlafen.

Bevor ich in jener Nacht das Licht löschte, rief ich meine Mutter an.

»Gott sei Dank!« stieß sie erleichtert aus, als sie meine Stimme hörte. »Jetzt bin ich beruhigt, weil ich weiß, daß du heil an Ort und Stelle bist!«

Darüber war ich selbst auch froh, wie froh, hätte ich gar nicht in Worte kleiden können.

»Und ich freue mich wahnsinnig auf dich, Mama!«

Diese Freude verwandelte sich im Verlauf des nächsten Tages zusehends in Nervosität. Also lenkte ich mich ab; darin war ich in der Zwischenzeit ja geübt.

Zwischen zehn Uhr morgens und zwei Uhr mittags rannte ich kreuz und quer durch Manhattan und fühlte mich ganz toll dabei.

»Mensch«, hätte ich am liebsten laut gerufen, »ich laufe allein durch New York City, also bin ich weltgewandt!«

Ja, ich kam mir großartig vor, und umsichtig fühlte ich mich auch, rief ich doch, wieder im Hotel, die Lufthansa an, die mir bestätigten, Flug 408 aus Düsseldorf werde pünktlich landen.

Gleich war sie wieder da. Die Nervosität, die ich bisher verdrängt hatte, kam mit geballter Kraft zurück.

Auf der Taxifahrt zum John F. Kennedy Airport versuchte ich, einen Grund dafür zu finden. Doch es gab keinen vernünftigen Grund, und mit unvernünftigen Gründen konnte und wollte ich mich nicht befassen.

In der Ankunftshalle tobte der Bär. Irgendein Baseball-, Football- oder Basketball-Team wurde erwartet, und im Gedränge der Fernsehkameras und der Fans, die große Transparente schwenkten, war ein mit riesigen Pappkartons beladener Gepäckwagen einem alten Mütterchen in die Hacken gerollt, so daß jetzt auch noch die Ambulanz und die Polizei kamen, obwohl die Verwandtschaft des Mütterchens immerzu in perlendem Italienisch beteuerte, das sei überhaupt nicht nötig.

Ich floh erst mal wieder nach draußen und rauchte eine Zigarette. Noch war es ja auch nicht soweit.

Angst. Als ich um kurz vor 16.00 Uhr in die Ankunftshalle zurückkehrte, wurde mir bewußt, daß ich gar nicht nervös war, sondern Angst hatte. Und diese Angst war so groß, daß ich mich kaum auf die Anzeige konzentrieren konnte.

Da waren mehrere Maschinen, die um Schlag 16.10 Uhr landen sollten. Und in diesen paar Minuten, in denen LH 408 nicht reinkam, während alle anderen schon am Boden waren, schossen mir tausend Gedanken durch den Kopf. Die Maschine konnte explodieren, kurz vor dem Boden noch abstürzen, es konnte ein Feuer ausbrechen ... Ich selbst flog so oft und hatte niemals Angst dabei. Doch ging es hier jetzt um meine Mutter, ich durfte mir gar nicht vorstellen –

LH408 Dusseldorf – LANDED!

Die Buchstaben blinkten in roten Lettern auf dem Bildschirm. Ich war noch einmal davongekommen.

Es war Samstag, der 23. September 1995. Ich trug einen kamelhaarfarbenen Wollanzug und darüber meine neue schwarze Lederjacke. Mein Haar war im Nacken mit einem dicken Samtband zu einem Zopf zusammengebunden, ich war perfekt geschminkt.

Als ich meine Mutter in der Ferne aus dem Zollbereich kommen sah, waren diese Äußerlichkeiten das einzige, woran ich denken konnte. Ich wollte, daß Mama mich schön fand, ich wollte, daß sie –

Ich winkte ihr zu, und sie winkte zurück; das Glück, mich zu sehen, stand ihr ins Gesicht geschrieben. Und im gleichen Moment wurde mir klar, daß dies hier kein Wiedersehen nach zwei Monaten war. Vielmehr waren meine Mutter und ich einander seit dreizehn Jahren nicht mehr in dieser Form begegnet. Es war Samstag, der 23. September 1995 in der Ankunftshalle des New Yorker John F. Kennedy Airport: Ich war nüchtern.

Mit großen Schritten lief ich auf meine Mutter zu, schloß sie in die Arme, küßte sie, preßte sie ganz fest an mich – und ich fühlte nichts dabei. Mein Kopf war überglücklich, meine Seele war wie tot. Ich empfand absolut nichts, und das war so erschreckend, daß ich am liebsten vor mir selbst davongelaufen wäre. Wie es schien, hatte mein Körper nicht nur sämtlichen Alkohol, sondern auch meine gesamte Gefühlswelt ausgeschieden. Und das konnte doch eigentlich gar nicht sein. Das *durfte* nicht sein.

In den nächsten Tagen hatte ich gottlob kaum Gelegenheit, mich mit diesen Gedanken zu befassen. Mama und ich waren zum drittenmal gemeinsam in New York, und wir hatten uns vorgenommen, ein paar Dinge noch einmal zu machen, ein paar andere Dinge erstmals zu unternehmen.

Zu Fuß zum Rockefeller Center, die Fifth Avenue rauf und runter, zum Ausruhen ein Orgelkonzert in St. Patrick's Cathedral. Mit dem Taxi zum World Trade Center und hinauf zu den Fenstern der Welt, zu Fuß durch Tribeca.

In einer Buchhandlung erstand ich ein Werk, das ich das »Zweitbuch« taufte. Sein Titel war *New York für Raucher*, und damit hatte es in meiner derzeitigen Lage einen verdienten Anspruch auf den Platz neben Großmutters Bibel.

»Also, ich weiß nicht«, meinte meine Mutter. »Findest du nicht, daß die Amerikaner da zu fanatisch sind?«

Ich lachte. Natürlich war es happig, daß ein Mensch wie ich besondere Literatur benötigte, um ein geeignetes Lokal zu finden.

»Aber ich bin inzwischen so viel Kummer gewöhnt, Mama. Zumindest gibt es so ein Buch.«

In der Broschüre waren massenweise Restaurants aufgeführt. Das erste, das wir anfuhren, war geschlossen. Das zweite sah schon von außen so schrecklich aus, daß wir gar nicht erst wagten hineinzugehen, und im dritten war das Essen schlecht und teuer, aber man konnte schließlich nicht alles haben.

Den Messingtisch im Wohnbereich schmückten sechs kleine Kerzen und eine große, ein großes Paket und zwei kleine. Und eine weit aufgeklappte Geburtstagskarte sang Happy Birthday!

Es war Montag, der 25. September 1995, ich wurde achtunddreißig Jahre alt.

Meine Mutter nahm mich in die Arme, und ich fühlte die Wärme ihres Körpers. Es tat so gut, Mama zu spüren.

»Alles Glück der Welt!« flüsterte sie und küßte mich.

»Ein bißchen würde mir schon reichen«, gab ich zurück.

»Es kann nur besser werden, Kind. Du hast so viel hinter dir, und du machst das alles ganz großartig. Also kann es nur besser werden.«

Ich atmete tief durch.

»Hoffentlich«, sagte ich dann.

Und in diesem einen Wort schwangen all meine Zweifel, all meine Ängste. Da war etwas in der Zukunft, das schlimmer war als alles, was in der Vergangenheit gewesen war. Das wußte ich. Ich spürte es.

Zum erstenmal in meinem erwachsenen Leben war es kein Champagner, mit dem ich auf ein neues Lebensjahr anstieß, sondern Mineralwasser. Es störte mich nicht. Es stimmte mich nur nachdenklich.

»Habe ich eigentlich als Kind auch Alkohol getrunken bei diesen Gelegenheiten?« fragte ich meine Mutter.

»Immer«, antwortete die wie aus der Pistole geschossen. »Weihnachten, Silvester und an deinem Geburtstag bekamst du Sekt. Erinnerst du dich nicht?«

Nun, ich erinnerte mich zumindest an die kristallenen Sektflöten, die immer noch in Mamas Wohnzimmerschrank standen. Sie waren nicht sonderlich hoch, und sie waren sehr dünn, und am unteren Rand waren sie bis zu etwa vier Zentimetern Höhe zart geschliffen.

»Genau bis zu diesem Rand haben wir dir den Sekt eingeschenkt«, sagte Mama. »Und wenn ich das machte, bist du hinterher zu deinem Vater und hast behauptet, ich hätte dir noch nichts gegeben, oder umgekehrt.«

Ich seufzte. »Einmal ein Säufer, immer ein Säufer.«

Ich schlief tief und fest in jener Nacht – leider aber auch traumlos. Dabei hatte ich mir inniglich gewünscht, irgend etwas Schönes zu träumen, hieß es doch, daß Träume, die man in der Geburtstagsnacht hatte, Wirklichkeit wurden.

Am Morgen schalt ich mich für diesen dummen Aberglauben. Ich konnte froh sein, daß Gott mich nicht mit einem Alptraum dafür bestraft hatte.

Mit dem eigenen Wagen durch New York City! Wer das mußte, fragte sich, womit er so viel Unglück verdient hatte, und deshalb staunten die Herrschaften von der Mietwagenfirma nicht schlecht, als ich mit meinem Anliegen vor ihnen stand.

Ich spielte die Naive. Die Wahrheit konnte ich nicht sagen, sonst hätten sie mir vermutlich kein Auto gegeben. Es war mein Geburtstag, und ich war nüchtern. Am Steuer eines Wagens zu sitzen war das einzige, was ich betrunken nicht gekonnt hatte. Also wollte ich es jetzt tun. Es machte meine Nüchternheit zu einem Segen und meinen Ehrentag zu etwas Besonderem.

»Traust du dir das wirklich zu?« fragte meine Mutter immer und immer wieder.

»Ja, Mama.«

»Also, du mußt das wissen, Kind. Wenn ich den Verkehr hier sehe, wird mir ganz elend. Aber wenn du meinst ...«

Ich meinte, und ich meinte richtig. Da ich in Los Angeles fuhr und in der Vergangenheit in Paris und in Rom gefahren war, hatte ich beträchtliche Erfahrung mit Verkehrschaos, und das New Yorker war vergleichsweise gering, konnte man wegen der gewaltigen Autolawine doch kaum vom Fahren sprechen. Rollen und Schieben waren da angebrachtere Begriffe.

Es dauerte eine geschlagene Stunde, bis wir Manhattan verlassen und die Autobahn erreicht hatten. Ich fuhr Richtung Long Island.

Nur wenige Meilen jenseits des Big Apple ging es so kleinstädtisch zu wie in Deutschlands äußerstem Norden. In Oyster Bay machten wir halt bei McDonald's, kurz vor Cold Spring Harbor bei einem Burger King. Ich schwemmte nach wie vor Unmengen von Wasser aus; je strenger ich mich an meine Diät hielt, desto schlimmer war es. Nachts schlief ich mit Depend – das war nötig –, und tagsüber plante ich meine Unternehmungen nach den verfügbaren Toiletten, und die von McDonald's und Burger King waren mit die saubersten im Land.

Gegen Nachmittag erreichten wir das Meer. Über zahllose kleine Brücken gelangten wir zu einem breiten Sandstrand, der sich zu beiden Seiten ausdehnte, so weit das Auge reichte. Es war menschenleer dort; mit uns waren nur ein paar Seevögel.

Wir gingen ein bißchen spazieren, doch zog es sich bedrohlich zu, so daß wir beschlossen, vorzeitig den Rückweg anzutreten.

Es dämmerte über New York City. Auf dem Broadway standen die Autos Stoßstange an Stoßstange, aber ich sah nur die Lichterpracht. Wir fuhren zur Wall Street, durch Chinatown, zum Lincoln Center und schließlich zurück zum Hotel, um uns für den Abend schick anzuziehen.

Die Schöne und das Biest. Etwas Vergleichbares hatte ich in meinem ganzen Leben nicht gesehen. Die Technik war brillant. Die Bühnenbilder gingen nahtlos ineinander über, die Spezialeffekte waren atemberaubend, und inmitten all dem boten großartige Schauspieler traumhafte stimmliche Leistungen und tänzerische Einlagen der Spitzenklasse.

Von meinem Platz in der siebten Reihe der Parkettmitte erlebte ich einen Kinofilm live – so kam es mir vor. Und weil es mir so vorkam, passierte mir zwischendurch etwas, was ich schon gar nicht mehr für möglich gehalten hatte: Ich weinte. Die Perfektion auf der Bühne trieb mir die Tränen in die Augen.

»Ich dachte schon, das würde nie mehr was«, sagte ich später zu meiner Mutter.

»Siehst du«, frohlockte die, »es geht aufwärts, auch wenn du das nicht glauben willst.«

Verlegen senkte ich den Blick. Ich gestand, daß ich eine gnadenlose Pessimistin war.

»Dein Leben hat dich dazu gemacht«, sagte Mama und griff nach meiner Hand, »kein gescheiter Mensch würde dir das verdenken. Wie geht es dir überhaupt? Du sprichst so gar nicht darüber.«

Das stimmte. Meine Mutter und ich waren vierundzwanzig Stunden pro Tag zusammen, und wir rannten und taten und sprachen immerzu, doch darüber, wie ich mich wirklich fühlte, darüber verlor ich kein Wort.

»Weil es eigentlich nichts zu sagen gibt«, erklärte ich das jetzt.

Wir saßen in der Bar unseres Hotels, um den Tag mit einer Tasse koffeinfreiem Kaffee ausklingen zu lassen.

»Ich fühle nichts wirklich, Mama. Es ist alles so, als habe es nichts mit mir zu tun. Und ich habe Angst, daß das jetzt für immer so bleibt. Daß ich nüchtern keine Gefühle habe und deshalb auch nicht mehr schreiben kann. Und wenn ich nicht schreibe, verdiene ich kein Geld, und ohne Geld kann ich nicht leben – warum habe ich mich also nicht gleich zu Tode gesoffen?«

Plötzlich war ich richtiggehend verzweifelt. Das Drama meines Lebens tat sich erstmals in seinem ganzen Ausmaß vor mir auf.

Meine Mutter sah mich nachdenklich an.

»Vielleicht schreibst du ja ohne Alkohol noch viel bessere Bücher«, meinte sie dann.

»Und wenn nicht?«

»Kannst du dich immer noch zu Tode saufen.«

Mir wurde ganz sonderbar zumute. Am liebsten hätte ich mich in diesem Moment auf Mamas Schoß gesetzt, ganz so, wie ich es als Kind getan hatte.

Zum Ausgleich legte ich mich in jener Nacht zu ihr ins Bett. Ganz eng kuschelte ich mich an sie, hielt sie fest, lauschte dem gleichmäßigen Schlag ihres Herzens.

Er machte mir angst, dieser Herzschlag. Wenn es Gott gefiel, würde er einfach aussetzen; so war es bei meinem Vater auch gewesen, und das konnte und wollte ich kein zweites Mal ertragen. Bei jedem Schlag von Mamas Herzen wurde diese Angst größer, doch statt ihr auszuweichen und mich in mein Bett zu legen, preßte ich mich nur fester an meine Mutter, so daß das Pochen nur noch lauter wurde, nur noch mahnender.

Noch! Noch! Noch!

Genau das schien es zu rufen, dieses Herz. Es schlug – noch!

Der letzte Abend, er kam so schnell. Eh ich mich versah, war schon wieder Mittwoch, und Mama fing an, ihren Koffer zu packen.

»Was regst du dich denn so auf?« fragte sie mich immer wieder. »Wir sehen uns doch in zwei Wochen schon wieder.«

Das wußte ich selbst, und ich freute mich darauf, wie ich mich auch auf die geplante Italienreise freute.

»Du weißt, daß ich immer Probleme mit dem Abschiednehmen habe, Mama.«

»Ja«, seufzte sie, »ein Kind, das jedesmal in Tränen ausbrach, weil eine Folge von *Fury* zu Ende ging.«

Ich mußte lachen. Dabei war es eigentlich gar nicht komisch. Es war nämlich wahr.

Bevor wir an jenem 28. September 1995 zum Flughafen fuhren, blieb uns nach dem Frühstück noch eine Stunde Zeit. Wir verbrachten sie in unserem Zimmer auf dem Bett. Arm in Arm. Eine Mutter und ihre Tochter. Eine Tochter, die nach langer Zeit mal wieder ganz Kind hatte sein können.

Ich fragte mich, warum ich mich aus dieser sicheren, liebevollen Geborgenheit jemals herausbewegt hatte. Und während ich mich das fragte, bekam ich große Angst, daß das ein Fehler gewesen sein könnte, einer von denen, die ich irgendwann einmal bereuen würde. Man bereute ja alles im Leben.

Rückblick war Reue.

Vorausschau war Angst.

Was blieb, war das Heute, ein Gemisch aus Angst und Reue und aus Druck und Leere.

Ich *mußte* etwas aus meiner Gegenwart machen, sie nützen, sie genießen. Aber ich *konnte* nicht.

Solange ich betrunken gewesen war, hatte ich das Leben wie einen Zug erlebt, auf den nur die anderen aufspringen konnten, weil sie nüchtern waren. Jetzt, da ich selbst nüchtern war, fuhr der Zug immer noch an mir vorbei, denn es gab keinen Platz mehr für mich. Das Leben wollte offenbar nichts mit mir zu tun haben. Vielleicht irrte ich aber auch nur aus Dummheit so ziellos durch meine Zeit. Weil ich es nicht besser wußte. Alles schien so unsinnig zu sein.

Ganz fest preßte ich mich an meine warme, weiche, vertraute Mutter. In wenigen Stunden würde sie nicht mehr dasein. Ich wollte mir das nicht vorstellen. Ich wollte gar nicht darüber nachdenken.

Angst.

Angst, daß ihr etwas zustieß.

Angst, daß wir uns nie wiedersahen.

Gott, laß mich nicht die sein von uns beiden, die übrigbleibt.

Auf der Fahrt zum Flughafen hielt ich unablässig die Hand meiner Mutter. Wie ein Liebespaar saßen wir im Fond des Taxis.

Im Abfertigungsgebäude der Lufthansa herrschte derart viel Betrieb, daß ich nicht mit hineingehen durfte. Im wahrsten Sinne zwischen Tür und Angel mußten wir Abschied nehmen. Danach sah ich meine Mutter nur noch durch eine Glasscheibe, bis sie irgendwann ein letztes Mal winkte. Dann verschwand sie jenseits der Paßkontrolle.

Nie zuvor in meinem Leben hatte ich mich ähnlich einsam gefühlt wie in diesem Augenblick. Ich kam mir vor, als wäre ich gar nicht mehr von dieser Welt. Ohne daß es irgend jemandem außer mir selbst auffiel, war ich in eine andere Sphäre entschwunden. Endgültig gehörte ich nicht mehr dazu. Ich gehörte nirgendwo mehr hin.

Wegen des üblichen Nachmittagsverkehrs dauerte die Rückfahrt nach Manhattan fast zwei Stunden, so daß es nicht mehr lohnte, noch irgend etwas zu unternehmen. Also ging ich gleich ins Hotel und ins Zimmer.

Eine grauenvolle Leere hatte sich meiner bemächtigt. Mir war, als müßte meine Mutter jeden Moment aus dem Bad kommen und fragen:

»Kind, was willst du anziehen heute abend?«

Doch kam sie nicht. Niemand kam.

Ich griff nach Mamas Kopfkissen. Es roch noch nach ihr, und ich preßte es ganz fest an mich. Ich wußte, daß es ein paar Menschen gab, die mich mochten. Ich ahnte auch, daß es da draußen ein paar Männer gab, die mich vielleicht begehrten, ein bißchen zumindest. Doch gab es in meiner Welt nur einen Menschen, der mich liebte, und das war meine Mutter. Und während ich mir das in aller Deutlichkeit klarmachte, begriff ich, daß ich es nicht würde ertragen können, diesen einen Menschen auch noch zu verlieren. Ja, die Angst, Mama zu verlieren, war so groß, daß sie mich fast erdrückte, und es gab nur ein Mittel, dieser Angst beizukommen:

Ich mußte einen Schnaps trinken. Einen nur.

Oder vielleicht besser gleich zehn.

Am besten zwei Liter.

Immer hinein.

Nichts mehr fühlen, nicht mehr diese Angst haben.

Nicht mehr –

Ich sprang vom Bett und warf das Kopfkissen von mir, rannte ins Bad. Gebrauchsanweisung für Dusche und Jacuzzi.

Während ich mir meine Sachen vom Leibe riß, ging ich die zwölf Punkte nacheinander durch, drehte hier, drückte da, schaltete mit der rechten Hand den oberen Hebel, während Zeigefinger und Daumen der linken Hand ... Es funktionierte! Am Ende schossen die Wasserstrahlen aus dem auf Rückenmassage eingestellten Duschkopf, während das in der Wanne aufgefangene Wasser wild blubbernd vor sich hin brodelte. Anderthalb Stunden bearbeitete ich mich mit Wechselbädern, mal heiß, mal kalt. Dann war alles gut. Die Gefahr war gebannt; ich fühlte mich wieder in Kontrolle.

In aller Ruhe fönte ich mein Haar, schminkte mein Gesicht. Dann ging ich in die Hotelbar. Die Leute um mich her tranken ihre Aperitifs; es war schließlich Happy Hour. Ich setzte mich so, daß ich die Bar und ihr riesiges Angebot genauestens sehen konnte. Dann bestellte ich mir eine Pizza und koffeinfreien Kaffee. Und als ich etwa anderthalb Stunden später wieder in mein Zimmer ging und anfing, meinen Koffer zu packen, da wußte ich, daß ich weit stärker war, als ich geglaubt hatte.

Im Fernsehen lief die *Geschichte einer Nonne.* Ich hatte den Film schon so oft gesehen, aber gerade deshalb erfüllte er mich auch mit Frieden. Er war vertraut. Und er veranlaßte mich dazu, vor dem Schlafengehen ein inniges Gebet zu sprechen. Ich dankte Gott für die wunderschönen Tage, die Er Mama und mir geschenkt hatte, ich bat Ihn darum, meine Mutter heil und gesund nach Hause zu bringen, und zum guten Schluß fragte ich Ihn, warum Er mich so auf die Probe gestellt hatte an jenem 28. September 1995.

Eine innere Stimme antwortete prompt. »Habe ich nicht«, sagte die, »ich habe dich vielmehr siegen lassen, mein Kind!«

2

Meine Mutter kehrte wohlbehalten nach Deutschland zurück, und meine Flüge über Chicago und Denver nach Los Angeles verliefen reibungslos. Da ich nicht damit gerechnet und mich auf jede Menge

Verspätungen und andere Katastrophen eingestellt hatte, war ich nicht nur verblüfft, ich bildete mir bei der Ankunft in LAX auch ernsthaft ein, mit dem Zigarettenentzug wunderbar zurechtgekommen zu sein. Das erfüllte mich mit Stolz, und darauf rauchte ich erst mal eine.

Am nächsten Morgen brachte ich dann die Filme zum Entwickeln, die ich in New York verknipst hatte, und da ich den Schnelldienst nützte, konnte ich noch am Abend mit dem Erstellen eines entsprechenden Fotoalbums beginnen.

Die halbe Nacht schlug ich mir damit um die Ohren. Ich sah anders aus als vor dem Entzug. Ich war schlanker als vor dem Entzug. Es machte mir nichts aus, wie ich aussah – das hatte es vor dem Entzug überhaupt nicht gegeben.

Zu jedem Bild schrieb ich ein paar Zeilen, schnitt den Text in Streifen, die unter die Folie des Fotoalbums paßten. Ich mußte das tun. Ich mußte mein Leben dokumentieren, um mir selbst zu beweisen, daß ich wirklich lebte, und um nachhalten zu können, womit ich meine Zeit verbrachte. Sonst rann sie mir womöglich ganz durch die Finger, und mir blieb gar nichts.

Ich klebte die einzelnen Schnappschüsse zwischen die Unmengen Postkarten, die ich gekauft hatte, und stellte fest, daß das New Yorker Wetter zwar nicht schlecht, aber auch nicht gut gewesen war. In Los Angeles war der Himmel blauer und die Luft wärmer, und meine Mutter verdiente nur das beste Wetter.

Das Hotelzimmer hatte ihr auch nicht hundertprozentig gefallen. Sie fand es ein wenig zu dunkel und vor allem zu verwinkelt für das viele Geld, und anständiges Essen hatte ich ihr auch nicht geboten. Es war bei der Auswahl der Restaurants immer nur um mein Rauchen gegangen, und was das Schlimmste von allem war:

Als ich in Los Angeles landete, da war ich froh, wieder zu Hause zu sein!

Dabei war mein eigentliches Zuhause doch in Deutschland, bei meiner Mutter ... was, wenn es zwischen Mama und mir niemals wieder so schön würde, wie es in diesen Tagen in New York gewesen war? Was, wenn etwas *passierte*?

Diese Gedanken beschäftigten mich so sehr, daß ich schlecht schlief. Und da ich vergaß, den Radiowecker einzuschalten, wurde ich auch erst um zwanzig vor elf am nächsten Morgen wach, und damit war das Chaos vorprogrammiert.

Ein anständiger Mensch stand so spät nicht auf. Nur Säufer kamen nicht aus den Federn. Ich war völlig aufgelöst und wußte gar nicht, was ich zuerst tun sollte. Bettmachen, Waschen, Anziehen, Schminken, Aufräumen.

Auf meinem Schreibtisch türmten sich die unerledigten Angelegenheiten. Während meiner Abwesenheit waren ein paar Faxe gekommen und auch diverse Rechnungen, und ich haßte es, Außenstände zu haben. Wenn ich meinem Papierkram nicht regelmäßig in aller Ruhe beikam, befielen mich sofort die wildesten Ängste. Wie jetzt. Ich wußte einfach, daß mein Leben zum Scheitern verurteilt war, weil ich nämlich keine Kontrolle über dieses Leben hatte, und ich hatte diese Kontrolle nicht, weil ich nichts taugte, und weil ich nichts taugte, hatte ich getrunken.

Ich fragte mich, warum ich nicht in den Supermarkt fuhr und der Quälerei ein Ende machte. Das Schnapsregal stand doch so praktisch gegenüber der Theke mit den Milchprodukten.

Statt dessen räumte ich meinen Schreibtisch auf, erledigte, was zu erledigen war, und fuhr anschließend nach Santa Monica. Eigentlich suchte ich dort eine Boutique, von der ich viel Gutes gehört hatte, um mir ein graues Kostüm zu kaufen. Doch da ich mich verfuhr und die Straße nicht fand, in der die Boutique ansässig war, hielt ich schließlich vor einem Möbelgeschäft.

Zwei Stunden später war ich stolze Besitzerin einer neuen Dielenausstattung, und das bereitete mir für weitere drei Stunden ein richtig gutes Gefühl. Ich liebte Neuerungen. Etwas anders hinzustellen oder etwas Neues zu kaufen machte mir Freude, doch Angst und Unsicherheit folgten immer schnell auf dem Fuße.

Da die neuen Möbel noch am gleichen Tag geliefert wurden, ging es in diesem Fall besonders schnell. Als ich nach Hause kam und mich in meiner Diele umsah, fürchtete ich plötzlich, mit meinem Neuerwerb alles zum Schlechten zu verändern. Dazu war ich ja wohl veranlagt, denn schon mein Vater hatte immer gesagt, daß ich die gute alte Zeit, das vertraute Umfeld und die liebgewordenen Gewohnheiten noch einmal zurücksehnen würde.

Nun, die neuen Dielenmöbel waren entschieden schöner, als die alten es gewesen waren. Es tat mir nur leid für die alten, daß ich die neuen schöner fand als sie; mehr noch, ich schämte mich richtig dafür und –

Isabel rief an und fragte, ob ich Lust hätte, sie nach Malibu zu begleiten. Ich tat es, weil es mir nicht gutging, und ich sagte ihr auch gleich, daß es mir nicht gutging.

»Na, dann komm mal mit mir, meine Maus!«

Wir aßen in einem italienischen Restaurant zu Abend. Es lag unmittelbar am Meer, die Luft war lau und roch nach Salz, und am wolkenlosen Himmel über uns prangte ein makelloser Vollmond.

»Nimmst du als Absacker einen Kaffee, Bea?«

»Nein, Isabel.«

»Dann also nur *einen* Kaffee«, sagte meine Freundin zum Kellner, »und dazu bitte einen Whiskey.«

Ich wußte, daß ich mich nicht verhört hatte, doch hätte ich es gern geglaubt. Ganz langsam drehte ich den Kopf und sah Isabel in die Augen. Sie hielt mich mit festem Blick im Visier.

»Das macht dir doch nichts aus«, meinte sie dann, »oder?«

Der Whiskey wurde serviert, und Isabel stellte das Glas so, daß es direkt zwischen uns stand.

Ich schwieg.

»Willst du mal dran riechen?«

Sie hob das Glas und wollte es mir unter die Nase halten, doch wich ich rechtzeitig zurück, fast wäre ich mit meinem Stuhl rückwärts umgefallen.

Isabel lachte. »Keine Angst, Bea, ich flöß' dir das Zeug nicht ein.«

Ich atmete tief durch, sah meiner Freundin dabei zu, wie sie das Glas an ihre Lippen führte und einen Schluck nahm. Mir war, als könnte auch ich den Whiskey schmecken. Ich schmeckte ihn ganz genau, und ich spürte auch das Brennen in meiner Kehle.

»Der ist gut«, sagte Isabel da auch schon. »Schade, daß du nicht wenigstens mal probieren kannst.«

Ich schluckte.

»Weißt du«, sagte ich dann, »als ich meinen Krebs hatte, da habe ich ein einziges Mal für den Bruchteil einer Sekunde eine vergleichsweise geringe Strahlenmenge auf eine winzige Stelle meines Rückenmarks gekriegt, wo sie nicht hin sollte.«

Isabel war fassungslos. »Was hat das denn mit meinem Whiskey zu tun?«

Ich lächelte.

»Wegen dieser unbedeutenden Kleinigkeit, Isabel, kann ich heute nicht Fahrrad fahren, und ich kann auch keine Treppe herunterrennen, denn beides ist der gleiche Bewegungsablauf, vorwärts und zugleich abwärts.«

»Ich verstehe immer noch nicht.«

Ganz ruhig lehnte ich mich zurück, verschränkte meine Arme vor der Brust.

»Ich *kann* diese beiden Dinge einfach nicht«, sagte ich dann, »sie sind technisch, organisch unmöglich. Und ebenso unmöglich ist es für mich, jemals wieder zu trinken oder auch nur zu probieren. *Ich kann es nicht.*«

Als ich an jenem Abend ins Bett ging, nahm ich mir vor, mich in den nächsten Tagen mit meinen ehemaligen Mitpatientinnen vom Betty Ford Center in Verbindung zu setzen. Ich brauchte zur Abwechslung mal ein paar Leidensgenossen um mich her. Die Gesunden wurden übermütig.

»Bea! Wie geht es dir? Du, ich habe im Moment überhaupt keine Zeit, weil ich zum Treffen muß, aber laß uns die Tage doch noch mal telefonieren!«

Miriam ging auf in ihrem neuen Leben mit den Anonymen Alkoholikern, Anna war nicht zu Hause, und der Anrufbeantworter war nicht eingeschaltet.

Frustriert brachte ich meine Wohnung in Ordnung, schaute dabei immer wieder auf die Uhr. Es war Dienstag, der 3. Oktober 1995. Als ich um 9.50 Uhr Ortszeit den Fernsehapparat einschaltete, blickte ich unwillkürlich aus meinem Schlafzimmerfenster auf die Straßen hinab. Sie waren leer. Da war kein einziges Auto, kein einziger Fußgänger war unterwegs, die Millionen in Stadt und Land taten in dieser Stunde, was auch ich tat. Sie saßen vor dem Fernseher.

Der O.-J.-Simpson-Mordprozeß galt in den USA als der Jahrhundert-Prozeß. Seit dem 17. Januar dieses Jahres übertrug das Fernsehen täglich live aus dem Gerichtssaal, und das hatte das Team von Staatsanwaltschaft und Verteidigung wie den Angeklagten selbst zu Darstellern in einer neuen Form von Fernsehunterhaltung gemacht. Jetzt war die Zeit des Showdowns gekommen.

Um Schlag zehn Uhr betraten die Geschworenen den Gerichtssaal. Wie Millionen und Abermillionen im Land hielt ich den Atem an, als das Urteil verlesen wurde. Im Namen des Volkes und des Staates Kalifornien erging gegen Orentha James Simpson das Urteil: NICHT SCHULDIG.

Ohne es zu wollen und erst recht ohne Grund brach ich in Tränen aus. Ich wußte nicht, ob dieser Mann schuldig oder unschuldig war, und im weitesten Sinne interessierte es mich auch nicht. War er unschuldig, so bekam er jetzt seine Freiheit zurück und litt unter dem tragischen Tod seiner Ex-Ehefrau. War er schuldig, kam er zwar scheinbar davon, blieb aber für den Rest seines Lebens der Gefangene seines eigenen Ichs.

Ich schaltete den Fernseher wieder ab und warf mich in mein Badezeug. Da ich nicht wußte, was ich mit dem restlichen Tag anfangen sollte, schien es mir angebracht, ein wenig Sonne zu tanken. Das gab Kraft.

Der junge Mann, der den Fahrstuhl mit mir teilte, war außer sich.

»Jetzt wird dieses Schwein aus dem Ganzen auch noch Profit machen«, schimpfte er zwischen dem zehnten und dem zweiten Stock. »Wetten, daß der seine Memoiren schreibt und teuer verkauft? Wetten, daß die den in jede Talkshow einladen? Dabei ist der schuldig, verdammt noch mal. Wie konnten die den nur freisprechen?«

Auch am Swimmingpool gab es nur das eine Thema. Alle redeten über das Urteil, und dabei schien sie am meisten zu stören, daß »dieser Schwarze« davongekommen war.

»Das haben sie doch nur gemacht, weil es sonst wieder Straßenkämpfe gegeben hätte wie damals bei Rodney King«, tönte einer. »Die Schwarzen dürfen sich alles erlauben, denn wenn man sie für etwas bestraft, rotten sie sich zusammen und behaupten, sie würden diskriminiert. Dabei werden *wir* doch in Wahrheit diskriminiert. Hier in Los Angeles sind wir allemal eine Minderheit!«

»Aber nicht wegen der Neger!« tönte ein anderer. »Die Mexikaner sind es, die uns überrollen. Ich warte darauf, daß ich eines Morgens aufwache, und auf dem Capitol Records Building weht die mexikanische Flagge.«

»Nichts gegen die Mexikaner!« schallte es aus dem dritten Stock von einem der Balkons hinunter. »Wenn wir die nicht hätten, sähe es hier in der Stadt anders aus. Die machen uns schließlich den Dreck weg.«

»Schon«, gab eine Dame zu, die gerade eine Runde geschwommen war und sich jetzt am Beckenrand festhielt, »aber ich habe letztens gehört, daß ein Mexikaner mit siebzehn Kindern mehr in der Tasche hat als ein –«

»Na gut, bei siebzehn Kindern!«

»Aber was anderes können die doch nicht. Wie die Kaninchen vermehren sie sich.«

»Und träumen davon, es so zu können wie die Kakerlaken!«

Alle lachten, denn Kakerlaken-Männchen konnten einem Weibchen bei einmaligem Geschlechtsverkehr hunderttausend Eier befruchten. Der Vergleich war also durchaus witzig, nur konnte ich nicht darüber lachen. Dieses Gerede machte mir angst. In diesem Umfeld wollte ich nicht bleiben. Also nahm ich mein Handtuch, das ich gerade erst ausgebreitet hatte, und ging wieder.

Meine Mutter und ich fuhren Mitte des Monats wie jedes Jahr nach Ligurien. Diesmal wollten wir jedoch eine andere Strecke nehmen und nicht wie sonst in Wassen am Gotthard übernachten, weil der Gasthof dort zu viele unangenehme Erinnerungen in mir weckte.

Wir hatten ihn zu einer Zeit entdeckt, da ich noch kein Geld hatte. Die Zimmer waren klein, wenn auch sauber und ordentlich, und die Bäder glichen eher Naßzellen, so daß ich es immer vermied, die Dusche oder gar die Wanne zu benützen. Ich vermied es überhaupt, mich genauer umzusehen. Ich kam an, ich trank eine halbe Wasserflasche Wodka, um mich für die siebenhundertundsechzehn Kilometer Fahrt zu belohnen, dann gingen wir zum Essen. Und nach dem Essen soff ich mich dann endgültig ins Bett.

Diesmal sollte alles anders sein. Deshalb schickte ich an jenem Tag ein Fax nach Montreux und buchte für die eine Nacht ein Luxuszimmer mit Blick auf den See. Nachdem ich das erledigt hatte, war ich so müde, daß ich mich auf mein Sofa setzte, die Beine lang ausstreckte und einen Videofilm nach dem anderen guckte. Ich fühlte mich so schlapp, so vollkommen saft- und kraftlos.

Am nächsten Morgen erklärte sich die Mißbefindlichkeit. Ich hatte einen Schnupfen, und es kratzte im Hals, drückte auf den Ohren, und damit wußte ich nun endgültig nicht mehr ein noch aus.

So lange ich zurückdenken konnte, war ich Erkältungskrankheiten mit Alkohol beigekommen. Halsentzündungen wurden bei uns zu Hause kuriert, indem man mit Schnaps gurgelte. Husten kam man mit einem besonderen Tee bei. Tee mit Rum. Als ein Mensch mit solchen Erfahrungen stand ich jetzt vor meinem Arzneischrank, und was mir entgegenstarrte, war gähnende Leere.

Meine Vorräte hatte ich alle mit nach Palm Springs genommen, und seither nahm ich nur noch Vitaminpräparate. Ich hatte die Möglichkeit, krank zu werden, überhaupt nicht in Erwägung gezogen und deshalb nichts für den Notfall zur Hand, nicht einmal eine Schmerztablette.

Ich fühlte mich so mies, daß ich leise vor mich hin wimmerte. Dann zog ich mich an und fuhr zum Supermarkt.

Der Einkauf dauerte fast zwei Stunden. Ich brauchte ein Grippe-Medikament für die Nacht und eines für den Tag, ich brauchte ein Nasenspray, einen Hustenlöser und einen Hustenblocker, und vor allem brauchte ich etwas gegen diese Halsschmerzen, die immer schlimmer wurden. Und das nun alles zu finden ähnelte einem Hauskauf.

Zwar brach das Regal unter der Last des Angebots fast zusammen. Nur konnte ich von diesem Angebot kaum etwas nützen. Fast alles, was ich in die Hand nahm, enthielt Alkohol. Ich wollte schon aufgeben und mich mit einer Packung Schmerztabletten begnügen, als mein Blick auf das gegenüberliegende Regal fiel.

Da gab es einen Hustensaft für Diabetiker und zuckerfreie Halsbonbons, und direkt daneben stand ein alkoholfreier Hustensaft, verschiedene Sorten alkoholfreier Nasensprays und ... Ich wollte es fast nicht glauben. Wie vom Donner gerührt stand ich da, und meine Augen glitten über die zahllosen Päckchen und Fläschchen und Döschen, die alle eines gemein hatten, die fettgedruckte Aufschrift *100% alcohol-free* oder NO SUGAR.

Ich war also nicht allein mit meinem Problem. Es gab noch mehr von meiner Sorte, und man kümmerte sich um Menschen wie mich. Ich war zutiefst gerührt.

In den nächsten Tagen stellte ich dann fest, daß eine Halsentzündung sehr viel leichter zu ertragen war, wenn man sie eben nicht mit Alkohol behandelte. Ich trank Zitronensaft, und der enthielt zum einen viel Vitamin C, und zum anderen brannte er den Hals besser und nachhaltiger aus, als der Schnaps es jemals gekonnt hatte.

Auch meine Bronchien dankten für den fehlenden Alkohol. Schnaps entwässerte, aber die Bronchien brauchten Wasser, um die Entzündung abzuhusten. Dank drei bis vier Litern Cola pro Tag war der Spuk binnen weniger Tage ausgestanden und hatte mich nur halb so sehr mitgenommen, wie das in der Vergangenheit immer der Fall gewesen war.

Dankbar nahm ich es zur Kenntnis. Ich hatte eigentlich auch gar nicht die Zeit, krank zu werden. Ich mußte nämlich noch die letzten Einkäufe tätigen, meine Wohnung in Ordnung bringen, die Koffer packen.

Am 9. Oktober 1995 flog ich nach Deutschland. Ich freute mich, denn ich hatte Sehnsucht nach meiner Mutter. Ich wollte aber auch meine Freunde wiedersehen und nach Italien fahren, ja, mein Herz war voll von Wünschen und Hoffnungen.

Auf der Langstrecke nach Frankfurt hatte ich einen Fensterplatz.

Neben mir saß ein alter Herr, der in Nizza lebte und in Los Angeles seine Tochter besucht hatte. Schon vor dem Start der Maschine bat er mich, gleich, sobald es etwas gab, mit ihm anzustoßen, denn es sei sein Geburtstag, und er trinke nicht gern allein. Da er schon jetzt nach Alkohol roch, schwante mir Fürchterliches, und so erzählte ich rasch, was mit mir los war. Das tat ich jetzt fast immer. Es gab mir ein Gefühl von Sicherheit, weil ich mir einbildete, mein Umfeld würde dann Mitverantwortung tragen.

Der Herr zu meiner Linken gab sich ungerührt. Er meinte lediglich »Aha!«, und dann erklärte er mir, er selbst sei auch Alkoholiker, doch brauche er sich mit seinen siebenundsiebzig Jahren darüber nun wirklich keine Gedanken mehr zu machen.

»An irgend etwas muß ein altes Schlachtroß wie ich ja schließlich sterben.«

Trotzdem war er interessiert zu erfahren, wie so eine Entziehungskur denn vor sich ginge, und so erzählte ich ihm vom Betty Ford Center, dem Librium, meinem täglichen Kampf. Er hörte sich das an, lobte meinen Willen und meine Disziplin, trank aber bereits vor dem Abendessen drei Whiskeys.

»Das stört Sie doch wohl nicht, oder?«

»Nein«, gab ich zurück, quetschte mich aber in die äußerste Ecke meines Sitzes, um nur ja so weit wie eben möglich von diesem Mann und seinem Fläschchen weg zu sein.

Das Essen wurde serviert. Mein Sitznachbar konsumierte vier Portionen Rotwein, was etwa einem Liter entsprach. Danach bestellte er wieder Whiskeys, denn er mußte das Essen ja irgendwie verdauen, wie er mir erklärte. Er plauderte überhaupt munter mit mir, und jedesmal, wenn er mich direkt ansprach, wehte mir diese grauenvolle Alkoholfahne ins Gesicht.

Ich hatte Mühe, es zu ertragen. Ich hatte Angst. Ich hatte Angst vor mir selbst, denn es wäre ja alles so einfach gewesen. Ich hätte lediglich aufstehen, zur Stewardeß gehen und um einen Wodka bitten müssen. Ich hätte sogar nach der Stewardeß läuten können. Niemand hätte Verdacht geschöpft. Niemand hätte geahnt, daß diese Frau auf Platz 56 k gerade dabei war, Selbstmord zu begehen. Niemand – nur dieser alte Mann zu meiner Linken.

Immer wenn ich ihn ansah, hatte ich das Gefühl, meine Kehle sei unerträglich trocken. Immer wenn er an seinem Schnaps nippte, schüttete ich ein ganzes Glas Wasser in mich hinein. Und ich wagte auch nicht einzuschlafen, denn ich hatte ja mal geträumt, daß ich versehentlich nach dem verkehrten Glas griff, und deshalb hatte ich jetzt Angst, daß das gar kein Traum, sondern eine Vision gewesen war.

Irgendwann schlief ich dann doch ein, und ich schlief sogar recht gut. Das verdankte ich vornehmlich dem Umstand, daß mein Sitznachbar den groben Fehler beging, zwischendurch mal zur Toilette zu gehen. Ich merkte das und wollte seine kurze Abwesenheit nützen, indem ich meinen Oberkörper auf seinen Sitz legte.

Jemand tätschelte meine Schulter. Verschlafen blickte ich auf, sah in das Gesicht des alten Mannes, schaute auf meine Armbanduhr. Fast zwei Stunden hatte er mir seinen Sitzplatz gelassen. Ich gähnte dankbar vor mich hin und richtete mich auf, schlief im Sitzen weiter. Bis mir plötzlich ein richtig scharfer Whiskeygeruch in die Nase stach. Ja, dieser Geruch war dermaßen penetrant, daß ich glaubte, der Schnaps müsse überall sein, vielleicht wurde er gar durch die Klimaanlage in die Kabine gepumpt.

Eine Panik ohnegleichen erfaßte mich, und so war ich schlagartig hellwach. Ich mußte wach sein, denn ich mußte auf der Stelle mit dem Atmen aufhören, sonst würde ich im nächsten Moment volltrunken zu Boden gehen, das wußte ich.

»Mir ist da gerade ein Mißgeschick passiert«, sagte mein Nachbar da auch schon, vermutlich, weil er mein entsetztes Gesicht sah.

»Mir ist mein Glas umgefallen«, sagte er mit schuldbewußter Miene, »und jetzt ist meine ganze Hose naß.«

Ich spürte, wie ich meine Augen aufriß, und obwohl weit und breit kein Spiegel war, konnte ich mir bildhaft vorstellen, wie ich in diesem Moment aussah: verzweifelt!

»Riecht das sehr?« fragte der alte Mann.

Meine Stimme war dünn wie die eines Kindes. »Ganz schlimm«, flüsterte ich.

»Das ist schrecklich für Sie, nicht wahr?«

Ich war überrascht, daß er über meine Befindlichkeit nachdachte, und nickte. Im nächsten Moment tätschelte er auch schon meine Hand und meinte:

»Wissen Sie was, junge Frau? Ich gehe jetzt zur Toilette und wasche das aus!«

Meine Augen wurden feucht. Dieser Mensch, der mich nicht kannte und der kaum mehr über mich wußte, als daß ich eine trockengelegte Trinkerin war, dieser Mensch stand mir zuliebe auf und wischte so lange an seiner schnapsdurchtränkten Hose herum, bis der Stoff einen weißen, vermutlich bleibenden Fleck aufwies, dafür aber appetitlich nach Seife roch.

»Danke«, sagte ich leise.

Er lächelte. »Sie sind eine starke Frau. Wissen Sie das eigentlich? Ich habe Ihre Stärke nicht. Und ich hätte sie auch nie gehabt.«

Das Wetter in Deutschland war sonnig und klar, und die Temperaturen lagen bei etwa zwanzig Grad. Meine Mutter erwartete mich am Düsseldorfer Flughafen. Die Sorge stand ihr ins Gesicht geschrieben.

»Wie war's, Kind?«

»Okay«, gab ich zögerlich zurück. Ich hatte es geschafft. Doch hatte ich es keineswegs gut geschafft, und deshalb war es lediglich okay, mehr nicht.

Meine Essener Wohnung erwartete mich in vollem Glanz. Doch schaffte ich es kaum, mich umzusehen. Hier hatte schließlich alles angefangen, hier hatte mein Ende begonnen.

Als ich mein Wohnzimmer betrat, erinnerte ich mich sofort an launige Nächte, die bis zum Morgengrauen gedauert hatten, Nächte, in denen ich ein Glas Sekt, ein Glas Cognac, einen Wodka nach dem anderen getrunken hatte.

Ich schaute in mein Arbeitszimmer und sah mich an meinem Schreibtisch sitzen. Hier hatte ich meine ersten beiden Bücher geschrieben, das Schnapsglas fest in der Hand.

Mein Schlafzimmer – es war eigentlich gar kein Schlafzimmer, sondern vielmehr eine Gedenkstätte. Hier hatte ich ruhelose Nächte vor dem laufenden Fernsehapparat verbracht und getrunken, bis ich nichts mehr spürte, nichts mehr wußte; ja, manchmal hatte ich nicht einmal mehr gewußt, wer und wo ich war.

Selbst mein Bad konnte solche Geschichten erzählen. Noch nie hatte ich in meiner Wanne gelegen, ohne ein Glas am Rand stehen zu haben.

»Ich halte das nicht aus«, schluchzte ich und rutschte an der Dielenwand neben der Eingangstür zu Boden, vergrub meinen Kopf unter den Armen.

Die Bilder der Vergangenheit waren in dieser Wohnung so lebendig. Ich meinte, überall nach Alkohol suchen zu müssen, in meiner Vorratskammer, in meinem Wohnzimmerschrank, im Barfach, im Schlafzimmerschrank hinter den Kleidern ...

»Laß mich mit zu dir kommen!« flehte ich meine Mutter an. »Ich kann hier nicht sein.«

»Wenn das so ist«, seufzte sie, »dann können wir uns diese ganze Wohnung ja sparen. Gib sie auf!«

Ich starrte sie an. So verzweifelt ich im Moment auch war, die Vorstellung, mein zweites Zuhause aufzugeben, machte mich gleich nur noch verzweifelter. Diese Wohnung in Essen war der einzige Rettungsring in der tobenden See meines Lebens. Wenn ich es in der großen Welt von Los Angeles nicht schaffte, dann mußte ich zurückkehren können in diese kleine Welt.

Meine Mutter war nicht bereit, mich mit zu sich zu nehmen, doch blieb sie bei mir, so daß ich nicht allein in meiner Wohnung war. Eng aneinandergekuschelt schliefen wir in meinem Bett, das für zwei Personen eigentlich viel zu schmal war, und dementsprechend war auch die Nachtruhe.

Mir schmerzten die Schultern; Mama wußte nicht, wie sie ihre Beine legen sollte. Ich sah nachts immer gern noch ein bißchen fern; sie wollte sofort schlafen. Dafür stand sie morgens zeitig auf, während ich bis halb zehn liegenbleiben wollte.

Keine zwei Tage hielt ich das aus. Dann geißelte mich eine innere Unruhe, die vor meinem geistigen Auge gefährliche Bilder entstehen ließ. Eine Flasche. Ich wollte trinken. Mehrere Flaschen. Ich wollte mich betrinken. Ja, ich sah mich in allen nur vorstellbaren

Lebenslagen mit einem Schnapsglas in der Hand, doch war ja nichts im Haus. Ich hätte etwas kaufen müssen. Oder ich hätte in eine Kneipe gehen und da etwas bestellen müssen.

Am Nachmittag des 12. Oktober 1995 ging ich in meiner Verzweiflung ins Bad und schraubte die Flasche meines Gesichtswassers auf. Was mir im Betty Ford Center noch völlig verrückt vorgekommen war, schien mir jetzt der letzte und einzige Ausweg zu sein: Ich schob den Mittelfinger meiner rechten Hand in die Öffnung des Fläschchens, bis ich spürte, daß die Fingerkuppe naß war. Dann zog ich sie vorsichtig heraus und tupfte jenes Gemisch aus Isopropanolalkohol und einem gängigen Antibiotikum auf meine Lippen. Doch als ich die Zunge ausstrecken wollte, um sie abzulecken, diese Lippen, da hielt mich plötzlich etwas zurück. Es war ein Gemisch aus Angst und Vernunft, einer Angst, die mir sagte, daß mit diesem einen Lecken womöglich alles von vorn anfangen würde, einer Vernunft, die mir erklärte, daß es das nicht wert war.

Mit warmem Wasser und Unmengen Seife wischte ich mir den Mund ab, bis die Lippen ganz rauh waren. Und der Teufel, der mir in diesen Minuten in meinem Essener Badezimmer vermutlich verzückt über die Schulter geschaut hatte, zog fluchend von dannen. Zumindest fürs erste!

Am nächsten Morgen fuhren Mama und ich nach Italien. Ich war so froh wegzukommen, daß ich von Essen bis Basel gerade mal vier Stunden brauchte.

Kaum daß wir Deutschland hinter uns gelassen hatten, wurde ich dann ruhiger. Es war, als sei ich jetzt in Sicherheit, als könne mir in der Schweiz nichts mehr passieren. Plötzlich gefiel es mir, Musik zu hören, und ich war sogar bereit, mehr als Tank- und Toilettenpausen einzulegen.

Es war Freitag, der Dreizehnte. Am frühen Abend erreichten wir Montreux, bezogen unser Zimmer im Hotel Eden Au Lac. Es war wunderschön, sehr groß, komfortabel eingerichtet, der Balkon lag direkt über dem Genfer See.

»Wenn es morgen früh klar ist, dürfte der Ausblick gigantisch sein«, sagte ich, daran erinnerte ich mich später noch genau.

Wir ruhten uns ein wenig aus, dann gingen wir zum Abendessen. Ich trug eine schwarze Valentino-Hose und ein schwarzes rückenfreies Oberteil, und diese elegante Kleidung paßte in das elegante Hotelrestaurant und zu der Speisenfolge, die ein wahrer Gaumenschmaus war. Anschließend machten wir noch einen kleinen Spaziergang auf der Seepromenade, und dann wollten wir schlafen gehen, denn es sollte am nächsten Morgen zeitig aufgestanden und weitergefahren werden.

Ich ahnte nicht, welche Bedeutung diese Nacht in Montreux bekommen sollte. Das hätte ich mir nicht einmal in meinen grausamsten Alpträumen ausmalen können. Ein einziger Satz sollte mein ganzes Leben ändern.

Die Nachttischlampen brannten noch. Mama und ich lagen in dem breiten, weichen Bett und hielten einander bei den Händen.

»Na, wie geht es dir denn jetzt, mein Kind?«

Ich seufzte.

»Es geht, Mama. So richtig wohl fühle ich mich halt nie. Das Leben ist ohne den Alkohol zwar anders, deshalb aber nicht zwangsläufig auch besser.«

Ich drehte mich zu ihr und sah ihr in die Augen.

»Es fehlt mir was«, versuchte ich ihr klarzumachen. »Ich muß die Dinge plötzlich so sehen, wie sie wirklich sind, und nicht so, wie ich sie gern hätte.«

»Das müssen wir alle!« entgegnete meine Mutter.

»Euch scheint es nur nichts auszumachen.«

»Weil wir uns damit abgefunden haben.«

»Kann man sich denn damit abfinden, wie die Menschen sind?«

Meine Mutter atmete tief durch. »Wie sind sie denn?« wollte sie dann von mir wissen.

»Langweilig«, antwortete ich. »Früher habe ich jedem zuhören können. Ich habe mich eben einfach besoffen, um es zu ertragen. Heute möchte ich manchmal nur noch davonlaufen.«

»Das geht aber nicht, mein Kind.«

Stöhnend legte ich mich auf den Rücken, starrte an die mit Stuck verzierte Zimmerdecke. Daß das nicht ging, wußte ich selbst, das hätte meine Mutter mir nicht noch mal zu sagen brauchen.

»Außerdem spielt mein Körper seit dem Entzug völlig verrückt«, lenkte ich das Thema deshalb in andere Bahnen. »Ich pinkele mich fast zu Tode, als würde ich nur aus Wasser bestehen, aber die Schwellungen in meinem Gesicht gehen trotzdem nicht weg. Und meine Tage bekomme ich auch nicht mehr.«

Nun war es meine Mutter, die seufzte. »Dafür kriege ich sie vermutlich ...«

Sie sagte diesen einen Satz einfach so dahin, ganz beiläufig, und deshalb dauerte es eine Weile, bis ihre Worte überhaupt bei mir ankamen.

»Was?« stieß ich dann aus, als müßte ich mich da ja wohl verhört haben.

»Ich blute!« sagte Mama, als wäre das die natürlichste Sache von der Welt.

»Das darf ja wohl nicht wahr sein!« rief ich hysterisch aus. »Du bist sechsundsechzig Jahre alt und hast seit zehn Jahren keine Menstruation mehr. Da kannst du doch nicht einfach so tun, als wäre es eine Kleinigkeit, wenn du plötzlich –«

»Nun reg dich doch nicht gleich so auf!« fiel meine Mutter mir ins Wort. »Ich gehe ja zum Arzt.«

»Warum hast du das nicht längst getan?«

»Weil das vielleicht die Reise hier geschmissen hätte!«

Ich war fassungslos. Ganz langsam setzte ich mich auf und sah Mama an, und dabei sagte ich mir unentwegt, daß das hier nicht wahr sein konnte, daß es ein Traum sein mußte, daß ich gleich aufwachen würde. Diese Frau neben mir im Bett war mit dem Wort »Krebs« groß und alt geworden. Sie hatte Freunde, Mutter und Ehemann an diese Krankheit verloren und beinahe die einzige Tochter.

»Wie kannst du da so naiv sein?« flüsterte ich.

Wie ein trotziges Kind sah sie mich an.

»Was soll schon sein?« meinte sie dann. »Vermutlich war es nur eine Pilzinfektion. Und ich fühle mich doch sonst ganz gesund. Wenn da was wäre, könnte ich gar nicht mit dir mithalten. Und wenn das wiederkommen sollte, gehe ich sofort zum Arzt, das verspreche ich.«

Von diesem Augenblick an war nichts mehr so, wie es vorher gewesen war. In der Nacht von Montreux, am Freitag, dem 13. Oktober 1995, fiel ich in einen Zustand, den ich später »das Nebelloch« nannte.

Plötzlich war da immerzu dieser Dunst. Er war in mir und um mich herum, und er trübte auf gespenstische Weise meine Wahrnehmung. Ich erlebte zwar alles bewußt, doch war ich unfähig, über das Erlebte auch zu reflektieren. Deshalb konnte ich nichts mehr einordnen oder gar verarbeiten und fühlte mich ständig überwältigt von Empfindungen, für die es doch eigentlich gar keinen vernünftigen Grund gab. Oder doch?

Ich wußte nichts mehr, ich hatte nur noch Ahnungen. Das gab mir ein Gefühl von Unwirklichkeit, und als ein unwirklicher Mensch fühlte ich mich in der Gegenwart der wirklichen Menschen einsam.

Ligurien. Mama und ich. Am liebsten hätte ich mir meine Mutter auf den Rücken gebunden. Ich brauchte ihre Nähe, um nicht an meiner Angst zu ersticken, doch hatte ich zugleich Angst vor dieser Nähe, denn ich wußte, daß ich sie wieder verlieren würde. Daß ich sie ganz verlieren würde ...?

Meine Freunde Heike und Klaus. Ihre Kinder Katharina, Laurenz und Alexander saßen eines Tages nackt im Sand und bauten eine Burg. Ich nahm dieses Bild in mir auf und beschloß, den Gedanken an ein eigenes Kind trotz meiner Vorgeschichte und meiner achtunddreißig Lebensjahre nicht aufzugeben. Im gleichen Moment wurde mir klar, daß ich ja, um schwanger zu werden, mit einem Mann schlafen mußte, und allein schon der Gedanke daran war mir widerlich. Ja, an jenem Oktobertag lag ich neben meiner Mutter auf dem Badetuch am Strand, und plötzlich schoß mir die bittere Galle hoch.

Deutschland. Es regnete, und es war kalt, und wieder wollte ich nicht allein in meiner Wohnung bleiben. Mama blieb erneut bei mir, statt mich mit zu sich zu nehmen, und wenn sie mal kurz zum Supermarkt ging, damit wir etwas zum Abendessen hatten, fand sie mich bei ihrer Rückkehr wimmernd in irgendeiner Ecke. Ich fühlte mich dick. Ich fühlte mich dick und häßlich, wie ich mich zeit meines Lebens gefühlt hatte, und diese dicke, häßliche Kreatur wurde jetzt auch noch alt. Ich konnte die Falten in meinem Gesicht nicht ertragen. Es waren die Falten eines Menschen, der nichts dazugelernt hatte, was man auch gebrauchen konnte.

4. November 1995. Ich packte meine Koffer für Los Angeles; im Fernsehen lief eine Unterhaltungssendung. Plötzlich riß das Programm ab, denn Israels Ministerpräsident Jitzhak Rabin war während einer Friedensdemonstration von einem seiner Landsleute ermordet worden. Ich tat die ganze Nacht kein Auge zu. Diese Welt, die ich nicht verstand, weil ich nicht in ihr, sondern neben ihr lebte, diese Welt machte mir angst, und dieses Leben, das ich leben sollte und nicht leben konnte, weil es nichts zu bieten hatte, was ich erleben wollte, dieses Leben war mir zu gefährlich. Gott schien mit uns zu spielen, und wenn Er uns fallen ließ, gingen wir kaputt.

Die Dunstschleier wurden immer dichter. Ich spürte das, doch konnte ich nichts daran ändern. Ich konnte nur versuchen, es so schnell wie möglich hinter mich zu bringen. Auf meinem Rückflug nach Los Angeles beschloß ich, genau das zu tun, und diese Entscheidung war der Grund dafür, daß ich diese so irreale Zeit meines Lebens später »das Nebelloch« nannte. Wie ein von Panik erfüllter Nebelraser versuchte ich, der Undurchsichtigkeit meiner Gegenwart so schnell wie möglich zu entkommen.

Daß das der richtige Weg war, schien ein Ereignis zu beweisen, das gleich bei meiner Ankunft in Los Angeles eintrat:

Ich bekam zum erstenmal nach dreieinhalb Monaten wieder meine Periode. Der Anblick des Blutes war berauschend. Für einen kurzen Moment fühlte ich mich wie eine richtige Frau. Ja, trotz allem war ich immer noch, war ich wieder eine Frau, und diese Frau trat nun mit all ihrer verbliebenen Kraft auf das Gaspedal ihres Lebens.

Weihnachtsgeschenke. Täglich war ich unterwegs und kaufte, mal für den einen, mal für den anderen; das meiste war für meine Mutter. Ich schleppte die Sachen nach Hause, packte sie sofort ein, band dicke Schleifen darum, obwohl ich genau wußte, daß die später im Koffer verknicken würden, doch was das Schlimmste war:

Ich vergaß, die Anhänger zu beschriften, so daß ich hinterher nicht mehr wußte, was für wen war.

Egal. Alles war egal. In jener Zeit ging es nicht um das Ziel, sondern um den Weg. Es interessierte mich nicht, wo ich ankam, es ging mir nur darum, zu laufen, zu rennen, mich genug zu erschöpfen, um nicht mehr zu denken.

Jede Woche mindestens einmal Gäste zum Abendessen. Ich brauchte zwei Tage, um die Wohnung zu putzen, einen Tag, um einzukaufen, drei Tage zum Kochen und Backen. Die Speisenfolgen wurden immer komplizierter und vielfältiger, denn A aß keine Mayonnaise, B ekelte sich vor Fleisch, C wollte nur Rindfleisch, D mochte keinen Fisch – ich merkte mir alles, versuchte es jedem recht zu machen. Nur ich selbst blieb auf der Strecke. Nach jeder Einkaufstour stand ich unten in der Halle vor dem Sicherheitsdienst und ging durch die gleiche schmerzhafte Prozedur.

»Das hier ist Wein, den ich für eine Party am Samstag brauche. Darf ich den wohl hier unten im Postraum lassen? Ich hole ihn dann am Samstag gegen sieben, aber ich kann ihn nicht in meiner Wohnung ...«

»Ist schon in Ordnung, Bea.«

Ich wußte nicht, ob es wirklich in Ordnung war, denn ich haßte diese Flaschen. Ich haßte es, sie zu kaufen, ich haßte es, Geld dafür auszugeben, und am meisten haßte ich mich selbst dafür, daß ich es trotz dieses Hasses tat.

Doch mußte ich es ja tun, denn Isabel und Babette tranken ja gern ein Glas Wein zum Essen, und es gehörte ja eigentlich auch dazu. Das war Lebensstil. Doch hatte ich selbst ja nicht einmal ein Leben. Für was also Stil?

Nun, meine Freunde und ich sahen uns bei meinen Abendessen, darüber hinaus war ich zu nichts zu überreden. Ich ging nicht mehr aus. Ich häkelte an einer Decke für den Eßzimmertisch. Das Projekt bestand aus zweihundertsiebenundzwanzig Einzelteilen, und jedes dieser Einzelteile zu erstellen dauerte ziemlich genau eine Stunde. Wer solche Verpflichtungen hatte, konnte sich nicht mehr verabreden.

Schon bald konnte ich nicht einmal mehr ans Telefon gehen. Ich hob grundsätzlich nicht mehr ab, wenn es läutete. Statt dessen hörte ich später die Nachrichten ab, die man mir hinterlassen hatte, und rief dann zurück – vorausgesetzt, ich wollte überhaupt sprechen.

Meist wollte ich das nicht. Ich wollte es nicht, weil ich nicht wußte, was ich sagen sollte, denn eigentlich hatte ich nichts zu sagen. Seit ich nicht mehr trank, hatte ich keinen Witz mehr, und ich fand auch nichts mehr lustig, was andere erzählten, und konzentrieren konnte ich mich schon gar nicht.

Nur mit äußerster Mühe gelang es Jean, mich dazu zu überreden, zumindest Thanksgiving nicht allein und häkelnd in meiner Wohnung zu sitzen.

»Die Babette gibt ein Essen, Bea. Laß uns da zusammen hingehen!«

Ich ließ mich darauf ein. Es war Donnerstag, der 23. November 1995. Ich ging zu diesem Fest, und ich erzählte irgendwann bei Tisch, daß ich heute den neunzigsten Tag nüchtern war, denn daß es so war, hatte ich am Morgen auf meinem Kalender gesehen. Die anderen Gäste fingen daraufhin an zu klatschen, und ich saß da und konnte es nicht fassen.

Es gab keinen Grund, mir zu applaudieren. Ich war schließlich gar nicht wirklich anwesend. Es schien nur so, weil mein Körper da vor diesem Truthahn und den süßen Kartoffeln saß. Mein wahres Ich war indes nach wie vor in diesem Nebel, und der war inzwischen so dicht, daß ich mich nicht nur blind, taub, stumm und gelähmt fühlte, sondern auch nicht mehr atmen konnte. Ich bekam keine Luft mehr; da saß etwas auf meiner Brust, das drückte.

In der gleichen Nacht bekam ich nach nur zweieinhalb Wochen neuerlich meine Periode. Und als ich kurz darauf mit meiner Mutter telefonierte und ihr das sagte, gab sie mir zur Antwort, das sei offenbar eine Familienkrankheit.

»Ich blute auch schon wieder. Und es juckt auch wieder so erbärmlich.«

Am folgenden Montag ging Mama zum erstenmal nach über zehn Jahren zum Gynäkologen, und drei Tage später wurde eine Kürettage durchgeführt, deren Ergebnis eindeutig war: Krebs.

Der Termin für die Totaloperation war Dienstag, der 5. Dezember 1995, und nachdem ich das erfahren und den Telefonhörer im Zeitlupentempo auf die Gabel zurückgelegt hatte, geschah etwas Erschreckendes mit mir:

Der Druck auf meiner Brust wurde so gewaltig, und der Dunst um mich her wurde so undurchdringlich, daß mich eine Panik ohnegleichen erfaßte, und ich holte mit letzter Kraft die letzte Luft, die da um mich herum noch war, und dann schrie ich. Ja, ich schrie so laut und so schrill und so lange, daß es mir in den Ohren schmerzte.

Und die Nebel rissen auf.

Achtes Kapitel

1

Im Frühjahr 1980 hatte ich eines Nachts einen Alptraum. Es läutete an der Haustür, und Tante Maximiliane kam die Treppe hinauf, und sie sagte zu mir:

»Bea, der Papa ist tot.«

Als ich meiner Mutter am Morgen von dem Traum erzählte, lachte sie und meinte, Träume dieser Art seien Zeichen für ein langes, erfülltes Leben. Ein halbes Jahr später erkrankte mein Vater an Lungenkrebs, weitere drei Monate später starb er. Und der erste Mensch, der diese Tatsache, daß mein Vater tot war, aussprach, war meine Tante Maximiliane.

In der Nacht vom 23. auf den 24. November 1995 hatte ich auch einen Traum. Ich saß mit meiner Presseagentin in einem offenen Sportwagen, und wir fuhren den Pacific Coast Highway entlang. Plötzlich fragte sie mich, wie es eigentlich meiner Mutter gehe, und ich antwortete:

»Meine Mutter ist gestorben.«

Schreiend wachte ich auf. Träume mochten oftmals Schäume sein, das glaubte ich gern. Doch war dieser hier eine Warnung gewesen.

Damals hatte Gott mich auf den Verlust meines Vaters vorbereitet, und ich hatte die Zeit nicht gut genug genützt, weil ich es versäumt hatte, dem Traum ausreichende Bedeutung beizumessen. Diesen Fehler wollte ich nicht noch einmal machen.

In den nachfolgenden Tagen waren meine Nerven zum Zerreißen gespannt. Ich schlief kaum mehr als drei, vier Stunden pro Nacht, ich konnte nicht essen, selbst das Trinken fiel mir schwer. Innerhalb von anderthalb Wochen verlor ich zwölf Pfund Gewicht und litt unter Krämpfen in Händen und Füßen. Auch meine Augenlider zitterten bisweilen. Ich konnte das nicht kontrollieren, es passierte einfach, und es machte mir angst.

Immerzu hing ich am Telefon. Als Mamas Operationstermin feststand, buchte ich sofort einen Flug nach Deutschland, um bei ihr zu sein. Doch als ich ihr das mitteilte, wurde sie richtig böse.

»Um Gottes willen!« schrie sie mir ins Ohr. »Das fehlt mir gerade noch, daß du hierherkommst! Es ist kalt in deiner Wohnung, du kriegst Depressionen, und am Ende sorge ich mich nur noch um dich, statt mich um mich selbst zu kümmern.«

Ich war beleidigt. Zugleich war ich aber auch erleichtert.

»Hör nicht auf deine Mutter«, meinte Babette, kaum daß ich meinen Flug wieder abbestellt hatte. »Du mußt nach Deutschland und bei ihr sein. Stell dir vor, sie stirbt bei der Operation! Das würdest du dir doch nie verzeihen.«

Ich brach in Tränen aus, als Babette das sagte, und daraufhin bekam sie ein schlechtes Gewissen. Sie rief Jean an, und gemeinsam kamen die beiden zu mir, saßen in meinem Wohnzimmer und redeten auf mich ein.

»Ich weiß, wie fertig du bist«, meinte Babette immerzu. »Ich habe das alles hinter mir, meine Mutter hat ja auch Krebs und lebt so weit weg. Guck mal, ich habe dir hier Beruhigungsmittel mitgebracht. Die nehme ich immer, wenn ich so nervös bin.«

Die Tropfen enthielten sechzig Prozent Alkohol. Ich sah es gottlob, bevor ich sie schluckte, gab es erschüttert kund und zu wissen und erntete daraufhin von Babette einen zweifelnden Gesichtsausdruck und von Jean die Erklärung des Millenniums:

»Weißt du, Bea, das hätte nichts gemacht, das da ist ja Medizin.«

Dieses Erlebnis war der Auslöser dafür, daß ich mich gänzlich einigelte. Die Welt wollte mir offenbar Böses, und deshalb mußte ich mich dieser Welt entziehen.

Also verließ ich die Wohnung nur noch, um Zigaretten und die nötigsten Lebensmittel zu beschaffen. Selbst bei diesen kurzen Ausflügen war meine Angst erdrückend. Gott strafte mich, und wenn ich nicht aufpaßte, strafte er mich noch mehr. Ständig fürchtete ich, mir könne etwas zustoßen.

Wenn ich nicht mit meiner Mutter telefonierte, die sich mit Dingen wie dem Einkaufen von Nachtwäsche und dem Abbestellen der Tageszeitung auf den Krankenhausaufenthalt vorbereitete, hockte ich wie in meinen ärgsten Trinkerzeiten auf der Bettkante.

Ich war wütend auf Mama. Ich wußte nicht, warum, aber ich war wütend, und ich schwor mir, niemals wieder über meine persönlichen Probleme zu sprechen, mit niemandem. Wenn man andere mit seinen Nöten behelligte und man diesen anderen etwas bedeutete, dann machte man ihnen Sorgen damit, so wie ich mir jetzt Sorgen um meine Mutter machte. Niemals sollte ein Mensch meinetwegen mitmachen, was ich jetzt wegen Mama mitmachte ...

Mir kam plötzlich der Gedanke, daß ich ruhig mit jedem über meine Probleme reden konnte, denn ich bedeutete ja niemandem etwas, und deshalb würde sich meinetwegen auch niemals jemand ernsthafte Sorgen machen.

Ich mußte mich damit abfinden. Ich hatte in den vergangenen Wochen und Monaten verzweifelt versucht, für mich und mein Leben eine Lösung zu finden, weil ich geglaubt hatte, eine schwierige Zeit durchzumachen, durch einen dunklen Tunnel zu gehen, an dessen Ende Licht sein würde. Jetzt galt es zu begreifen, daß dieser Tunnel meines Lebens dunkel bleiben würde. Es gab kein Heraus-, es gab nicht mal ein Vorwärtskommen; ich würde in diesem Tunnel verenden. Meine Seele verhungerte und verdurstete, denn meine Seele litt an einer Sehnsucht, die durch nichts und niemanden zu stillen war.

Das mußte ich annehmen. Ich mußte mich selbst aufgeben und mein Schicksal annehmen, und das konnte ich nur, indem ich Gott verzieh. Er hatte mir dieses Leben angetan. Ich mußte Ihm verzeihen, daß Er das getan hatte, und ich tat es auch. Laut und inbrünstig betete ich vor mich hin.

Das war am Abend des 4. Dezember 1995. In Deutschland war zu dieser Zeit früher Morgen, und das hieß, daß man meine Mutter nun jeden Moment in den Operationssaal schob und unser beider Schicksal seinen Lauf nahm. Ja, meine Mama und ich waren auf geheimnisvolle Weise miteinander verbunden. Was ihr passierte, passierte auch mir. Was mir passierte, passierte ihr nie.

Mitten in der Nacht schrillte das Telefon. Ich hatte Todesangst, den Hörer abzunehmen, aber ich tat es trotzdem sofort.

»Ich bin das, mein Kind.«

Mamas Zunge war schwer.

»Ich bin schon wieder im Zimmer. Es ist alles in Ordnung.«

Diese Frau, die ich mehr liebte als mich selbst, hatte es trotz der Narkose fertiggebracht, mich anzurufen, um mir diese Worte zu sagen. Schluchzend dankte ich ihr, dann fiel ich für wenige Stunden in einen tiefen Schlaf.

Am nächsten Morgen sprach ich zunächst mit meiner Mutter, die inzwischen schon wesentlich wacher war, und dann rief ich den Arzt an, der sie operiert hatte. So war es vereinbart worden.

Professor Scheibner war eine Kapazität auf seinem Gebiet. Und da er meinen Anruf erwartet hatte, nahm er sich sogar ein bißchen Zeit für mich.

»Tja, Frau Hellmann ...«

Der Klang seiner Stimme gefiel mir nicht.

»Der Tumor saß am Gebärmutterhals, war aber schon bis ins Blasendach vorgedrungen. Makroskopisch gesehen habe ich alles entfernen können, aber es handelt sich ja leider um einen äußerst aggressiven Krebs.«

Ich hörte diese Worte, und ich wagte zunächst nicht zu atmen. *Alles, nur kein Sarkom!* schrie es in mir. Unterleibskrebs war heutzutage kein Todesurteil mehr, Blasenkrebs auch nicht, vorausgesetzt, es handelte sich nicht um ein Sarkom!

»Was für ein Tumor ist es denn?« hörte ich mich da auch schon fragen, und meine Stimme klang ganz ruhig dabei.

Professor Scheibner atmete tief durch, ich konnte es deutlich hören.

»Es ist ein Sarkom, Frau Hellmann.«

Es war Dienstag, der 5. Dezember 1995, und der Wecker auf meinem Nachttisch zeigte 8.32 Uhr. Ich fragte Professor Scheibner nach der geplanten Weiterbehandlung meiner Mutter, dankte ihm anschließend für seine Offenheit und legte auf. Dann erhob ich mich von meiner Bettkante und ging langsamen, aber festen Schrittes zur Balkontür, öffnete sie.

Draußen war es warm, und die Sonne schien, und ich trat auf den Balkon hinaus, ging vor zur Brüstung.

Zehnter Stock.

Das reichte.

Ich hob mein rechtes Bein – das Telefon läutete.

Zuerst wußte ich gar nichts damit anzufangen. Erst als es zum dritten-, viertenmal klingelte, erst da wurde mir klar, was dieser Ton war und wo ich war, was ich da tun wollte.

Ich hob das Bein wieder von der Balkonbrüstung und stellte mich mit beiden Füßen fest auf den Boden.

Ich konnte nicht mehr. Ich wußte endgültig nicht mehr weiter.

Ich wollte leben, aber ich wußte nicht, wie, deshalb schien es einfacher, zu sterben.

Ich wollte ein Kind. Wenn ich selbst Mutter wurde, hatte wieder alles seine Ordnung, dann stimmte der Kreislauf des Lebens. Die einen kamen, und die anderen gingen, so gehörte sich das.

Das Telefon hörte auf zu läuten, und ich schleppte mich entlang der Brüstung zurück zur Balkontür. Nein, was ich vorgehabt und beinahe getan hatte, war das einzig Richtige, nur wäre die Ausführung falsch gewesen. Es gab Menschen, die einen Sturz aus dem zehnten Stock verkrüppelt überlebten, und bei meinem Glück gehörte ich bestimmt dazu. In meiner Nachttischschublade lagen sicherere Geschütze.

Ich ging zurück in meine Wohnung, setzte mich auf mein Bett.

»Mama!« flüsterte ich. »Ich gehe schon mal vor, Mama, dann fällt es dir leichter, nachzukommen.«

Während meines letzten Deutschlandaufenthalts hatte ich im Badezimmerschrank drei Packungen des Schlafmittels gefunden, das ich früher gern genommen hatte. Warum ich es daraufhin einpackte und mitnahm, wußte ich erst jetzt.

Zwei der Packungen waren noch ganz voll, aus der dritten fehlte eine Tablette. Das machte neunundfünfzig Einheiten eines verschreibungspflichtigen Medikaments, und ich schenkte mir ein Glas Wasser ein – wieder läutete das Telefon. Und diesmal nahm ich ab.

»Bea, was ist los? Ich mache mir Sorgen und weiß nicht, warum, aber ich habe gerade schon mal versucht, dich zu erreichen, und da ist niemand rangegangen, und ich kann es dir nicht sagen, aber da ist eine Unruhe in mir, die ...«

Jean sprach schnell, nahezu hastig, und das war sonst so gar nicht seine Art. Er glaubte auch nicht an Vorahnungen, er glaubte nicht einmal an Gott oder an ein Leben nach dem Tod, und deshalb war das alles äußerst mysteriös.

»Was ist los mit dir, Bea? Ich spüre, daß da irgend etwas ist!«

Nun waren sämtliche Umstände so bizarr, daß sie schon wieder rund und simpel erschienen. Und vermutlich zögerte ich deshalb keinen einzigen Augenblick und erzählte diesem schwulen Mann, der mein einziger Freund war, im einzelnen, was sich in den letzten Stunden zugetragen hatte.

Jean war entsetzt.

»Du brauchst einen Psychiater, Bea. Du schaffst das nicht allein.«

»Ich weiß nicht.«

»Ich weiß es aber. Ich habe zwar mit solchen Dingen überhaupt keine Erfahrung, Bea, aber du bleibst jetzt neben dem Telefon sitzen, bis ich wieder anrufe. Verstanden?«

»Ja, Jean.«

»Ich rufe in drei Minuten wieder an.«

»Ja, Jean.«

Ich legte auf und fragte mich, was ich hier tat. Ich wußte es nicht. Ich hätte in diesem Moment auch nicht genau sagen können, wer und wo ich war, ich wußte überhaupt nichts mehr.

Es dauerte keine zwei Minuten, bis Jean neuerlich anrief, und diesmal sprach er ganz langsam.

»Hole dir etwas zu schreiben, Bea, ich warte. – Der Mann heißt Dr. Rosen und ist Psychiater. Die Telefonnummer ist ... Ruf da jetzt auf der Stelle an, und dann melde dich bei mir!«

Jean behandelte mich wie ein Kind. Und vermutlich rettete er mir damit das Leben.

Da Papa Jean auf meine Rückmeldung wartete und man väterliche Freunde schon allein aus Respekt nicht warten ließ, setzte ich mich sofort mit diesem Dr. Rosen in Verbindung. Es meldete sich eine Dame.

»Hören Sie, mein Name ist Diana Beate Hellmann, und ich bin ein Notfall. Ich bin Alkoholikerin, seit drei Monaten trocken, aber jetzt habe ich erfahren, daß meine Mutter –«

»Halt, halt!« rief die Frauenstimme und fügte hinzu: »Einen Moment mal eben.«

Kurz darauf vernahm ich die Stimme eines Mannes, der sich mir als Dr. Rosen vorstellte und dem ich die ganze Ansprache noch einmal hielt.

»Sie bezeichnen sich selbst als selbstmordgefährdet?« fragte er, als ich geendet hatte.

»Ich war zumindest vor einer halben Stunde selbstmordgefährdet«, erwiderte ich.

»Und jetzt?«

»Jetzt denke ich eher an einen Schnaps als daran, vom Balkon zu springen.«

»Mmh! Lassen Sie mich mal gerade was nachsehen!«

Die Stimme dieses Mannes am anderen Ende der Leitung klang sehr nett, weich und warm. Doch war der Mann selbst trotz der Umstände kurz angebunden.

»Passen Sie auf«, meinte er nach einer kleinen Unterbrechung, und dann erklärte er mir, wo seine Praxis gelegen sei, wo ich parken könne, mit welchem Aufzug ich dann bis zu welchem Stockwerk fahren müsse, und zuletzt hielt er mir noch einen langen Vortrag über irgendwelche Knöpfe, die im Wartezimmer zu drücken seien – das wollte mir so wenig einleuchten, daß ich mich gar nicht darauf konzentrieren konnte.

»Wir sehen uns dann am kommenden Freitag morgen um neun Uhr, Diana.«

»Was?«

Ich erschrak fast zu Tode.

»Wir haben Dienstag«, winselte ich, »das schaffe ich nicht bis Freitag, Herr Doktor.«

»Natürlich schaffen Sie das!« widersprach er mir.

»Und was mach' ich bis dahin?«

»Im Moment können Sie nur eines tun: NICHT TRINKEN! Am Freitag um neun sehe ich Sie dann hier in der Praxis.«

Er legte auf, und ich saß fassungslos auf meiner Bettkante. Freitag. Das hielt ich nicht aus. Wenn ich vielleicht auch bis dahin überlebte, so konnte ich doch nicht ohne Alkohol durch diese Tage kommen. Das schaffte ich nicht.

2

Der 8. Dezember 1995 war der erste Jahrestag meiner Ankunft in Los Angeles. Am 8. Dezember 1994 war ich in LAX aus dem Flugzeug gestiegen und hatte mir eingebildet, damit nicht nur auf amerikanischen Boden, sondern auch in ein völlig neues Leben zu treten.

Inzwischen wußte ich es besser, doch war das auch schon das einzige, was ich an diesem 8. Dezember 1995 noch wußte. Darüber hinaus war meine Seele völlig überladen, mein Hirn schien leer zu sein, mein Körper bot nur noch Widerstand.

Jean hatte mich durch die drei Tage Wartezeit gerettet. Er hatte mich regelmäßig angerufen, dafür gesorgt, daß ich abends für zwei, drei Stunden meine Wohnung verließ, und mit seinem so einmaligen Humor brachte er mich hin und wieder sogar zum Lachen.

»Weißt du, Bea, es gibt Menschen, die würden eher sterben als nachdenken. Und sie tun es auch! – Nun schau dir an, wie der Mann da parkt! Steig aus, Bea, und schlag ihn tot, damit er was daraus lernt.«

Von diesen Dingen zehrte ich dann in der übrigen Zeit, wenn ich auf der Bettkante hockte und die Stunden zählte.

Noch neunundzwanzig Stunden und sechsundvierzig Minuten, dann wird dieser Dr. Rosen mit den Fingern schnippen, und alles ist gut.

Ich wußte selbst, daß das eine idiotische Illusion war. Trotzdem gefiel sie mir. Sie machte mir den Rest erträglich, diese grauenvollen Gedankenketten, die sich ineinander schlangen, bis ihre einzelnen Glieder nicht mehr erkennbar waren.

Ein Blick in den Spiegel, und ich verspürte das dringende Bedürfnis, mich in der Luft zu zerreißen und die einzelnen Fetzen anschließend zu verbrennen. Ich war fett und häßlich und alt, und alte Frauen bekamen keine Kinder mehr. Ich brauchte aber ein Kind, denn nur als Mutter, die Leben gab, konnte ich dieses Leben später zurückfordern.

Meine Mutter erholte sich gut von der Operation. Daß es sich bei ihrem Krebs um ein Sarkom handelte, stritt sie ab. Ihr hatte Professor Scheibner angeblich gesagt, es sei ein äußerst seltener Tumor gewesen, und da sie darauf beharrte, ließ auch ich es dabei bewenden. Mama hatte offenbar Angst vor der Wahrheit.

Angst, mir die Wahrheit zu sagen, hatte sie nicht.

»Du willst zum Psychiater?« rief sie entsetzt aus.

»Das muß sein, Mama, ich schaffe das nicht mehr allein.«

»Du hast es aber doch bisher alleine geschafft. Wieso denn jetzt nicht mehr? Weil ich mich erdreistet habe, krank zu werden?«

»Daß du krank bist, belastet mich«, gab ich zu. »Aber ich nehme mal an, daß ich so oder so –«

»Nein, nein«, fiel sie mir ins Wort. »Solange ich funktioniere, funktionierst du auch. Aber wehe, mir fehlt mal was! Schon als du klein warst, durfte ich nicht mal einen Schnupfen haben.«

Ich war mir nicht sicher, ob das in dieser Form stimmte. Soweit ich mich erinnerte, war es eher so gewesen, daß meine Mutter bei jedem Schnupfen so tat, als habe nunmehr ihr letztes Stündchen geschlagen, und das hatte mir als Kind große Angst gemacht.

»Klar«, lachte sie bitter auf, »ich darf mir eben nie eine Schwäche erlauben. Kannst du dir eigentlich vorstellen, mein liebes Kind, wie schwer das war, diese ganze Operation hier allein durchzustehen? Kannst du dir vorstellen, wie gern ich dich bei mir gehabt hätte?«

Nach diesem Telefongespräch ging ich wieder mal auf den Balkon hinaus. Da war ich in der Zwischenzeit noch mehrmals gewesen, immer mit der gleichen Absicht.

Aber nein, ich sprang nicht. Und ich nahm auch keine Tabletten. Ich wollte diesem Dr. Rosen beweisen, daß ich es durchhielt, lebend und ohne Alkohol.

Er selbst hatte dahingehend wohl keine großen Hoffnungen, denn er ließ mich ja diese drei Tage auf den Termin warten, um seine Versicherung nicht unnötig zu belasten. So hatte ich mir das inzwischen erklärt.

Die Ärzte in den Vereinigten Staaten hatten alle eine sogenannte Kunstfehler-Versicherung, und für Psychiater war der Selbstmord des Patienten der teuerste Kunstfehler; die Angehörigen konnten Regreßansprüche stellen. Solange ich nur einen Termin vereinbart, diesen aber noch nicht wahrgenommen hatte, galt ich vor dem Gesetz nicht offiziell als Patientin. Hätte ich mich jetzt umgebracht, wäre das für Herrn Dr. Rosen kostenlos gewesen. Und so betrachtete ich es als meine Rache für die elende Warterei, daß ich erst mal überlebte. Später sahen wir dann weiter.

Später?

Immer wenn ich vom zehnten Stock in die Tiefe blickte, fragte ich mich, wozu der ganze Umstand eigentlich gut sein sollte. Irgendwann starb ich ja eh, warum also nicht gleich jetzt?

Die größten Köpfe dieser Welt hatten Selbstmord begangen, und die größten Schwachköpfe dieser Welt hatten sich hingestellt und das feige genannt. Was, wenn Gott keinen Respekt vor den Demütigen hatte? Folgsame Hündchen respektierte man nicht, die fand man nur niedlich.

Noch achtundzwanzig Stunden und dreiundfünfzig Minuten, dann wird dieser Dr. Rosen mit den Fingern schnippen, und alles ist gut.

Als ich an jenem Freitagmorgen aufwachte, war ich wie eine Maschine. Nachdem ich mich nun tage- und nächtelang mit allen möglichen wirren Gedanken geplagt hatte, dachte ich jetzt nichts, und ich fühlte auch nichts; ich erfüllte lediglich die Aufgaben, die ich mir gestellt hatte.

Trotz der frühen Stunde versetzte ich mein Schlafzimmer in einen einwandfreien Zustand, und obwohl mir schwante, daß ein Psychiater gewiß mit äußerlich schlimmeren Fällen zu tun hatte als mit mir, bearbeitete ich meine Haare mit einem Lockenstab, damit sie auch nur ja gut lagen. Ich zog mich auch gezielt elegant und teuer an. Escada-Kostüm, Versace-Bluse, Magli-Pumps, Chanel-Tasche – trotzdem fühlte ich mich von Grund auf wertlos. Die Requisiten konnten nichts daran ändern, gaben mir jedoch eine gewisse Sicherheit.

Ich fuhr mit dem Fahrstuhl in meine Tiefgarage, fürchtete, er könne steckenbleiben. Er war noch nie steckengeblieben, und er tat es natürlich auch jetzt nicht, doch als ich ausstieg, bekam ich Angst, mein Auto könne nicht anspringen.

Diese Möglichkeit hatte ich nicht einkalkuliert, und so brach mir schlagartig der Schweiß aus. Hastig überlegte ich, nahm mir vor, im Falle eines Falles rasch wieder nach oben zu rennen und ein Taxi zu rufen.

Als ich kurz darauf den Highland Boulevard hinunterfuhr, plagte mich die Vorstellung, auf dem Weg einen Unfall zu bauen und deshalb zu spät zu kommen. Sogleich fingerte ich mein Handy aus der Handtasche und den Zettel, auf dem Rosens Anschrift und alle die anderen Angaben vermerkt waren. Beides lag nun griffbereit auf dem Beifahrersitz, und ich sah, daß die Härchen auf meinen Unterarmen zu Berge standen.

Ich fror.

Verzweifelt versuchte ich, mich auf den Verkehr zu konzentrieren. Zumindest das Wetter war wundervoll. Wie immer, wenn ich aus irgendeinem Grund früh aufstehen mußte, fragte ich mich, warum ich das nicht öfter mal freiwillig tat. Das Licht war um diese Zeit so besonders schön, und dieses Licht zählte zu den wenigen Dingen, die ich hätte genießen können, weil sie nämlich verfügbar waren. Gott konnte es mir nicht wegnehmen, denn dann hätte Er es allen anderen Menschen ja auch wegnehmen müssen, und dazu liebte Er die anderen zu sehr.

Mich liebte er nicht.

Dr. Rosens Praxis war im Ärztehaus einer der größten Kliniken von Los Angeles. Als ich in die Krankenhausgarage fuhr, hatten meine Depressionen bereits ihren üblichen Stand erreicht.

Gott liebte mich nicht, denn Er bestrafte mich immerzu.

Mama liebte mich, aber sie respektierte mich nicht.

Ich konnte mein Leben nicht ertragen, weil ich es nicht bewältigen konnte.

Und all das hatte nur einen einzigen Grund, den nämlich, daß ich eine Säuferin war.

Gleich fing mein Augenlid wieder an zu zittern. Und ich bekam auch schon wieder Krämpfe in den Füßen.

Die Praxis lag in der elften Etage des Westflügels. Als ich den Aufzug verließ, tat sich ein langer Gang vor mir auf, alle paar Meter war eine Tür. Die metallenen Schilder mit den Namen waren so winzig, daß ich den Kopf vorstrecken mußte, um die Aufschrift zu lesen. Endlich fand ich dann Suite sechshundertundzehn, klopfte. Als keiner antwortete, drehte ich am Türknauf und lugte ins Innere.

Ein kleines Wartezimmer tat sich vor mir auf. Es war leer. Ich war überhaupt der einzige Mensch weit und breit, und dadurch fühlte ich mich, als sei ich im Begriff, eine fremde Galaxie zu betreten. Dieses Gefühl verstärkte sich, als ich eintrat und die Tür klackend hinter mir ins Schloß glitt. Da machte ich nämlich einen ersten Außerirdischen aus. Er saß jenseits einer Milchglasscheibe, so daß ich nur seine Konturen erkennen konnte, und kaum daß ich mich dieser Scheibe näherte, wurde sie zu einem knapp zehn Zentimeter breiten Spalt aufgezogen.

Der Alien war eine Frau, und sie reichte mir ein Formular.

»Füllen Sie das bitte aus, und geben Sie es mir dann zurück!«

Sie sagte diese Worte, sah mich dabei aber nicht an, als sei das Anschauen bereits zu intim in dieser Sphäre. Aus dem gleichen Grund verlor man wohl auch keine überflüssigen Worte und sagte nicht einmal die Tageszeit. Und natürlich wurde der Spalt der Glasscheibe auch sofort nach dem Überreichen des Formulars wieder zugezogen.

Verwirrt stand ich da.

»Klopfen Sie nicht an die Scheibe!« stand auf einem Zettelchen geschrieben.

Aha, dachte ich mir, *diese Aliens sind offenbar geräuschempfindlich.*

Ich sah mich genauer um. Neben der Eingangstür standen zwei Lederstühle, daneben ein Sofa. Es war ausgesprochen häßlich. Die Bezüge waren gewählt worden, weil man auf ihnen den Schmutz nicht so sah.

Auf einem Tischchen in der Ecke häuften sich Zeitschriften. Außerdem stand noch eine Lampe darauf, passend zum Sofa eine häßliche Lampe.

An den insgesamt drei Wänden hingen nur zwei Bilder. Sie waren beide arg bunt und erinnerten mich deshalb zwangsläufig an die Gemälde im Betty Ford Center.

Gegenüber der Eingangstür standen wiederum Lederstühle, diesmal drei, und daneben – tja! Ich mußte mir eingestehen, daß ich bislang nur geglaubt hatte, in einer fremden Galaxie zu sein. Noch war ich das gar nicht, das kam erst noch. Im Moment befand ich mich in einer Art von Niemandsland, und erst, wenn ich diese Schleuse da hinter mich gebracht hatte, fing das wahre Abenteuer an.

Die Schleuse sah aus wie eine Tür, hatte aber weder Klinke noch Knauf. Zum Ausgleich sozusagen waren neben der Schleuse kleine Metallplatten angebracht, und auf diesen Plättchen standen die Namen der einzelnen Einwohner des für mich so neuen Orbits. Über jedem der Namensschildchen war ein Knopf, und diesen Knopf mußte man drücken, wenn man wollte, daß der entsprechende Alien sich zeigte. Was am Telefon so irre geklungen hatte, daß ich mich gar nicht darauf hatte konzentrieren können, jetzt sah ich es live und in Farbe.

Ich setzte mich auf den Stuhl neben der Schleuse und fing an, den Fragebogen auszufüllen. Er war nicht sonderlich umfangreich. Man wollte meine Adresse, meine Sozialversicherungsnummer, und natürlich wollte man wissen, wie ich für die zu leistenden Dienste zu zahlen gedächte.

Ich seufzte laut auf. Meine Familie war immer stolz darauf gewesen, nie einen Irrenarzt gebraucht zu haben. Ich zerstörte nun die gute Tradition und endete in der Klapsmühle. Aber vielleicht endete ich ja hier, weil ...

Ich wollte nicht schon wieder nachdenken, lieber trug ich meine Zahlen, Daten und Fakten ein. Dann stand ich auf und näherte mich neuerlich der Scheibe, an die man nicht klopfen durfte. Die Sensoren des Aliens waren ausgezeichnet, denn sofort wurde der Spalt wieder geöffnet, so daß ich das Papier abgeben konnte. Geredet wurde diesmal überhaupt nicht.

Ich atmete tief durch, drückte den Knopf über Dr. Rosens Metallplättchen, setzte mich wieder auf diesen Lederstuhl, der dem Ausgang direkt gegenüberstand.

Noch war nichts entschieden. Noch konnte ich die Familientradition wahren und zurückkehren in eine Welt, in der ich nicht zu überleben wußte.

Nicht der geringste Zweifel war in mir: Ich wollte bleiben. Das war meine einzige Chance.

Kurz darauf hörte ich hinter mir ein Geräusch, und als ich den Kopf drehte, öffnete sich die Schleuse. Da stand ein Mann.

»Diana Hellmann?« fragte er mich.

»Ja.«

»Kommen Sie bitte!«

Der Korridor, der sich vor mir auftat, war dunkel und eng. Der Mann ging vor, und ich folgte ihm. Er war noch jung, und irgendwie wirkte er zerbrechlich. Aber einen prallen Hintern hatte er. Doch hatten schwule Männer ja alle schöne Hintern.

Dr. Rosen? Da der Mann sich mir nicht vorgestellt hatte, wußte ich nicht, ob er der Arzt oder nur ein Laufbursche für die Außerirdischen war. Wer und was immer er war, er zog die Schultern hoch, während er da vor mir herging, und unwillkürlich fragte ich mich, warum er das wohl tat. Er hatte schließlich keinen Grund, verspannt zu sein, ich war hier die Verkrampfte. Im nächsten Moment sah ich auf den Hinterkopf des Mannes. Und ich sah, daß dort eine kreisrunde Stelle war, an der ihm das Haar ausging, und so dachte ich mir, daß diese kahle Stelle vermutlich der Grund für die hochgezogenen Schultern war.

Mitleid machte sich in mir breit. Ich wußte selbst, wie sehr man unter seinen Unvollkommenheiten litt. Ich selbst hatte eine in meinem Gesicht, dieser Mann hatte eine auf seinem Hinterkopf. Und wie es aussah, maß er ihr weit größere Bedeutung bei, als sie in Wahrheit hatte. Das taten schließlich alle Menschen.

Wir betraten ein Büro, und der Mann schloß hinter uns die Tür.

»Hi«, begrüßte er mich dann, »ich bin Dr. Rosen, nehmen Sie doch bitte Platz!«

Ich sah mich um. Neben der Eingangstür stand ein verglaster Aktenschrank. Darin sah es ziemlich unordentlich aus, doch war es davor auf dem Fußboden noch unordentlicher und erst recht auf dem Schreibtisch.

Der war von gewaltigem Ausmaß, und es sah darauf aus, als habe eine Bombe eingeschlagen. Überall lagen Papiere.

Der Schreibtisch stand vor dem Fenster, aus dem man geradewegs in das gegenüberliegende Schreibbüro blickte. Deshalb waren wohl die Jalousien heruntergezogen.

An der Wand stand ein Sofa, und ich nahm an, daß ich darauf Platz nehmen sollte. Es war ein häßliches Sofa, auch so ein Schmuddelmodell wie das im Wartezimmer. Zögerlich ging ich darauf zu. Ich hatte da ein echtes Problem. Mitten vor dem Sofa stand nämlich ein Blumenhocker, auf dem eine Packung Kleenextücher zum Weinen einlud. Ich konnte mich nun entweder rechts oder links davon hinsetzen, und ich nahm an, daß das bereits interpretiert wurde und somit für die Beurteilung meines Geisteszustandes von Bedeutung war.

Ich entschied mich, vorerst Abstand zu diesem fremden Mann zu halten, das durfte man mir nicht verübeln. So nahm ich rechts von dem Blumenhocker Platz, denn das war weiter weg von dem, was ich schon bald den »Elfenbeinturm« nennen sollte.

Dieser Elfenbeinturm war Dr. Rosens Lagerstatt. Er bestand aus einem Ledersessel und einem davorstehenden Schemel.

An jenem 8. Dezember 1995 setzte Rosen sich auf die äußerste Kante des Sessels, und auf den Schemel legte er einen Block und einen Kugelschreiber.

»Haben Sie getrunken?« fragte er dann.

Seine Stimme hatte einen ungemein sanften Klang, das war mir ja schon am Telefon aufgefallen.

»Nein«, erwiderte ich.

»Sehr gut. Können Sie schlafen?«

»Es geht.«

»Und wie ist es mit Ihrem Appetit?«

»Der ist minimal.«

»Was heißt das?«

Ich zählte ihm auf, was ich in den vergangenen Tagen gegessen hatte, und er stimmte mit mir überein, daß das zwar minimal sei, aber nicht beängstigend.

»Ich muß Ihnen jetzt bei diesem Einschätzungsgespräch eine Vielzahl von Fragen stellen«, meinte er dann.

»Okay.«

»Wenn das okay ist, fangen wir am besten gleich an!«

Die meisten Fragen, die Dr. Rosen stellte, waren mir nicht neu. Man hatte mich diese Dinge in den letzten Monaten so häufig gefragt, daß ich meine Antworten halt einmal mehr herunterratterte. Daß mir das helfen würde, bezweifelte ich. Es hatte mir bisher nicht geholfen, und deshalb würde für die Zukunft vermutlich das gleiche gelten.

»Ja, ich hatte Alkoholiker in der Familie. Und mein Vater litt nach seiner Entziehungskur 1965 bis zu seinem Tod 1981 an einem Phänomen.«

»Und was war das für ein Phänomen, Diana?«

Ich hatte noch nie mit einem Fremden darüber gesprochen.

»Er konnte sich an alles erinnern, was Jahre zurücklag«, tat ich es jetzt zum erstenmal, »aber ob gerade eben jemand angerufen und eine Nachricht hinterlassen hatte, das wußte er nicht mehr.«

»Haben Sie darunter gelitten, Diana?«

»Natürlich. Ich mußte schon als Kind immer aufpassen, was mein Vater gerade tat, denn wenn er beispielsweise in einem Restaurant auf die Toilette ging, wußte er hinterher nicht mehr, wo unser Tisch war.«

»Und das halten Sie für ein Phänomen, daß er sich so verhielt?«

Verwirrt sah ich Rosen an.

Er lächelte daraufhin, verhalten zwar, aber immerhin.

»Das war kein Phänomen, Diana. Ihr Vater litt an einem sogenannten Korsakoff-Syndrom.«

In der Folge erklärte er mir, was dieses Syndrom im einzelnen bedeutete, doch konnte ich einfach nichts davon behalten. Das war mir zuviel. Mir reichte vollauf die Erkenntnis, daß das, was ich jahrzehntelang für eine unerklärliche Macke gehalten hatte, über die niemand Genaues wußte und über die niemand jemals sprach, daß das etwas war, worüber man offenbar in jedem Lexikon etwas nachlesen konnte.

Ich fühlte mich betrogen.

Nachdem Dr. Rosen ausreichend Informationen über meine Familie, meine Kindheit, meine Schulzeit und meinen beruflichen Werdegang gesammelt hatte, fragte er mich nach meiner Trinkerkarriere, wann sie begonnen, in welchem Zeitraum sie sich gesteigert, wann sie ihren Höhepunkt erreicht hatte und wie mein Befinden während dieses Höhepunktes gewesen war.

»Wie war das mit Ihrer Toleranz, Bea?«

In der Zwischenzeit hatte ich geklärt, daß es mir lieber war, mit meinem richtigen Vornamen angesprochen zu werden.

»Toleranz?« wiederholte ich, weil ich in diesem Zusammenhang mit dem Wort nichts anfangen konnte.

»Hatten Sie einen auffällig hohen Bedarf an Alkohol, um den von Ihnen gewünschten Effekt zu erzielen?«

»Ich habe am Ende fast anderthalb Liter Wodka gebraucht, um betrunken zu werden.«

»Und Sie wollten betrunken sein?«

Ich nickte.

»In den letzten Wochen und Monaten, Bea, haben Sie da bemerkt, daß Sie immer mehr Alkohol brauchten, um diesen Erfolg zu haben?«

»Manchmal konnte ich gar nicht soviel herunterbringen, wie ich gebraucht hätte, damit es schnell genug gegangen wäre.«

»Haben Sie mal versucht, mit dem Trinken aufzuhören?«

»Ich wollte es mehrmals unter Kontrolle bringen. Aufhören wollte ich nie.«

»Und wie haben Sie dann versucht, es unter Kontrolle zu bringen?«

»Ich habe mir den Schnaps abgefüllt und mir vorgenommen,

nicht mehr zu trinken als die abgefüllte Menge, und dann habe ich Medikamente genommen, um nicht so zu zittern und so.«

»Was für Medikamente waren das?«

»So was ähnliches wie Valium«, seufzte ich, und dann erzählte ich ihm vorsichtshalber auch gleich, wie ich mir diese Tabletten beschafft hatte, damit er nicht auf die gleiche Idee kam wie seinerzeit der gute Dr. Shulman.

»Warum wollten Sie nie richtig aufhören mit dem Trinken, Bea?«

Ich überlegte eine ganze Weile.

»Ich hatte wahnsinnige Angst davor«, sagte ich dann. »Es war schon immer schrecklich genug, wenn ich versuchte, weniger zu trinken.«

»Und was war daran so schrecklich?«

Die Erinnerung kam so schnell und so heftig, daß mir schlagartig kalt wurde. Automatisch verknotete ich meine Beine, kreuzte die Arme vor der Brust, preßte meine Handflächen fest auf die Oberarme.

»Ich hatte fürchterliche Angstzustände«, flüsterte ich, »und gefroren habe ich. Wie verrückt.«

»Haben Sie auch gezittert?«

»Wie Espenlaub. Und dann wußte ich nicht mehr, wohin mit mir, und das einzige, was in diesen Fällen half, war ein Schnaps.«

»Aha«, meinte der Psychiater dazu und fing eifrig an zu schreiben. »Und wenn Sie den getrunken hatten, wurde es besser?«

»Schlagartig. Nur am Ende wechselten die Panik und die Erleichterung so rasch, daß ich halt gar nichts anderes mehr tun konnte als trinken und dösen und trinken und dösen.«

»Wieviel Zeit haben Sie so im Schnitt pro Tag mit dem Trinken verbracht?«

Ich mußte lachen.

»Da war nicht mehr viel anderes als das Trinken. Darum drehte sich ja alles.«

»Wie haben Sie sich den Schnaps besorgt?«

Ich erzählte von meinen Einkaufstouren und davon, wie sicher ich mich immer gefühlt hatte, wenn ich genug Alkohol im Haus hatte.

»Haben Sie sonst überhaupt noch irgend etwas unternommen?«

»Nur wenig. Ich konnte ja nicht mehr Auto fahren, wenn ich so voll war. Dabei wollte ich immer viel, nur geschafft habe ich halt nichts.«

»Hatten Sie irgendwelche körperlichen Probleme wegen des Trinkens?«

Ich wußte nicht, was er damit meinte. Für meine Begriffe war mein gesamtes Trinken ein körperliches Problem gewesen.

»Nein, ich meine, ob Sie beispielsweise Magenschmerzen von dem Wodka bekamen.«

»Magenschmerzen nicht, aber Durchfall. Und am Ende brannte es so teuflisch in meiner Kehle, daß ich den Schnaps manchmal nicht mehr herunterbrachte.«

»Hatten Sie den Durchfall immer?«

»Die letzten drei, vier Jahre schon.«

»Immer?«

»Jeden Tag.«

»Und Sie wußten, daß das vom Trinken kam, Bea?«

»Ich nahm es an.«

»Und Sie haben trotzdem weitergetrunken?«

»Ich *mußte* weitertrinken.«

Rosen schrieb sich das fein säuberlich auf, und ich äußerte, daß man mich diese Dinge zwar schon häufiger, aber noch nie so detailliert gefragt hätte.

Er blickte auf und lächelte erstmals richtig, nicht nur ein bißchen.

»Wir Psychiater unterliegen gewissen Richtlinien«, sagte er. »Und gemäß dieser Richtlinien muß ich bei unserem Einschätzungsgespräch klären, ob es sich bei Ihnen um einen Fall von Alkoholmißbrauch oder um einen Fall von Alkoholabhängigkeit handelt.«

»Und jetzt wissen Sie das?«

Er nickte und machte »Mmh!«, und dann erklärte er mir: »Bevor wir weitermachen, muß ich mich mal für einen Augenblick entschuldigen.«

Im gleichen Moment legte er Block und Kugelschreiber auch

schon auf dem Lederschemel ab, stand auf und verließ das Büro, vermutlich, um zur Toilette zu gehen.

Ich beobachtete jeden seiner Schritte ganz genau. Der Mann erinnerte mich an einen Buchhalter. Solange er in seinem Sessel saß und seine Fragen stellte und Notizen machte, war das anders. Dann war seine Gesamterscheinung geprägt von seiner Rolle des Fachmanns, und seine klaren Gesichtszüge verrieten Klugheit und Ernsthaftigkeit. Erst jetzt, da ich ihn aufstehen und neuerlich laufen sah, empfand ich ihn wieder als zerbrechlich, und er wirkte auch gleich wieder verkrampft. Das lag vermutlich an den neuerlich hochgezogenen Schultern, und vielleicht zog er die Schultern nur deshalb so hoch, weil die Ärmel seines Oberhemdes zu lang waren. Vielleicht trug er aber auch nur so lange Ärmel, damit er seine Hände im Zweifelsfall in den Manschetten verschwinden lassen konnte.

Ich seufzte vor mich hin. Buchhalter! Das war das Wort.

Vielleicht empfand ich all diese Dinge aber auch nur, weil Dr. Rosen mir gegenüber eine Haltung an den Tag legte, die ich nicht gewohnt war. Der Mann war schließlich Psychiater, und ich wurde hier gerade seine Patientin, und deshalb behandelte er mich mit sehr viel Sensibilität, Vorsicht und Wärme. Es konnte durchaus sein, daß ich ihn deshalb als zart empfand und er das in Wahrheit gar nicht war.

Wieder seufzte ich. Es war weitgehend unwichtig, warum ich was empfand. Was zählte, war lediglich, daß ich mit diesem Mann zurechtkam und er mir half, und das hatte er bisher noch nicht einmal versucht.

Nun, das sollte sich ändern. Nachdem Dr. Rosen wieder in seinem Elfenbeinturm Platz genommen hatte, fragte er mich nach meinen ganz akuten Problemen. Ich erzählte daraufhin von meiner Mutter, ihrer Operation, dem vernichtenden Befund, meinen Selbstmordabsichten.

»Warum haben Sie solche Angst, Ihre Mutter zu verlieren?«

»Ich liebe sie.«

»Aber sie könnte doch auch wieder gesund werden, Bea.«

»Daran glaube ich nicht.«

»Sie sind also überzeugt, daß Ihre Mutter stirbt und Sie dann auch nicht weiterleben können?«

»Genau.« Er hatte den Nagel auf den Kopf getroffen.

Ruhig sah er mich an.

»Wenn es so ist, Bea, dann liegt bei Ihnen eine gewisse Struktur vor ...« Er suchte sichtlich nach Worten. » ... nennen wir es so: Wenn es so ist, dann waren Sie bisher immer Mutters dritter Arm, ihr drittes Bein.«

Erwartungsvoll sah er mich an, aber ich reagierte nicht. Ich verstand nicht, was er damit sagen wollte.

Rosens Gesicht wirkte fast ein bißchen enttäuscht.

»Das ist doch ganz einfach«, meinte er. »Nur wenn Ihre Mutter einen Ihrer beiden Arme benutzt, um beispielsweise das Leben im Griff zu behalten, und nur wenn Ihre Mutter eines Ihrer beiden Beine benutzt, um einen festeren Stand zu haben, nur dann macht es Sinn, daß Sie ohne Ihre Mutter nicht würden weiterleben können.«

Ich saß da und starrte ihn an.

»Haben Sie Angst davor, sich Ihren Arm und Ihr Bein zurückzuholen, Bea?«

Ich atmete schwer, mir saß da plötzlich ein Zentnergewicht auf der Brust.

»Das kann ich gar nicht«, sagte ich dann.

»Warum nicht?«

»Ich weiß nicht.«

»Würden Sie sich schuldig fühlen, wenn Sie es versuchten?«

Ich fing an zu weinen. Ich wußte nicht, warum, ich wußte nicht, zu welchem Zweck, denn es würde mir ja auch nicht helfen, es passierte einfach. Eh ich mich versah, strömten mir die Tränen über das Gesicht, und schluchzend erzählte ich, was sich die letzten Tage zwischen Mama und mir zugetragen hatte. Als ich endete, schaute Rosen mich sanft lächelnd an.

»Ihre Mutter gibt Ihnen das, was wir gemischte Botschaften nennen. Sie gibt auf eine klare Frage nicht nur eine klare Antwort, sondern mindestens zwei, und beide Antworten sind gleichermaßen klar, entkräften einander aber.«

Das klang einleuchtend, nur konnte ich im Moment nichts damit anfangen.

»Nehmen wir das Beispiel, das Sie mir gerade gegeben haben«, setzte Rosen seine Theorie deshalb in die Praxis um. »Ihre Mutter hatte die Operation vor sich, und Sie haben sie gefragt, ob Sie deshalb vorzeitig nach Deutschland kommen sollen. Und sie hat geantwortet, daß das nicht nur nicht nötig sei, nein, sie wollte es gar nicht. Sie müßte sich auf sich selbst konzentrieren, und wenn Sie da seien, hätte sie nur eine Sorge mehr.«

Der Mann hatte genauestens zugehört, da gab es nichts.

»Diese Antwort hat Ihre Mutter Ihnen mit ihrem Verstand gegeben. Nach der Operation hat sie sich dann von ihren Gefühlen leiten lassen, und diese Gefühle haben ihr vermittelt, daß sie Sie sehr gern bei sich gehabt hätte, daß es beruhigend gewesen wäre, aufzuwachen und Sie an ihrem Bett stehen zu sehen.«

Rosen erläuterte mir, daß beide Antworten meiner Mutter gleichermaßen klar gewesen wären, daß sich die zweite nur erübrigt hätte, weil ihre erste dazu geführt hatte, daß es zu der zweiten gar nicht kommen konnte.

»Und das gibt Ihnen jetzt ein Schuldgefühl, Bea. Ein Schuldgefühl, für das es keinen Grund gibt, denn Sie hatten vorher deutlich gefragt. Und wissen Sie, was das Ärgste daran ist?«

Ich schüttelte den Kopf.

»Ihre Mutter hat Ihnen die zweite Antwort vermutlich auch nur aus einem Schuldgefühl heraus gegeben. Ihr ist aufgefallen, was sie Ihnen angetan hatte. Sie wußte, daß sie Ihnen damit das Gefühl gegeben hat, nicht gebraucht zu werden, und deshalb hat sie die zweite Antwort hinterhergeschickt. Sie wollte Ihnen damit sagen, wie sehr sie Sie liebt.«

Ich war schwer beeindruckt. Diese Erklärung machte nicht nur Sinn für mich, sie befreite mich auch von dieser Gewissenslast, die mich bislang so sehr gequält hatte.

»Wissen Sie«, sprach Rosen da auch schon weiter, »das Verhalten Ihrer Mutter liegt natürlich wie das Verhaltensmuster eines jeden Menschen in der Erziehung begründet. Sie ist vermutlich mit unklaren Antworten und Schuldzuweisungen groß geworden, und deshalb gibt sie das zwangsläufig an Sie weiter. Dem dürfen Sie sich in Ihrer Situation nur nicht aussetzen.«

Bisher hatte ich ruhig dagesessen, jetzt lehnte ich mich plötzlich vor und barg mein Gesicht in den Händen, und im nächsten Moment rang ich die Hände auch schon wie zum Gebet und sah meinen Psychiater flehentlich an.

»Wie soll ich mich dem denn nicht aussetzen?« wimmerte ich. »Ich muß über Weihnachten nach Deutschland, und ich will das auch. Ich habe aber auch Angst davor, und ich weiß nicht –«

»Wann fliegen Sie?« unterbrach er mein Wehklagen.

»Im Moment bin ich gebucht für den 17. Dezember.«

»Und wie lange bleiben Sie?«

»Bis zum 15. Januar.«

»Das geht nicht.«

Dr. Rosen sagte diese drei Worte mit einer solchen Selbstverständlichkeit, daß sich plötzlich alles an und in mir entspannte. Mir war, als habe er mit diesen Worten jedweden Druck von mir genommen.

»Das geht nicht?« wiederholte ich.

Er sah mich aufmerksam an, atmete tief durch.

»Bea«, hob er dann zögerlich an, »wenn es zwischen Ihrer Mutter und Ihnen zu solch quälenden Unterhaltungen kommt wie der, die Sie mir da gerade wiedergegeben haben, verspüren Sie dann plötzlich das Bedürfnis zu trinken?«

Mit einem Schlag war ich starr vor Entsetzen.

»Auch«, gab ich schließlich kleinlaut zu.

»Auch? Was noch?«

»Ich spüre dann alles mögliche«, versuchte ich auszuweichen.

»Und was ist das im einzelnen, was Sie dann spüren?«

Ich blickte in meinen Schoß.

»Daß ich nicht mehr leben will«, flüsterte ich dann.

Ich wagte nicht, das laut zu sagen, ich wunderte mich, daß ich es überhaupt gesagt hatte.

»Haben Sie in diesen Momenten klare Selbstmordabsichten?«

Ich nickte.

»Sehen Sie«, sagte Rosen daraufhin. »Und weil Sie diese Dinge empfinden, können Sie sich Ihrer Mutter nicht einen ganzen Monat lang aussetzen. Nicht jetzt! In ein paar Monaten wird das gehen, denn bis dahin haben Sie und ich an den vielen verschiedenen Dingen arbeiten können, die Ihnen Probleme bereiten. Aber nicht jetzt!«

So schlug er mir vor, jetzt nach Hause zu fahren und meinen Rückflug nach Los Angeles umzubuchen.

»Sehen Sie zu, daß Sie unmittelbar nach den Feiertagen wieder heimkommen! Und bevor Sie am Siebzehnten fliegen, möchte ich Sie gern noch ein paarmal sehen, damit wir Sie ein wenig vorbereiten können. Sie brauchen eine gewisse Stabilität, Bea, sonst halten Sie das alles jetzt nicht durch.«

Als ich nach insgesamt drei Stunden Dr. Rosens Praxis verließ, fühlte ich mich ganz merkwürdig. Dieser Vormittag hatte mir zwar meine Sorgen und Nöte nicht genommen, doch war mir plötzlich, als sei da zumindest ein Silberstreif am Horizont. Dieser fremde Mann hatte mich behandelt, als seien mein Leben, meine Gefühle und ich selbst etwas wert; er hatte mir glaubwürdig vermittelt, daß es mich gab. Als hätte ich das vorher gar nicht gewußt ...

Ich buchte meine Deutschlandreise für die Zeit vom 17. Dezember bis zum 2. Januar 1996. Dann rief ich meine Mutter an.

»Na, wie war's?« begrüßte sie mich mit fröhlicher Stimme.

Das kam mir dermaßen plump vor, daß ich mich erst einmal dumm stellte. »Wie war was, Mama?«

»Du weißt schon, was ich meine. Du warst doch heute bei diesem Arzt.«

Ich atmete tief durch, und dann berichtete ich meiner Mutter in groben Zügen über meinen Besuch bei Dr. Rosen und teilte ihr mit, daß ich meinen geplanten Weihnachtsurlaub um vierzehn Tage verkürzt hätte.

»Das ist sehr vernünftig«, meinte sie dazu. »Was willst du hier so lange in der Kälte und in dem Schnee?«

»Nun, eigentlich wollte ich mit dir zusammensein, Mama, und außerdem –«

»Ich habe aber meine eigenen Probleme«, fiel meine Mutter mir ins Wort. »Und mit denen muß ich auch ganz allein fertig werden.«

Ich erschrak.

»Sind die Befunde aus der Zytologie da?« fragte ich im nächsten Moment.

»Das weiß ich nicht«, gab Mama zurück. »Der Professor war heute gar nicht hier, er hatte so viel zu tun. Er kam nicht einmal, um ein schönes Wochenende zu wünschen. Wann gehst du wieder zu diesem Arzt?«

Diese ständigen Themenwechsel meiner Mutter behagten mir nicht, doch hatten sie mir noch nie behagt, und es war mir trotzdem nicht gelungen, sie dahingehend ein wenig umzuerziehen. Im Gegenteil, ich hatte mich an diese Sprunghaftigkeit gewöhnt.

»Er heißt Dr. Rosen«, erklärte ich meiner Mutter erneut, »und ich gehe nächste Woche wieder hin.«

»Glaubst du denn, daß dir das was bringen wird?«

Ich seufzte.

»Wie es ist, kann es nicht weitergehen«, sagte ich dann. »Also muß sich etwas ändern.«

Daraufhin war es meine Mutter, die seufzte.

»Na, das mußt du selbst wissen, Kind. Solange der Kram an unseren Gefühlen füreinander nichts ändert, bin ich mit allem einverstanden.«

Drei Tage später, am Morgen des 11. Dezember 1995, führte ich ein langes und schmerzliches Telefongespräch mit Professor Scheibner.

»Geradeheraus gesagt«, erklärte er mir, »gilt Ihre Frau Mutter im Moment für gesund. Sie wird eine Strahlenbehandlung bekommen, nicht mit Kobalt-60, sondern mit Linearbeschleunigern, um das umliegende Gewebe weitgehend zu verbrennen, doch dürfen Sie sich davon nicht täuschen lassen. Die Wahrscheinlichkeit, daß Ihre Mutter Metastasen in Lunge, Leber oder Gehirn bekommt, ist bei dieser Art von Tumor extrem groß.«

Ich saß da und hatte das Gefühl, nun gleich die Besinnung zu verlieren. Ich würde bestimmt gleich ohnmächtig werden, und wenn ich danach wieder zu mir kam, war alles nur ein böser Traum gewesen.

»Haben Sie mit meiner Mutter darüber gesprochen?« hörte ich mich statt dessen fragen.

»Nein«, gab Scheibner klar und vor allem laut zurück. »Ihre Mutter sperrt sich gegen jedwede Erkenntnis, und deshalb warne ich Sie dringend, Frau Hellmann. Sie können mit der Patientin nicht auf der Wahrheitsebene umgehen.«

»Ja, aber ... ich habe selbst Probleme«, jammerte ich ihm ins Ohr. »Ich weiß, daß meine Mutter Ihnen erzählt hat, was mit mir los ist, und ich habe so schon große Angst, wieder rückfällig zu werden. Wenn ich jetzt auch noch lügen muß, Herr Professor, wenn ich mich immerzu bemühen muß –«

»Ihre Mutter ist meine Patientin«, unterbrach er mich, »nicht Sie. Und Sie müssen bitte verstehen, daß mir in erster Linie am Wohl meiner Patientin gelegen sein muß.«

Wie versteinert saß ich da, den Telefonhörer in der Hand. Ich war also doch unbedeutend. Ich war also doch nichts wert.

Diese Gefühle verstärkten sich noch, als ich kurz darauf mit meiner Mutter sprach.

»Na?« meinte sie fröhlich. »Hast du mit dem Professor gesprochen?«

»Ja, das habe ich.«

»Der ist nett, nicht wahr?«

Ich wagte kaum zu atmen.

»Ja«, sagte ich dann.

Meine Mutter lachte. »Weißt du, wer mich heute angerufen hat? Da kommst du gar nicht drauf. Kurz nach dem Mittagessen, da ging plötzlich das Telefon, und als ich dranging ...«

Ich versuchte, mich auf das zu konzentrieren, was Mama mir da erzählte, doch gelang mir das nicht. Dazu war ich viel zu durcheinander, am liebsten hätte ich laut geschrien.

»So«, beendete sie schließlich ihre Schilderung, »und du gehst heute wieder zu diesem Arzt. Richtig?«

»Er heißt Dr. Rosen, Mama.«

»Wie auch immer. Wann gehst du da hin?«

Ich hatte noch nie ergründen können, warum meine Mutter stets ganz genau wissen wollte, um wieviel Uhr ich etwas tat, und außerdem beschäftigte mich etwas anderes, es beschäftigte mich seit Tagen.

»Sag mal, Mama«, hob ich deshalb an, statt ihr eine Antwort zu geben, »als der Papa damals wegen seiner Trinkerei ins Krankenhaus kam, hatte er da vorher aufgehört zu trinken? Oder wie war das?«

Plötzlich war es totenstill am anderen Ende der Leitung.

»Bist du noch dran?«

Ich hörte meine Mutter atmen.

»Ja, das können wir gern später tun«, sagte sie dann.

»Sprichst du mit mir, Mama?«

»Ja.«

»Was können wir später tun? Ich hatte dich gefragt –«

»Ich weiß«, unterbrach sie mich.

»Kannst du im Moment nicht reden?«

»Nein.«

»Hast du jemanden im Zimmer?«

»Ja.«

»Und es stört dich, was andere Leute denken?«

»Es muß ja nicht sein, Kind. Oder siehst du das wieder mal anders?«

Ich war kurz davor durchzudrehen, sparte mir das aber auf und beendete einfach nur das Gespräch. Durchdrehen konnte ich dann später, wenn ich in Rosens Praxis war.

Dr. Rosen begrüßte mich freundlich und kühl. Er hatte mir ja auch bei meinem ersten Besuch nicht die Hand gegeben, also nahm ich an, das sei ihm zu intim. Vermutlich fürchtete er sich vor Bakterien.

»Wie geht es Ihnen?« fragte er und legte sich, bevor ich antworten konnte, längs in seinen Elfenbeinturm, als wolle er jetzt erst einmal ein Stündchen ruhen.

Ich erzählte es ihm im einzelnen, denn der Mann bekam von mir einhundertfünfundsiebzig Dollar die Stunde, und bei einem solchen Lohn durfte man keinerlei Rücksicht erwarten.

»Das Gespräch mit dem Arzt Ihrer Mutter hat Ihnen jetzt den Rest gegeben?« wiederholte er schließlich meine Worte.

Ich seufzte.

»Ich weiß jetzt, Herr Doktor, daß meine Mutter in absehbarer Zeit sterben wird, und ich weiß, daß ich das nicht werde ertragen können.«

Rosen sah mich regungslos an.

»Wie haben Sie denn den Tod Ihres Vaters damals erlebt, Bea?«

Ich war erstaunt, daß er mir diese Frage stellte, statt auf meine Worte einzugehen. Doch behielt ich das für mich. Außerdem war es weit angenehmer, über das Sterben meines Vaters zu erzählen, denn die Geschichte hatte ich schon häufiger von mir gegeben. Es war alles sehr harmonisch gewesen, die ganze Familie hatte sich gekümmert, Mama hatte Papa gepflegt, am Ende war er noch zwei Tage in der Klinik und –

Während die eine Hälfte meines Gehirns dazu rüstete, wieder mal diese so rührende Geschichte herunterzuspulen, tat die andere Hirnhälfte plötzlich etwas Unglaubliches. Sie schrie laut auf und brachte damit alles zum Schweigen, und dann erzählte sie ihre eigene Geschichte, und die hörte sich ganz anders an.

»Der Tod meines Vaters?« wiederholte ich und stieß dabei einen hysterisch klingenden Lacher aus.

Rosen zuckte regelrecht zusammen.

»Das war das wohl lächerlichste Erlebnis meines ganzen Lebens!« sagte ich dann, und dabei schossen mir sofort die Tränen in die Augen. »Papa hat in seinem Leben ja, weiß Gott, nicht viel gewußt, Herr Doktor. Das dürfen Sie mir glauben. Der Mann wußte nicht, wieviel Geld er im Portemonnaie hatte, er wußte nicht, in welchem Hotel wir wohnten, wenn wir unterwegs waren, und am Ende wußte er nicht einmal, daß er starb. Das war ... es war so ...«

Ich konnte zunächst nicht weitersprechen, denn inzwischen strömten mir die Tränen nur so über das Gesicht. Dick und heiß rollten sie über meine Wangen und tropften alsdann auf die tomatenrote Seidenbluse, die ich an jenem Nachmittag trug. Ich fragte mich, ob das wohl Flecken machen würde, ob die in der Reinigung wohl wieder rausgingen.

»Meine Mutter hat damals alle Entscheidungen getroffen«, flüsterte ich derweil. »Und sie hat entschieden, daß es für meinen Vater das beste wäre, wenn er nichts von seinem Befund wüßte.«

»Und was war Ihre Meinung, Bea?«

»Ich weiß nicht, man hat mich nicht gefragt. Mama hat nur meine Tante gefragt.«

Und Tante Maximiliane teilte Mamas Meinung. Sie erklärte, die Hellmann-Männer hätten die Wahrheit noch nie ertragen können, und außerdem müsse man meinen Vater vor seiner Mutter schützen. Oh, ich erinnerte mich noch ganz deutlich daran, wie Tante Maximiliane damals dagestanden und die Großmutter nachgeäfft hatte:

»Komm, Junge, laß uns noch mal in Ruhe miteinander reden«, hatte sie den Ton der alten Frau imitiert, »denn du mußt jetzt bald sterben, und dann haben wir keine Gelegenheit mehr dazu.«

Also wurde meiner Großmutter erklärt, Papa leide an einer kombinierten Lungen- und Rippenfellentzündung und brauche deshalb absolute Ruhe, keinen Besuch. Dies war von da an die offizielle Version.

»Ich habe diese ganze Zeit damals einfach nur gehaßt«, erklärte ich Dr. Rosen. »Von dem Augenblick an, wo die Lüge im Raum stand, da war für mich einfach kein Platz mehr. Ich fühlte mich so ... Ich gehörte da nicht hin ...«

Ich schluchzte auf und schlug die Hände vors Gesicht.

»Was war denn so schrecklich an der Situation?« fragte mein Psychiater nach.

»Das Theater war so schrecklich, dieses ständige zwanghafte Bemühen. Wir waren immer fröhlich und freundlich, als sei alles in bester Ordnung. Zum Weinen ging man eben in ein anderes Zimmer.«

»Allein?«

»Ich war allein«, sagte ich. »Meine Mutter ließ sich von den Nachbarn bedauern. Denen jammerte sie vor, wie sehr sie litt, und die trösteten sie dann. Und dann wischte sie sich die Tränen ab und spielte wieder die Starke, denn auf die Rolle war sie ja so maßlos stolz.«

Noch während ich das aussprach, erinnerte ich mich genauer.

Am meisten stolz war Mama immer darauf gewesen, daß man sie mit der Bürde so ganz allein gelassen hatte. Die Ärzte hatten ihr damals auf dem Korridor offenbart, daß die Lebenserwartung meines Vaters zwischen sechs und zwölf Wochen betrage und daß sie selbst entscheiden müsse, ob sie ihm das sagte oder nicht.

Ich griff zu den Papiertüchern, die auf dem Tischchen vor dem Sofa standen, und zerrte gleich einen ganzen Packen heraus, wischte mir damit die Tränen vom Gesicht.

»Mama erzählt immer, wie allein sie sich in diesem Moment gefühlt hat. Daß man ihr auf dem Korridor ein Beruhigungsmittel eingeflößt und sie gleich anschließend zu meinem Vater geschickt hat. Ganz allein sei sie gewesen mit der Bürde und dem Schmerz.«

Ich sagte das, und dann putzte ich mir erst mal ausgiebig die Nase. Als ich danach wieder aufblickte, saß Rosen da und lächelte.

»Was ist?« fragte ich.

»Wieso?«

»Sie grinsen.«

»Tu ich das? Nun, Bea, indem Ihre Mutter Ihnen das immer wieder erzählt, vermittelt sie Ihnen immer wieder ein Schuldgefühl, damals nicht bei ihr gewesen zu sein.«

Ich war verblüfft. Das stimmte.

»Wann waren Sie noch nicht da, als Mama Sie gebraucht hätte?«

Ich starrte Rosen an.

»Nie war ich da«, sagte ich dann.

»Nie? Sie waren ein Kind. Kinder sind doch an und für sich immer da.«

»Schon«, gab ich zu, »aber ich war halt ein Kind, das zu nichts zu gebrauchen war.«

»Aha«, meinte mein Psychiater und sah mich erwartungsvoll an. Doch machte er sich vergeblich irgendwelche Hoffnungen.

»Eigentlich war es noch ärger«, erklärte ich nämlich, »ich war nicht nur zu nichts zu gebrauchen, ich verursachte auch alles Chaos. Beispielsweise Mamas Bänderriß ...«

Meine Erinnerung war plötzlich so klar, als laufe da ein Film vor meinem geistigen Auge ab. Dabei waren seit damals zweiunddreißig Jahre vergangen. Am 22. November 1963 war es gewesen.

John F. Kennedys Todestag. Mit einer Freundin hatte ich im Garten gespielt, als zwei ältere Mädchen fragten, ob wir Lust hätten, mit ihnen zum Spielplatz zu gehen. Dieser Spielplatz lag jenseits einer Hauptverkehrsstraße, und deshalb fragte ich meine Mutter, ob ich mitgehen dürfe, und sie erlaubte es mir.

Ohne daß meine Freundin und ich es bemerkten, ließen die älteren Mädchen uns später allein, und meine Mutter sah die beiden, als sie die Wohnzimmerfenster putzte.

»Wo sind denn die Kleinen?«

»Die sind noch auf dem Spielplatz.«

Mama geriet in Panik, vornehmlich wegen der stark befahrenen Straße, die wir überqueren mußten, um wieder nach Hause zu kommen. Also rannte sie los, und dabei stolperte sie auf der Treppe und fiel.

»Wenn ich nicht auf den Spielplatz gegangen wäre, hätte sie sich nicht die Bänder gerissen«, erklärte ich Dr. Rosen.

»Das ist natürlich Blödsinn«, entgegnete der, »aber das wissen Sie selbst auch. Erzählen Sie mir lieber, was weiter geschah an dem Tag.«

Ich war perplex.

»Was weiter geschah? Ich kam nach Hause, und die Haustür stand offen. Mamas Strumpf lag auf einem Hocker in der Diele, und sie war im Schlafzimmer und weinte, weil der Fuß so schmerzte.«

»Wie sah die Wohnung aus?«

»Ordentlich. Wieso?«

»Ihre Mutter war beim Fensterputzen gewesen.«

»Ach so«, stieß ich aus. »Ja, das hat sie immer erzählt. Sie hat erst alles wieder in Ordnung gebracht, die Blumen auf die Fensterbank zurückgestellt, die Sessel richtig hingerückt und –«

»Erst danach hat sie sich um ihre Verletzung gekümmert?«

Genau so war es gewesen.

»Was haben Sie empfunden, Bea? Wie war das? Ihre Mutter im Schlafzimmer, verletzt und weinend ...«

»Ich wollte ins Bett«, gab ich zur Antwort.

»Ins Bett?« vergewisserte Rosen sich.

Ich lachte. »Ja, das war als Kind so eine Macke von mir. Wenn irgend etwas passierte, was mir angst machte, wollte ich ins Bett und schlafen. Ich bildete mir ein, daß alles, wenn ich hinterher wieder aufwachte, nur ein Traum gewesen wäre.«

»Wissen Sie noch, wann Sie das zum erstenmal hatten?«

Da brauchte ich gar nicht zu überlegen.

»Nein«, sagte ich, »keine Ahnung. Ich weiß aber, daß meine Mutter an diesem 22. November 1963 schrecklich böse wurde, weil ich ins Bett wollte. Sie hat mich angeschrien, daß das gar nicht in Frage käme, daß ich wach bleiben und ihr helfen müßte. Und dann hat sie mich gezwungen ...«

Noch zweiunddreißig Jahre später war mir die Angelegenheit so unangenehm, daß ich Mühe hatte, darüber zu sprechen. Mama hatte ihre Hand auf meine Schulter gelegt und sich auf mich gestützt, weil sie zur Toilette mußte.

»Und das war schrecklich für Sie?« fragte Rosen.

»Ganz schrecklich«, hauchte ich.

»Warum?«

»Ich weiß nicht.«

»Haben Sie trotzdem zugelassen, daß Ihre Mutter sich auf Sie stützte?«

»Das mußte ich ja.«

»Sie mußten das, weil Sie schuld waren an allem, ja?«

Ich nickte. Mama hatte mir immer wieder gesagt, daß der Unfall nur passiert wäre, weil sie meinetwegen so nervös gewesen sei.

»Wo war Ihr Vater an dem Tag?«

»Weg. Vermutlich bei einer seiner Kneipentouren. Als er abends kam, hat er angeblich gesagt ...« Ich mußte lachen.

»Was hat er angeblich gesagt?« hakte Rosen nach.

Doch konnte ich es vor lauter Lachen kaum aussprechen. »Meine Mutter ist mit dem rechten Fuß abgerutscht und deshalb auf den linken Fuß draufgefallen«, brachte ich es schließlich heraus. »Und mein Vater hat gesagt, daß es ... Kein Knochen kann halten, wenn ein so dicker Hintern darauffällt.«

Rosen mußte nun auch schmunzeln.

»Glauben Sie, daß er das wirklich gesagt hat, Bea?«

Ich nickte.

»Mein Vater war so. Unfälle gab es für ihn nicht, nur Blödheit. Man war an allem selber schuld. Sagen Sie –«

Plötzlich brannte mir eine Frage auf der Seele.

»Wie hieß das noch mal, was mein Vater hatte, Herr Dr. Rosen? Rachmaninov-Syndrom?«

Mein Psychiater sah mich ziemlich hilflos an.

»Na, er hat doch immer alles vergessen, was gerade passiert war, und dafür hatten Sie doch einen so komischen Namen.«

Rosen stieß einen Laut aus, der von Erleuchtung kündete.

»Korsakoff«, sagte er dann. »Korsakoff-Psychose.«

So ganz falsch hatte ich also nicht gelegen.

»Wie der Komponist?« vergewisserte ich mich noch mal.

Rosen lächelte. »Sergei Korsakoff war ein russischer Neurologe, Bea. Und was Ihr Vater hatte, ist nach diesem Mann benannt.«

»Und dieses Syndrom bekommt man von unsachgemäßem Alkoholentzug?«

»Von Alkoholmißbrauch«, erwiderte er. »Das Gehirn wird so geschädigt, daß es zu verschiedenen Entzündungen kommt, und diese Entzündungen führen dann zu der Unfähigkeit, sich zu orientieren, und zu einem Verlust des Kurzzeitgedächtnisses. Das ist für die Patienten sehr unangenehm, und sie versuchen meist, das zu überspielen. Ihr Vater hat bestimmt immer gern geplaudert, oder?«

Ich nickte.

»Sehr gern sogar. Und wenn er nach etwas gefragt wurde, was er wegen seines Erinnerungsvermögens nicht beantworten konnte, machte er Witze darüber.«

»Das ist auch normal bei diesem Krankheitsbild. Warum dachten Sie denn, der Befund sei auf unsachgemäßen Alkoholentzug zurückzuführen, Bea?«

Die Frage war mir peinlich. Trotzdem antwortete ich wahrheitsgemäß.

»Weil ich unterschwellig für alles meine Mutter verantwortlich machen will«, seufzte ich. »Darüber beklagt sie sich auch immer. Zu recht.«

Rosen blieb gelassen. »Und warum wollen Sie das?« fragte er nur. »Wissen Sie, welchen Grund das haben könnte?«

Ich wußte es nicht. Ich wußte nur, daß es so war, und im Moment war es schlimmer als jemals zuvor.

»Dabei will ich ihr gerade im Moment nicht weh tun«, fing ich da auch schon wieder an zu weinen. »Sie ist krank und hat genug Probleme, und wenn ich dann auch noch aggressiv bin, Herr Doktor, dann –«

»Sie sind nicht aggressiv«, fiel er mir ins Wort.

»Und ob ich das bin. Ich bin manchmal richtig zornig auf meine Mutter, und das spürt sie dann, und –«

»Sie sind auch nicht zornig, Bea!«

Er sagte das mit solcher Beharrlichkeit, daß ich schließlich schwieg. Fest sah er mir in die Augen.

»Was Sie empfinden, Bea, das ist Frustration. Glauben Sie es mir!«

»Und warum bin ich frustriert?«

Er preßte die Lippen zusammen.

»Gehen wir noch mal zurück zu der Geschichte mit dem Bänderriß«, sagte er dann. »Ihre Mutter hat Ihnen zeit Ihres Lebens erzählt, daß das passiert ist, weil sie Ihretwegen so nervös war. Richtig?«

»Richtig«, erwiderte ich.

Wieder preßte Rosen die Lippen zusammen.

»Sie waren noch nicht wieder heil zu Hause, als der Unfall passierte, und obwohl Ihre Mutter angeblich so nervös war, und obwohl sie jetzt zudem auch noch verletzt war ...«

Er machte eine bedeutsame Pause und sah mir dabei geradewegs in die Augen.

» ... trotzdem hat sie erst die Blumen auf die Fensterbank gestellt und die Sessel ordnungsgemäß gerückt. Und sie war auch nicht blockiert, als das Kind endlich kam. Erleichterung blockiert, Bea. Ihre Mutter war nicht blockiert. Warum?«

Er warf dieses Wort in den Raum, und ich griff es sofort auf.

»Ja«, rief ich, »warum? Wenn Sie mir das erklären können, sind Sie ein Genie.«

Rosen lachte. »Um das zu erklären, braucht man kein Genie zu sein. Für Ihr Weggehen gab es einen Schuldigen: Sie! Damit gab es auch für den Unfall einen Schuldigen: Auch Sie! Für das Chaos im Wohnzimmer wäre Ihre Mutter indes selbst verantwortlich gewesen, und deshalb mußte es beseitigt werden.«

Das machte einen grauenvollen Sinn.

»Da man Sie wahrscheinlich häufiger zum Sündenbock gestempelt hat, wollen Sie das heute umgekehrt mit Ihrer Mutter tun. Sie sind frustriert.«

»Und meine Mutter? Ist die auch frustriert?«

Rosen seufzte. »Ihre Mutter ist in pathologischer Weise auf sich selbst fixiert. Nach außen hin wirkt es sicher so, als würde sie sich immerzu für andere aufopfern, vor allem für Sie und früher für Ihren Vater, aber in Wahrheit ... nun ja, Bea, in Wahrheit hält sie die Fäden fest in der Hand, und deshalb können Sie sich nur in dem Rahmen bewegen, den Ihre Mutter Ihnen zubilligt. Und deshalb haben Sie Todesangst, sie zu verlieren.«

Auf einmal war ich völlig erschöpft.

»Machen wir Schluß für heute«, sagte Dr. Rosen.

3

Am 17. Dezember 1995 flog ich wie geplant nach Deutschland. Inzwischen hatte ich nicht nur eine Menge über mich selbst und die Familie gelernt, in der ich aufgewachsen war, ich hatte mir auch eine gewisse Stabilität angeeignet, von der ich wußte, daß ich sie brauchen würde – leider!

Mama manipulierte mich. Sie tat das nicht, weil sie ein schlechter Mensch war oder Spaß daran hatte, sie tat es vielmehr, weil sie Angst vor Menschen und Situationen hatte, die sie nicht völlig kontrollierte. Ich mußte mir dessen bewußt sein und durfte es nicht auf Konfrontationen ankommen lassen, denn in denen konnte ich nicht gewinnen.

Schon mein Alkoholentzug hatte meine Mutter verängstigt. Diese Tochter, die sie dreizehn Jahre lang hatte bewegen können wie eine Schachfigur, diese Tochter war plötzlich ein eigenständiges Wesen mit einem eigenen Willen. In dem Maße, in dem ich jetzt auch noch meine Lebens- und Existenzangst verlor, würden Mamas Ängste größer werden, so hatte Rosen es mir erklärt.

Deshalb mußte ich mich in den zwei Wochen Deutschland möglichst unauffällig verhalten. Es durfte weder zu Auseinandersetzungen noch zu größeren Diskussionen kommen, denn beides konnte sich belastend auf die Zukunft auswirken.

Der Langstreckenflug nach Frankfurt war qualvoll. Neben mir saß ein schwergewichtiger Mann, vor mir saß ein schwergewichtiger Mann. Der eine brauchte für seinen linken Oberschenkel und seinen linken Arm die Hälfte meines Platzes, der andere schob seinen Sitz so weit nach hinten, daß das Gewicht konstant gegen meine Kniescheiben drückte.

Da ich es in der Enge nicht aushalten konnte, verbrachte ich den gesamten Flug in der Galerie. Dort stand ich den Flugbegleitern im Weg, rauchte, aß Kekse, redete unablässig über das gleiche, meinen Alkoholismus und die Krankheit meiner Mutter.

Solange ich darüber sprach, konnte ich meine Ängste nämlich so einigermaßen ertragen. Sie wurden erst dann übermächtig, wenn ich mit mir und meinen Gedanken allein war. Dann kam ich mir sofort isoliert vor, als hätte ich mit dem Rest der Welt nichts zu tun. Und weil ich nicht dazugehörte, raste der Rest der Welt womöglich in einer Stampede über mich hinweg. Ich mußte mich also in acht nehmen.

Es regnete in Deutschland. Damit war zu rechnen gewesen, denn es war ja Dezember. Da meine Mutter erst am Vortag aus dem Krankenhaus gekommen war, holte sie mich nicht ab, und ich nahm in Düsseldorf ein Taxi.

Einsam und verlassen fühlte ich mich. Doch sagte mir eine innere Stimme, daß ich das nicht wirklich war. Noch wartete jemand auf mich.

Mama sah gut aus, erstaunlich gut für das, was hinter ihr lag. Sie hatte zwar meinetwegen Make-up aufgetragen, so daß ich die ganze Wahrheit nicht auf Anhieb sah, doch wußte ich aus eigener Erfahrung, daß Make-up zwar hilft, jedoch keine Wunder vollbringt.

Wir verbrachten den Rest des Tages ganz ruhig. Ich war todmüde von der Reise und hatte Mühe, gegen diese Müdigkeit anzukämpfen. Doch mußte ich einfach durchhalten. Wenn ich mich vorzeitig hinlegte, kam ich mit der Zeitverschiebung nicht zurecht.

»Wie machen wir das denn jetzt mit Ingrid und Kai-Uwe?« fragte Mama irgendwann.

Ich lächelte, fand ich doch, daß sie es jetzt übertrieb. So zwanghaft brauchte sie nun auch kein Thema zu suchen, damit meine Augen nicht zufielen.

»Das ist doch schon geklärt«, sagte ich deshalb nur. Ingrid, Kai-Uwe und die Mädchen sollten am zweiten Weihnachtstag zum Essen kommen. »Oder hast du sie nicht eingeladen?«

»Doch, doch«, entgegnete Mama. »Ich habe das genau so gemacht, wie du das wolltest, und ich habe auch gleich dazugesagt, daß sie nicht zuviel erwarten dürfen, weil die beiden Hausfrauen eben nicht auf dem Posten sind.«

Ich saß da und erstarrte.

»Was hast du gesagt?« fragte ich dann vorsichtshalber noch mal nach. »Daß die *beiden* Hausfrauen nicht auf dem Posten sind?«

Meine Mutter nickte, als könne sie überhaupt nicht verstehen, warum ich hier noch mal nachhakte.

»Wie kommst du dazu, so was zu sagen?« ereiferte ich mich. »*Du* bist nicht auf dem Posten, Mama. Was hat das mit *mir* zu tun?«

»Nun reg dich doch nicht gleich so auf!«

»Ich reg mich aber auf!« schimpfte ich. »Und ich finde auch, daß ich allen Grund –«

»Bist du selbst in Behandlung oder nicht?« fiel meine Mutter mir ins Wort.

Ich schluckte.

»Bin ich«, sagte ich dann. »Danke, daß du mich daran erinnert hast. Möchtest du auch ein paar Plätzchen, Mama?«

Ich schlief tief und fest in meiner ersten Nacht in Deutschland. Trotzdem fühlte ich mich am nächsten Morgen alles andere als ausgeruht oder gar gut. Da war eine innere Unruhe in mir, die mich fast wahnsinnig machte. Mit übereinandergeschlagenen Beinen und vor der Brust verschlungenen Armen hockte ich auf der Bettkante und schaukelte unentwegt vor und zurück. Dabei schlug ich mit der Ferse des jeweils aufliegenden Beins gegen den Bettkasten.

»Kind, wie soll ich dir nur helfen?« stöhnte meine Mutter. »Nun bist du schon in meiner Wohnung und nicht bei dir! Wo soll das denn nur hin?«

Das hätte ich selbst auch gern gewußt. Noch immer im Nachthemd, lief ich von einem Zimmer ins andere und schaute aus den Fenstern, als hoffte ich, die Antwort würde dort draußen irgendwo herumliegen.

Doch sah ich nur die Straßen, in denen ich als Kind gespielt, in denen man mich belauert und verlacht hatte, und ich sah den Garten, in dem es zu so manchem Streit gekommen war.

Ich wollte nicht weiter darüber nachdenken, ich wollte mich beschäftigen, irgendwie. Also nahm ich ein Bad, machte meine Haare, schminkte mein Gesicht. Ganz sorgfältig ging ich dabei vor; alles mußte so perfekt wie möglich sein, sonst war ich nicht ausreichend geschützt.

Nachdem die Maske zu meinem Wohlgefallen aufgetragen war, warf ich mich auch noch in ein passendes Kostüm, und erst dann konnte der nächste Akt meines Spießrutenlaufs beginnen.

Meine Mutter und ich hatten eine lange Einkaufsliste zusammengestellt. Die Sachen zu besorgen wäre ein Kinderspiel gewesen. Fünf Minuten Fußweg – ein Geschäft neben dem anderen. Aber dabei wäre ich Gefahr gelaufen, jemandem von früher zu begegnen, und schon der Gedanke war mir unerträglich.

Da zog ich es vor, mit dem Auto eine halbe Stunde in einen anderen Stadtteil zu fahren, bei strömendem Regen einen Parkplatz zu finden, für dessen Benutzung man eine Parkscheibe brauchte, die ich nicht hatte, deshalb weitere zwanzig Minuten eine Parklücke auf der Straße zu suchen, pitschnaß mit schweren Taschen durch die Pfützen zu traben ... es war mir lieber, als mich der Nachbarschaft zur Schau zu stellen. Aber vielleicht hatten sie ja auch recht. Vielleicht war ich ja wirklich häßlich und blöde, wie sie es immer behauptet hatten.

Am Tag vor Heiligabend holte ich den Weihnachtsbaum aus dem Keller. Es war ein wunderschöner künstlicher Baum, den meine Mutter erst im Vorjahr angeschafft hatte. Die Grünen hatten sie überzeugt, daß es nicht vertretbar war, weiterhin zum Abholzen des deutschen Nadelwaldes beizutragen.

»Reg dich bloß nicht gleich wieder auf!« rief Mama, kaum daß ich den Baum ausgepackt hatte. »Die Lichterketten sind das Schlimmste, da hat dein seliger Vater schon immer geflucht. Reg dich also bitte nicht auf!«

Nervös nahm sie im Wohnzimmer Platz und sah mir dabei zu, wie ich die Lämpchen installierte. Das dauerte etwa eine halbe Stunde und verlief reibungslos.

»Wie ist das denn möglich?« staunte meine Mutter. »Der Papa hat doch immer ...«

Sie sprach nicht weiter, denn ich sah sie an mit einem Blick, der ihre Frage beantwortete.

Für meinen Vater war das Schmücken des Weihnachtsbaums reine Männersache gewesen. So hatte man es in seiner Familie gesehen, und diese Tradition wurde in unsere Familie übernommen. Im Klartext hieß das, daß Papa am Heiligabend im Wohnzimmer verschwand, um dort seines Amtes zu walten: Pro Kerze gab es einen Schnaps, pro Kugel ein Bier; es war im nachhinein verwunderlich, daß der Mann sich nie im Lametta erhängt hatte.

Mama legte die Hand vor den Mund, um nicht laut loszulachen.

»Ja«, seufzte ich, »ohne Alkohol ist das alles halb so wild.«

Ohne Alkohol war gar nichts mehr wild. Meine Mutter und ich verbrachten ein friedliches Weihnachtsfest, und zwischen den Jahren bekamen wir jeden Tag anderen Besuch. Ich kochte, backte, putzte, kaufte ein, war also immerzu beschäftigt, so daß ich wenig zum Nachdenken kam. Passierte es doch schon mal, bestrafte ich mich mit weiteren Abführ- und Wassertabletten. Ich nahm so viele davon, daß ich nach zwei Wochen unter allen möglichen Mangelerscheinungen litt. An den Unterarmen riß mir die Haut, und das juckte auch noch wie verrückt. Ich litt unter Krämpfen in den Füßen und Waden und Oberschenkeln. Diesen Wehwehchen kam ich mit Überdosen an Kalium und Kalzium bei, und ich hoffte, damit sei es getan.

»Was macht denn eigentlich deine Leber?« fragte Mama mindestens einmal am Tag.

»Frau Dr. Levy ist zufrieden«, log ich dann.

In Wahrheit machte Frau Dr. Levy jedesmal ein betrübtes Gesicht, wenn sie meine Leberwerte sah, doch damit wollte ich weder meine Mutter noch mich selbst belasten.

»Zeig mir lieber mal deinen Bauchschnitt! Wie sieht der aus?«

Mamas Narbe sah gut aus, war wunderbar verheilt. Doch vermochte mich das nicht über die Wahrheit hinwegzutäuschen. Dieser makellose, zartrosafarbene Schnitt war gemacht worden, um den Tod aus diesem Bauch herauszuholen. Es war nur scheinbar gelungen. Den Tod hatte man vielleicht weggeschnitten, doch hatte er trotzdem in diesem Bauch seine Spur gelegt, und die konnte er jederzeit zurückverfolgen.

Ich legte meinen Kopf auf Mamas Bauch. Dort drinnen war ich zu menschlichem Leben herangewachsen. Wenn ich einen Wunsch frei gehabt hätte, so wäre ich jetzt gern dorthinein zurückgekehrt. In Mamas Bauch wäre ich sicher gewesen, dort hätte die Angst keine Chance mehr gehabt.

So atmete sie mit mir. Die Angst, meine Mutter zu verlieren, pochte mit der Regelmäßigkeit meines Herzschlages in jenen Tagen und Nächten in Deutschland.

Mit jeder Stunde, die ich mit meiner Mutter zusammen war, begriff ich mehr und besser, daß ich als Einzelwesen überhaupt nicht existierte. Ich war ein Teil meiner Mutter, und als dieser Teil von ihr ging es mir gut. Versuchte ich, nach meinem eigenen Rhythmus zu funktionieren, ging nichts mehr.

Ich wußte nicht, warum das so war; ich wußte nicht, wie ich das ändern sollte; ich wußte nur, daß ich es bald ändern mußte und daß nicht mehr viel Zeit blieb.

Silvester! Es war mein erster trockener Jahreswechsel, seit ich denken konnte, und ich hatte nicht die geringste Ahnung, wie das vonstatten gehen sollte.

Ausgehen wollte ich auf keinen Fall. Ich fürchtete mich vor einer Welt, in der außer mir alle tranken. Mit den Anonymen Alkoholikern wollte ich mich auch nicht kurzschließen. Zum einen war ich dazu nicht verzweifelt genug, zum anderen wollte ich in Deutschland, wo mich viele kannten, noch nicht öffentlich über meine Krankheit reden. Es war zu früh. Ich war noch viel zu labil.

»Laß uns einfach vor Mitternacht ins Bett gehen!« schlug meine Mutter vor.

Ich sah sie an und war verblüfft. Das war eine ausgezeichnete Idee. Ihre Umsetzung stimmte zwar keinen von uns beiden sonderlich fröhlich, doch stürzte sie auch keinen von uns in irgendeinen Abgrund, und das war ja schon mal besser als gar nichts.

So lagen wir denn um zehn Minuten vor zwölf im Bett und hatten nicht einmal den Fernsehapparat eingeschaltet. Das brauchten wir auch nicht. Wir hörten auch so, daß es Mitternacht war, denn draußen begann das Feuerwerk. Ich zog die Jalousien hoch, und so lagen wir da, Mama und ich, hielten einander bei den Händen, blickten empor in den Himmel, der erfüllt war von bunten Lichtern.

»Frohes neues Jahr, mein Kind!«

»Frohes neues Jahr, Mama!«

Ganz fest nahm ich meine Mutter in die Arme, spürte ihre Haut auf meiner Haut, hörte den Schlag ihres Herzens. Gleich kamen mir die Tränen, und es gelang mir nur mit äußerster Mühe, sie zurückzuhalten.

Lieber Gott, betete ich stumm, *nimm sie mir bitte nicht weg! Sie ist alles, was ich habe, und ich werde dafür kämpfen und mich plagen, daß sich zwischen uns ändert, was sich ändern muß, damit alles so bleiben kann, wie es ist. Bitte, Gott! Laß uns bitte zusammenbleiben!*

Lautlos sprach ich diese Worte, und doch schien Mama sie gehört zu haben. Denn plötzlich strich sie mir übers Haar und flüsterte:

»Hab nicht solche Angst, mein Kind! Ich schaff' das schon alles.«

Neuntes Kapitel

1

Als ich am 2. Januar 1996 nach Los Angeles zurückkehrte, fühlte ich mich erbärmlich. Ich hatte meine krebskranke Mutter in Deutschland allein gelassen, so daß sie ohne mich durch ihre Bestrahlungen mußte; ich war nicht einmal da, um ihr mal etwas einzukaufen oder sie mit dem Auto zum Arzt zu fahren.

Daß diese schlechte Tochter, die ich war, neuerlich eine Erkältung hatte, schien da nur die gerechte Strafe zu sein, und so weinte ich mich vor lauter Scham und Schmerz an meinem ersten Abend zu Hause in den Schlaf.

Am nächsten Morgen sah die Welt leider auch nicht anders aus. Mama fehlte mir, und als ich ihr das sagte, gab sie zu, daß ich ihr auch fehlte. Kaum daß sie das ausgesprochen hatte, erwog ich, all meine Pläne über den Haufen zu werfen und gleich wieder nach Deutschland zurückzufliegen. Ich rief mein Reisebüro an und vereinbarte, am Nachmittag vorbeizukommen.

»Ich habe vorher nur noch einen Arzttermin.«

Dr. Rosen freute sich, mich wiederzusehen. Das sagte er zumindest. Falls es wirklich so war, mangelte es ihm einwandfrei an der Fähigkeit, das auch zu zeigen. Dieser Mann war dermaßen unterkühlt, daß man es schon nicht mehr reserviert oder distanziert nennen konnte. Deshalb fror ich wohl auch immer so in seiner Gegenwart, deshalb und wegen der verdammten Klimaanlage.

»Wie war es in Deutschland, Bea?«

Ich nahm auf dem Sofa Platz, wickelte mich fest in die zweite Strickjacke, die ich vorsorglich mitgebracht hatte, erzählte von meiner Absicht, in zwei, drei Tagen wieder zurückzufliegen.

Rosen zeigte keinerlei Regung.

»Warum wollen Sie das tun?« fragte er nur.

Ich erklärte es ihm, und er hörte mir aufmerksam zu, dann seufzte er.

»Wissen Sie, Bea, Ihre Mutter wird bestimmt Ihre Hilfe brauchen, jetzt im Moment vielleicht nicht so unbedingt, aber später. Die Frage, die ich mir stelle, ist, ob Sie Ihrer Mutter in Ihrer derzeitigen Verfassung überhaupt helfen könnten.«

Verwirrt sah ich ihn an. »Wieso? Was ist denn mit mir?«

»Sie haben offenbar eine Menge Gewicht verloren«, erwiderte Rosen.

Das stimmte. Ich hatte mich zwar nicht gewogen, doch paßte das Kostüm nicht mehr, das ich an jenem Nachmittag trug. Ich hatte den Rock um eine ganze Bündchenbreite umschlagen müssen, damit er einigermaßen saß.

»Ach«, versuchte ich das zu bagatellisieren, »das liegt daran, daß ich in Deutschland so viele Abführ- und Entwässerungstabletten geschluckt habe.«

Rosen verzog das Gesicht. »Und warum haben Sie das getan?«

»Weil ich mich dick fühlte.«

»Dick? Sie sind nicht dick, Bea! Waren Sie es je?«

Die Frage belastete mich.

»Ja«, flüsterte ich, »ich war mal eine Zeitlang dick. Nicht fett, aber dick. Aber damals war ich ein Kind. Ich war acht. Damals glaubte ich –«

»Was war noch, als Sie acht Jahre alt waren?« fiel Rosen mir ins Wort.

Ich war ein wenig verärgert über das, was ich für einen mutwilligen Themenwechsel hielt. Ich hätte mich gern mal ausführlich über die verhaßte Nachbarsfamilie ausgelassen.

»Damals wurde mein Vater krank«, ging ich jedoch auf Rosens Frage ein.

»Inwiefern wurde er krank?«

»Na ja, Sie wissen doch, er ging in diese Entziehungskur, und danach konnte er sich dann nicht mehr richtig erinnern.«

»Wie war das genau damals? Erzählen Sie mir das mal.«

Nun war ich endgültig verärgert. Was Dr. Rosen hier von mir

verlangte, nannte man im Ruhrgebiet »Scheiße pumpen«. Ich sollte ihm etwas erzählen, was ich bereits erzählt hatte, weil er beim erstenmal nicht zugehört hatte. So hätte ich selbst auch gern mein Geld verdient.

»Das ist alles so lange her«, stöhnte ich. »Und das wissen Sie doch auch schon alles.«

Noch während ich das von mir gab, wurde mir bewußt, daß das nicht stimmte. Wenn es um meinen Vater, seinen Alkoholismus und unser Leben vor und nach seiner Entziehungskur ging, beschränkte ich meine Erzählungen von jeher auf Zahlen, Daten und ein paar wenige Fakten. Papas Krankheit war schließlich ein Geheimnis gewesen. Und deshalb blieben auch die Folgen seiner Krankheit ein Geheimnis.

»An die Zeit vorher erinnere ich mich gar nicht mehr«, sagte ich und wickelte mich nur noch fester in meine Strickjacken, »und wie das im einzelnen war, Herr Doktor, das weiß ich auch nicht mehr.«

»Das macht ja nichts, Bea. Erzählen Sie mir einfach, woran Sie sich erinnern.«

»Mein Vater war krank«, hob ich zaghaft an. »Das heißt, er blieb plötzlich zu Hause und arbeitete nicht, und das kannte ich bis dahin nicht. Er saß immer im Bademantel in der Küche.«

»Wie lange ging das so?«

»Ein paar Tage, länger nicht. Er hatte was am Magen und mußte immerzu würgen, und er konnte nicht essen. Und daß er nicht essen konnte, hat meine Mutter ganz fertig gemacht. Einen Tag hat sie weinend vor ihm auf dem Boden gekniet und ihn angefleht, doch wenigstens einen Schluck Hühnerbrühe zu trinken, und als er es trotzdem nicht tat, ist sie zu mir gekommen, hat sich vor mich gekniet und meinen Unterkörper umfaßt. Und dann hat sie in meinen Schoß geschluchzt, ich solle ihr helfen. Ihre Tränen sind auf meine Hand getropft, und später, als sie mich umarmte, da habe ich ihre Tränen auch auf meinem Gesicht gefühlt, und ich wäre am liebsten aufgesprungen und davongerannt.«

Ich erzählte von dieser Begebenheit, die mir eigentlich recht unbedeutend erschien, doch war mir, als ginge ich mit jedem Wort, das ich sagte, durch einen schmalen, finsteren Korridor. Plötzlich tat sich ein riesiger Raum vor mir auf, und dort war Licht. Es war zwar nicht wirklich hell in diesem Raum, doch war es hell genug, um etwas zu sehen.

Frühjahr 1965. Es war Abend, ich hatte schon meinen Bademantel an. Der war himmelblau und reichte mir bis zu den Knien, und er war nicht aus Frottee, sondern aus gestepptem Nylon, was damals gerade neu auf den Markt gekommen war. Ich fühlte mich darin wie eine Prinzessin.

Draußen war es dunkel. Deshalb hätte ich auch längst im Bett sein sollen, doch war an jenem Abend alles anders als sonst.

Es war totenstill in der Wohnung. Mein Vater und ich waren allein. Er saß in der Küche im Dunkeln. Meine Mutter war zu den Nachbarn gegangen und hatte mich gebeten, Papa nicht aus den Augen zu lassen und sie sofort zu holen, falls etwas sein sollte.

Also paßte ich auf. Ich stand in der Türfüllung des Wohnzimmers, damit Papa mich nicht sehen konnte, und so bekam ich schließlich mit, daß mein Vater von seinem Stuhl aufstand und aus der Küche Richtung Bad ging.

Er konnte nicht richtig laufen. Er schwankte und hielt sich an den Türrahmen fest. Dann wollte er das Licht im Badezimmer einschalten, aber er schaffte es nicht und fing an zu schimpfen. Dabei sprach er so komisch, daß ich die Worte gar nicht verstehen konnte. Ich wußte trotzdem, daß er schimpfte. Zum einen hörte ich das an seinem Tonfall, zum anderen schimpfte Papa immer, wenn irgend etwas nicht sofort klappte.

Im allgemeinen verstand ich aber zumindest, was die Ursache für Papas Schimpfen war. Jetzt verstand ich das nicht, denn daran, daß das Licht im Bad nicht anging, war mein Vater selbst schuld; er schlug mit der Hand immerzu neben den Lichtschalter statt darauf.

Dabei war der Schalter groß. Er maß etwa sieben Quadratzentimeter, und er war weiß und auf der bunten Tapete deutlich zu erkennen. Trotzdem, Papa haute immerzu daneben, und so half ich ihm schließlich und knipste das Licht an, huschte danach gleich wieder in die Türfüllung des Wohnzimmers, denn Papa schwankte ja so, und ich hatte Angst, er könne auf mich drauffallen.

Mein Vater stützte sich auf das Waschbecken. Er mußte mal wieder würgen. Er würgte ständig, aber er erbrach nie, und ich nahm an, daß er nur mal richtig brechen müßte, und das Würgen würde aufhören.

Papa schwankte in die Küche zurück, setzte sich aber nicht wieder auf seinen Stuhl. Vielmehr fing er plötzlich an, etwas zu suchen. Im Kühlschrank, im Küchenschrank, unter der Spüle, wo der Mülleimer stand, er suchte sogar im Backofen, und ich fragte mich, wonach er wohl suchte, und betete dabei leise vor mich hin, Mama möge endlich wiederkommen.

Für die Zeitbegriffe meiner Kinderseele war sie schon Ewigkeiten weg. Vermutlich saß sie bei den Nachbarn und tratschte, wähend ich in dieser Türfüllung stand, in der dunklen Wohnung, deren einziges Licht aus der sperrangelweit geöffneten Badezimmertür drang.

Plötzlich schoß mein Vater aus der Küche durch den Korridor. Es sah aus, als würde er lang hinstürzen, doch schaffte er es, neuerlich das Waschbecken im Bad zu erreichen. Wieder würgte er, und plötzlich erbrach er auch etwas. Laut knallend fiel es in den Spülstein, und im nächsten Moment fluchte Papa so laut und so heftig, daß ich einfach wissen mußte, was da los war. Ich ging ein paar Schritte vor und sah es sofort.

Mein Vater hatte durch den Krieg jung seine Zähne verloren und trug seither eine Prothese. Das Oberkiefergebiß war in den Spülstein gefallen, und es sah aus, als sei es zerbrochen, und ich wußte nicht, was ich tun sollte, und deshalb tat ich das einzige, was ich tun konnte.

Die Nachbarin öffnete mir die Tür, und sie wartete gar nicht ab, ob ich etwas zu sagen hatte. Sie lachte mich erst mal aus.

»Na, was willst du denn hier? Auf die Idee, daß deine Mutter dich vorübergehend mal los sein möchte, auf die Idee kommst du gar nicht, wie?«

»Mama, Papas Zähne sind in den Spülstein gefallen, und er –«

Meine Mutter stürzte aus der Wohnung, befahl mir jedoch, dort zu bleiben.

»Ich hole dich später.«

An jenem Abend blieb ich beharrlich im Eingangsflur der Nachbarswohnung stehen, den Blick fest auf die Türklinke gerichtet. Wenn es dick kam, so nahm ich mir vor, würde ich einfach hinausrennen.

Am nächsten Tag kam mein Vater ins Krankenhaus. Es passierte, während ich in der Schule war, und ich wußte schon am Morgen, daß es passieren würde, weil meine Mutter sagte, ich solle nach dem Unterricht zu ihrer Mutter gehen, bis sie mich dort abholte.

Oma hatte Mittagessen gekocht, und sie war lieb wie immer. Irgendwann fragte sie mich, ob ich denn schon verstünde, was da eigentlich los sei, und ich wußte nicht, was ich antworten sollte, und setzte mich auf ihren Schoß.

Ich saß mit dem Rücken zu ihr, mein Blick ruhte auf dem Bild an der Wand, das über dem Telefonschränkchen hing. Es zeigte einen Wald und ein Haus auf einer Insel. Es mußte gemütlich sein, in diesem Haus zu wohnen.

Ganz intensiv schaute ich darauf und erklärte derweil, ich wisse nur, daß mein Vater krank sei.

»Was hat er denn, Bea?«

»Er hat was am Magen.«

»Und warum hat er das gekriegt?«

Das wußte ich nicht.

»Möchtest du es denn wissen, Bea?«

»Ja, Oma.«

Meine Großmutter legte eine ihrer Hände auf meinen Bauch, die andere auf meine Stirn.

»Weißt du«, sagte sie dann, »dein Papa, der trinkt sehr viel Schnaps.«

»Das ist nicht wahr«, parierte ich. »Er trinkt immer nur Bier.«

»Bist du dir da sicher?«

»Ja«, bekräftigte ich, »es ist Bier, aber es ist ein besonderes Bier, es hat nämlich keinen Schaum.«

Meine Oma seufzte. »Ach, Schatz, das Bier, das dein Vater trinkt, hat deshalb keinen Schaum, weil er so viel Schnaps hineinschüttet.«

Schnaps! Ich kannte dieses Wort. Es war das Wort, das Mama so oft benützte. Sie sprach es immer voller Abscheu aus, es schien, als sei Schnaps allein ein böseres Wort als Scheiße, Kacke und Pisse zusammen.

Letzteres waren die Worte, die meine männlichen Schulkameraden so gern benutzten und die ich nicht wiederholen durfte. Es waren schlimme Worte, wie Mama sagte, doch schienen sie halt nicht halb so schlimm zu sein wie Schnaps.

Mein Vater blieb damals an die zwei Monate im Krankenhaus. Und es dauerte über eine Woche, bis ich ihn zum erstenmal besuchen durfte.

Bevor wir an jenem Tag losfuhren, nahmen Mama und ich im Wohnzimmer im grünen Sessel Platz. Das verhieß nichts Gutes. Immer wenn es zwischen meiner Mutter und mir Schwierigkeiten gab oder wenn Hiobsbotschaften verbreitet werden mußten, immer dann mußte der grüne Sessel herhalten.

»Paß auf, mein Kind«, hob sie an, »es kann sein, daß dein Vater nicht mehr weiß, wie du heißt.«

So einen Blödsinn hatte ich ja noch nie gehört, und so lachte ich entsprechend.

»Ich mache keinen Spaß, Beate.«

Das wurde mir spätestens jetzt auch klar, denn meine Mutter hatte mich soeben »Beate« genannt, und das tat sie ausschließlich, wenn es tragisch wurde.

»Es kann auch sein, daß der Papa gar nicht mehr weiß, daß er eine Tochter hat«, führte sie dann aus. »Das *muß* zwar nicht passieren, Kind, aber es *kann* passieren, und wenn es passiert, liegt das nicht daran, daß er dich nicht lieb hat. Er ist halt krank.«

Obwohl Mama noch eine ganze Weile weitersprach, glaubte ich nicht an die Geschichte. So freute ich mich unvermindert weiter, daß ich meinen Vater bald wiedersehen würde, und irgendwann machten wir uns dann auf den Weg, fuhren mit der Straßenbahn zum anderen Ende der Stadt.

Das dräuende Gebäude namens Krankenhaus. Es erinnerte mich an etwas. Ich war nämlich schon häufiger in Krankenhäusern gewesen, und einmal war mir dabei etwas ganz Schreckliches passiert.

Da waren überall diese Eisengitter gewesen, und Mama war jenseits dieser Eisengitter verschwunden, und ich hatte diesseits auf sie warten müssen. Alte Frauen waren auf und ab gegangen, aber sie schienen mich gar nicht wahrzunehmen. Plötzlich kam eine junge Krankenschwester und fing an, mir die Schuhe und die Socken auszuziehen, und sie freute sich sehr, endlich mal eine so junge Patientin zu haben, wenngleich sie sich wunderte, daß ich zu ihnen und nicht woanders hinkam, und sie wollte wissen, wo denn meine Eltern wären, und ich schrie und schrie und schrie ...

Das düstere Gebäude, in dem Papa jetzt war, hatte einen wunderschönen Garten. Doch den hatten diese Krankenhäuser fast alle, das hieß nicht viel. Durch einen Seiteneingang betraten wir die Klinik, warteten vor einem Aufzug. Als er kam, mußten wir erst Leute aussteigen lassen. Das erste, was ich von diesen Leuten sah, war der Rücken einer Ordensschwester, und im nächsten Moment drehte sie sich zu uns um, erblickte uns und keifte meine Mutter an:

»Bringen Sie das Kind hier weg!«

Mama war ebenso durcheinander wie ich, und obwohl sie mich zur Seite schob und versuchte, ihren Körper vor meinen zu stellen, sah ich, was ich offenbar nicht hatte sehen sollen. Die Nonne und eine andere Krankenschwester rollten eine Bahre aus dem Aufzug. Unter dem weißen Laken lag ein Mensch, ich konnte die Körperformen deutlich erkennen.

Natürlich nahmen wir den Aufzug trotzdem. Meine Mutter war selbst Krankenschwester gewesen, bevor sie meinen Vater geheiratet hatte, und sie fürchtete sich weder vor Kranken noch vor Toten, und weil sie sich nicht fürchtete, fürchtete ich mich wohl auch nicht.

An Mamas Hand lief ich einen langen Gang hinunter. Der Linoleumboden quietschte unter meinen Schuhen, und ich fand das lustig, wurde aber sofort aufgefordert, anständig zu laufen.

»Und denk dran, was ich dir gesagt habe, Bea, nicht erschrecken!«

Der Raum war lang und schmal. Auf der rechten Seite standen zwei Betten längs an der Wand, und das erste Bett war leer, in dem unter dem Fenster lag mein Papa. Ich riß mich los von der Hand meiner Mutter und stürzte sofort auf ihn zu, und er öffnete sogleich seine Arme, so daß ich ihm um den Hals fallen konnte.

Natürlich wußte er, wer ich war.

Natürlich kannte er meinen Namen.

Mein Papa vergaß doch sein Schätzchen nicht.

»Waren Sie damals noch schlank oder schon dick?« unterbrach Rosen meine Erzählung.

Ich sah ihn an, als habe er mich aus tiefem Schlaf geweckt.

»Da war ich noch schlank. Dick bin ich erst hinterher geworden, als mein Vater wieder zu Hause war.«

»Hatte Ihre Mutter keine Zeit mehr für Sie?«

Ich seufzte. »Bevor mein Vater krank wurde, Herr Doktor, haben Mama und ich eine Menge unternommen. Wir sind in den Zoo gegangen oder in den Park, zum Rollschuhlaufen oder ins Schwimmbad. Es war immer was anderes. Hinterher konnte sie nicht mehr weg. Das heißt, sie wollte wohl auch nicht, sie hatte immer Angst, wenn sie das Haus verließe, würde er die Gelegenheit nützen und wieder trinken.«

»Wann ist sie denn zum Einkaufen gegangen?«

»Nachmittags, wenn ich zu Hause war.«

»Und dann haben Sie darauf aufgepaßt, daß Ihr Vater nicht trank?«

Ich nickte. »Und ferngesehen habe ich. Und Schokolade gegessen.«

Ich hob meine Hände und hielt sie in die Höhe meiner Wangenknochen. Dann blies ich die Backen auf.

Rosen lächelte. »Wieviel Schokolade haben Sie denn im Schnitt pro Tag gegessen?«

»Eine Tafel. Jeden Tag.«

»Hat das denn niemand bemerkt?«

»Zu Anfang nicht. Erst als es offensichtlich war, weil ich so dick wurde. Und dann hat meine Mutter geschimpft.«

Ich erzählte, wie Mama sich immer aufgeführt hatte. Die Familie bestellte damals Schokolade, Kaffee und Tabakwaren bei einer Firma, die nur in großen Mengen lieferte, dafür aber hervorragende Qualität zu niedrigen Preisen bot. Die Schokolade kam in Zehnerpacks, und obwohl ich so zugenommen hatte, bestellte Mama sie weiter, drohte mir aber täglich damit, sie in Zukunft nicht mehr zu bestellen.

»Dann nahm sie eine Tafel aus dem Schrank, schwenkte sie vor meiner Nase und beschimpfte mich, weil ich so fett sei und trotzdem dieses Zeug wolle.«

Rosen verzog keine Miene. »Hat sie Ihnen das Zeug nach der Strafpredigt dann trotzdem gegeben?«

»Jedesmal.«

Daraufhin lächelte der Psychiater und lehnte sich genüßlich zurück in seinen Elfenbeinturm.

»Ich weiß ja nicht allzuviel über Ihre Mutter«, sagte er dann, »aber ich nehme an, daß sie sehr alte Eltern hatte. Richtig?«

»Meine Großmutter war vierzig, als meine Mutter geboren wurde, und damals war das eine Seltenheit.«

Rosen nickte.

»Wissen Sie, Bea, diese alten Eltern haben dem Kind vermutlich immer nachgegeben, gleichgültig, was die Kleine wollte. Ein solches Kind wird zwangsläufig selbstsüchtig; es kann gar nichts dafür. Wenn andere Menschen einem solchen Kind im späteren Leben nicht gehorchen, fühlt es sich sofort ungeliebt. Verstehen Sie, was ich meine?«

Ich verstand es nicht.

»Nun«, wurde er daraufhin deutlicher, »Ihre Mutter wollte nur, daß Sie ihr gehorchen, doch wußte sie selbst gar nicht, was sie von Ihnen wollte. Einerseits sollten Sie wenigstens Ihre Schokolade haben, andererseits sollten Sie davon aber nicht dick werden. Und da das eine ohne das andere nicht möglich war, reagierte Ihre Mutter so konfus, daß es Sie dann wiederum ganz konfus machte.«

Ich sah ihn fragend an.

»Sie wollte, daß ich *wenigstens* meine Schokolade hatte?« wiederholte ich dann.

Rosen nickte.

»Sie waren zum damaligen Zeitpunkt ein zutiefst unglückliches Kind, Bea, darüber müssen Sie sich im klaren sein. Nichts war mehr so, wie es vorher gewesen war, denn auf Papa konnten Sie sich nicht mehr verlassen. Das haben Sie mit Ihren acht Jahren zwar noch nicht gewußt, denn Sie konnten es damals verstandesmäßig noch nicht erfassen, trotzdem haben Sie es gefühlt. Und Sie haben zur Selbsthilfe gegriffen. Schokolade ist nichts anderes als eine Verbindung von Zucker, Fett und geringen Mengen Koffein, und wenn man genug davon ißt, hat sie einen Ausstoß von Glückshormonen zur Folge. Die brauchten Sie in Ihrem Unglück.«

Ich hörte das, und dabei wurde mir plötzlich bewußt, daß ich Dicksein und Unglück schon immer als eine Einheit empfunden, bisher aber immer geglaubt hatte, durch Gewichtszunahme unglücklich zu werden.

»Nein«, lachte mein Psychiater, »wenn Sie heute Gewicht zulegen, erinnern Sie sich dadurch an das Unglück von damals, deshalb steckt das in Ihrem Innenleben in ein- und derselben Schublade. Wie lange waren Sie so dick?«

»Nicht lange«, antwortete ich. »Ein, zwei Jahre vielleicht. Später hatte ich dann noch mal so eine Phase, da war ich etwa vierzehn. Da hat der Schub aber nur ein paar Wochen gedauert.«

»Und seit wann sind Sie so schlank, wie ich Sie jetzt kennengelernt habe?«

Da brauchte ich nicht lange zu überlegen. Ich hatte all meine Gewichtsprobleme mit dem Tag verloren, an dem ich von zu Hause ausgezogen war.

»Aha«, meinte Dr. Rosen.

»Ja«, sagte ich laut zu mir selbst, »das macht selbst für mich auf Anhieb Sinn.«

»Wenn Sie mit sich allein sind, sind Sie also glücklich, Bea. Und wenn Sie glücklich sind, haben Sie bessere Dinge zu tun, als immerzu zu essen, und deshalb dachten Sie bislang vermutlich, Abnehmen mache Sie glücklich. Richtig?«

Damit hatte er den nächsten Nagel auf den Kopf getroffen. Noch eine halbe Stunde zuvor hätte ich jeden Eid geschworen, daß ich durch den Verlust von zwei, drei Kilogramm Gewicht einen unverhältnismäßigen Gewinn an innerer Leichtigkeit und Lebensfreude erzielen konnte. Jetzt wußte ich es besser.

»Lassen Sie uns aber noch mal auf 1965 zurückkommen«, bat Dr. Rosen. »War damals sonst noch irgend etwas ungewöhnlich in Ihrem Leben?«

Ich überlegte.

»Damals habe ich mit dem Schreiben angefangen«, entfuhr es mir, eh ich mich versah. »Mein Gott!«

Ich war wirklich überrascht, ganz im Gegensatz zu meinem Psychiater.

Der sah mich nur an und sagte mit sanfter Stimme: »Tja, das unglückliche Kind wollte sich irgendwie Gehör verschaffen. Was war noch in diesem Frühjahr?«

Rosen hörte mir zwar zu, doch spürte ich, daß ihn meine schriftstellerischen Anfänge im Moment nicht sonderlich interessierten.

»Ich weiß nicht, was sonst noch war in diesem Frühjahr 1965«, stöhnte ich, bevor er noch mal nachhaken konnte. »Ich weiß es wirklich nicht mehr. Da war so viel und eigentlich auch wieder nichts. Ich ging morgens zur Schule, und nachmittags fuhren meine Mutter und ich zu meinem Vater ins Krankenhaus, und abends kamen wir dann wieder nach Hause, und ich machte meine Aufgaben, und dann ging ich ins Bett.«

Erwartungsvoll sah mein Psychiater mich an. »Haben Sie damals nicht mal mit Freundinnen gespielt?«

»Nein. Nur mit Tatjana. Aber die war keine Freundin, die war damals schon fast zwanzig.«

»Und warum haben Sie mit der gespielt?«

»Sie hat manchmal auf mich aufgepaßt.«

»Wann?«

»Wenn meine Mutter ... Mein Vater hatte einen Freund, den Onkel Liebrecht, und der fuhr Mama und mich manchmal zum Krankenhaus. Manchmal fuhr er meine Mutter auch irgendwo anders hin, wenn sie was erledigen mußte. Und wenn ich nicht mitsollte, paßte Onkel Liebrechts Tochter auf mich auf, die Tatjana.«

»Mochten Sie das Mädchen?«

»Sie hatte es schwer. Ihre Mutter war so sehr krank.«

»Mochten Sie Onkel Liebrecht?«

Die Frage überforderte mich ein wenig. Ich wußte das nicht

mehr, ob ich ihn gemocht hatte oder nicht, und ich glaubte mich zu erinnern, daß ich ihn auch nur zwei-, dreimal in meinem Leben gesehen hatte und deshalb gar nicht beurteilen konnte, ob er ... aber –

»O ja«, sagte ich plötzlich, »ich mochte ihn sogar sehr. Bevor mein Vater krank wurde, kam er mindestens zweimal die Woche zu uns, und er brachte mir immer was mit. Später war er dann sehr lieb und nett zu meiner Mutter und mir, und er hat sogar meine nervige Fragerei immer wieder ertragen. Das war nämlich so. Der Onkel Liebrecht, der hatte im Krieg den Zeigefinger seiner rechten Hand verloren. Und immer wenn er kam, habe ich ihn damit genervt. Dann mußte er mir wieder und wieder erzählen, wie das damals passiert ist, wie er in dem Schützengraben gelegen hat, von wo die Kugel gekommen ist, die den Finger abschoß – und geglaubt habe ich ihm natürlich trotzdem nicht.«

Ich lachte vor mich hin.

»Warum nicht?« fragte Rosen.

Es war mir peinlich, darauf zu antworten.

»Ich weiß auch nicht«, wich ich deshalb aus.

»Log er häufiger, der Onkel Liebrecht?«

»Nein.«

»Aber?« Mein Psychiater blieb beharrlich.

»Na ja«, gab ich deshalb zu, »Onkel Liebrechts Frau war ja so krank. Ich habe sie nur ein einziges Mal gesehen, weil Tatjana was eingekauft hatte und ich mit in die Wohnung ging, um es in den Kühlschrank zu stellen. Das war am hellichten Tag, und trotzdem waren in der Wohnung alle Jalousien heruntergezogen, und Tatjanas Mutter lief im Nachthemd herum, ohne einen von uns beiden wahrzunehmen. Sie weinte die ganze Zeit, und es hieß, sie habe Depressionen.«

Ich atmete tief durch.

»Als ich an dem Abend heimkam, habe ich meiner Mutter gesagt, daß der Onkel Liebrecht lügt, wenn er behauptet, er habe den Finger im Krieg verloren. In Wahrheit sei der Finger in seiner Frau, und deshalb sei die krank.«

»Und was hat Ihre Mutter dazu gesagt?«

»Sie war ziemlich entsetzt und wollte wissen, wie ich auf diese Idee käme.«

»Für heute machen wir erst mal Schluß, Bea. Und ich nehme doch nicht an, daß Sie wirklich in zwei, drei Tagen nach Deutschland zurückfliegen wollen. Oder?«

Ich war völlig verwirrt. Ich hatte da soeben eines der intimsten Details meiner Kindheit offenbart.

»Was meinen Sie denn?« flüsterte ich und blickte Dr. Rosen in die Augen.

»Ihre Mutter ist krank«, sagte er, ohne lange zu überlegen, »daran besteht kein Zweifel. Im Moment sind Sie jedoch weit hilfsbedürftiger als Ihre Mutter. Deshalb sage ich: Lassen Sie sich von mir helfen, Bea! Und wenn das getan ist, helfen Sie Ihrer Mutter!«

Noch am gleichen Nachmittag verwarf ich den Gedanken, sofort nach Deutschland zurückzukehren. Wenn nichts Unvorhergesehenes passierte, wollte ich bis Ende März in Los Angeles bleiben und mich in dieser Zeit ausnahmslos um mich und mein Innenleben kümmern. Das schien erforderlich zu sein.

Bis zu diesem Zeitpunkt hatte ich zwar gewußt, daß ich – wie der Rest der Menschheit – eine Psyche hatte, doch wäre ich im Traum nicht auf die Idee gekommen, dieses Ding könnte ein Eigenleben entwickeln. Natürlich hatte ich hie und da Probleme gehabt. Stimmungsschwankungen. Die hatten andere auch, und die der anderen hatte ich auch immer gern berücksichtigt. Meine eigenen hatte ich indes ertränkt oder mit Medikamenten betäubt, und dafür hatte sich meine Psyche offenbar gerächt.

Am Nachmittag des 3. Januar 1996, während der Sitzung, hatte ich mich an Einzelheiten von Begebenheiten erinnert, die Jahrzehnte zurücklagen. Am Morgen dieses 3. Januar hätte ich nicht einmal sagen können, daß die Begebenheiten je stattgefunden hatten. Tief in meinem Inneren schlummerte also etwas, das ein eigenes Leben führte und Erinnerungen sammelte wie bunte Murmeln.

War ich mir dessen nicht bewußt, rollte mal die eine, mal die andere durch meine Gegenwart, und das war gefährlich, denn man konnte auf den Biestern ausrutschen und fallen.

So nahm ich mir vor, das Etwas in meinem Inneren mit Geduld und Aufmerksamkeit dazu zu bringen, mich an seinem Spiel teilhaben zu lassen. Ganz bewußt wollte ich die Murmeln meiner Erinnerung sammeln, eine nach der anderen, und wenn ich Glück hatte, kam am Ende ja vielleicht eine Kollektion dabei heraus, mit der ich für die Zukunft etwas anfangen konnte.

Meine Mutter war entsetzt über mein Vorhaben, die Therapie weiterzuführen. Während meines Deutschlandaufenthalts hatte sie mir mehrfach erklärt, daß so was ja nichts bringen würde, und mir geraten, damit Schluß zu machen.

»Ein vernünftiger Mensch verschwendet doch mit so was nicht seine Zeit, Beate. Man läßt die Vergangenheit ruhen und lebt im Heute. Aber das brauche ich dir ja nicht zu sagen, du wirst eh das Richtige tun.«

Auch von Dr. Rosen hielt Mama überhaupt nichts.

»Das sind doch alles Perverse. Überleg mal, der Kerl kassiert Geld dafür, daß er sich Schnee von gestern anhört! So einfach möchte ich es auch haben. Daß du das überhaupt aushältst! Ich mag mir für mich selbst gar nicht vorstellen, einem wildfremden Menschen die intimsten Dinge meines Lebens zu erzählen.«

Jetzt, da meine Mutter erfuhr, daß ich meine Therapie nicht nur fortsetzte, sondern auch noch intensivierte, fuhr sie schärfere Geschütze auf.

»Wenn du dir das leisten kannst«, meinte sie zunächst. »Ich könnte dir zwar angenehmere Wege aufzeigen, dein Geld zum Fenster herauszuwerfen, aber das muß ja jeder selbst wissen. Enttäuscht bin ich trotzdem von dir, das darf ich ja wohl sagen.«

Mama war enttäuscht, weil selbst meine Kusine Luise nach ein paar Stunden Psychotherapie begriffen hatte, daß das Blödsinn war, und Luise war nach Einschätzung meiner Mutter ein unintelligenter, hausbackener Trampel.

»Selbst die war gescheiter als du!«

Außerdem befürchtete meine Mutter, sie sähe nun in der Beziehung zu mir den schlimmsten Zeiten ihres Lebens entgegen.

»Es ist schließlich bekannt, daß Psychiater für alles die Mütter verantwortlich machen. Wer weiß, was der Knabe dir alles für Flausen in den Kopf setzen wird? Und ich bin dann an allem schuld.«

Mama war wirklich entsetzt. Sie schien auch Angst zu haben.

Für mich machte das keinen Sinn, und deshalb kümmerte ich mich auch nicht weiter darum.

2

Gleich in der ersten Januarwoche des Jahres 1996 begann ich mit meinem so üppigen Therapieprogramm. Montags, mittwochs und freitags ging ich für je eine Stunde zu Dr. Rosen. Die übrigen Tage brauchte ich, um mich von den hinter mir liegenden Sitzungen zu erholen und mich auf die vor mir liegenden vorzubereiten.

Beides war gleichermaßen anstrengend. Meine Erinnerungsfähigkeit war aus einem mir unerfindlichen Grund stark eingeschränkt, und wenn ich mich dann endlich erinnerte und den Fetzen Vergangenheit in Worte kleidete und zum besten gab, dann stellte mein Psychiater diesbezüglich Fragen, die meines Erachtens gar nichts mit dem Erzählten zu tun hatten. Am Ende mußte ich jedesmal feststellen, daß meine Erinnerung vor der Therapiestunde eine andere gewesen war als die Erinnerung, die ich nach der Sitzung hatte. Mein Vorher-Fetzen hatte nichts als Ballast für meine Hirnzellen dargestellt. Die bearbeitete Nachher-Fassung gab mir Aufschluß über Gefühle und Verhaltensweisen, die ich immerzu an den Tag legte, ohne jemals geahnt zu haben, daß es dafür einen konkreten Auslöser gegeben hatte.

»Das finde ich faszinierend«, erklärte ich meinem Psychiater.

»Eine Behandlung wie die Ihre ist überhaupt faszinierend«, erwiderte er.

Worum es bei dieser Behandlung im einzelnen ging, war mir gar nicht klar. Ich fragte auch nicht. Und ich las auch keine schlauen Bücher. Ich wußte nichts über Persönlichkeitsstörungen, ich wußte nichts über das Verhältnis von Liebe und Abhängigkeit zueinander, ich wußte nichts über traumatische Kindheitserlebnisse und ihre Auswirkungen auf das Erwachsenenalter des Betroffenen.

Und daß ich ein ACOA mit HD-HFR war, nun, das erfuhr ich eh früh genug.

Zuerst glaubte ich ja, mich verhört zu haben, als Dr. Rosen mich in einer unserer ersten Therapiestunden so nannte. Ich dachte, ACOA mit HD-HFR sei die Verbindung mehrerer, mir bislang unbekannter Vokabeln.

»So ähnlich ist es auch«, lachte mein Psychiater. »Ein ACOA ist in der Fachsprache das erwachsene Kind eines Alkoholikers. In Ihrem Fall, Bea, kommt erschwerend hinzu, daß nicht nur ein Verwandter ersten Grades, nämlich Ihr Vater, Alkoholiker war, sondern zudem auch noch zwei Verwandte zweiten Grades, Onkel und Großvater, abhängig waren. Und das stufen wir HD, hohe Dichte, und HFR, hohes Familienrisiko, ein.«

»Aha ...«

Gleich lachte Rosen noch einmal.

»Ich weiß, Bea, daß Sie das für wild aneinandergehängte Buchstaben halten. Es ist aber weit mehr als das. Sie meinen, daß Sie eine Trinkerin geworden sind, weil Sie einen schwachen Charakter haben und nicht stabil genug waren, um nüchtern mit Ihren Problemen und dem Leben fertig zu werden.«

Ganz liebevoll sah er mich an, das hatte er bisher noch nie getan.

»Das stimmt aber nicht«, fuhr er dann fort. »Vielmehr haben Sie sich so entwickelt, weil Sie sich gar nicht anders entwickeln konnten. Sie haben den Weg nicht gewählt. Sie sind schon auf dem Weg geboren worden, und um ihn irgendwann verlassen zu können, mußten Sie ihn erst einmal gehen.«

Mir wurde ganz seltsam zumute. Ich wußte nicht, ob ich lachen oder weinen sollte.

»Wonach ist Ihnen denn mehr?« fragte Rosen.

»Ich habe meinen Vater sehr geliebt«, antwortete ich.

»Sie möchten ihm also keinerlei Schuld an Ihrem Schicksal zuweisen?«

So war es.

»Und wie ist es mit Ihrer Mutter?«

»Die trifft auch keine Schuld, Herr Doktor. Sie hat es unheimlich schwer gehabt. Zuerst die Sorgen mit meinem Vater, dann die mit mir.«

Ich stockte.

»Trotzdem ist es mit ihr anders«, gab ich dann zu. »Ich bilde mir nämlich oft ein, meine Mutter sei an allem schuld. Dabei weiß ich genau, daß dem nicht so ist, und dafür schäme ich mich dann.«

Ja, diese Scham war immerzu da, zugleich war da aber auch dieser Zorn in mir. Ich sah mich an der Hand meiner Mutter gehen, ich reichte ihr kaum bis zu den Hüften. Wir liefen auf diese schwere Holztür zu, die Mama nur öffnen konnte, wenn sie beide Hände dazu nahm, so daß sie mich für einen Moment losließ, dann aber bei den Schultern umfaßte und vor sich herschob.

Ein eigenartiger Geruch stieg mir in die Nase. Er war streng, irgendwie bitter. Mein Vater hatte einen ähnlichen, nur längst nicht so starken Geruch, wenn er abends nach Hause kam.

Es war dunkel um mich her. Mein Kopf stieß gegen einen schweren ledernen Vorhang, den ich beiseite drücken mußte, um ihn weit genug zu öffnen.

Der Raum, der sich vor mir auftat, hatte ein merkwürdiges Licht. Es war nicht wirklich hell und nicht wirklich dunkel darin, denn die Fenster waren nicht aus gewöhnlichem Glas. Es war bunt bemalt, dieses Glas, und es war dick und huckelig. Rote Blumen, gelbe Kreise, grüne Streifen ... In dem Licht, das sie warfen, saßen Männer an runden Tischen und spielten Karten.

Mein Vater war einer dieser Männer, und kaum daß ich ihn erblickte, löste ich mich aus der Schulterumklammerung meiner Mutter und lief auf ihn zu, schlang meine Arme um seinen Hals. Dann küßte er mich und nahm mich auf den Schoß, und da durfte ich auch sitzen bleiben, vorausgesetzt, ich bewegte mich nicht weiter und sprach auch nicht. Andernfalls mußte ich runter vom Schoß und mich irgendwie beschäftigen.

Da waren diese Automaten, die Geldstücke spuckten, doch war ich zu klein, um ohne Hilfe heranzureichen. Es gab aber auch noch andere Automaten, und die standen auf der sogenannten Theke.

Wenn ich auf ein Holzgestell kletterte, das aussah wie ein Stuhl mit viel zu langen Beinen, dann kam ich ran an diese Automaten. Bunte Kugeln aus ekelhaft schmeckendem Kaugummi waren darin, doch bekam man mit jeder Kugel auch immer ein Geschenk, einen Ring nämlich. Der war aus Gold und hatte einen roten, blauen oder grünen Stein, und ich liebte diese Ringe, ich hatte zu Hause einen ganzen Kasten davon.

Diese Ringe waren meine einzige Entschädigung für das Leiden, das Mama mir zufügte, wenn sie mich in diese Stinkhöhlen brachte. So sah ich das, und deshalb forderte ich jedesmal einen neuen.

»Jetzt wird mir einiges klar«, unterbrach Dr. Rosen meine Erzählung. »Ich habe mich immer gewundert, Bea. Sie tragen ziemlich viel Schmuck, aber ausschließlich Brillanten.«

Das stimmte. Ich haßte alles andere.

»Das ist mir noch nie aufgefallen«, lachte ich. »Aber es stimmt, immer wenn ich mir was Neues kaufe, nehme ich mir vor, diesmal einen Saphir oder einen Smaragd anzuschaffen, aber im Endeffekt tu ich es nie, weil die Dinger für meine Augen aussehen wie Glassteine.«

Mein Psychiater lächelte mich an.

»Für die meisten Empfindungen, die wir als Erwachsene haben, gibt es ganz simple Erklärungen, die aus der Kindheit rühren.«

Das schien mir auch so, und gerade deshalb wollte mir nicht einleuchten, daß ich immerzu meine Mutter für all meinen Jammer verantwortlich machen wollte, nur weil sie mich hin und wieder mitgeschleppt hatte, um Papa aus einer Kneipe zu holen.

»Eigentlich haben meine Großeltern, was mich und mein Trinken angeht, viel mehr Dreck am Stecken als meine Mutter«, erklärte ich Dr. Rosen. »Da brauche ich bloß an die Sonntage zu denken!«

Unsere Sonntage bei Großmutter waren nicht nur lang gewesen, diese Sonntage hatten sich auch jede Woche wiederholt. Jede Woche, die Gott gab!

»Erzählen Sie mir mal, wie so ein Sonntag ablief!« bat Rosen und kuschelte sich dabei in seinen Elfenbeinturm, als sollte ich ihm nun brav das Sandmännchen ersetzen.

Ich seufzte. Lange zu überlegen brauchte ich nicht. Die Erinnerungen an die Sonntage bei Papas Eltern waren mit die ersten gewesen, die mich nach meiner Entziehungskur heimgesucht hatten. Bereits im Betty Ford Center waren mir die ersten Fetzen ins Bewußtsein gedrungen.

Es war jeden Sonntag das gleiche Ritual. Um neun wurde im Wohnzimmer gefrühstückt – nicht wie unter der Woche in der Küche –, und sonntags gab es auch kein Brot, sondern Kuchen, zumeist selbstgebackenen Streuselkuchen, den ich über alles liebte.

Während des Frühstücks erklärte mein Vater dann unentwegt, daß er überhaupt keinen Appetit habe, und meine Mutter meckerte, dann hätte sie sich die ganze Arbeit ja eigentlich sparen und vor allem endlich mal ausschlafen können, doch wäre das mit dem Ausschlafen ja ohnehin nichts geworden, weil man ja um Schlag zwölf bei der Großmutter antanzen müßte.

Um halb zwölf kam der Wagen. Da mein Vater wegen Alkohols am Steuer seinen Führerschein verloren hatte, als ich noch gar nicht geboren war, er aber eine Position innehatte, die es ihm ermöglichte, einen Fahrer einzustellen, wirkte unser Leben äußerst luxuriös.

Die Fahrt zu den Großeltern dauerte eine knappe halbe Stunde. Kamen wir dort an, wartete Oma an der Tür mit einem Schnapsglas in der Hand. Der enthielt sogenannten *Braunen* und unterschied sich damit eindeutig vom *Klaren*, doch war es nicht die Farbe, die an diesem Unterschied so bedeutsam war, daß man ihn immerzu unterstreichen mußte. Der *Braune* war teurer, so daß Oma ihrem Erstgeborenen damit etwas Gutes tat, und weil er teurer war, hatten die Großeltern keine größeren Vorräte im Haus. Den *Klaren* gab es gleich kistenweise, allein schon wegen des Onkels.

Onkel Friedrich und Tante Maximiliane lebten im Haus meiner Großeltern, ein Umstand, den die Tante zwar immerzu beklagte, aber niemals änderte. Die Annehmlichkeiten waren offenbar größer als die Unannehmlichkeiten. So ging die Tante beispielsweise für die Großmutter einkaufen, und wenn die Rechnung vierundzwanzig Mark betrug, bekam sie dreißig und konnte den Rest behalten. Die Oma kochte auch für alle vier und nahm dafür kein »Kostgeld«, wie sie das nannte, und die Oma hatte auch ein Telefon, das die Tante jederzeit gebührenfrei benutzte. Doch klang es natürlich gut, wenn man immerzu jammerte, wie man sich für die Schwiegereltern aufopferte, indem man auf seine Privatsphäre verzichtete.

Opa saß in seinem Sessel, wenn wir kamen. Das heißt, Opa saß immer in diesem einen, *seinem* Sessel. Bewußt sah ich ihn nie aufstehen, um vielleicht auch nur zur Toilette zu gehen, und als ich ihn erstmals liegen sah, da war er tot und aufgebahrt. Bis dahin hatte der Opa immer im Sessel gesessen, als würde er dort leben.

Der Sessel stand schräg gegenüber einer antiken Wanduhr. Mein Großvater hielt diese Uhr fest im Auge; sie war das Zweitwichtigste in seinem Leben. Zu jeder vollen Stunde hob er dann den linken Arm und tippte mit dem Zeigefinger der rechten Hand auf sein linkes Handgelenk, auf die Stelle, an der seine Armbanduhr gewesen wäre, wenn er denn eine getragen hätte.

»Emma!« rief er dann nach meiner Großmutter. »Es ist Zeit!«

Alsdann unterbrach die Oma, was immer sie gerade tat, und ging zum Wohnzimmerschrank, holte eine stets bereitstehende Flasche *Klaren* heraus und schenkte dem Opa ein Glas davon ein. Dieses Glas war ein rosafarbenes Stamperl, und es gehörte auf den Tisch vor Opas Sessel, wie der Opa selbst in den Sessel gehörte.

Wenn wir sonntags kamen, sahen wir zu, daß es ein paar Minuten vor oder nach zwölf war. Mein Vater kam lieber ein paar Minuten später, denn er wußte, daß er seinem Vater damit einen Gefallen tat. Dann bekam der Opa nämlich nicht nur sein Zwölf-Uhr-Schnäpschen, sondern durfte kurz darauf gleich noch mit seinem Erstgeborenen mit *Braunem* anstoßen.

Ich wartete immer im Türrahmen, bis das erledigt war. Dann umarmte ich den Großvater und gab ihm einen Kuß auf die Wange, und dafür bekam ich dann fünf Mark, die waren wohl immer griffbereit.

Da ich mit dem Geld nichts anzufangen wußte, wollte ich es immer gleich meiner Mutter geben, worüber die sich jeden Sonntag aufs neue beschwerte.

»Gleich, Kind! Nicht jetzt! Laß mich doch erst mal ein paar Minuten in Ruhe reden!«

Aus irgendeinem Grund ließ meine Mutter ihre Handtasche mit dem Portemonnaie immer in der Diele, während sie selbst in das Wohnzimmer meiner Tante Maximiliane ging. Die beiden Schwägerinnen saßen dann da auf dem Sofa und redeten im Flüsterton aufeinander ein, und dabei ging es immer um das gleiche: Dem Onkel ging es nicht gut, die Oma ärgerte die Tante, das Leben war schrecklich ...

Um Punkt halb eins wurde bei meinen Großeltern gegessen. Da Sonntag war, gab es eine Suppe als Vorspeise. Ich haßte Suppe, und damit war der Ärger dann auch schon vorprogrammiert.

Mein Vater verlangte, daß ich sie trotzdem aß; meine Mutter wollte, daß ich zumindest das Gemüse herauspickte; die Oma meinte, es reiche, wenn ich nur das Hühner- oder Rindfleisch äße; die Tante rollte die Augen.

Beim Hauptgang waren die Probleme ähnlich. Es gab immer Braten bei meiner Oma, und die Fleischscheiben waren schon zu groß für meine Augen, geschweige für meinen Magen. Die Erbsen, Möhren, Bohnen oder Schwarzwurzeln, die Mama mir aufzwingen wollte, schmeckten gräßlich, weil sie zu lange dahingeköchelt hatten, und daß ich nur Kartoffeln mit Soße aß, war für die Begriffe meines Vaters nicht annehmbar. Also redete man so lange auf mich ein, bis ich von allem ein bißchen heruntergewürgt hatte.

Dann kam der Nachtisch, den außer mir nie einer wollte. Und weil ich die einzige war, die den Pudding oder das Eis haben wollte, wurde jeden Sonntag lang und breit darüber geredet.

»Du solltest gar keinen Nachtisch mehr machen«, sagte Papa dann zu seiner Mutter. »Wenn sie weiß, daß es nachher nichts mehr gibt, macht sie beim Essen vermutlich weniger Schwierigkeiten.«

»Das süße Zeug ist ungesund«, schimpfte meine Mutter. »Wenn du mal dein Gemüse mit solcher Inbrunst in dich hineinstopfen würdest!«

»Nun laßt die Kleine doch!« brachte Oma das zumeist zum Ende. »Wir trinken uns jetzt erst mal einen, dann werden wir auch lustig!«

Damit begann dann das eigentliche Sonntagsnachmittagsvergnügen. Meine Großmutter begann, die alkoholischen Getränke auszuschenken. Meine Mutter wählte widerwillig einen Eckes-Edelkirsch, mit dem sie bis zum Abend auskam, meine Tante entschied sich für Whisky. Den trank sie am liebsten, denn den vertrug sie am besten, womit sie wohl meinte, daß sie davon am meisten vertrug. Oma trank indes *Braunen* wie ihr Sohn, und Opa blickte grimmig auf die Wanduhr. Mist aber auch, es war noch nicht Zeit!

Lange hielt ich es nie aus im Wohnzimmer meiner Großeltern. Wenn die Erwachsenen nach dem Essen anfingen zu trinken, nahmen sie mich bald schon nicht mehr wahr. Sie unterhielten sich dann angeregt über solches Zeug wie Krankenversicherung und Altersversorgung, im ärgsten Fall ging es darum, ob Alpenveilchen als Fensterbankblumen den Begonien vorzuziehen waren.

Spätestens wenn das zum Thema gemacht wurde, verzog ich mich in das Wohnzimmer von Onkel und Tante, das jenseits der großen Diele lag. Die Jalousien waren immer zur Hälfte heruntergezogen, und passend zu diesem Licht mußte es auch still sein. Keinen Laut durfte ich machen, sonst störte ich den Onkel.

Mein Onkel Friedrich, den alle immer nur Fritz oder gar Fritzchen nannten, stand nie vor vier Uhr nachmittags auf. Er blieb so lange in seinem Bett, weil er krank war, doch wurde nie darüber geredet, was für eine Krankheit er hatte. Mich beschäftigte das jeden Sonntag, denn wenn ich den Onkel zu Gesicht bekam, kam er mir eigentlich nie krank vor.

Fritz war zehn Jahre jünger als mein Vater, klein, schmächtig, nur einen dicken Bauch hatte er. Im letzten Kriegsjahr war er gerade mal sechzehn gewesen, und trotzdem hatte man ihn nach Rußland geschickt. Es hieß, daß das mit ein Auslöser für seine Krankheit gewesen wäre; zumindest hatte es dafür gesorgt, daß der Onkel nie gearbeitet hatte. Sein Beruf war der, krank zu sein.

Wenn er sonntags gegen vier Uhr nachmittags aus seinem Schlafzimmer kam, trug er immer eine lange Hose und ein Unterhemd. Es war ein Netzhemd, eines von denen, die meine Mutter als Putzlappen benutzte, weil mein Vater sich weigerte, so was anzuziehen.

»Na, was treibst du dich denn schon wieder hier herum?« begrüßte er mich jeden Sonntag aufs neue.

Und dann schüttelte er verständnislos den Kopf, denn es leuchtete ihm wohl nicht ein, warum dieses kleine Mädchen im Halbdunkel auf seinem Wohnzimmersofa vor sich hin döste.

Als nächstes zog Onkel Fritz die Jalousien hoch, dann schaltete er den Fernsehapparat ein.

»Deshalb bist du doch hier«, lachte er mich an und setzte sich in seinen Sessel.

Der war von ähnlicher und doch ganz anderer Bedeutung als Opas Sessel. Der Onkel schien zwar nicht an diesem Sessel festgewachsen zu sein, doch schien an diesem Sessel etwas festgewachsen zu sein, stand doch daneben auf der Erde ein kleiner Korb. In diesem Körbchen befanden sich zwei Flaschen. Die eine war noch fest verschlossen, die andere hatte einen sogenannten Gießer. Kaum daß der Onkel Platz genommen hatte, griff er nach der Flasche mit dem Gießer und schob das Röhrchen in eine Zahnlücke in seinem Oberkiefer, um zu trinken.

Erst danach konnte er sich dafür interessieren, was für ein Fernsehprogramm er eingeschaltet hatte, ob er das überhaupt gucken wollte oder nicht.

Ob ich vielleicht eine Kindersendung sehen wollte, wurde nie gefragt. Vielmehr schimpfte der Onkel, wenn mal zufällig eine lief, und er hörte erst auf mit dem Schimpfen, wenn der Sport begann. Das mochte er offenbar. Wenn der erste Fußball über den Bildschirm rollte, kam Leben in Onkel Fritz. Und fiel das erste Tor, stand er auf und ging zum Wohnzimmerschrank, öffnete eine der Schubladen, sah mich an.

»Möchtest du ein Katjes?«

Das wollte ich immer. Und so bekam ich es auch. Sonntags nachmittags gab Onkel Fritz mir immer ein Lakritz.

»Haben Sie nach dem Essen bei Ihrer Oma immer beim Onkel auf dem Sofa einen Mittagsschlaf gehalten?« fragte Dr. Rosen.

Ich stutzte. Immer nicht, doch glaubte ich mich zu erinnern, daß ich es recht oft getan hatte.

»Warum?« fragte mein Psychiater. »Was hat Sie so müde gemacht?«

»Ich weiß nicht.«

»Oder waren Sie gar nicht müde, Bea, und haben sich nur so hingelegt?«

Das war eine gute Frage.

»Ich glaube«, sagte ich, nachdem ich eine Weile darüber nachgedacht hatte, »ich glaube, daß ich damit Zeit schinden wollte. Wenn ich schlief, hatte ich die Langeweile schneller hinter mir.«

Rosen machte ein Gesicht, als sei die Erklärung zwar gut, aber nicht gut genug. »Das ist nur natürlich«, meinte er. »Ihre Eltern waren zusammen, und Sie schienen nicht dazuzugehören.«

Gedankenverloren nickte ich vor mich hin.

»Sie waren immer zusammen, und ich gehörte nicht dazu«, hörte ich mich im nächsten Moment sagen. »Sie waren mit den anderen Erwachsenen zusammen, und ich war allein, weil diese anderen Erwachsenen keine Kinder hatten.«

»Oder war es vielleicht wie damals, als Ihre Mutter den Bänderriß erlitt?« meinte er. »Haben Sie sich hingelegt und versucht zu schlafen, weil Sie hofften, dann hätten Sie alles nur geträumt?«

Ich konnte mit der Frage nichts anfangen. Deshalb zuckte ich nur mit den Achseln.

»Was weiß ich«, seufzte ich dann. »Das ist alles so lange her.«

»Denken Sie gern an diese Zeit zurück?«

Auch das wußte ich nicht zu beantworten.

»Bis vor kurzem fand ich viele meiner Erinnerungen witzig«, sinnierte ich. »Meine Großmutter hat sich beispielsweise immer darüber beschwert, daß sie meinetwegen jeden Sonntag Sprudelwasser oder Saft im Haus haben mußte. ›Die Kleine trinkt ja noch nichts anderes!‹ jammerte sie dann. Oder wenn der Pastor nach dem Vespergottesdienst vorbeikam. Der wurde auch immer mit *Braunem* an der Tür empfangen, und wenn dann später am Tisch richtig angestoßen wurde, hat die Oma sich immer für mein Saftglas entschuldigt. Das störte wohl ihren Schönheitssinn zwischen all den Stamperln. Vor ein paar Monaten hätte ich über diese Dinge noch gelacht.«

»Und jetzt?«

»Na ja, jetzt sehe ich natürlich, was aus mir geworden ist, und kann nicht mehr darüber lachen.«

»Wissen Sie noch, wann Sie zum erstenmal Alkohol getrunken haben?«

Das wußte ich nicht. Es war vermutlich Weihnachten, Silvester oder bei irgendeinem Geburtstag, und ich war noch sehr klein gewesen.

»Wissen Sie denn noch, wann Sie sich zum erstenmal betrunken haben, Bea?«

Auch daran konnte ich mich auf Anhieb nicht erinnern.

»Ich habe in jedem Urlaub einmal zuviel getrunken«, hob ich an, »das weiß ich. So nach drei, vier Tagen wollte ich dann Wein oder Sekt oder einen Cocktail –«

»Wie alt waren Sie da?« unterbrach mich mein Psychiater.

»Dreizehn, vierzehn.«

»Und da hat man Ihnen den Alkohol gegeben?«

»Meine Eltern wußten ja, daß ich ihn nicht vertrug, und sie meinten, wenn sie ihn mir gäben, käme ich selbst dahinter, mir das Zeug aus dem Bauch zu lassen.«

»Und? *Haben* Sie ihn nicht vertragen?«

Ich stieß einen Lacher aus.

»Ich habe den Alkohol deshalb nicht vertragen, weil ich, wenn ich ihn trank, viel zuviel davon trank. Eine Dreizehnjährige, die eine Sektschale *Manhattan* leert, die soll wohl die Nacht über kotzen. Und während der Ferien auf Menorca, da war ich vierzehn, habe ich aus einer Riesenkaraffe Sangria das gesamte Obst herausgegessen, so daß mein Vater mich ins Zimmer tragen mußte. Laufen konnte ich nicht mehr.«

»Wann waren Sie zum erstenmal ohne Ihre Eltern, als Sie sich betrunken haben?«

»O Gott«, entgegnete ich spontan, »das war bei Sabines Party.« Der Vorfall lag so lange zurück, und ich hatte nie wieder darüber nachgedacht. Um so erstaunlicher fand ich es, wie genau ich mich plötzlich erinnerte.

Im Frühsommer 1975 war das gewesen. Ich war damals siebzehn, und das Ballett war meine Welt. Spitzenschuhe, Trikots und die passenden Bänder im Haar waren die einzigen Äußerlichkeiten, um die es mir ging, und mein gesamtes Denken und Fühlen drehte sich darum, ob meine doppelten Pirouetten heute besser gekommen waren als gestern und ob das linke Bein endlich so hoch war wie das rechte. Und Diäten waren natürlich wichtig! Wer von uns war die Dünnste? Diese Frage wurde jeden Morgen vor dem Spiegel neu gestellt, und jeden Morgen gab es eine andere Antwort darauf.

In jenem Sommer 1975 war Uta die Dünnste von uns. Sie war anderthalb Jahre älter als ich und erlebte gerade ihren ersten großen Liebeskummer. Der Mann, in den sie so verliebt gewesen war, hatte sie wegen einer anderen verlassen, und das machte Uta völlig fertig. Sie aß nicht, sie nahm immerzu Valium, das der Arzt ihr verschrieben hatte, und in diesem Zustand kam sie nun auf Sabines Geburtstagsparty.

Sabine war jünger als ich, sie wurde damals sechzehn. Sie war die Tochter eines Anwaltehepaars und lebte in einem wundervollen Anwesen außerhalb der Stadt. Anders als wir wollte sie nicht Tänzerin werden, sie nahm vielmehr an unserem Training teil, um abzunehmen. Sabine war nämlich übergewichtig – nicht aus Tänzersicht, aus jeder Sicht! Sie wog bei einer Größe von etwa einem Meter siebzig stramme fünfundneunzig Kilogramm. Bisher hatte auch der intensive Ballettunterricht daran nichts ändern können, doch hatte die so schüchterne Sabine zumindest mit uns anderen Mädchen Freundschaft geschlossen, und das war ja auch schon mal was wert.

Der so bedeutsame sechzehnte Geburtstag wurde in der Hausbar gefeiert. Sabines Vater hatte sie extra dafür geschmückt, und damit wir das Fest auch in Ruhe und ohne elterliche Überwachung genießen konnten, ging das Ehepaar am Abend aus. Wir waren also ganz für uns.

Am Nachmittag waren ein paar Leute dagewesen, am Abend waren es nur noch Sabine, Uta und ich. Wir saßen beieinander, tratschten wie immer übers Ballett und knabberten dabei Kartoffelchips und Schokolade. Auf dem Plattenteller drehte sich die neueste Scheibe von Neil Diamond, und irgendwann fragte Sabine, ob wir vielleicht ein Schlückchen Champagner trinken wollten.

Uta lehnte ab wegen ihres Valiums, ich war begeistert. Als Sabine die Flasche öffnete, ging ich in Deckung, weil ich Angst hatte, von dem knallenden Korken verletzt zu werden. Dann wurde angestoßen.

Wie immer, wenn ich Sekt oder Champagner trank, war ich enttäuscht. Ich fand das Zeug nicht lecker. Dabei hätte es meines Erachtens lecker sein können, wenn da nicht dieser komische Beigeschmack gewesen wäre, den alle alkoholischen Getränke hatten.

»Warum trinkst du es dann?« fragte Uta.

»Nur so.«

»Warst du je betrunken?«

Ich nickte.

»Wie betrunken?« fragte Uta weiter.

»Daß ich nicht mehr laufen konnte.«

»So richtig voll warst du noch nie? So voll, daß du nicht mehr weißt, wer du bist und wo du bist?«

Nein, das hatte ich noch nie erlebt, und ich fand es plötzlich schade, nahezu verwerflich, daß ich das noch nie erlebt hatte. Es mußte doch toll sein, plötzlich überhaupt nicht mehr Bescheid zu wissen, alles vergessen zu haben.

»Wie wird man denn betrunken?« erkundigte ich mich daraufhin, da Uta in dieser Hinsicht ja offenbar bewanderter war als ich.

»Na, indem man genug trinkt!« gab sie mir lachend zur Antwort.

»Und wieviel ist genug?«

»Paß mal auf, wir machen das jetzt!«

Uta, die immer schon viel praktischer veranlagt gewesen war als ich, ging zur Bar und holte die Champagnerflasche. Dann schenkte sie Sabine und mir das Glas bis zum Rand voll.

»So, Bea, und jetzt stoßt ihr an und trinkt ex!«

»Was trinken wir?« fragten Sabine und ich im Chor.

»Ex!« wiederholte Uta.

Den Ausspruch hatte ich noch nie gehört, und so wurde mir erklärt, was das zu bedeuten hätte.

»In einem runter?« vergewisserte ich mich trotzdem noch einmal.

»In einem runter!«

Ich konnte später nicht mehr sagen, wie viele Gläser Champagner ich ex hatte trinken müssen, um mich so zu fühlen, wie ich mich letzten Endes fühlte. Ich erinnerte mich zwar, daß Sabine bald schon eine neue Flasche entkorkte, und ich wußte auch, daß sie das ein weiteres Mal tat, doch verließ mich meine Erinnerung spätestens an diesem Punkt. Was ferner blieb, waren nur ein paar Fragmente.

Da war dieser Augenblick, als Sabine sich mit dem Hintern in die Kartoffelchips setzte und wir alle ganz fürchterlich darüber lachten, sie selbst am allermeisten.

Dann war da der Moment, als ich unbedingt ins Bett wollte, weil ich nicht mehr konnte, und irgendwie schafften wir es auch gemeinsam, dahin zu kommen, denn wir schliefen in jener Nacht alle im gleichen Gästezimmer, das an die Bar angrenzte.

Kaum daß ich lag und die Augen schloß, fing alles an, sich zu drehen. Das war grauenvoll, weil mir zugleich übel wurde, und als ich das äußerte, schlug Uta vor, daß ich meine Augen einfach offenließ.

»Dann kann ich aber doch nicht schlafen«, lallte ich.

Meine Zunge gehorchte mir überhaupt nicht mehr, aber das fand ich nur merkwürdig, darüber hinaus interessierte es mich nicht.

»Du brauchst jetzt ja auch noch nicht zu schlafen«, erklärte Sabine, die weit weniger getrunken hatte als ich. »Erzähl uns lieber was, Bea! Erzähl uns mal, ob du noch Jungfrau bist.«

Sabine wußte genau, daß ich noch Jungfrau war, doch ärgerte es mich, daß sie jetzt davon sprach, und so beschloß ich, sie zu belügen.

»Nein«, gab ich von mir, »aber das darfst du niemandem erzählen. Ich habe da nämlich vor ein paar Wochen –«

Plötzlich konnte ich nicht weitersprechen. Um den geplanten Münchhausen-Monolog überhaupt beginnen zu können, hatte ich die Augen geschlossen – ich mußte schließlich wenigstens vor meinem geistigen Auge sehen, was ich angeblich erlebt hatte –, und nun drehte sich wieder alles, aber diesmal war das Drehen nicht nur in meinem Kopf, sondern auch in meinem Magen, und so hatte ich Mühe, schnell genug aus dem Bett zur Toilette zu kommen.

Ich erbrach wahre Fluten. Die Kohlensäure des vielen Champagners, den ich intus hatte, verursachte einen derartigen Druck, daß ich gar nicht kontrollieren konnte, wo das Zeug überall hinspritzte. So mußte ich erst mal saubermachen, nachdem der erste Schub vorüber war.

Danach ging ich wieder ins Bett, doch fühlte ich mich jetzt eigentlich nur noch schlechter als vorher. Das heißt, die Übelkeit war jetzt zwar etwas geringer, doch fühlte ich mich zum Ausgleich maßlos erschöpft. Mir war, als könnte ich aus eigener Kraft keinen Finger mehr krümmen.

Wieder drehte sich alles, als ich mich hinlegte und die Augen schloß, und nachdem ich ein paar Minuten versucht hatte, trotzdem zur Ruhe zu kommen, und das einfach nicht gelingen wollte, stand ich neuerlich auf und ging noch einmal zur Toilette. Ich wollte mir den Finger in den Hals stecken, denn vielleicht erbrach ich ja noch einmal, und danach wäre alles wieder gut.

Doch so weit ich den Finger auch in meine Kehle schob, da kam nichts mehr. Mein Magen machte ein paar verzweifelte Geräusche, das war alles. Es hörte sich an, als versuche man, eine leere Plastikflasche auszuwringen.

Ermattet kauerte ich vor der Kloschüssel. Durch die Haltung, die ich in den letzten Minuten innegehabt hatte, war mir das gesamte Blut in den Kopf geschossen, und jetzt fühlte ich mich auf einmal, als sei ich unfähig, mich jemals wieder zu erheben und ins Bett zurückzukommen. Also döste ich dort vor der Kloschüssel eine Weile vor mich hin, raffte mich dann aber doch auf.

Es war dunkel im Korridor. Und plötzlich wußte ich nicht mehr, wo denn dieses Schlafzimmer war, in dem mein Bett stand. Links oder rechts? Ich erinnerte mich wirklich nicht mehr, und so lief ich einfach mal nach links. Tatsächlich war da nach ein paar Schritten eine Tür, und ich drückte die Klinke herunter.

Der Raum vor mir war groß. So groß war unser Schlafzimmer nicht. Doch war ich ja vielleicht vorher durch diesen Raum zur Toilette gelangt und hatte das nur nicht mehr in Erinnerung.

Unfähig, die Augen länger als ein, zwei Sekunden geöffnet zu lassen, torkelte ich weiter, so weit, bis ich schließlich irgendwo anstieß und das Gleichgewicht verlor. Es warf mich vornüber. Und da hing ich nun.

Was dann geschah, war grauenhaft. Ein Teil meines Hirns wollte die ganze Sache unbedingt lustig finden, und deshalb hatte ich Mühe, nicht zu lachen. Derweil wußte der andere Teil ganz genau, daß diese Sache hier überhaupt nicht lustig war, doch war sie nicht zu ändern. Ich konnte meine mißliche Körperhaltung nicht ändern, denn ich wußte nicht mehr, in welche Richtung ich mich bewegen durfte, und der Grund dafür war einfach ...

Nun, ich hing über einem Bügelbrett, wie sich später herausstellte, später, als meine Freundinnen Sabine und Uta mich durchgefroren in der Waschküche fanden, wo ich mit dem Kopf voran über dem Brett hing und immerzu laut johlte:

»Hilfe! Wo ist denn oben? Hilfe, ich weiß nicht, wo oben ist! Hilfe!!!«

»Nach diesem Erlebnis trank ich jahrelang keinen Schluck mehr«, erzählte ich Dr. Rosen. »Und in den ersten Jahren war das auch nicht schwer, denn ich bekam ja meinen Krebs und verbrachte lange Zeit im Krankenhaus. Danach war ich dankbar, wenn ich ein Stück mageres Fleisch bei mir behalten konnte, an Alkohol habe ich da weniger gedacht.«

»Was konnten Sie damals überhaupt vertragen?« wollte mein Psychiater es genau wissen. »An Essen und Trinken, meine ich.«

Ich seufzte.

»Die Chemotherapie hatte da ziemliche Schäden verursacht«, erklärte ich ihm. »Ich konnte nichts essen, was gebraten oder sonst irgendwie fettig war; ich vertrug keinen Zucker, der blähte mich völlig auf; selbst von einer halben Tasse Kaffee wurde mir schon übel. Also habe ich mich vorwiegend von Obst und gekochtem Gemüse ernährt, aber davon nahm ich nicht zu, und ich hatte auch keine Energie. Deshalb hat mein Vater dann irgendwann vorgeschlagen, meinen Körper mal ein bißchen zu fordern.«

Wieder entglitt mir ein Seufzer.

»Ja«, fuhr ich dann fort, »mit Kartoffelpüree, an dem ein bißchen Butter war, fing ich an, bis es mir irgendwann gelang, ein Stück gebratene Kalbsleber zu essen, ohne gleich zu erbrechen.«

»Und wann kam der Alkohol auf den Plan des Sich-Selbst-Bezwingens?« fragte Rosen, und die letzten drei Worte sprach er so artikuliert aus, daß es fast zynisch klang.

»Später«, entgegnete ich entsprechend pikiert. Ich fand es durchaus sinnvoll, daß mein Vater damals darauf bestanden hatte, mich zu fordern.

»Wieviel später?« blieb mein Psychiater beharrlich.

»Das weiß ich gar nicht mehr.«

»Wie oft mußten Sie denn unmittelbar nach Ihrer Krankheit zur Nachuntersuchung?«

»Alle drei Monate«, antwortete ich. Mir war schleierhaft, warum mein Psychiater plötzlich das Thema wechselte.

»Und wie lange gingen Sie alle drei Monate?«

»Zwei Jahre. Warum?«

Rosen lächelte. »Dann hat man Ihnen also zwei Jahre lang alle drei Monate Beruhigungsmittel verschrieben?«

Spätestens jetzt wußte ich es besser: Er hatte das Thema gar nicht gewechselt.

»Woher wissen Sie das?« fragte ich erschüttert nach.

Sein Lächeln wurde nur noch breiter.

»Das war vor zwanzig Jahren einfach so üblich«, erwiderte er. »Krebspatienten verschrieb man Valium oder ähnliches, denn man wußte natürlich, daß diese Menschen durch die Angst vor einer Neuerkrankung unter erheblichem Druck standen. Andererseits hatten damals die wenigsten eine längere Lebenserwartung, und deshalb wollte man ihnen die Zeit so angenehm wie möglich machen. Was haben Sie damals genommen?«

Ich erinnerte mich da ziemlich genau. Dalmadorm war eines der Medikamente gewesen. »Das andere hieß Mogadan oder so ähnlich.«

»Reine Schlafmittel also.«

»Ich habe nie gern Beruhigungsmittel geschluckt, Schlafmittel waren mir immer lieber.«

»Warum?« erklang es sogleich wieder aus dem Elfenbeinturm.

»Ich weiß nicht.«

»Lieber ganz weg sein als nur ein bißchen benebelt?«

»Vielleicht, Herr Doktor.«

»Wovor wollten Sie weg? Was machte Ihnen das Leben so schrecklich, daß Sie unbedingt schlafen wollten?«

Ich konnte diese Frage bei bestem Willen nicht beantworten.

»Ich weiß ja auch nicht, warum ich überhaupt mit dem Trinken angefangen habe«, bemerkte ich dazu. »Eigentlich weiß ich überhaupt nichts. Warum habe ich das getan, und warum habe ich dann plötzlich damit aufgehört, und warum habe ich, seit ich damit aufgehört habe, gar kein Bedürfnis mehr zu trinken?«

»Haben Sie das nicht?« fragte Dr. Rosen ganz erstaunt.

»Nicht wirklich. Nicht so, wie ich das in den Büchern lese, die andere Alkoholiker geschrieben haben. Ich verspüre zwar manchmal den Drang, Schnaps in mich hineinzuschütten, aber das ist kein körperlicher Drang. Der sitzt einzig und allein im Kopf.«

Rosen sah mich an, als sei es ihm überhaupt nicht neu, daß ich es so empfand.

»Das hat einen einfachen Grund«, erklärte er mir. »Es ist mit ziemlicher Wahrscheinlichkeit davon auszugehen, daß Sie an einer Form von Alkoholismus leiden, die wir ›chemischen Mißbrauch‹ nennen. Man weiß heute, daß die Kinder und Kindeskinder von Trinkern gewisse Merkmale in der DNA aufweisen.«

Mit offenem Mund saß ich da.

Rosen verzog das Gesicht. »Es ist im einzelnen sehr schwierig zu erklären«, meinte er dann.

»Versuchen Sie es trotzdem?«

Meine an und für sich charmant gestellte Frage konnte ihm nicht einmal ein Lächeln abringen.

»Der chemische Fingerabdruck eines jeden Menschen, Bea, besteht aus etwa einhunderttausend Genen. Und eines davon ist der sogenannte D2-Dopamin-Rezeptor. Nun hat man in den letzten Jahren herausgefunden, daß die Nachkommen von Alkoholikern eine andere Form dieses D2-Dopamin-Rezeptor-Gens in sich tragen als die Nachkommen von Nicht-Alkoholikern. Die nennt man die B1-Version. Bei Kindern wie Ihnen ist davon ein Überschuß vorhanden, und dieser Überschuß löst in einem Teil Ihrer Hirnzellen chemische Veränderungen bei der Produktion und Regulierung der Proteine der Dopaminrezeptoren aus. Dazu ist zu wissen, daß Dopamin ein Nachrichtenträger ist. Dopamin löst lustbezogene Verhaltensweisen aus. Es gibt aber auch Wissenschaftler –«

»Heißt das, daß mein Trinken ein neurologisches und gar kein psychiatrisches Problem war?«

Rosen schüttelte sich wie ein Hund, der in den Regen gekommen war.

»Ich weiß, daß das sehr vereinfacht klingt«, entschuldigte ich mich sogleich.

»Ein bißchen *zu* vereinfacht«, meinte er daraufhin. »Ihr Alkoholismus ist chemisch bedingt, Bea, das ist richtig. Und solange Sie nicht wieder trinken, dürften Sie auch keinen Drang nach Alkohol verspüren. Nur ...«

Er machte eine lange Pause und sah mich dabei nachdenklich an.

»Nur würde ich gern mit Ihnen nach dem Grund suchen, der zu Ihrer Bulimie geführt hat«, fuhr er schließlich fort. »Denn an der litten Sie ja schon, bevor Sie endgültig mit dem Trinken anfingen. Und warum Sie versucht haben, sich das Leben zu nehmen, möchte ich gern wissen. Warum Sie so unsicher sind und so viele Ängste haben. Oder halten Sie das alles für neurologische Probleme?«

Ich senkte den Kopf. Er fühlte sich plötzlich so leer an. Alles war auf einmal leer.

Dieses Gefühl sollte sich in den nächsten Wochen auf mein gesamtes Leben ausdehnen. Im Januar 1996 verließ ich noch regelmäßig die Wohnung, um Einkäufe zu tätigen oder Freunde zu treffen.

Im Februar wurde ich Mitglied bei COSTCO, einer Großhandelskette im Stile der deutschen METRO. Fortan brauchte ich nur noch einmal im Monat einzukaufen, und die Freunde sah ich auch nicht mehr, weil Jean durch seine Arbeit immer häufiger außerhalb von Los Angeles zu tun hatte und mithin niemand mehr drängte, mich aus dem Haus und unter Leute zu bringen.

Ich war allein. Und ich brauchte dieses Gefühl, allein zu sein, nötiger als das tägliche Brot. Die Leere in mir war unerträglich;

schuf ich um mich her die gleiche Leere, wurde alles erträglicher. Ich hätte ja nur zum Telefon greifen und irgend jemanden anzurufen brauchen, und schon wäre alles anders gewesen. Wenn ich mir das einredete, konnte ich mir zugleich einreden, daß auch die Leere in mir meine eigene Entscheidung war. Ich hätte ja nur ...

Nun, was ich dahingehend »nur« hätte tun müssen, wußte ich zwar nicht, doch sagte ich mir, daß ich es nur deshalb nicht wußte, weil ich darüber noch nie in Ruhe nachgedacht hatte. Und ich hatte auch keine Lust, es jetzt zu tun.

Ende Januar 1996 begann meine Mutter mit ihren Bestrahlungen. Sie vertrug sie zunächst recht gut, doch stellten sich mit der Zeit erhebliche Darmprobleme ein.

»Der Durchfall ist so gräßlich, Kind, manchmal komme ich knapp noch zur Toilette.«

Ich machte mir Sorgen um sie, und ich schämte mich dafür, in dieser so schweren Zeit nicht bei ihr zu sein. Doch war mir zwischenzeitlich klar, daß Dr. Rosen recht hatte: Ich war in einem Zustand, in dem ich niemandem helfen konnte, nicht einmal mir selbst.

Frau Doktor Levy stellte bei ihren regelmäßigen Blutuntersuchungen zwar eine Besserung meiner Leberwerte fest, doch ging diese Besserung ihres Erachtens nicht schnell genug vonstatten.

»Wir bewegen uns da immer noch in einer Gefahrenzone, Bea.«

Also hielt ich weiterhin artig Diät und schluckte meine Vitamine und Mineralien.

Eines Morgens kam ich aus der Dusche und trocknete wie gewöhnlich meine Füße ab. Der Laut, den ich kurz darauf ausstieß, war so laut und so schrill, daß Minuten später jemand vom Sicherheitsdienst an meine Wohnungstür klopfte, um anzufragen, ob alles bei mir in Ordnung sei.

»In bester Ordnung!« rief ich durch die geschlossene Tür, und dann wischte ich mir die Freudentränen vom Gesicht.

Mein rechter Fuß. Ich spürte ihn wieder ganz. Von einem Tag auf den anderen war das Gefühl in meinen Zehen wieder da.

Das verleitete mich zu der Annahme, es könne auch in anderen

Teilen meines Körpers wieder Gefühl sein, und so kramte ich den bis dahin im hintersten Schrankwinkel versteckten *Freddy* hervor.

Ein paar Stunden später saß ich heulend auf Dr. Rosens Couch.

»Wieso funktioniert das nicht? Was ist da kaputt?«

»Da ist gar nichts kaputt«, gab mein Psychiater lachend zur Antwort. »Das liegt an der Depression, Bea. Alkoholdepressionen gehen oft mit sexueller Lustlosigkeit einher.«

»Aber ich hätte ja Lust, wenn ich funktionieren würde. Mein Kopf hat sogar richtig Lust! Nur sind meine Clitoris und all das andere Zeug da unten überhaupt nicht am Leben.«

Rosen ließ sich nicht beirren.

»Das ist ein ganz normaler Bestandteil der Depression«, wiederholte er nur noch einmal. »Wenn die vorüber ist, klärt sich auch alles andere.«

»Was soll sich da denn klären?« knurrte ich. »Ich hatte vorher keinen Mann, und ich werde auch hinterher keinen haben, damit hatte ich ja immer schon meine Probleme ...«

Ich hoffte, Rosen würde einhaken, doch tat er das nicht.

»Deshalb muß es doch wenigstens mit *Freddy* klappen«, führte ich deshalb weiter aus.

Mein Psychiater sah mich milde lächelnd an.

»Wie wäre es, wenn Sie Ihre Bemühungen fürs erste mal ein wenig einschränken würden?« schlug er daraufhin vor. »Es deprimiert Sie doch ganz offensichtlich, nicht zu erreichen, was Sie erreichen wollen. Und warum möchten Sie sich bewußt deprimieren?«

Die Frage war berechtigt, denn eigentlich reichte es mir an niederschmetternden Gedanken und Gefühlen. Ich hatte sie so schon genug. Sie kamen von überall und nirgendwo, selbst im Schlaf suchten sie mich heim. Ich schlief in jener Zeit äußerst schlecht, und ich träumte immerzu irgendwelches Zeug, an das ich mich zwar nie erinnern konnte, das mir aber selbst im Traum Schweißausbrüche verursachte.

»Und wie erklärt dein Shrink dir das?« fragte Isabel, als sie mich eines Abends spät anrief, weil sie so lange nichts mehr von mir gehört hatte, daß sie sich Sorgen machte.

»Nenn ihn bitte nicht so!« entgegnete ich.

»So nennt man hierzulande aber die Psychiater, Bea.«

Das stimmte nicht so ganz. Der Begriff »Shrink« kam von dem englischen Verb *to shrink*, dem deutschen »schrumpfen«. Bei einigen Indianerstämmen Südamerikas war es üblich gewesen, Feinde, die man im Kampf besiegt hatte, zu enthaupten, das Gehirn durch die Nase herauszuziehen und die Köpfe dann in der Sonne trocknen zu lassen, wodurch Schrumpfköpfe entstanden. Irgendein überkluger Zeitgenosse hatte es dann mal witzig gefunden, eine Psychotherapie damit zu vergleichen.

»Und deshalb stimmt es nicht, daß ›man‹ hierzulande die Psychiater ›Shrinks‹ nennt«, schimpfte ich mit Isabel. »Menschen wie du nennen sie so, weil Menschen wie du nichts von Psychiatern halten.«

»Die haben ja auch alle eine Macke, Bea! Quatschen unentwegt über Sex, wollen, daß du unentwegt über Sex redest, und wenn du das lange genug getan hast, gehen sie zum Klo und holen sich da einen runter.«

Ich fand diese Bemerkung nicht nur geschmacklos, sondern vor allem unwahr.

»Dr. Rosen redet fast nie über Sex«, erklärte ich Isabel.

»Das gibt es nicht, Bea! Ein Psychiater, der nicht übers Bumsen spricht?«

Isabel war dermaßen erstaunt über meine Eröffnung, daß ich mich nach dem Telefonat mit ihr hinsetzte und mal in Ruhe über meine Therapie nachdachte. Doch stimmte, was ich ihr gesagt hatte. Dr. Rosen hatte mich noch nie nach meinem Sexualleben befragt. Wenn wir darauf zu sprechen kamen, so geschah es, weil ich das Thema darauf brachte, und in diesen Fällen sah er dann zu, daß er das Thema möglichst schnell wechselte.

Das fand ich merkwürdig. Ich fand es so merkwürdig, daß ich es bei meiner nächsten Sitzung klar darauf anlegte, über Sex zu reden. So behauptete ich, kaum daß ich auf Rosens Sofa Platz genommen hatte, die letzten zwei Tage immerzu an Wolfgang gedacht zu haben, an die große Liebe meines Lebens, den Mann, für den ich hatte sterben wollen.

»Wolfgangs Potenzstörungen waren grausig«, jammerte ich. »Er trank ja, und deshalb wollte er zwar oft, aber er konnte fast nie und –«

Gleich unterbrach mich mein Psychiater und kam mit wenigen Worten von meinen sexuellen Problemen mit Wolfgang auf die allgemeinen Probleme zu sprechen, die ich mit diesem Mann gehabt hatte, und als ich daraufhin versuchte, auf den Sex zurückzukommen, reagierte Dr. Rosen regelrecht unwirsch.

»Bea«, fiel er mir mitten im Satz ins Wort, »ich verstehe überhaupt nicht, warum Sie über Ihre Schwierigkeiten mit diesem Mann damals so betrübt waren und es offenbar heute noch sind. Wolfgang war doch nichts anderes als die grausame Ausgabe Ihrer Mutter.«

Fassungslos starrte ich ihn an.

»Meiner Mutter?« wiederholte ich dann, als müßte ich es selbst aussprechen, um es überhaupt glauben zu können.

»Natürlich. Ich wette, die beiden haben einander nicht leiden können.«

Das stimmte, und daß Rosen das wußte, erschreckte mich mehr, als ich zugeben wollte.

»Meine Mutter hielt den Wolfgang für einen Proleten«, erzählte ich. »Umgekehrt hielt Wolfgang meine Mutter für eine einfältige Person, die immer nur Platitüden von sich gab.«

»Sehen Sie!« frohlockte Dr. Rosen. »Die beiden waren einander so ähnlich, daß der eine die Gegenwart des anderen nicht ertragen konnte. Und das war nicht darin begründet, daß sie so wenig voneinander hielten.«

»Sondern?« Nun war ich aber gespannt.

Rosen verzog das Gesicht zur Denkermiene. Das tat er immer, wenn er die Absicht hatte, gleich etwas ganz Bedeutsames von sich zu geben.

»Wolfgang und Ihre Mutter hatten einen gemeinsamen Nenner: Sie ignorierten beide Ihre Gefühle, Bea. Was *Sie* wollten, was *Sie* brauchten, was *Sie* empfanden, das war für beide gleichermaßen unwichtig. Und wenn sie zusammen waren, hatten sie Sorge, daß es Ihnen auffallen würde.«

Wie gelähmt saß ich da.

»Sie haben nie gelernt, Ihrer Mutter gegenüber Ihre Bedürfnisse zu artikulieren, Bea. Wie sollte es Ihnen da möglich sein, Ihre Bedürfnisse einem fremden Mann gegenüber zu äußern?«

Es dauerte geraume Zeit, bis ich mich von dieser Eröffnung erholt hatte.

»Dann hat meine Mutter ja recht«, seufzte ich dann. »Dann ist sie ja wirklich an allem schuld.«

»Sagt sie das?« fragte Rosen.

»Sie hat immer Angst, Sie würden mir das einreden und mir alle möglichen Flausen in den Kopf setzen.«

»Setze ich Ihnen Flausen in den Kopf, Bea?«

Nein, das tat er nicht. Ich hatte zumindest nicht den Eindruck. Mein Psychiater dachte zwar mit mir, doch dachte er niemals für mich. Das mußte ich schon selbst tun. Ich mußte auch immer selbst auf irgendein Thema zu sprechen kommen; er drängte mich da nie. Das einzige, womit er mich bedrängte, waren die Alltäglichkeiten.

»Essen Sie regelmäßig, Bea? Es ist nicht gut, daß Sie sich Ihren Freunden so sehr entziehen. Sie müssen sich mit anderen austauschen.«

Doch genau das schaffte ich eben nicht. Die Leere in mir blieb unvermindert groß, und deshalb tat ich auch alles, was in meiner Macht stand, um die Leere um mich her ebensogroß zu gestalten. Das war zwar nicht schön, doch hielt ich es für hilfreich, nur so konnte ich meine Therapie mit der Intensität betreiben, die sie meines Erachtens brauchte, um Erfolg zu haben.

So waren meine Besuche bei Dr. Rosen bald die einzige Abwechslung in meinem Leben. Dreimal in der Woche saß ich auf dem Sofa und erzählte ihm von meiner Kindheit, meiner Jugend, meinen letzten Erwachsenenjahren.

Wenn ich anschließend nach Hause kam, schrieb ich im einzelnen auf, worüber wir gesprochen hatten, und dann begann ich nachzudenken, worüber wir beim nächstenmal sprechen könnten.

Wie ein Maulwurf wühlte ich mich durch die Erdhügel meiner Erinnerung. Wegen Wolfgang hatte ich am 8. Juli 1980 versucht, mir mit einer Überdosis Schlaftabletten das Leben zu nehmen. Denn Wolfgang hatte behauptet, seine Ehe sei zerrüttet und stehe kurz vor der Scheidung, doch in Wahrheit war ich nur das Mittel zum Zweck gewesen, seiner langweilig gewordenen Ehe wieder ein wenig Würze zu geben.

Meine Bulimie hatte überhaupt keinen tiefer liegenden Grund gehabt. Für viele junge Ballettschülerinnen war es in den siebziger Jahren gang und gebe gewesen, sich vollzustopfen und anschließend alles wieder zu erbrechen. Wir wußten damals nicht, daß das eine Krankheit war. Ich hatte es auch nicht ständig getan, zumindest nicht, bis ich so etwa dreißig war. Und als ich anfing, es ständig zu tun, da trank ich auch schon heftig, also hatte ich das vermutlich nur deshalb betrieben, weil ich durch den vielen Alkohol bereits so viele Kalorien zu mir nahm, daß ich mir gar keine feste Nahrung mehr erlauben durfte.

»Es ist nur natürlich, daß Sie sich für diese Dinge vernünftige Erklärungen basteln«, meinte Rosen dazu. »Aber glauben Sie es mir: Der eigentliche Grund für den Suizidversuch und die Bulimie liegt woanders.«

»Aber wo denn, verdammt noch mal?«

»Das werden wir schon noch herausfinden, Bea. Da müssen Sie mit sich selbst ein wenig Geduld haben.«

Genau die hatte ich nicht. Und nach drei Monaten intensiver Grabungen in meinem Innenleben ging mir auch so ganz allmählich der Stoff aus.

Es war geklärt, daß ich unter dem Selbstmord meiner Großtante mehr gelitten hatte, als mir bisher bewußt gewesen war; durch die Krankheit meines Vaters war meine Kindheit viel zu früh zu Ende gegangen; meine Mutter hatte stets erwartet, daß ich ihr eine Stütze war; meine Krebserkrankung hatte mir meine Unschuld gegenüber dem Leben genommen. Das wußten wir nun alles. Brauchte ich noch mehr zu wissen?

Am 31. März 1996 flog ich für sechs Wochen nach Deutschland. Mama hatte ihre Bestrahlungen inzwischen hinter sich, und als ich sie am Düsseldorfer Flughafen in die Arme schloß, war ich überglücklich. Sie sah großartig aus, überhaupt nicht krank und schwächlich. Und so fühlte sie sich auch nicht.

»Jetzt, da ich diese verdammten Linearbeschleuniger hinter mir habe, geht es nur noch aufwärts«, lachte sie. »Selbst die dumme Müdigkeit läßt so langsam nach.«

Aufwärts schien es auch mit mir selbst zu gehen. Als ich dieses Mal in meine Essener Wohnung kam, überfiel mich keine Panikattacke. Und ich hatte auch nicht das Bedürfnis, sofort wieder wegzurennen. Die Therapie zeigte also Erfolg. Ich war stabiler als vorher.

Mitte April gingen meine Mutter und ich auf Reisen. Wir fuhren mit dem Auto zunächst nach München, dann nach Wien und von dort aus nach Budapest. In den besten Hotels wohnten wir in den schönsten Suiten, das war mein Geburtstagsgeschenk für Mama. Sie wurde in diesen Tagen siebenundsechzig Jahre alt, und das Hotel Sacher bescherte ihr zu diesem Anlaß eine seiner berühmten Torten mit persönlicher Aufschrift.

Wieder zurück in Essen, lud ich nacheinander all meine Freunde zu mir nach Hause ein. Ich kochte und backte für sie, und ich nutzte das intime Miteinander, um mir mal in Ruhe darüber klarzuwerden, was meine Freundschaften mir eigentlich im einzelnen bedeuteten.

Anfang Mai flog ich dann wieder nach Los Angeles. Anne holte mich am Flughafen ab und war begeistert, mich so frisch und so fröhlich zu sehen.

»So gut ist es dir ja noch nie gegangen«, jubelte sie. »Schau dich nur an, Bea, du strahlst förmlich.«

Auf der Fahrt nach Hause erzählte ich ihr, wie toll die hinter mir liegende Reise und das Wiedersehen mit meiner Mutter gewesen waren, und dann versprach ich, ihr in den nächsten Tagen die vielen Fotos zu zeigen, die ich während der sechs Wochen gemacht hatte.

Es waren etwa vierhundert Stück. Ich hatte geknipst wie eine Irrsinnige. Drei Tage nach meiner Heimkehr fing ich an, diese vielen Bilder zu sortieren, um sie in unterschiedliche Alben zu kleben. Das war am Abend des 6. Mai 1996.

Es war ein schöner Tag gewesen, und als ich mich in mein Wohnzimmer setzte und die Packen mit den Fotos um mich her ausbreitete, da ging draußen gerade die Sonne unter. Glutrot war der Horizont, es war wundervoll, das anzusehen. Gleich wollte ich wieder nach meiner Kamera greifen, um das Bild festzuhalten, doch hatte ich keinen Film mehr im Haus. Also beschloß ich, den so berückend schönen Anblick mit meinen Augen und mit meinem Herzen für immer festzuhalten.

Ganz bewußt nahm ich die Szenerie wahr. Und als ich mich anschließend in meinen Sessel setzte, ahnte ich nicht, daß ich soeben für lange Zeit das letzte Licht gesehen hatte.

Draußen wurde es dunkel, und dunkel wurde es auch in mir.

Draußen schien am nächsten Morgen wieder die Sonne.

In mir sollte für Monate tiefste Nacht bleiben.

Zehntes Kapitel

1

Während man Alkoholismus früher als schuldhaftes Verhalten einstufte, gilt er heute in der gesamten westlichen Welt als Krankheit und als solche als unheilbar. Obwohl die Betroffenen sich dessen bewußt sind, gelingt es wohl kaum einem Trinker, die Rolle des unheilbar Kranken auf Dauer zu leben, und das ist sicher mit ein Grund für die hohe Rückfallquote.

Leichter wird es, mit der Krankheit umzugehen, wenn man sie als Behinderung einstuft. Wie ein Querschnittgelähmter, der nach dem Schock des Unfalls um sein Leben kämpft, muß der »trockene« Alkoholiker mit den fortan bestehenden Einschränkungen weiterleben.

Während der Erstversorgung – dem medizinischen Entzug – dominiert der Schock; im Rehabilitationszentrum – der Psychotherapie oder dem AA-Programm – beflügeln die Hoffnung und die Erkenntnis, daß man ja nicht allein ist mit seinem Schicksal. Erst bei der Rückkehr in das, was vor der Krise die Normalität war, wird man sich des ganzen Ausmaßes der Katastrophe bewußt.

Alles ist immer noch so, wie es einmal war, nur man selbst nicht. Die Ziele von einst sind unerreichbar oder unwichtig geworden, neue Ziele gibt es noch nicht. Und man will auch eigentlich gar keine neuen Ziele, denn Wünsche und Sehnsüchte könnten sich als unerfüllbar erweisen, und das wäre schmerzlicher als diese Leere, die da plötzlich ist, diese Stille, diese Dunkelheit.

Es war Mai, und der Himmel über Los Angeles war wolkenlos, die Sonne strahlte, die Temperaturen waren frühlingshaft. Ich sah das, doch spürte ich es nicht. Ich spürte es weder auf meiner Haut noch in meiner Seele, und ich war mir dessen bewußt, daß ich es nicht spürte, wie ich wußte, daß ich es hätte spüren müssen.

»Für eine klassische Post-Entzugs-Depression ist es einerseits zwar schon ein bißchen spät«, meinte mein Psychiater, »aber andererseits gab es bei Ihrer Genesung bisher so zahlreiche Komplikationen, daß sich die Verzögerung vielleicht damit erklären läßt.«

Mit dumpfem Blick schaute ich ihn an.

»Post-Entzugs-Depression?« brummelte ich dann. Das Wort klang genau so, wie ich mich fühlte, überflüssig nämlich.

Rosen lächelte.

»In der ersten Zeit nach dem Entzug, Bea, da mußten Sie nur vor dem Alkohol davonlaufen, das war genug. Jetzt reicht das Ihrem Innenleben nicht mehr. Jetzt brauchen Sie ein Ziel.«

Ich atmete schwer. Ich hatte keine Ziele, und ich wollte mir auch keine suchen. Dazu fühlte ich mich viel zu erschöpft.

»Und das hat angefangen, als Sie die Fotos Ihrer Reise durchgesehen haben?« fragte Dr. Rosen.

Ich nickte.

»Was könnte Sie denn Ihres Erachtens an diesen Bildern so traurig gemacht haben?«

Ich zögerte einen Moment, dann zuckte ich mit den Achseln. Dabei war die Idee, meine desolate Stimmung könne an den Urlaubsfotos liegen, an sich gar nicht so abwegig. Die meisten Bilder zeigten schließlich Mama oder Mama und mich, und ich hatte selbstverständlich Angst, daß es meine Mutter bald nicht mehr geben würde.

»Sie hat jetzt bald Ihre erste Nachuntersuchung«, erklärte ich Dr. Rosen.

»Und davor fürchten Sie sich?«

Ich nickte.

»Können Sie essen, Bea?«

»Nicht gut.«

»Können Sie schlafen?«

»Nicht gut.«

»Haben Sie Alpträume?«

Ich schüttelte den Kopf. »Ich schlafe nur so wenig. Höchstens drei, vier Stunden.«

»Und was machen Sie dann? Starren Sie an die Decke?«

Ich schaute ihm in die Augen und nickte.

»Ja«, seufzte Rosen, »klinische Depression.«

Ich stieß einen leisen, dafür aber um so bittereren Lacher aus.

»Und warum hab' ich die?« kläffte ich dann. »Ich trinke doch nicht mehr. Ich tu' doch alles!«

»Das weiß ich«, meinte Rosen. »Nur waren die Umstände Ihres Entzugs bisher eben ausgesprochen widrig. Um es mal vorsichtig auszudrücken.«

Ich senkte den Kopf. Ein paar Tage zuvor hatte ich mit Miriam telefoniert. Sie hatte in den neun Monaten seit dem Betty Ford Center einen neuen Mann kennengelernt und erwartete ihr zweites Kind von ihm.

»Ist sie nüchtern?« fragte Rosen.

»Sie sagt, daß sie hin und wieder schon mal ein Glas Wein trinkt. Aber nur rein gesellschaftlich.«

»Gesellschaftlich?« Mein Psychiater sah mich an, als hätte ich etwas Unverzeihliches von mir gegeben.

»Na ja«, wandte ich daraufhin ein, »verglichen mit den anderen aus meiner Gruppe ist sie damit noch gut dran.«

Wie Miriam mir berichtet hatte, war Lisa keine zwei Wochen nüchtern geblieben. An Suzy, ihrer Freundin fürs Leben, hatte sie sich offenbar nicht festhalten können, denn Suzy hatte aus Angst davor, mitgerissen zu werden, im entscheidenden Moment nicht einmal Lisas Anruf entgegengenommen. Tiffany war seit dem Weihnachtstag wegen Fahrerflucht in Haft, Grace hatte den Tod ihrer Mutter nicht verkraftet und nahm seither Beruhigungspillen.

»Dann sind Sie also weitgehend die einzige von der DuPont-Crew, die noch nüchtern ist?« rief Dr. Rosen. »Seien Sie stolz darauf, statt Ihre Depressionen zu beklagen!«

Das war leichter gesagt als getan. Ich fühlte mich so leer und im wahrsten Sinne des Wortes *mitgenommen.* Mir war, als habe irgend jemand oder irgend etwas meinen Verstand und meine Gefühle verschleppt. Ich konnte nicht denken, und ich konnte nichts spüren; ich hatte nur noch Angst.

»Wovor haben Sie denn Angst, Bea?«

»Davor, noch mehr zu verlieren, als ich bereits verloren habe.«

»Was haben Sie denn verloren, Bea?«

»Alles. Alles war zu Ende, bevor es überhaupt angefangen hatte. Das habe ich schon als junges Mädchen immer gesagt.«

»Dann zählen Sie mir alles bitte mal auf!« bohrte Rosen weiter.

Das konnte ich nicht. Ich wußte nicht, wo ich anfangen sollte. Da war so vieles und doch auch wieder nichts, und schon deshalb kam ich mir gleich schon wieder lächerlich vor, so häßlich und dick und alt und überflüssig.

In diesem Bewußtsein kauerte ich für einhundertfünfundsiebzig Dollar die Stunde auf Dr. Rosens Couch und starrte auf den Teppichboden.

»Was denken Sie gerade?« fragte er nach einer Weile.

»Nichts«, gab ich zurück.

Und dann starrte ich weiter, eine Minute, zwei, vielleicht sogar mehr. Als ich wieder aufblickte, sah ich geradewegs in Rosens Gesicht. Er preßte die Lippen aufeinander und nickte dabei, und dann meinte er:

»Wenn es zu schlimm wird, Bea, muß ich Ihnen Medikamente verschreiben. Vielleicht wäre das ohnehin besser.«

»Ich will keine Medikamente.«

»Die würden Ihnen aber helfen. Sie könnten wieder besser schlafen, hätten mehr Appetit und auch mehr Antrieb, und –«

»Ich will keine Happy Pills!«

Rosen gab sich geschlagen.

»Wenn Sie Ihre Meinung ändern sollten, brauchen Sie es mir nur zu sagen«, brachte er das Thema zum Ende.

Dann schwang er sich aus seinem Elfenbeinturm und steuerte auf seinen Schreibtisch zu.

»Bis zu unserer nächsten Sitzung, Bea, möchte ich, daß Sie mir ...«

Das Durcheinander auf Rosens Schreibtisch war ja von jeher unglaublich gewesen. An jenem Maitag war es aber noch schlimmer als sonst. Da lagen unterschiedlich hohe Stapel Papier so dicht beieinander, daß sie ineinanderrutschten, als ihr Meister das erste Blättchen bewegte. Beim zweiten gerieten die drei höchsten Stapel ins Schwanken, und da einige der Papiere zwischen Hochglanzfolien geschweißt waren, glitt eine Flut von Dokumenten im Zeitlupentempo von der Schreibtischplatte über den Stuhl zu Boden. Es klatschte nur so, und ich stieß einen entsetzten Laut aus, während mein Psychiater das abgestürzte Material nur aufhob und nunmehr gleichmäßig auf den übrigen Papierbergen verteilte.

»Daß Sie da noch durchkommen«, flüsterte ich.

Rosen hörte das gar nicht, dazu war er wohl zu begeistert von seinem Chaos. »Da ist es ja schon!« rief er nämlich plötzlich aus und zupfte aus dem wilden Wust von Papieren und Papierchen ein einzelnes, leicht zerknittertes Blatt.

»Das können Sie mitnehmen«, erklärte er mir, »und ich möchte, daß Sie ganz genau tun, was da steht.«

»Ich soll im einzelnen auflisten, was ich über Tag mache?«

»Ja, Bea. Und ich möchte auch ganz genau wissen, was Sie essen und trinken.«

An meinen Aktivitäten im Freien war mein Psychiater auch interessiert, wie an der Anzahl und Dauer meiner sozialen Kontakte.

Ich atmete tief durch. Das konnte heiter werden.

Die nächsten drei Tage verbrachte ich im Dauerrausch der Peinlichkeit. Bisher hatte ich lediglich unter meinen derzeitigen Lebensumständen gelitten. Jetzt, da ich diese Umstände im einzelnen handschriftlich aufgelistet sah, genierte ich mich auch noch dafür.

Es war aber auch blamabel. Da wachte dieses Wesen, in das ich mich verwandelt hatte, gegen fünf Uhr morgens auf, um alsdann sieben Stunden in Folge auf der Bettkante zu sitzen und über so bedeutsame Dinge zu grübeln wie die Zahlenkombination des jeweiligen Datums.

Kam eine 16 oder eine 22 darin vor, hinderte mich das, auch nur zu erwägen, das Haus zu verlassen, denn die Sechzehn stand ja in der Kabbala für die Katastrophe und die Zweiundzwanzig für den Niedergang; 12 war auch nicht gut, denn die bedeutete Opfer, und 18 war ganz schlimm, denn die verhieß Verleumdung, und wenn alle Zahlen gut waren, dann hatte ich Angst, ich könnte mich verrechnet haben, und fing noch mal von vorne an.

Zwischen zwölf und drei duschte ich und machte mein Bett. Mehr schaffte ich nicht in den drei Stunden, denn ich mußte zwischendurch immerzu rauchen, und das verbrauchte offenbar Energie.

Zwischen drei und halb fünf nahm ich mir vor, nun gleich für eine Stunde an den Pool zu gehen, und zwischen halb fünf und sechs bedauerte ich, nicht zum Pool gegangen zu sein.

Dann schaltete ich den Fernseher ein. Was gesendet wurde, war gleichgültig. Ich starrte zwar auf den Bildschirm, blickte aber in Wahrheit in mich hinein und fragte mich, womit ich das alles verdient hatte.

In mir war es totenstill und stockfinster, und in diesem Bewußtsein rutschte ich dann so lange auf dem Wohnzimmersofa herum, bis es spät genug war, ins Bett zu gehen und meine Mutter anzurufen.

»Ich gehe jetzt gleich zur Apotheke und dann zur Bank, und zu PLUS muß ich, und mein braunes Kostüm will ich in die Reinigung bringen.«

Mama war so aktiv. Immer wenn sie mir auflistete, was sie alles vorhatte, sah ich sie vor meinem geistigen Auge über die vertrauten Straßen in die vertrauten Geschäfte laufen, und schon das reichte aus, mich noch müder zu machen, als ich es ohnehin schon war.

Zwischen Mitternacht und fünf vor zwei nahm ich mir vor, mir gleich noch eben die Zähne zu putzen. War das um zwei endlich vollbracht, verstand ich, warum ich so erschöpft war. Dieses Leben machte mich fertig.

»Nun«, meinte Dr. Rosen dazu, »vor allem dürfte Sie wohl Ihre Ernährung fertigmachen. Gummibärchen! Schokoriegel! Ihr Körper bekommt ja überhaupt keine Proteine. Was sagt denn Ihre Internistin dazu?«

Das war ein Thema für sich. Frau Doktor Levy teilte mir zwar nach jeder Blutuntersuchung mit, daß meine Leberwerte ein bißchen besser geworden seien, doch fügte sie auch jedesmal hinzu, daß diese Besserung nicht in dem Maße vonstatten gehe, wie sie das gern sähe.

»Das bleibt bei Ihrer Ernährung ja auch nicht aus«, schimpfte mein Psychiater. »Ich dachte, Sie äßen zumindest regelmäßig Obst.«

»Das habe ich so lange getan, daß ich das Zeug nicht mehr sehen kann.«

»Dann nehmen Sie zumindest Vitaminpräparate. Und körperlich anstrengen müssen Sie sich. Joggen Sie am Strand! Oder gehen Sie in ein Fitneßcenter!«

Ich verzog das Gesicht.

Rosen seufzte.

»Passen Sie auf«, meinte er dann. »Ich möchte, daß Sie sich noch einmal diese Urlaubsfotos ansehen, mit denen das alles angefangen hat. Am besten, Sie schreiben zu jedem einzelnen etwas –«

»Ich weiß ja, daß es daran lag«, fiel ich ihm ins Wort. »Ich habe Angst, meine Mutter zu verlieren, und diese Angst, die frißt mich auf.«

»Bea, statt den ganzen Tag lang Zahlenkombinationen zu errechnen, an deren Bedeutung Sie als gescheiter Mensch doch nicht glauben ...«

Rosen machte eine Pause und sah mir fest in die Augen.

»Versuchen Sie bitte, die Fotos zu ›lesen‹«, fuhr er dann fort. »Schauen Sie sich die Bilder ganz genau daraufhin an, ob sie Erinnerungen an Ihre Kindheit in Ihnen auslösen. Und gleichgültig, was Ihnen einfällt, Bea, schreiben Sie es auf, und lassen Sie uns daran arbeiten!«

2

Als ich an jenem Tag nach Hause fuhr, war ich zunächst nur ärgerlich. Meines Erachtens gab es rein gar nichts mehr in meiner Kindheit, von dem mein Psychiater nicht bereits wußte. Ich war überzeugt, schon mein gesamtes Leben vor ihm ausgebreitet zu haben. Trotzdem nahm ich mir, kaum daß ich in meiner Wohnung war, dieses Album vor, das ich angefertigt hatte.

München, Wien, Budapest, Wien. Viktualienmarkt, Prater, Matthiaskirche, Schloß Schönbrunn ... In München hatte es zwischen Mama und mir die einzige Auseinandersetzung gegeben, die wir während der gesamten Reise gehabt hatten. Ihr war der Ausschnitt eines meiner Kleider zu tief gewesen; ich fand, daß ich mit meinen achtunddreißig Jahren selbst entscheiden konnte, wieviel Haut ich zeigen wollte.

Ich hatte mich ziemlich aufgeregt, doch hatte das weniger an Mamas Kritik gelegen als vielmehr an den Umständen, unter denen sie diese Kritik äußerte. Während ich mich im Schlafzimmer für den Abend umgezogen hatte, lag meine Mutter im Wohnzimmer der Suite auf dem Sofa und schlief.

»Und das kann ich ja so schwer ertragen«, erklärte ich Dr. Rosen bei meiner nächsten Sitzung. »Wenn jemand im Halbdunkel unter einer Wolldecke bei eingeschaltetem Fernsehapparat auf dem Sofa liegt, denke ich sofort an diese gräßlichen Nachmittage zu Hause, als ich acht war.«

Nahezu hastig berichtete ich meinem Psychiater im einzelnen, wie das damals gewesen war.

Da mein Vater nach seiner Entziehungskur Frührentner wurde, saß er fortan den ganzen Tag daheim. Während ich in der Schule war, löste er Kreuzworträtsel oder malte, und wenn ich meine Hausaufgaben fertig hatte, fragte er mich, ob ich Musik hören wolle.

»Dann ging es los«, erzählte ich Dr. Rosen. »Kaum daß Papa eine Schallplatte aufgelegt hatte, stürzte meine Mutter zur Tür herein und keifte, das sei wieder diese Lautstärke, die sie wahnsinnig mache, ob das unbedingt nötig wäre oder ob wir vielleicht taub seien.«

Nun, da wir die Musik hören und nicht nur erahnen wollten, unsere Ehefrau und Mutter aber diejenige in unserer kleinen Familie war, die arbeitete, während wir, die Menschen zweiter Klasse, nur ausruhten, wurde der Plattenspieler ab- und statt dessen der Fernsehapparat eingeschaltet. Da der so stand, daß das Licht darauffiel, mußten vorher die Jalousien heruntergezogen werden, und das war eine Aufgabe, die nur Mama persönlich erfüllen konnte.

»Wenn ich schon sehe, wie ihr das Rollo anfaßt! Und ihr wißt ja auch nicht, welche der Blumen ich vorher herunternehmen muß. Immer dieses Durcheinander im Haus. Muß das eigentlich sein?«

»Der Endstand war dann der«, seufzte ich Dr. Rosen zu, »daß

mein Vater und ich im Halbdunkel vor dem Fernseher hockten und die Lautstärke so verhalten war, daß man keinen Keks dabei knabbern konnte, sonst verpaßte man die Hälfte der Dialoge.«

Mein Psychiater sah mich regungslos an.

»Und deshalb werde ich wild, wenn heute jemand bei eingeschaltetem Fernseher unter einer Wolldecke auf dem Sofa liegt. Deshalb war ich in München so wild. Meine Mutter war noch ganz verschlafen, aber daß mein Ausschnitt ihres Erachtens zu tief war, das hat sie sofort –«

»Bea, Sie rationalisieren zu viel!«

Rosen fiel mir so lautstark ins Wort, daß ich zusammenzuckte.

»Was tue ich?« fragte ich verstört.

»Sie finden für Ihre Verhaltensweisen Erklärungen, die verstandesmäßig zwar richtig sind und auch logisch klingen, aber trotzdem falsch sind.«

Ich starrte ihn an.

»Falsch?« wiederholte ich dann. »Was meinen Sie damit?«

Mein Psychiater zögerte eine ganze Weile.

»Wissen Sie«, meinte er schließlich, »wenn Sie mir erzählen, daß Sie heute fast durchdrehen, wenn jemand im Halbdunkel im Wohnzimmer auf dem Sofa liegt, weil Ihr Vater und Sie selbst, als Sie acht, neun Jahre alt waren, immer im Halbdunkel im Wohnzimmer fernsehen mußten, dann klingt das zwar logisch, aber das ist nicht der wahre Grund.«

Mir wurde ganz sonderbar zumute. Mir war, als schlage Rosen mir mit jedem seiner Worte Nägelchen in die Hirnwindungen. Die Spitzen waren so scharf, daß kein Gedanke mehr durchkam.

»Sondern?« gab ich trotzdem von mir.

»Nun«, erwiderte Dr. Rosen, »das wissen Sie selbst. Wie Sie genau wissen, daß Sie nicht wild werden, wenn Sie die Szenerie heute als erwachsene Frau wiedererleben, sondern vielmehr traurig. Todtraurig, um es ganz präzise auszudrücken.«

Das letzte Nägelchen gab mir den Rest. Jetzt war meine gesamte Hirnschale hermetisch abgeriegelt. Nichts kam mehr heraus, nichts ging mehr hinein.

In den folgenden Tagen verschlechterte sich mein Zustand dramatisch. Zuerst machte ich das Wetter dafür verantwortlich, denn wie im Juni üblich, lag häufig Morgendunst über Los Angeles, und diese Art von Witterung hatte mich von jeher in Panik versetzt. Aus irgendeinem Grund bildete ich mir ein, es würde etwas Gräßliches passieren, wenn es so bedeckt war, und zu dieser Vorahnung kamen Kopfschmerzen, und ich war eine Frau, die sonst niemals Kopfschmerzen hatte.

Das Essen, das mir bisher schwergefallen war, weil ich kaum wahrnahm, ob ich Hunger hatte oder nicht, gelang mir jetzt überhaupt nicht mehr. Mein Mund war so trocken, daß ich einfach nichts herunterbrachte, und so mußte ich zu drastischen Mitteln greifen. Aus einem der Automaten, die in der Eingangshalle meines Hauses standen, zog ich mir Schokolade. Je zwei Stücke stopfte ich in meinen Mund und spülte dann so lange mit warmem, gezuckertem Milchkaffee, bis die Schokolade geschmolzen war und ich sie problemlos herunterschlucken konnte.

Nachts tat ich kein Auge zu, war aber zu müde, wieder aufzustehen und irgend etwas zu tun.

Tagsüber tat ich auch kaum was, denn da ich nachts nicht schlief, hatte ich keine Kraft dazu. Manchmal saß ich den ganzen Tag auf dem Wohnzimmersofa und starrte auf den Bildschirm des ausgeschalteten Fernsehapparats.

Mein Umfeld hatte ich inzwischen dem Zustand meines Innenlebens angepaßt. Und da es in mir dunkel war, zog ich oftmals gar nicht mehr die Vorhänge auf. Ich saß da, und es kam vor, daß ich fror, doch sah ich das nur, ich fühlte es nicht. Ich sah die Gänsehaut auf meinen Armen und Beinen, und wenn ich mit der Hand auf die Haut faßte, spürte ich auch, daß sie eiskalt war, doch spürte ich es nur mit meinem Verstand. Die Erkenntnis erreichte mein Gefühlsleben nicht, und deshalb stand ich natürlich auch nicht auf und holte mir eine Jacke und Wollsocken. Sie hätten ja doch nichts genützt. So sah ich das.

Mitte Juni stellte Frau Doktor Levy fest, daß ich innerhalb der vier Wochen seit meiner letzten Untersuchung weitere acht Pfund Gewicht verloren hatte.

»Organische Gründe kann das nach den Laborwerten nicht haben«, belehrte sie mich. »Deshalb wüßte ich gern, was Ihr Psychiater dazu sagt.«

Nun, der befand, so könne es nicht weitergehen.

»Ich werde Sie jetzt auf ein Medikament setzen, Bea. Ob Sie das wollen oder nicht.«

»Okay«, gab ich zurück.

Daraufhin sah Rosen mich zunächst ganz ernst an, dann lächelte er plötzlich.

»Verstehe«, meinte er. »Ich kann Ihnen ruhig was verschreiben, Sie nehmen es eh nicht. Richtig?«

»Ich brauche einen klaren Kopf«, rechtfertigte ich mich. »Ich muß mich erinnern. Da ist irgend etwas in mir, das herauswill. Und wenn ich es erst mal finde, dann kann ich es auch herauslassen, und dann ist alles gut.«

Rosen atmete tief durch, schloß dabei kurz die Augen.

»Ich glaube, was das angeht, muß ich Ihre Erwartungen mal ein bißchen herunterschrauben«, tönte er dann. »Sie können sich nicht hinsetzen und auf die alles erklärende Erinnerung warten. Auf ein ganz präzises, klares Bild von einem Vorkommnis aus Ihrer Kindheit, das Ihnen dann logisch erklärt, warum hinterher alles so gekommen ist.«

Ich fing an zu weinen.

»Aber da muß doch etwas gewesen sein«, schluchzte ich. »Ich muß da doch irgend etwas vergessen haben.«

Rosen sah mich eine ganze Weile an. Es lag Mitleid in diesem Blick, aber auch sehr viel Nachdenklichkeit.

»Wie dem auch sei, Bea, die größte, die unmittelbare Gefahr für Sie besteht im Augenblick darin, daß Sie den Glauben daran verlieren, aus Ihrer so aussichtslos scheinenden Gemütsverfassung jemals wieder herauszukommen.«

»Ich kann das aber nicht mehr glauben, Herr Doktor. Gucken Sie sich doch mal an, wie lange das schon geht.«

»Wenn Sie den Glauben verlieren, Bea, dann haben Sie keine Chance mehr herauszukommen, weil Sie dann nicht mehr an sich arbeiten, sondern es laufen lassen. Und das ...«

Er zögerte einen Moment.

»Das führt in Ihrem Fall in den sicheren Tod«, sagte er dann. »Es tut mir leid, daß ich das so einfach dahin sage, aber Sie haben nun mal diese Neigung, sich selbst zu zerstören.«

»Und warum habe ich die?«

Rosen gab mir keine Antwort darauf, nicht in dieser Sitzung, nicht in den folgenden. Ich selbst versuchte zwar, im Alleingang eine Antwort zu finden, doch verzettelte ich mich so sehr dabei, daß ich am Ende meiner Denkarbeit zumeist weiter vom Ziel entfernt war, als ich es zu Anfang gewesen war.

Erinnerungen hatte ich in Massen, und sie waren wie Dämonen. Hatte ich sie erst mal gerufen, wurde ich die Biester nicht mehr los. So versank ich mehr und mehr in einer Flut von Bildern und Geschichten, die mich allesamt nicht weiterbrachten, sondern lediglich von meiner Wirklichkeit entfernten. Und mit der bekam ich immer größere Schwierigkeiten.

Ende Juni hatte meine Verzweiflung solche Ausmaße erreicht, daß ich alles tat, was man mir sagte, ganz der Hoffnung hingegeben, das würde jetzt dieser elenden Depression den Garaus machen.

So aß ich sieben kleine Mahlzeiten pro Tag, gleichgültig, ob ich hungrig war, gleichgültig, ob es mir schmeckte.

Vitamine, Proteine, Kohlehydrate und Fett waren sorgsam aufeinander abgestimmt, und ich fuhr jeden Vormittag, den Gott gab, zum Strand hinunter und lief dort anderthalb Stunden am Wasser entlang.

Nachdem ich mich wochenlang mit niemandem mehr verabredet hatte, traf ich mich jetzt mal mit dem einen, mal mit dem anderen. Ich versuchte, ihnen zuzuhören, wenn sie etwas erzählten, und ich hoffte inständig, daß ihnen nicht auffiel, wie wenig ich sprach, denn ich wußte nicht, was ich sagen sollte, und vor allem empfand ich das Reden von Tag zu Tag als anstrengender.

»Zumindest körperlich scheint es Ihnen aber ein bißchen besser zu gehen«, meinte mein Psychiater am Nachmittag des 1. Juli 1996. »Sie müßten nur noch ein paar Pfund zunehmen.«

»Um Gottes willen!« stieß ich aus. »Ich will nicht fett werden.«

Rosen seufzte.

»Wann hat das eigentlich angefangen, ein Problem zu sein?«

»Ganz früh. Ich war gerade mal acht, als meine Mutter mir schon Miederhosen angezogen hat, damit meine dicke Wampe zusammengepreßt war.«

»Damit das Kind perfekt war. Richtig?«

Ich nickte.

»Und so ist das Kind zwar nicht perfekt geworden, wohl aber perfektionistisch. Wann hat sich das erstmals gezeigt?«

Obwohl ich mich hundeelend fühlte, mußte ich lachen, und ich brauchte auch nicht weiter nachzudenken.

»Beim Ballett zählte die Leistung«, sagte ich. »Da hatte das alles eine Form. Dünn mußte man zwar auch sein, aber das ergab sich fast von selbst durch das viele Trainieren.«

Plötzlich mußte ich doch überlegen. So richtige Probleme mit meinem Äußeren hatte ich nämlich eigentlich erst nach meiner Krebserkrankung bekommen, und keineswegs wegen des Krebses, vielmehr wegen des Umstands, daß ich so spät noch gewachsen und jetzt eine sehr große Frau war.

»Aber so besonders groß sind Sie doch gar nicht«, meinte mein Psychiater.

»Ich bin eins vierundsiebzig.«

»Das ist groß, aber nicht sehr groß.«

»Es war zu groß für die Prüfungskommission der Schauspielschule, das haben sie mir glatt ins Gesicht gesagt. Und ich war auch immer zu groß für die Männer, in die ich mich verliebte.«

»Und Sie glauben wirklich, daß das ein körperliches Problem war?«

Ich war verdutzt.

»Also, ich wüßte nicht, daß Größe etwas anderes als körperlich sein kann, aber –«

»Sie denken in die verkehrte Richtung«, fiel er mir ins Wort.

Nun wußte ich überhaupt nichts mehr.

Wieder einmal zeigte er dieses bereits bekannte Lächeln.

»Als Sie das erste Mal hier in meiner Praxis waren, da habe ich ein Formblatt ausgefüllt, wie das so üblich ist. Darauf steht über

Sie: *weiblich, mittelgroß, zierlich.* Würden Sie diese Angaben für richtig halten?«

»Nein.«

»Sie sind auch nicht richtig, Bea. *Weiblich, groß, schlank*, das müßte da stehen. Doch habe ich Sie bei unserem ersten Zusammentreffen so beschrieben, wie ich Sie empfunden habe. Und das ergeht jedem so. Wer Sie also in der Vergangenheit als ›zu groß‹ eingestuft hat, der hat damit in den seltensten Fällen auf Ihr Äußeres reagiert.«

Das war eine bezaubernde Bemerkung, und ich spürte, daß ich errötete.

»Nun ja«, sagte ich, »für das Ballett galt das nicht so ganz. Dafür war ich schon immer ein wenig zu groß.«

»Warum haben Sie es dann gemacht? Warum haben Sie Ihren Körper zu etwas benützt, zu dem er eigentlich nicht geeignet war? Sie hätten doch beispielsweise Hochsprung trainieren können.«

Diese Frage hatte ich mir selbst schon oft genug gestellt.

»Und ich weiß nicht, warum, Herr Doktor. Vermutlich wollte ich immer klein und zart und schwarzhaarig sein, und ich dachte bestimmt, wenn ich etwas machte, wozu man klein, zart und schwarzhaarig sein mußte, daß ich es dadurch dann auch irgendwann würde.«

»Nein, das glaube ich nicht, Bea. Dazu haben Sie schon immer viel zuviel über die Bedeutung Ihres Körpers gewußt.«

Nun, gewußt hatte ich nur wenig. Ich hatte aber immer viel darüber nachgedacht, schon als ganz junges Mädchen. Ich wußte, daß mein Körper medizinisch und biologisch eine wilde Anzahl von Aufgaben erfüllte, doch war da ja auch noch der religiöse Aspekt, und der hatte mich von jeher weit mehr interessiert. Mein Körper diente ausnahmslos dazu, meiner Seele und meinem Verstand ein Leben in dieser Welt zu ermöglichen.

»Der Körper ist also nur ein Mittel zum Zweck«, konstatierte Dr. Rosen, »sehe ich das richtig?«

Ich nickte.

»Und weil er nicht sonderlich nützlich ist, wird er von Ihnen auch nicht gut behandelt. Er tut nicht genug, um Anerkennung oder gar Liebe zu verdienen. Da hängen Sie hin und wieder mal ein schönes Kleid drüber, das muß reichen. Oder irre ich mich?«

Ich schmunzelte. »Nein, Sie irren sich nicht.«

Auf einmal wurde Rosen ganz ernst.

»Nehmen Sie Ihren Körper in die Runde des Kostbaren auf!« sagte er. »Er hat es verdient. Und er wird es Ihnen lohnen, zumindest insofern, als daß er Ihnen nicht mehr so große Schwierigkeiten macht.«

An jenem Abend fühlte ich mich besser als in all den Wochen zuvor. So setzte ich mich, als ich heimkam, ganz bewußt vor meinen Schlafzimmerspiegel und sah mich an. Es war Zeit, daß ich mich bei meinem Körper entschuldigte. Wenn ich zurückblickte auf das, was ich ihm in der Vergangenheit angetan hatte, dann verspürte ich regelrecht Mitleid mit ihm.

Meine Beine! Sie waren wahnsinnig lang und sehr schön gewachsen. Statt jemals glücklich darüber und dankbar dafür zu sein, hatte ich immer nur beklagt, daß sie nicht in billige Hosen paßten.

Schluß damit!

Ich hatte wunderschöne Beine und nahm mir vor, sie von jetzt an zu lieben.

Auch meine Arme hatten das verdient, denn die hatte ich noch nie wirklich zur Kenntnis genommen. Sie hatten so vieles gehalten in diesen vorangegangenen achtunddreißig Jahren. Und sie hatten sehr oft versucht, etwas zu halten, und das nicht geschafft. Vermutlich hatte die Kraft sie nur deshalb verlassen, weil ich sie nie als Bestandteil meines gesamten Ichs gesehen hatte.

Schluß damit!

Ich hatte starke, gertenschlanke Arme, die andere Menschen so gern gehabt hätten, daß sie dafür tagaus, tagein trainierten.

Die meiste Abbitte mußte ich meinem Gesicht leisten. Meine Augen hatten so viel Jammer gesehen, und trotzdem hatten sie mich nie im Stich gelassen. Sie hatten sich nicht verschlossen, sie waren mit den Jahren lediglich ein wenig kleiner geworden, wie auch mein Mund kleiner geworden war.

Letzteres erstaunte mich sehr. Meines Erachtens hätte er eigentlich durch das viele Reden größer werden müssen, doch war genau das Gegenteil passiert.

Nun, ich hatte das alles nie so richtig beachtet. Ich hatte immer nur gesehen, daß meine Nase zu breit war, und meine Haut, die hatte ich gar gehaßt. Dabei war sie meine Haut, und wenn sie auch nicht schön war, so gehörte sie mir doch.

Vermutlich sah mein Körper so traurig aus, weil er nie geliebt worden war. Ich hatte ihn gequält, ausgehungert, ausgedörrt, angestrengt bis zum Exzeß, vergiftet. Doch schön gefunden hatte ich ihn nie. Und ich war ihm auch nie dankbar gewesen.

An jenem Abend schwor ich mir, das alles nachzuholen. Ich nahm mir überhaupt so einiges vor an jenem Abend, und um gleich einen Anfang zu machen, schaltete ich nach langer Zeit mal wieder das Radio ein. Irgendwann erklang dann Celine Dions *Because You Loved Me*. Unwillkürlich begann ich zu weinen. Ich fragte mich, warum ich niemanden hatte, der mich so liebte, wie die Frau im Lied offenbar geliebt worden war, und weil ich wußte, daß ich darauf nie im Leben eine Antwort finden würde, beschloß ich, von heute an jedes Liebeslied auf mich selbst zu beziehen.

Nun, als ich in jener Nacht das Licht löschte, war ich überzeugt, daß die Zukunft begonnen hatte. Ich fühlte mich sehr viel besser, ja, es ging spürbar aufwärts.

Am nächsten Morgen lief ich wie immer als erstes in mein Arbeitszimmer. An meinem Faxgerät brannten alle Lämpchen, die roten, die grünen, die gelben, und auf der Anzeige flackerte unentwegt das Wort Fehler. Das genügte:

Die Faxmaschine war kaputt.

Ich machte alles kaputt.

Ich war noch niemals in der Lage gewesen, etwas zu bewahren.

Ich würde niemals in der Lage sein, für etwas oder für jemanden zu sorgen.

Ich taugte nichts.

Ich hatte noch nie etwas getaugt.

Es wäre besser, wenn ich niemals zur Welt gekommen wäre.

Es wäre das Beste, wenn ich stürbe.

JETZT.

Ich rannte ins Bad und warf eine Handvoll Abführmittel ein. Dadurch war ich dann den Rest des Tages beschäftigt, doch stellte ich fest, daß ich die Krämpfe in meinen Därmen inzwischen als angenehm empfand, lenkten sie mich doch vorübergehend von den Krämpfen in meiner Seele ab.

Irgendwann am Nachmittag klingelte das Telefon. Ich nahm nicht ab, ich wollte mit niemandem reden. Erst sehr viel später hörte ich die Nachricht ab, und sie war von Dr. Rosen. Er sagte meine nächste Sitzung ab, weil er bei einer Gerichtsverhandlung als Sachverständiger aussagen mußte.

Das verstörte mich endgültig. Ich hielt den Grund für vorgeschoben und war überzeugt, nun wolle nicht einmal mehr mein Psychiater mit mir zu tun haben.

Drei Tage lang lebte ich von einer Zweihundert-Gramm-Packung Schokoladenkekse, verließ die Wohnung nicht einmal, um den Müll herauszubringen, sprach ausschließlich mit meiner Mutter. Diese Gespräche waren alles andere als erfreulich, denn Mama hatte sich verletzt.

»Ich weiß gar nicht, wie das passiert sein soll«, erklärte sie mir am ersten Abend. »Ich war in deiner Wohnung und habe ein bißchen Staub gewischt, und plötzlich konnte ich nicht mehr laufen. Von einem Augenblick zum anderen.«

»Warst du beim Arzt?«

»Sofort. Die meint, das könnte eine Leistenzerrung sein, weil es genau die Stelle ist, die weh tut. Aber ich habe doch gar nichts gemacht, wobei ich mir die Leiste hätte zerren können.«

Es schauten noch zwei andere Ärzte darauf, beide waren Orthopäden, doch konnte sich keiner einen Reim auf Mamas Schmerzen machen.

»Ich habe sie aber wirklich, Kind.«

»Das glaube ich dir.«

So buchte ich für den 5. Juli einen Flug nach Deutschland. Ich machte mir Sorgen um meine Mutter, mehr noch, ich war vor Angst fast verrückt.

»Sie haben mir gesagt, Sie blieben bis August«, meinte Dr. Rosen dazu.

Verständnislos sah ich ihn an.

»Schon, nur ist meine Mutter ja jetzt –«

Mitten im Satz erstarrte ich, denn mein Psychiater sah mich an auf eine Art, wie er mich bisher noch niemals angesehen hatte. Seine Augen waren groß, seine Lippen zitterten. Er saß auf der äußersten Kante seines Elfenbeinturms, und plötzlich griff er nach meinen Händen. Es war das erste Mal in acht Monaten, daß dieser Mann mich berührte.

»Hören Sie mir ganz gut zu, Bea! Sie sind eigentlich nicht stabil genug, um diese Reise zu machen, aber ich verstehe, daß Sie sich davon nicht abbringen lassen. Deshalb muß ich mich jetzt auf Sie verlassen können!«

Nahezu beschwörend sah er mich an.

»Wenn irgend etwas ist«, erklärte er mir dann, »müssen Sie mich bitte *sofort* anrufen! Haben Sie das verstanden?«

Ich versuchte zu lächeln, doch gelang es mir nicht. So nickte ich nur.

»Ich habe es verstanden, Dr. Rosen, und ich verspreche es.«

»Danke.«

Daß er sich dafür bedankte, rührte mich zutiefst. Es rührte mich so sehr, daß ich plötzlich lächeln konnte.

»Ich schaff' das schon«, sagte ich dann. »Ich muß das schaffen.«

Ich sagte das, dabei fürchtete ich mich weit mehr vor dieser Reise, als ich zugeben wollte. Es hätte mir meines Erachtens nichts genützt, mich zu meiner Angst zu bekennen, denn ich mußte diese Angst überwinden, wollte ich doch zu meiner Mutter.

Bitte, Gott, laß es nicht Krebs sein! Bitte, Gott, nimm sie mir nicht weg! Bitte, Gott!

Während ich meine Koffer packte, zum Flughafen fuhr und eincheckte und während des gesamten Langstreckenfluges dachte ich diese Worte nahezu unablässig, und ich bemühte mich auch, meine Hände wie zum Gebet zu falten, wann immer das irgendwie möglich war.

In London-Heathrow hatte ich fast vier Stunden Aufenthalt. Ich verbrachte die Zeit in einer Kaffeebar, rauchte eine Zigarette nach der anderen. Menschen kamen, und Menschen gingen. Plötzlich fragte ich mich, ob es überhaupt Sinn machte zu beten, und im nächsten Moment erschien es mir auch schon völlig hirnrissig, Gott mit meinen Bitten zu behelligen.

Ich war nur eine von Millionen. Um mich her kreuchte und fleuchte es nur so von anderen Menschen, und diese Welt, in der wir lebten, mußte in ihrer Gesamtheit fortbestehen. Ich dummes, kleines Menschlein, das ich war, hatte keine Ahnung, wie diese Gesamtheit aussah oder für die Zukunft geplant war. Folglich war es idiotisch, meinem Vater im Himmel anzutragen, meinetwegen Seine Pläne zu ändern.

Gott, bitte laß mich ertragen können, was Du mir bestimmt hast!

Nur dieses Gebet schien Sinn zu machen.

3

Das Wetter in Deutschland war hochsommerlich. Als ich um zehn Uhr abends in Düsseldorf landete, schien immer noch ein bißchen die Sonne, und das konnte ich im ersten Moment kaum fassen. Anderthalb Jahre Los Angeles hatten mich bereits gänzlich daran gewöhnt, daß es um spätestens halb neun stockdunkel war.

Wie damals, als meine Mutter aus dem Krankenhaus gekommen war, holte mich auch diesmal niemand ab. Ein bohrender Schmerz fuhr mir durch den Körper, als ich mir dessen bewußt wurde, ein Schmerz, der mich mahnte, lieber Dankbarkeit als Traurigkeit zu empfinden. Denn noch wartete meine Mutter auf mich, wenn auch nicht am Flughafen.

Mama war in meiner Wohnung. Sie ging am Stock, mühsam und schwerfällig, und sie hatte wohl auch starke Schmerzen, doch gab sie sich Mühe, das nicht allzusehr zu zeigen.

Wogen von Zärtlichkeit durchfluteten mich. Ich umarmte sie

und hielt sie so fest, wie es eben möglich war. Abgenommen hatte sie nicht. Nein, meine Mutter war schlank wie eh und je, das schon, doch hatte sie in den vergangenen acht Wochen kein Gewicht verloren.

Bis weit nach Mitternacht saßen wir in meinem Wohnzimmer. Mama erzählte mir noch einmal im einzelnen von ihren diversen Arztbesuchen, die alle nichts gebracht hatten.

»Also habe ich mir jetzt bei einem richtigen Sportarzt einen Termin geben lassen. Soll der mal gucken, was da verzerrt ist.«

Zweieinhalb Wochen blieb ich in Deutschland. In der ersten Woche saßen meine Mutter und ich fast täglich in einer anderen Arztpraxis, um täglich von einem anderen Arzt zu hören, daß es eben wohl eine Zerrung sei, man sich allerdings nicht erklären könne, warum die nicht auf die verschriebenen Salben reagierte.

Zu Beginn der zweiten Woche kam jener Sportarzt, den ich für den einzig Kompetenten in der Riege hielt, auf die Idee, die vermutlich jeder gehabt, aber niemand auszusprechen gewagt hatte.

»Es kann natürlich sein, daß Ihre Schmerzen mit der Krebserkrankung zusammenhängen. Das wollen wir zwar nicht hoffen, aber um es auszuschließen, sollten wir vielleicht eine Computertomographie machen lassen.«

Doch erwies es sich natürlich als schwierig, auf die Schnelle einen Termin dafür zu bekommen, und ich wollte, daß es schnell passierte, hatte ich doch nicht die Absicht, Deutschland zu verlassen, bevor das geklärt war.

»Nein, nein, nein, mein Kind!« erklärte mir meine Mutter mit fester Stimme. »Du wirst nach Los Angeles zurückfliegen, ob das hier geklärt ist oder nicht. Guck dich doch mal an!«

Nun, ich mochte mich schon gar nicht mehr ansehen. Schlank war ich in den letzten Jahren immer gewesen, manchmal auch zu schlank. Doch hatte ich mich dabei wohl gefühlt. Jetzt war ich mager. Und ich fühlte mich nicht mehr wohl. Dabei schlief ich in jenen Wochen in Deutschland besser und mehr als in den Monaten zuvor, und ich aß auch wesentlich besser als in der letzten Zeit in

Los Angeles. Doch hatte ich sozusagen zum Ausgleich ein paar neue Probleme, und die schienen so zehrend zu sein.

Ich konnte kaum mehr sprechen.

Es hatte schon auf dem Flug nach Europa angefangen. Ich erinnerte mich im nachhinein deutlich daran, eine gewisse Panik empfunden zu haben, als ich den Flugbegleiter mit seinem Getränkewägelchen kommen sah. Ich hatte es als entsetzlich empfunden, ihm gleich sagen zu müssen, was ich haben wollte, und als er schließlich neben mir stand und mich fragte, fiel es mir furchtbar schwer, dieses Wort »Tomatensaft« herauszubekommen.

Dieser Zustand war inzwischen zur Normalität geworden. Ich sprach nur, wenn es unbedingt nötig war. Wenn Mama und ich allein waren, saßen wir oft stundenlang schweigend beieinander. Ich legte dann meinen Kopf auf ihren Schoß und hoffte dabei, dieses Gefühl von Geborgenheit, das ich in diesen Momenten empfand, so tief in mir aufzunehmen, daß es ein Teil von mir würde und mir auf ewig erhalten bliebe.

Ich hatte versucht, ihr zu vermitteln, daß ich es mir zwar nicht erklären, aber auch nicht dagegen angehen konnte, und sie hatte es akzeptiert.

»Ich fühle, daß es kein feindseliges Schweigen ist, mein Kind. Wenn ich dich seufzen höre, sagt mir das mehr, als tausend Worte es könnten. Es ist alles so schwer für dich. Du kannst die Last kaum tragen.«

Das stimmte. Genau so war es. Also fügte ich mich in diese neueste Komplikation, schrieb manches auf kleine Zettel, um mich mitzuteilen, nützte ansonsten jede freie Sekunde, um Mamas Nähe zu spüren.

Mein Kopf auf ihrem Schoß.

Ihre Hände in meinem Haar.

Am Tag vor meinem Rückflug nach Los Angeles fand in einer renommierten Arztpraxis im Essener Süden die geplante Computertomographie statt. Meine Mutter fuhr schon früh morgens hin; ich nützte die Zeit, um meinen Koffer zu packen und die Wohnung zu putzen.

Dabei rasten meine Gedanken. Wenn es der Krebs war, konnte

ich nicht fliegen. Dann mußte ich hierbleiben und mich um Mama kümmern. Doch war ich nicht einmal in der Lage, mich um mich selbst zu kümmern. Das bestätigte sich mir spätestens, als ich in all meiner Angst und Aufregung wie automatisch zu meinen Abführ- und Wassertabletten griff und vier von jeder Sorte nahm. Erst als ich die Pillen intus hatte, wurde mir bewußt, was ich mir damit angetan hatte.

Während das Entwässerungsmittel bereits eine halbe Stunde später zu wirken begann, ließ das Abführmittel etwa drei Stunden auf sich warten. Dann entleerte ich mich so massiv, daß ich schon bald Kreislaufprobleme bekam. Es rauschte in meinem Kopf, ich fühlte mich völlig kraftlos.

Daß ich kaum noch Kalzium und Kalium im Haus hatte, fiel mir erst da auf, und da es draußen in Strömen goß, hatte ich keine Lust, zur Apotheke zu gehen. Also redete ich mir ein, es würde auch so gehen, und machte mich schließlich gegen Mittag auf, zu dieser Arztpraxis zu fahren.

Meine Mutter lag noch in der Röhre, als ich kam, doch ließ man mich zu ihr, so daß wir zwischen den einzelnen Einstellungen miteinander reden konnten.

»Da ist ein Bruch im Schambeinknochen«, berichtete sie mir freudestrahlend, als ich zur Tür hereinkam.

»Was?«

»Du kannst dir gar nicht vorstellen, wie froh ich darüber bin, mein Kind. Ich dachte schon, ich hätte es auch im Kopf.«

Die letzte Bemerkung verletzte mich kolossal, doch hatte ich nicht die Zeit, darüber nachzudenken, ich mußte schon wieder zur Toilette.

»Da wir die Fraktur diagnostizieren konnten«, erfuhr ich später vom Arzt, »werden wir jetzt noch ein paar andere Tests machen, um die Ursache des Befundes morphologisch abzuklären.«

»Aha«, sagte ich.

Das Wort »morphologisch« war mir fremd, doch beschäftigte mich für den Moment mehr, ob diese anderen Tests noch am gleichen Tag gemacht wurden.

»Wir haben schon damit angefangen, doch wird es noch ein paar Stunden dauern, bis wir durch sind. Wenn Sie also zwischendurch noch mal nach Hause fahren möchten…«

Ich wollte bleiben. Ich wollte bei meiner Mutter sein, jeden Augenblick, der möglich war. Nur zum Rauchen ging ich hin und wieder schon mal nach draußen, und als ich während einer dieser Zigarettenpausen direkt vor der Tür der Praxis einen Parkplatz entdeckte, beschloß ich, mal eben das Auto zu holen.

Es war wirklich nicht weit zu laufen. Doch hatte ich mich kaum dreißig Schritte von der Haustür entfernt, als ein Wolkenbruch ohnegleichen begann. Das Wasser platschte nur so aus den Himmeln, und bis ich das wahrgenommen und überlegt hatte, ob ich weiter- oder besser zurückgehen sollte, war ich bereits von Kopf bis Fuß klatschnaß.

Ich war nicht die einzige, der es so erging. Da war diese junge Frau mit ihrem Kinderwagen. Der Regen war so heftig, daß sie Mühe hatte, ihren Schirm zu öffnen, und als es ihr endlich gelang, schützte sie ihr Kind damit. Ich stand da und starrte auf dieses Bild, auf diese Mutter und ihr Baby. Und während ich dastand und immer nasser wurde, dachte ich mir, daß nur das mich retten würde.

Ich konnte nicht weiterleben, wenn ich meine Mutter verlor. Ich war vielleicht wirklich ihr dritter Arm und ihr drittes Bein und deshalb allein nicht lebensfähig. Es war im Grunde unwichtig, woran es lag, wichtig war nur, daß es so war.

Nur wenn ich selbst Mutter wurde, hatte ich eine Aufgabe, die größer war als die, eine Tochter zu sein.

Langsamen Schrittes ging ich zu meinem Auto. Mein Kostüm, meine Schuhe, mein Haar, alles war durch und durch naß, so naß, daß die Scheiben im Inneren des Wagens sofort beschlugen, als ich mich ans Steuer setzte.

Ich hatte drei Fehlgeburten hinter mir. Ich wurde zwar leicht schwanger, doch konnte ich die Kinder nicht austragen. Es war also absurd, neuerlich darüber nachzudenken, ob ich … Aber die Medizin hatte in den letzten zehn Jahren große Fortschritte gemacht. Vielleicht galt das ja auch für das Gebiet der Fortpflanzung. Vielleicht konnte man mir heute helfen.

Ich parkte den Wagen direkt vor der Tür der Arztpraxis, doch stieg ich nicht aus. Noch immer platschte der Regen zur Erde, daß die Scheibenwischer es nicht bewältigen konnten, noch immer stand da diese Frau mit ihrem Kinderwagen.

»Gott, Vater im Himmel«, sagte ich laut und voller Inbrunst, »bitte laß mich mit Dir handeln, und trage es mir nicht nach! Ich verspreche Dir hoch und heilig: Wenn Du mir meine Mutter läßt, dann werde ich alles tun, was ich kann, um doch noch Leben zu geben. Ich gelobe es Dir! Bitte, laß es nicht Krebs sein!«

Etwa drei Stunden später saßen Mama und ich im Büro des Radiologen und lauschten seinen Ausführungen.

»Wie gesagt, Frau Hellmann, handelt es sich um eine Fraktur des Schambeinknochens. Wie es zu dem Bruch gekommen ist, ließ sich morphologisch leider nicht abklären, doch nehmen wir an –«

»Was heißt ›morphologisch‹?« unterbrach ich den Herrn Doktor.

»Der Form nach«, antwortete er. »Die Zellen sind noch in Bewegung, deshalb ist eine morphologische Abklärung zur Zeit unmöglich. Wir nehmen an, daß die Linearbeschleuniger, die Ihre Frau Mutter nach der Totaloperation bekommen hat, versehentlich den Schambeinknochen getroffen haben, das passiert schon mal leicht. Und wenn gesundes Gewebe, insbesondere Knochengewebe, hohe Strahlung abbekommt, wird es gern porös und bricht.«

»Es ist also kein Krebs«, stieß ich aus.

»Da die Zellen derzeit noch in Bewegung sind, läßt sich das halt –«

»Kann es denn Krebs sein?«

Meine Mutter griff nach meiner Hand.

»Es ist kein Krebs!« sagte sie dann, wohl, um mich daran zu hindern, noch weitere Fragen zu stellen. »Ich weiß, daß es kein Krebs ist, Kind, das würde ich sonst doch merken.«

Am nächsten Morgen flog ich in aller Frühe nach Los Angeles zurück. Und schon als ich in Essen ins Taxi stieg, spürte ich, daß es mir wesentlich besser ging als in all den Wochen zuvor. Ich weinte zwar, weil ich mich wieder mal von meiner Mutter verabschiedet hatte, doch das war eine verständliche Traurigkeit, mit der ich umgehen konnte. Die andere, diese unverständliche Traurigkeit, die ich während der ganzen letzten Monate empfunden hatte, schien indes viel geringer geworden zu sein.

Mama hatte es geschafft, mich zu überzeugen, daß ihre Verletzung ein reiner Strahlenschaden war und nichts sonst. Sie wurde jetzt entsprechend behandelt, und im Oktober würden sie und ich nach Ligurien fahren wie jedes Jahr um diese Zeit.

Ich brauchte mich also nicht um sie zu sorgen. Ich konnte mich wieder ganz um mich selbst kümmern, und das bedeutete, daß ich jetzt mein Gelübde halten mußte, denn das war ich Gott und mir selbst schuldig.

4

»Gott sei Dank!« begrüßte mich Dr. Rosen, als ich am Tag nach meiner Rückkehr in seine Praxis kam.

Die Erleichterung stand ihm ins Gesicht geschrieben, und so lachte ich ihn an, während wir durch den dunklen, engen Korridor zu seinem Büro gingen.

»Wieso?« sagte ich dabei. »Wenn was gewesen wäre, hätte ich doch angerufen.«

»Ich war mir nicht sicher, ob Sie das noch konnten.«

»Und trotzdem haben Sie mich gehen lassen? Pfui!«

»Sie sind ja so aufgeräumt, Bea. Was ist passiert?«

Nun, ich erzählte ihm im einzelnen, was sich in den vergangenen zweieinhalb Wochen zugetragen hatte, und Rosen hörte mir erschüttert zu.

»Mein Gott«, meinte er schließlich, »das Ganze muß Sie ja fürchterlich mitgenommen haben, Bea.«

»Ich bin aber klargekommen«, entgegnete ich, »und zwar hauptsächlich, weil ich jetzt weiß, was ich mit meinem Leben machen werde. Ich will nämlich ein Kind.«

Im ersten Moment war mein Psychiater nur erstaunt, als er das hörte. Doch als ich ihm dann die ersten Einzelheiten berichtete, änderte sich das.

Mein Freund Jean war aus Überzeugung schwul. Er liebte sein Leben, und er liebte seinen Körper und die Männer, die er mit diesem Körper beglückte. Das einzige, was ihn an seiner Homosexualität frustrierte, war, daß er keine Aussicht hatte, jemals Vater zu werden. Meine Idee, nun sofort und auf der Stelle Mutter zu werden, um mein Gelübde zu halten, gefiel ihm folglich sehr.

»Sind Sie denn sicher, daß das der richtige Weg ist?« fragte Rosen mich.

Ich war mir sicher. Ich wollte ein Kind, aber ich wollte keinen Sex, um schwanger zu werden.

»Und das halten Sie für ... natürlich?« Mein Psychiater zeigte keine Regung, als er das fragte.

»Ob es natürlich ist, weiß ich nicht«, gab ich zurück. »Ich weiß nur, daß ich es anders nicht aushalten kann.«

»Warum nicht? Weil Sie in nüchternem Zustand noch niemals Sex hatten?«

»Richtig!«

Ich spuckte es mehr, als daß ich es sagte, dieses Wort »richtig«. Rosen kannte meine Geschichte, er wußte, daß er recht damit hatte. Wann immer ich mit einem Mann geschlafen hatte, war ich betrunken gewesen.

»Wäre es nicht sinnvoller, daran zu arbeiten, Bea, und anschließend mit einem heterosexuellen Partner auf normalem Weg ein Kind zu zeugen?«

»Ich habe keine Zeit dazu«, keifte ich. »Ich bin fast neununddreißig. Wenn ich hier erst noch drei Jahre Therapie machen muß, sind meine Unterleibsorgane ganz im Eimer.«

»Aber was sagt denn Ihr Freund Jean dazu?«

»Der ist total begeistert und hat mir heute morgen schon die Adresse eines Gynäkologen durchgegeben.«

»Sie sind doch gestern nachmittag erst gekommen, Bea. So was entscheidet man doch nicht in vierundzwanzig Stunden.«

Mein Psychiater war entsetzt, doch war das meines Erachtens

sein Problem, nicht meines. Ich war wild entschlossen, Mutter zu werden, und so ging ich das Unternehmen mit der gewohnten Präzision an.

Am Anfang – wie hätte es auch anders sein können – war da erst einmal wieder eine Liste. Darauf stand im Detail vermerkt, was ich fortan alles zu berücksichtigen und zu tun und zu lassen hatte.

Frau Doktor Levy wurde über meinen Kinderwunsch in Kenntnis gesetzt und aufgefordert, noch einmal sämtliche Tests zu machen.

»Wenn meine Leber eine Schwangerschaft nämlich nicht aushalten würde, brauche ich ja gar nicht erst weiterzudenken.«

Nun, die Ergebnisse meiner August-Untersuchung überraschten meine Ärztin mehr als mich selbst.

»Genau das ist das Erstaunliche an diesem Organ Leber«, flüsterte sie, als sie die Resultate schwarz auf weiß vor sich liegen sah. »Sie heilt sich selbst, weil sie im Gegensatz zu allen anderen Organen die Fähigkeit hat, sich zu erneuern.«

Mit großen Augen sah sie mich an.

»Bea, Ihre Leberwerte sind alle im Normalbereich. Da zwar an der Untergrenze, aber immerhin.«

»Die Zirrhose ist weg?« schoß es aus mir heraus.

Frau Doktor Levy verzog das Gesicht.

»Die Zirrhose wird niemals weggehen. Aber der Teil Ihrer Leber, der noch ordnungsgemäß arbeitet, ist weitgehend wieder in Ordnung. Wenn Sie also nicht wieder trinken, sich vorsichtig ernähren und vor allem aufhören zu rauchen, können Sie damit hundert Jahre alt werden.«

Das Rauchen war auch hinsichtlich des Kinderwunsches mein größtes Problem. Doch hatte ich dahingehend ebenfalls bereits einen entsprechenden Plan erstellt, nach dem ich nun verfuhr.

Zunächst einmal rauchte ich drei Tage, wie es mir gefiel, zählte aber abends die Kippen. Das Ergebnis war erschütternd, konsumierte ich doch tatsächlich im Durchschnitt sechsundfünfzig Zigaretten pro Tag.

Das halbierte ich rigoros, und zu meinem Erstaunen machte es gar keine größere Mühe, mit achtundzwanzig Zigaretten täglich auszukommen. Gemäß meiner Liste reduzierte ich diese Menge nun in jeder neuen Woche um zehn bis zwanzig Prozent. Nach meiner Rechnung war ich damit in etwa drei Monaten zur Nichtraucherin mutiert, und sollte ich schon vorher schwanger werden, reichte das sicher als Ansporn aus, von einem Tag auf den anderen mit der Sucht aufzuhören – so dachte ich mir das.

Jeden Morgen um sechs Uhr dreißig klingelte der Wecker. Es gab inzwischen speziell entwickelte Thermometer, um eine Temperaturkurve zu erstellen und so die fruchtbaren Tage zu bestimmen.

Bei meinem Grüne-Wiese-Spinner in Beverly Hills kaufte ich für ein paar hundert Dollar Vitamine, Mineralien und geheimnisvolle Kräuter, die in Tablettenform gepreßt waren. Das Zeug sollte mein Fortpflanzungssystem stärken, und ich nahm mir vor, daran zu glauben. Es war einfach zu teuer, es nur zu schlucken und dabei nicht an seine Wirkung zu glauben.

Daß ich nicht die einzige Frau im Großraum Los Angeles war, die Probleme hatte, ein Kind zu bekommen, war mir schnell klargeworden. Allein in den Gelben Seiten waren über fünfzig Ärzte aufgelistet, die auf Unfruchtbarkeit spezialisiert waren.

»Geh zu Dr. Pearlstein, Muckilein, der ist der Beste!«

Jean und ich telefonierten nicht nur mehrmals täglich, wir verbrachten auch sehr viel Zeit miteinander. Es war wichtig, daß wir einander näher kennenlernten, und während wir das taten, stellten wir fest, daß wir noch weit besser zueinander paßten, als wir es zu Anfang gedacht hatten.

»Das wird ein tolles Baby werden«, meinte Jean in regelmäßigen Abständen. »Nur Windeln von Gianni Versace wird es kriegen.«

»Das werde ich dem Kleinen schon austreiben, Jean.«

»Nix da, Muckilein, ausgetrieben wird nichts!«

»Ich bin aber gegen antiautoritäre Erziehung.«

»Dann bist du eben autoritär, du bist schließlich die Mutter. Und ich bin der Vater, der alles durchgehen läßt. Dann brauchen wir nur noch deinen Psychiater als Patenonkel, denn sonst können wir uns unser Kind auf Dauer nicht leisten.«

Während Jean und ich über derartige Sprüche herzlich lachten, war Dr. Rosen der Humor schon längst vergangen.

»Sie stürzen sich da Hals über Kopf in etwas hinein, Bea! Denken Sie denn überhaupt über die Folgen nach? Was wollen Sie Ihrem Kind denn später mal sagen?«

»Die Wahrheit«, antwortete ich. »Daß ich es wollte, weil mein Leben einen Sinn brauchte.«

»Es gibt gewiß schlechtere Gründe dafür, ein Kind in die Welt zu setzen«, räumte Rosen ein, »doch halte ich die Umstände eben nicht für die besten.«

Nach wie vor wollte er mich dazu überreden, an meinen sexuellen Problemen zu arbeiten.

»Das erstaunt mich«, schimpfte ich eines schönen Tages. »Bisher wollten Sie nie mit mir über Sex reden. Ich brauchte bloß davon anzufangen, und gleich haben Sie das Thema gewechselt.«

»Das stimmt nicht, Bea.«

»Und ob das stimmt! Denken Sie, ich hätte das nicht gemerkt?«

»Wir hatten doch bisher wohl ein paar größere Probleme zu bewältigen«, versuchte Rosen sich zu rechtfertigen. »Oder meinen Sie nicht? Sie wissen doch, warum Sie sich so zu Jean hingezogen fühlen.«

Das wußte ich in der Tat, doch wollte ich nicht darüber reden. Und weil ich nicht darüber reden wollte, sah ich meinen Psychiater im August 1996 nicht zweimal in der Woche, wie es ursprünglich vorgesehen war, sondern nur einmal alle zwei Wochen. Die übrigen Termine konnte ich nicht wahrnehmen, weil ich es vorzog, mit Jean zu verreisen.

Als etablierter Beverly-Hills-Masseur hatte Jean eine Vielzahl von Kunden, die nur so in Geld schwammen. Einige dieser Kunden legten Wert darauf, daß er sie auch dann massierte, wenn sie gerade nicht in Los Angeles waren, und das bedeutete, daß Jean oft verreiste.

So verbrachten wir ein zauberhaftes Wochenende in Aspen, Colorado, und flogen für drei Tage nach Las Vegas. Beide Male amüsierte ich mich prächtig.

»Kein Wunder«, meckerte mein Psychiater. »Sie fühlen sich noch einmal wie die sechzehn-, siebzehnjährige Bea, die mit ihren schwulen Ballettkollegen nächtens durch die Kneipen zieht.«

»Wir sind nie durch Kneipen gezogen«, verbesserte ich. »Wir waren in eleganten Clubs und in Luxushotels, haben uns die tollsten Shows angesehen und sind in den exklusivsten Diskotheken tanzen gegangen.«

Dr. Rosen grinste nur. Mehr war auch nicht nötig. Ich hatte immer schon gewußt, daß genau das mein Grund war, weshalb ich mich zu Jean und seinen Freunden hingezogen fühlte. Diese Menschen standen für meine Jugend, für die unbeschwerten Jahre zwischen Ballettsaal und Bühne, als ich noch nicht gewußt hatte, wie grausam das Leben sein konnte, als ich lediglich genoß, daß ich durch meine so besondere Arbeit und durch meine Freunde lange vor der Zeit das Leben einer Erwachsenen führen konnte.

»Sie haben mich beschützt, und sie haben auf mich aufgepaßt«, sagte ich.

»Und Sie brauchten keine Angst zu haben, daß sie Ihnen zu nahe kamen. Nicht wahr?«

Ich haßte es, wenn Dr. Rosen »Nicht wahr?« nachsetzte. Das tat er nämlich nur, wenn er genau wußte, daß er recht hatte.

»Wenn schon«, gab ich lapidar zurück.

»War es denn auf Dauer gar nicht langweilig, körperlich für diese Jungen uninteressant zu sein?«

»Nein.«

»Aber Sie waren doch damals noch Jungfrau. Waren Sie denn gar nicht neugierig auf Sex? Das sind doch alle sechzehn-, siebzehnjährigen Mädchen.«

»Ich war es eben nicht.«

»Warum nicht, Bea?«

»Meine Mutter war auch ein Spätzünder.«

»Was, wenn es einen anderen Grund hatte?«

Es hatte keinen anderen Grund gehabt, davon war ich überzeugt, und ich hatte nicht die Absicht, mir hier irgend etwas einreden zu lassen. Mehr noch, mir kam es plötzlich so vor, als sei meine ganze Psychotherapie unwichtig geworden. Die Angelegenheit hatte sich erledigt.

Meine Mutter würde bald wieder ganz gesund sein, ich wollte ein Baby und würde es bekommen, und falls ich wirklich noch mal das Gefühl bekam, mich betrinken oder anders umbringen zu müssen, dann konnte ich ja immer noch nach Dr. Rosen schreien.

»Großartige Idee!« meinte Isabel. »Trenn dich von deinem Shrink, sonst rennst du da noch in zwanzig Jahren hin. Da kenne ich mehrere, denen das so ergangen ist.«

»Psychiater haben es nicht gern, wenn ihre Patienten die Therapie beenden«, meinte Anne. »Sie wollen das Geld nicht verlieren, mach dich also darauf gefaßt, daß er es dir ausreden will.«

Jean hielt sich zurück.

»Ich weiß nicht, was ich dir da raten soll, Muckilein. Das mußt du ganz allein entscheiden.«

Nun, zunächst schob ich die Entscheidung noch vor mir her, weniger aus Unentschlossenheit, mehr aus Angst.

Am Sonntag, dem 25. August 1996, beging ich nämlich meinen ersten Jahrestag nach dem Betty Ford Center, und obwohl ich mir vorgenommen hatte, zu diesem Anlaß für meine Freunde ein großes Fest zu geben, und folglich viel Arbeit hatte, die mich eigentlich hätte ablenken müssen, wurden diese Tage ungemein schwierig. Ich hatte erwartet, mit Freude erfüllt zu sein, wenn nicht gar mit Stolz. Aber genau das Gegenteil war der Fall. Immer und immer wieder mußte ich an den 25. August 1995 denken, an das Grauen, an die Qualen, an die Traurigkeit.

Erschwert wurde alles noch dadurch, daß meine Mutter meinen Ehrentag mit keinem Wort erwähnte. Obwohl ich ihr ausführlich von der Party erzählte und in der Nacht nach dem Fest im einzelnen aufzählte, was für Geschenke ich von meinen Freunden bekommen hatte, hielt sie es nicht einmal für nötig, mir zu gratulieren. Für meine Mutter hatte ein Jahr Nüchternheit also keinerlei Bedeutung.

Ich war todtraurig darüber. Ja, mir war, als sei all meine Kraft und Energie in den Augen meiner Mutter wertlos.

»Aber daran müßten Sie doch eigentlich gewöhnt sein«, meinte Dr. Rosen dazu.

Das stimmte. Diese Erkenntnis traf mich schwer, und ich spürte, daß ich schon wieder Depressionen bekam. Ja, als ich am Tag nach meiner Jubiläumsfeier die Wohnung saugte und dabei zufällig auf ein Foto meiner Mutter schaute, das im Korridor an der Wand hing, da fragte ich mich plötzlich, ob sie mich eigentlich jemals geliebt hatte.

Ich liebte sie, das schon, doch ob sie mich wiederliebte, war mir auf einmal fraglich. Sie sagte es zwar, doch sagte sie es erst, seit ich sie vor Jahren mal ausdrücklich darum gebeten hatte, es zu sagen. Als ich noch ein Kind gewesen war, hatte sie mir auf die Frage zumeist geantwortet mit *Das weißt du doch!* oder *Frag das nicht immer!* Manchmal hatte sie auch glatt *Nein!* gesagt und dabei gelacht. Dabei war das alles andere als lustig gewesen, denn ich hatte als Kind ja nicht umsonst gefragt. Ich war mir nicht sicher gewesen, weil mein Vater immer vorging.

Wenn Mama sich zwischen ihrem Mann und ihrem Kind entscheiden mußte, wählte sie immer den Mann...

»Wie kommen Sie darauf?« fragte Dr. Rosen, als ich das in unserer nächsten Sitzung äußerte. »Hat es da jemals einen konkreten Anlaß gegeben?«

Ich starrte vor mich hin.

»Nein«, sagte ich dann, »konkret war da nichts, es war aber immer ... es war so ... wie soll ich das ausdrücken? ... Es war –«

»Überlegen Sie mal ganz genau, Bea! Wann hat Ihre Mutter sich gegen Sie und für Ihren Vater entschieden?«

Ich konnte die Frage bei bestem Willen nicht beantworten. Dabei bemühte ich mich redlich. Ich grübelte und grübelte, fuhr mir mit den Händen durch die Haare, rieb mir die Augen.

»Sind Sie plötzlich müde, Bea?«

Ich nickte und gähnte.

»Möchten Sie sich aufs Sofa legen?«

Ich erschrak und sah meinen Psychiater entsprechend an.

»Was erschüttert Sie so?« wollte der wissen.

»Ich komme doch nicht hierher, um mich hinzulegen.«

»Das zwar nicht, aber wenn Sie jetzt ein bißchen schlafen würden, ist vielleicht später, wenn Sie aufwachen, alles nur ein Traum gewesen.«

Nun wußte ich, worauf er hinauswollte.

»Aber ich weiß nicht, was ich dazu sagen soll«, führte ich aus.

»Keine Idee, Bea?«

Ich schüttelte den Kopf. Und im nächsten Moment begann ich munter loszuplappern, daß ich am kommenden Dienstag endlich einen ersten Termin bei diesem Herrn Doktor Pearlstein, dem Fruchtbarkeitsguru von Los Angeles, hatte.

Es war der 3. September 1996. Dr. Pearlstein war der Gynäkologe der Schönen, Reichen und Berühmten der Stadt. Entsprechend prachtvoll war seine Praxis, die im Herzen von Century City gelegen war, und entsprechend hoch waren auch seine Rechnungen. Allein für meinen ersten Besuch nahm er mir fünfhundertundzwanzig Dollar ab. Dafür sah er sich die Temperaturkurve an, die ich in der Zwischenzeit erstellt hatte, untersuchte mich und hatte jede Menge Fragen.

»Wegen Ihrer Krebserkrankung wäre es vorteilhaft, zunächst mal keine Hormone zu geben«, meinte er. »Sie haben zwar nur noch den einen Eierstock, und ich bin auch nicht sonderlich glücklich mit Ihrer bisherigen Kurve, aber da Sie ohnehin eine künstliche Befruchtung wollen, können wir ja erst mal so unser Glück versuchen.«

Daß der potentielle Vater meines Kindes homosexuell war, hatte Dr. Pearlstein nicht im geringsten erstaunt.

»Das erleben wir häufiger, als Sie denken«, meinte er. »Ich muß Ihren Partner nur beim nächstenmal auch sehen, und wir sollten auch bei Ihnen beiden vorsorglich einen HIV-Test machen, bevor wir das Ganze angehen.«

Da sowohl Jean als auch ich bereits einen AIDS-Test hatten machen lassen, erübrigte sich das.

»Wunderbar«, befand Pearlstein. »Dann können wir Ende des Monats anfangen.«

Jean war ebenso beglückt über diese Auskunft wie ich. Um sie entsprechend zu feiern, gingen wir abends ins Ivy, mein Lieblingsrestaurant, und wir aßen und lachten bis weit nach Mitternacht. Als

Jean mich dann zum Wagen begleitete, kam er erstmals auf das leidige Thema der Kosten zu sprechen.

»Hast du schon gefragt, wie hoch die so ungefähr sind?« wollte er wissen.

»Also, die Insemination selbst kostet so um die fünfzehnhundert Dollar«, gab ich zurück.

»Jedes Mal?«

»Jedes Mal!«

Jean umfaßte meine Taille und preßte mich an sich.

»Aber hör mal, Muckilein ... das können wir doch auch billiger haben ...«

Am nächsten Morgen saß ich bei Dr. Rosen auf der Couch und heulte mir fast die Augen aus dem Kopf.

»Warum hat er das gesagt? Das hätte er niemals sagen dürfen. Warum hat er das gesagt? Das hätte er ...«

Rosen ertrug es mit Fassung.

»Bea«, meinte er schließlich, »ich glaube, daß Sie Ihren Freund bisher falsch eingeschätzt haben.«

Ich schneuzte mir die Nase und fragte, was er damit meinte.

»Nun ja«, erklärte mir mein Psychiater, »Sie sind durch das Ballett schon in früher Jugend immer mit Homosexuellen konfrontiert worden, aber schwul ist sicher nicht gleich schwul.«

Ich verstand noch immer nicht.

Rosen spitzte die Lippen und sah mich an, und da dämmerte es mir.

»Sie meinen ... Sie meinen, Jean würde vielleicht gern ... nein!«

»Kommen Sie, Bea, er faßt Sie doch gern an, oder?«

»Er massiert mich gern, das wissen Sie.«

»Massieren kann man nur, wenn man anfaßt. Und er umarmt Sie auch gern, nicht wahr?«

»Schon, aber das heißt nichts. Deshalb würde er niemals –«

»Viele Frauen fühlen sich zu anderen Frauen hingezogen, ohne deshalb lesbisch zu sein. Warum sollte da ein eigentlich Homosexueller nicht auch mal Lust auf einen heterosexuellen Kontakt haben?«

Das war mir zu weit hergeholt und absolut unvorstellbar.

»Gut«, meinte Rosen daraufhin, »dann erklären wir es eben anders. Für jemanden wie Jean ist so ein bißchen Samenerguß keine große Sache, Bea. Für die meisten Menschen, die ein Kind wollen, ist das bißchen Sex, das dazu nötig ist, nicht von Bedeutung. Das ist nur für Sie so tragisch.«

Angewidert schloß ich die Augen. Als ich das letzte Mal mit einem Mann das Bett geteilt hatte, war ich einunddreißig Jahre alt gewesen. Wir waren beide betrunken gewesen, und es klappte nicht. Dabei bemühte ich mich doch so.

Der Mann davor hatte keine Potenzprobleme gehabt. Aber ich war so betrunken, daß ich hinterher in der Badewanne einschlief und fast ertrunken wäre.

Der Mann davor – ich liebte ihn abgöttisch, aber nur wenn ich voll war, durfte er mich anfassen. Nur wenn ich voll war, konnte ich ihn anfassen.

Bevor ich mit dem Trinken angefangen hatte, waren es die Tabletten gewesen. Ich nahm sie im Bad, bevor ich ins Schlafzimmer ging, weil ich mich dann besser entspannen konnte. So behauptete ich das vor mir selbst.

Als junges Mädchen hatte mir mal ein Junge in der Disko die Hand auf den Oberschenkel gelegt. Ich trug zwar lange Hosen und darunter meine üblichen wollenen Liebestöter, doch fühlte ich mich trotzdem dermaßen bedroht, daß ich sofort auf die Toilette floh und danach gleich nach Hause rannte.

Angst hatte ich nicht verspürt, nur Ekel. Wie ich auch damals im Schwimmbad nur Ekel verspürt hatte. Diese drei Jungen versuchten, mich anzufassen, aber ich wehrte sie ab. Sie schafften es nicht, mich weiter zu belästigen.

»Und wer hat es geschafft?« hakte mein Psychiater nach.

Verwirrt sah ich ihn an.

»Sie haben gerade gesagt, die Jungen haben es nicht geschafft, Sie weiter zu belästigen. Wer *hat* es denn geschafft?«

Es war mir unmöglich, diese Frage zu beantworten.

»Ich habe das nur falsch betont«, gab ich mir die Erklärung selbst.

»Ja?«

Obwohl mein Psychiater weiter bohrte, blieb ich dabei.

»Bleiben Sie eigentlich die nächste Zeit hier?« wechselte er schließlich das Thema.

»Bis Anfang Oktober«, antwortete ich. »Dann fliege ich nach Europa, weil meine Mutter und ich für eine Woche nach Italien fahren wollen, und ich möchte meinem Verlag auch den ersten Teil meines neuen Buches geben.«

Rosen blickte vor sich hin, als sinniere er.

»Anfang Oktober«, wiederholte er dann. »Wir haben heute den 4. September, das läßt uns ja dann ein wenig Zeit. Ich würde nämlich gern mal mit Ihnen...«

Plötzlich schien sein Sinnieren so klare Formen angenommen zu haben, daß es sich sogar körperlich ausdrückte. Er schwang die Beine vom Schemel seines Elfenbeinturms und sah mich fest an.

»Sagen Sie, Bea: Haben Sie als Kind nachts irgendwelche Träume gehabt, die sich immer wiederholten?«

Die Frage überraschte mich dermaßen, daß ich erst mal mit den Achseln zuckte.

»Müßte ich mal in Ruhe drüber nachdenken«, erwiderte ich. »So auf Anhieb fällt mir nur ein, daß ich sehr, sehr oft geträumt habe, ich ginge auf der einen Straßenseite und meine Mutter –«

»Denken Sie in Ruhe nach!« fiel Rosen mir ins Wort. »Am besten, Sie schreiben auf, woran Sie sich erinnern, und bringen das nächste Woche mit.«

So war ich den Rest des Tages vollauf beschäftigt. Ich hatte immer viel geträumt, nur in den letzten Jahren nicht, weil ich da wohl zu betrunken gewesen war. Davor hatte ich extrem viel geträumt, insbesondere in meiner Kindheit, und an einige der Träume erinnerte ich mich noch sehr genau.

Die Einkaufsstraße unweit meines Elternhauses. Ich ging auf der einen Straßenseite und erblickte plötzlich auf der anderen meine Mutter. Ich rief nach ihr, aber sie reagierte nicht. Ich fing an, nach ihr zu schreien, aber sie ging einfach weiter, und als ich die Straße überquerte und mich ihr in den Weg stellte, da lief sie durch mich hindurch, als wäre ich gar nicht da.

Und dann war da der »Rattenfänger«-Traum gewesen. Ich war erstaunt, daß ich von dem nicht längst einmal erzählt hatte, denn immerhin hatte ich die Nachbarschaft ein ganzes Jahrzehnt damit auf Trab gehalten. Nacht für Nacht war er gekommen, ein Grund dafür, daß ich mich noch jetzt im Detail an diesen Traum erinnerte.

5

Es war der Abend des 4. September 1996. Als ich gegen Mitternacht meine Mutter anrief, hatte ich bereits sechs Seiten vollgeschrieben und war erfüllt von diesen Erinnerungen.

»Ach, Gott!« seufzte sie, als sie hörte, womit ich den Tag verbracht hatte. »An den Alptraum mit deinen Alpträumen erinnere ich mich auch noch gut.«

Mama sprach langsam, geradezu gedehnt.

»Geht es dir immer noch nicht besser?« fragte ich sie.

Obwohl seit der Diagnose ihres Schambeinbruches inzwischen fast sechs Wochen vergangen waren, klagte meine Mutter immer noch über die gleichen Schmerzen. Zudem war sie am vorangegangenen Sonntag bei ihrer Kusine gewesen, und seitdem fühlte sie sich nach eigener Aussage »wie eine tote Fliege«.

»Kein Wunder«, hatte ich das zunächst kommentiert. »Du bist es ja gar nicht mehr gewohnt, aus dem Haus zu gehen.«

An jenem Mittwochabend fing meine Mutter nun an zu weinen. Und schluchzend erklärte sie mir, es gehe ihr nicht nur nicht besser, sondern immer schlechter, und eigentlich sähe sie sich gar nicht imstande, nächsten Monat nach Italien zu fahren.

»Wieso das denn nicht, Mama?«

»Das ist alles viel zuviel für mich. Ich fühle mich so schlapp.«

»Ißt du denn nicht richtig?«

»Ich kann nicht essen, Kind. Mir ist immer schlecht.«

»Hast du abgenommen?«

»Ja«, gab sie unwillig zu. »Ich war die letzten Tage nicht mehr auf der Waage, aber beim letztenmal waren es nur noch zweiundsechzig Kilo.«

Ich erschrak. Meine Mutter war eine große Frau. Wenn sie schlank war, wog sie zumeist siebenundsechzig Kilo.

»Du mußt zum Arzt gehen«, beschwor ich sie.

»Zu welchem denn? Die können mir doch alle nicht helfen.«

Da ich ihren behandelnden Sportarzt für den einzig Fähigen hielt, versuchte ich, sie dazu zu überreden, sich mit ihm in Verbindung zu setzen.

»Das kann ich nicht«, wimmerte meine Mutter. »Ich kann da nicht anrufen. Ich weiß ja gar nicht, was ich sagen soll.«

Ich saß in Los Angeles auf meinem Bett, den Telefonhörer in der Hand, und auf einmal war mir, als sei da kein einziger Blutstropfen mehr in meinem Körper.

»Ist gut, Mama«, sagte ich mit sanfter Stimme. »Wie wäre es denn, wenn ich den Doktor von hier aus anrufe und ihn bitte, sich mit dir in Verbindung zu setzen?«

Meine Mutter war einverstanden. Sie ließ mich machen, und das versetzte mich in Alarmbereitschaft.

»Wissen Sie«, sagte ich zu dem Arzt in Deutschland, »ich habe das bisher nur einmal erlebt, daß meine Mutter für sich selbst nicht mehr entscheiden konnte, und damals war sie todkrank mit einer Darmstenose. Ich muß also davon ausgehen, daß es auch jetzt was Ernstes ist, und ich bitte Sie ...«

Er versprach mir, sich mit mir in Verbindung zu setzen, sobald er meine Mutter gesehen habe.

»Ich werde ihr das ganz klar sagen, Frau Hellmann, daß ich mit Ihnen sprechen werde.«

Ich tat in jener Nacht kein Auge zu. Die Angst und der Zorn hielten mich wach. Es war die Angst um meine Mutter und der Zorn auf Gott, der mir das alles antat. Ich konnte dieses Leben nicht mehr ertragen. Wann immer ich versuchte, mich irgendwo festzuhalten und aus dem Dreck meines Schicksals herauszuklettern, wurde mir der Halt weggerissen und ich mit neuem Geröll zugeschüttet. Ich wollte das nicht mehr. Ich hatte die Schnauze voll.

Draußen wurde es bereits hell, als ich vor Erschöpfung doch

noch einschlief. Zweieinviertel Stunden konnte mein armes Ich ausruhen, dann wachte ich auf und fand ein Fax im Arbeitszimmer. Darin stand geschrieben, daß es ganz böse aussähe. Der Arzt bat mich nicht, sondern er forderte mich auf, die geplante Italienreise abzusagen.

»Ich werde Ihre Mutter baldmöglichst im Marienhospital unterbringen. Der Chefarzt dort ist ein Studienkollege von mir und auf dem Gebiet von Knochenmetastasen eine Kapazität.«

Ich griff zum Telefon und rief die Praxis an. Tatsächlich war der Mann noch da.

»Der Bruch im Schambein ist nicht nur nicht verheilt in den letzten Wochen«, erklärte er mir, »er ist vielmehr noch weiter auseinandergebrochen. Da muß also was sein, da dürfen wir uns nichts vormachen. Und dann hat Ihre Mutter plötzlich einen ganz geschwollenen Leib.«

Er befürchtete, daß sie entweder ein Darmkarzinom oder aber eine Lebermetastase habe.

»Weiß sie das?« stammelte ich.

»Ich habe es ihr genau so gesagt, wie ich es Ihnen jetzt sage. Und sie hat mir zur Antwort gegeben, daß sie kämpfen würde, wenn das noch etwas brächte. Aber wenn ihre Zeit gekommen wäre, sei sie auch willig und bereit zu gehen.«

Ich legte auf und brach in Tränen aus.

Das, wovor ich mich am meisten gefürchtet hatte in meinem Leben, genau das schien jetzt zu geschehen. Ich verlor meine Mutter. Und damit konnte ich nicht umgehen. Alles, was ich noch gewollt hatte, war plötzlich dahin. Das kleine Mädchen, die kleine Bea, schon sie hatte immer »mit« gewollt, wenn die Mama irgendwo hinging. Auch dieses Mal würde ich mitgehen, das wußte ich.

Ich verstand nur nicht, warum Gott mir das alles antat. Ich hatte mich unendlich gequält, um aus dem Alkoholismus herauszukommen und mir ein neues Leben zu bauen, ein Leben, in dem auch ich eine Chance hatte. Doch konnte ich mir dieses Leben nur aufbauen, wenn es Mama noch gab. Ich hatte schließlich niemanden sonst.

Ich stand mitten in meinem Wohnzimmer und blickte auf die Postkartenansicht von Los Angeles, die sich unter meinen Fenstern auftat. Dreizehn Monate lang war ich gerannt. Ich hatte mich geplagt und gemüht, doch war dem Unternehmen wohl von Anfang an kein Erfolg beschieden gewesen. Gott wollte nicht, daß ich es schaffte.

Ich setzte mich aufs Sofa und versuchte, einen klaren Gedanken zu fassen. Am vernünftigsten erschien es mir, sofort Schluß zu machen, gleich jetzt. Doch war ich dann nicht für Mama da, wenn sie mich am meisten brauchte. Und vielleicht wurde sie ja auch noch mal gesund oder zumindest gesünder, als sie es derzeit war.

Dr. Rosen war erschüttert, als ich an jenem 5. September 1996 bei ihm anrief, um alle weiteren Termine abzusagen.

»Warten Sie doch erst mal ab, was die Untersuchungen Ihrer Mutter ergeben«, riet er mir.

»Nein, ich muß jetzt nach Deutschland.«

»Ich will Sie vorher aber noch mal hier sehen, Bea. Das ist wichtig.«

Nun, so schnell schossen die Preußen auch nicht, wie ich feststellen mußte. Die Flugzeuge waren gnadenlos voll, so daß es meinem Reisebüro nicht gelang, mich irgendwo dazwischenzuschieben, und als ich mich gerade darüber aufregen wollte, stellte ich fest, daß ich auch noch aus ganz anderen Gründen nicht einfach so abreisen konnte. Mein kalifornischer Führerschein lief am 25. September ab, und wenn ich ihn nicht ordnungsgemäß verlängern ließ, würde ich ihn später ganz neu machen müssen.

Ich hatte auch noch jede Menge Vorsorge zu treffen. Wenn ich diesmal flog, konnte ich schließlich nicht vorhersagen, wann ich wiederkam, und deshalb mußte ich gewisse Rechnungen im voraus bezahlen, und um diese Vorauszahlungen leisten zu können, galt es erst einmal, aus Deutschland ein paar höhere Überweisungen anzufordern.

»Was heißt, daß Sie nicht wissen, wie lange Sie in Deutschland bleiben werden?« fragte Dr. Rosen und war ganz blaß dabei.

»Ich weiß ja nicht, was da auf mich zukommt.«

»Bea, Sie können aber doch nicht einfach Ihr ganzes Leben laufen lassen.«

»Eine andere Wahl werde ich wohl nicht haben.«

»Ich dachte immer, Sie wollten mit Ihren Erziehungsmustern brechen. Warum wollen Sie sich also opfern?«

»Es ist unwichtig, was ich will oder nicht will, Herr Doktor. Das war immer unwichtig, und so wird es bleiben.«

Mein Psychiater versuchte mit allen Mitteln, zu mir vorzudringen. Es gelang ihm nicht. Ich versprach ihm zwar, ihn anzurufen, falls ich Probleme hätte, doch hatte ich das ja schon mal versprochen und nicht getan.

»Und wenn ich wiederkomme, erzähle ich Ihnen von meinen Kindheitsträumen«, sagte ich zum Abschied.

»So wichtig sind die nicht«, meinte er. »An die sollten Sie jetzt am wenigsten denken.«

Als ich am Spätnachmittag des 13. September 1996 die Maschine nach Paris bestieg, lag meine Mutter bereits im Krankenhaus. Ich war so nervös, daß ich während des zehnstündigen Fluges keine Minute zur Ruhe kam. Da die Air France damals noch das Rauchen erlaubte, wenn auch nur in einem kleinen Bereich jenseits der Business-Klasse, stand ich die ganze Zeit immer nur da. Ich rauchte und redete und versuchte, nicht zu denken.

Der Anschlußflug nach Düsseldorf klappte reibungslos, und dort nahm ich mir ein Taxi, fuhr rasch in meine Wohnung, warf mein Gepäck ins Wohnzimmer und rief meine Mutter an.

»Willkommen in Europa«, sagte sie mit tränenerstickter Stimme.

Ich schloß die Augen. Noch war sie da. Noch war nichts verloren.

Mein Auto stand vor der Tür. Doch fühlte ich mich zu erschöpft, um noch selbst zu fahren. Ich hatte auch Angst, den Weg nicht zu finden. Also nahm ich mir neuerlich ein Taxi und ließ mich zur Klinik bringen.

Der so unangenehm vertraute Krankenhausgeruch. Der so unangenehm vertraute Klang meiner Schritte auf dem Linoleumboden. Durch einen Innenhof mußte ich gehen, um zu dem Klinikbereich zu gelangen, in dem meine Mutter untergebracht war.

Es dämmerte bereits. Nur ein einziger Mensch kam mir entgegen, und der war offenbar ein Arzt, denn er trug einen weißen Kittel und sah mich so herablassend an. Vielleicht bildete ich mir das aber auch nur ein, weil ich so müde, so schmutzig und so völlig überanstrengt von der Reise war.

Als sich endlich der Gang der Station vor mir auftat, hielt ich für einen Moment den Atem an. Ich wußte seit Monaten, daß meine Mutter vermutlich an ihrem Krebs sterben würde. Doch hatte ich natürlich gehofft, es würde nicht so bald geschehen. Und ich wollte mir nicht vorstellen, daß es jetzt geschah, daß diese Station hier der letzte Ort war, an dem ich Mama lebend sah.

Ich klopfte fest gegen die Zimmertür, stand im nächsten Moment bereits mitten im Raum.

»Mein Kind ist da!«

Mama war ausgezehrt. Sie wirkte zerbrechlich wie ein Vögelchen, und sie weinte. Doch stand sie sofort auf, als sie mich sah, obwohl ihr das Schmerzen bereitete, und so konnte ich sie fest in die Arme nehmen. Ganz fest. Ich wünschte mir einen Schnaps in diesem Augenblick. Ja, alles in mir gierte nach ein paar Promille.

Diese Gefühle sollten in den nächsten Tagen und Wochen noch sehr viel stärker und somit auch immer bedrohlicher werden. Was ich in der ersten Zeit nach meinem Entzug so gar nicht gespürt hatte, den körperlichen Bedarf an Alkohol nämlich, das spürte ich jetzt.

Es verging kaum eine Stunde, in der ich mich nicht nach Schnaps sehnte, und wenn ich in diesem Zustand in einen Supermarkt mußte, in dem Wodka verkauft wurde, und dieses verdammte Geschäft neben einer Kneipe lag, dann brach ich in Tränen aus, so groß war die Qual, die ich innerlich ausstand.

Da meine Mutter unter starken Durchfällen und Appetitlosigkeit litt, hatte man gleich bei ihrer Einlieferung die Leber genauer untersucht. Und kaum daß ich aus den USA eingetroffen war, setzte man sich nun mit uns zusammen, um den Befund zu besprechen.

»Da ist etwas, das haben die Tests deutlich gezeigt«, sagte die Stationsärztin, eine nette junge Frau, die so etwa in meinem Alter war.

»Gott sei Dank«, meinte Mama, »ich habe immer Angst, daß ich mir auch alles nur einbilde.«

Ich schloß die Augen. Meine Mutter war so überzeugt davon, daß die Suchtkrankheit ihrer Tochter nur Einbildung war, daß ihr solche Äußerungen wie selbstverständlich über die Lippen glitten.

»Und *was* ist da?« hakte ich nach.

»Nun, als Mediziner gehen wir bei allem natürlich immer erst mal von dem Schlimmsten aus«, entgegnete die Ärztin. »Aber um Ihnen da genauere Auskünfte zu geben, muß ich mich erst noch mit meinem Oberarzt besprechen. Der hat mit diesen Dingen mehr Erfahrung.«

»Meinen Sie denn, daß es Krebs ist?« bohrte ich weiter.

»Das läßt sich doch jetzt noch nicht sagen«, beendete meine Mutter die Unterhaltung, »das hast du doch gerade gehört, Kind.«

Als ich eine halbe Stunde später zum Rauchen in den Innenhof gehen wollte, hielt eine der Krankenschwestern mich auf und erklärte mir, die Frau Doktor wolle noch mal allein mit mir sprechen.

»Wissen Sie, Frau Hellmann«, hob die dieses zweite Gespräch an, »ich habe zwar wirklich nicht soviel Erfahrung wie unser Oberarzt, aber daß das, was Ihre Mutter hat, Lebermetastasen sind, das sehe ich doch.«

Ich war wie erstarrt.

»Und was bedeutet das?« fragte ich schließlich.

»Da müssen wir abwarten. Das kann ich Ihnen auch nicht vorhersagen.«

Ich lehnte mich gegen den Türrahmen, um nicht umzufallen. Ich spürte meine Beine plötzlich nicht mehr.

»Ich weiß«, fuhr mein Gegenüber da auch schon fort, »wenn es um den zweiten Elternteil geht, ist das alles immer ganz besonders tragisch. Wenn Sie also Ihrerseits irgendwelche Probleme haben, dann zögern Sie nicht, mich anzusprechen.«

Das war zwar nett gemeint, doch hatte ich dermaßen viele Probleme, daß ich gar nicht gewagt hätte, irgend jemanden darauf anzusprechen. Vielmehr fuhr ich an jenem Tag zeitig nach Hause und weinte im Auto so laut und so heftig, daß ich prompt viel zuviel Gas gab und von der Polizei angehalten wurde.

»Sie dürfen hier nur hundert fahren«, schimpfte der Wachtmeister. »Und Sie hatten mindestens hundertvierzig auf dem Tacho.«

Ich plirrte ihn an.

»Das auch noch«, meinte ich dann, während ich nach meinem Führerschein und meinen Wagenpapieren suchte. »Wieso auch nicht? Ist eh schon alles egal.«

Ich reichte ihm die Unterlagen und spürte, daß mir die Tränen in Strömen über die Wangen liefen.

»Ich hab' das nicht gesehen«, schimpfte ich dabei. »Ich habe das einfach nicht gesehen, verdammt. Meine Mutter stirbt. Nicht irgendwann, sondern jetzt. Genau jetzt. Da sieht man so Schilder nicht, ich –«

Ich schluchzte wie ein Kind, während ich darauf wartete, daß der Herr Wachtmeister seines Amtes waltete. Doch genau das tat er nicht. Er stellte mir vielmehr noch eine Vielzahl von Fragen nach der Krankheit meiner Mutter und in welcher Klinik sie denn läge, und dann gab er mir meine Papiere zurück.

»Sie sollten in diesem Zustand nicht fahren, Frau Hellmann.«

»Ich weiß«, winselte ich und wischte mir die Tränen vom Gesicht.

Er seufzte.

»Ich nehme an, als Sie losfuhren, wußten Sie noch nicht, daß Sie in diesen Zustand kommen würden.«

Ich schluchzte laut auf und schüttelte den Kopf.

»Lassen Sie den Wagen das nächste Mal stehen, wenn so was passiert.«

Ich nickte. Und das war's. Ich bekam keine Verwarnung, keine Anzeige. Ein Polizist war nicht nur Beamter, sondern auch Mensch gewesen, und was immer auch geschah in den folgenden Wochen und Monaten, so ließ ich mich doch nie wieder gehen, wenn ich am Steuer meines Wagens saß.

Am Morgen des 18. September 1996 hatte der Oberarzt bei seiner Visite ein paar Worte mit meiner Mutter gewechselt, die sie mir inhaltlich wiedergab und die leider nicht viel Aufschluß gaben. Es hieß, daß sie Probleme mit der Leber und mit der rechten Niere hätte, und während man an der Leber nichts tun könnte, wäre es möglich, die Niere mit einer Schiene wieder funktionstüchtig zu machen.

»Das wird nächsten Montag gemacht«, erzählte sie mir. »Das machen sie aber nicht hier, sondern in einem anderen Krankenhaus, und ich verstehe überhaupt nicht, was das bedeuten soll. Ich pinkele soviel wie nie zuvor in meinem Leben, was soll also da mit den Nieren sein?«

Ich versprach, das in Erfahrung zu bringen, mußte mich aber erst mal ein wenig sammeln. Ich gierte in diesem Augenblick so sehr nach einem mindestens zehnstöckigen Schnaps, daß ich dringend eine Zigarette brauchte. Also trat ich auf den Balkon vor Mamas Zimmer, und dort stand ich und qualmte, als eine der Krankenschwestern durch den Innenhof lief. Sie lächelte zu mir hinauf, traurig blickte ich auf sie nieder. Daraufhin machte auch sie auf einmal ein ganz trauriges Gesicht, und das ließ mich wachsam werden. Wissend nickte ich mit dem Kopf. Sie blieb stehen.

»Schrecklich«, rief sie mit gedämpfter Stimme. »Ich kann mir denken, wie das für Sie ist.«

»Ja«, gab ich zurück, obwohl ich gar keine Ahnung hatte, was sie meinte.

»Ich hab' das ja auch gerade erst erfahren«, wisperte sie daraufhin. »Ich meine, bei vielen Patienten sieht man es ja, aber bei Ihrer Mutter ... da sieht man halt nichts. Die sieht ja noch ganz frisch und gesund aus.«

Ich wagte kaum zu atmen.

»Noch«, sagte ich dann.

»Ja«, seufzte es daraufhin zu mir empor, »das ist wahr: noch.«

Durch einen Formfehler war seinerzeit die Berliner Mauer gefallen, durch einen Formfehler erfuhr ich jetzt weit mehr, als ich offenbar hatte erfahren sollen. In den ersten Minuten wußte ich gar nicht, wohin mit mir. Ich stand da auf diesem Balkon und versuchte zu denken, doch war das unmöglich. Mein Hirn war leer, und meine Seele zitterte, und ich fragte mich, was ich jetzt tun sollte, ob ich überhaupt noch irgend etwas tun konnte.

Mein Auto stand an jenem Tag an einer Parkuhr. Das ermöglichte mir, alle zwei Stunden das Zimmer zu verlassen. Ich ging dann zum Wagen, warf das notwendige Geld ein und setzte mich eine Weile ans Steuer, um in Ruhe zu weinen. Es half nicht. Aber es mußte trotzdem sein, denn ich wollte nicht in Anwesenheit meiner Mutter weinen.

Am Nachmittag rannte ich ins Blumengeschäft. Meine Mama hatte nicht einmal einen Strauß am Bett, und meine Mama verdiente den besten, den schönsten und den größten Strauß, den es überhaupt zu kaufen gab.

Als ich kurz darauf mit dem riesigen Gesteck vor der Brust ins Krankenhaus zurückkehrte, traf ich unten in der Eingangshalle auf den Oberarzt.

»Is' ja traurisch mit der Mutter«, rief er mir schon von weitem zu, und ich zuckte zusammen bei diesen Worten, nicht so sehr wegen ihres Inhalts, mehr wegen des Dialekts, mit dem sie gesprochen wurden.

»Ja«, gab ich zurück und ging festen Schrittes auf den Mann zu. »Und weil es so traurig ist, Herr Doktor, brauche ich hier auch mal ein paar klare Aussagen.«

Ich stellte das Gesteck auf den Boden und verschränkte meine Arme vor der Brust.

»Wat meinen Sie, Frau Hellmann?«

Wieder zuckte ich zusammen. Der Herr Oberarzt stammte einwandfrei aus dem Kölner Raum, und deshalb klang alles, was er sagte, wie ein Auszug aus einer Büttenrede.

Ich atmete tief durch.

»Ich lebe in Los Angeles«, erklärte ich ihm dann. »Und meine Mutter stirbt hier in Deutschland.«

Er reagierte nicht, er sah mich nur an.

»Ich war zeit meines Lebens da für diese Frau«, fuhr ich daraufhin fort, »und ich will erst recht jetzt für sie dasein. Das will ich, das muß ich. Das kann ich aber nur, wenn Sie ehrlich sind.«

Noch einmal holte ich tief Luft, um dann die Frage aller Fragen zu stellen.

»Wie lange noch?«

Mein Gegenüber schnappte sichtlich nach Luft.

»Dat, dat läßt sich so natürlich nit vorhersagen, Frau Hellmann, ich meine –«

»Natürlich können Sie das vorhersagen«, fiel ich ihm ins Wort. »Sie tun das nicht gern, weil Sie Sorge haben, darauf festgenagelt zu werden, das weiß ich. Aber ich will es ja nicht auf die Minute genau wissen, sondern nur so ungefähr.«

Er sah mich nur weiter an. Mehr nicht.

»Drei Monate?« wurde ich daraufhin noch deutlicher. »Sechs? Ein Jahr? Wenn Sie mir sagen, Herr Doktor, daß es noch ein Jahr dauern kann, dann fliege ich jetzt erst mal nach Los Angeles zurück und lebe dort mein Leben weiter. Aber wenn Sie sagen, daß es nur noch drei, vier Monate dauert, dann bleibe ich hier. Bei meiner Mutter.«

Es kam mir vor wie eine Ewigkeit. Endlich holte dann der Herr Oberarzt tief Luft und meinte:

»Drei, vier Monate, dat ist ziemlisch realistisch, Frau Hellmann.«

Ich hörte diese Worte, aber ich fühlte keinerlei Wirkung.

»Und Sie können nichts mehr tun?« fragte ich nur.

Er schüttelte den Kopf.

»Die Zellstruktur des Krebses, an dem Ihre Mutter leidet, reagiert nicht auf Chemotherapie. Und was die Bestrahlungen angerichtet haben, sehen Sie ja. Was immer man versuchen würde, wäre nichts als Quälerei.«

Ich schluckte, dankte, nahm meine Blumen und ging. Lachend betrat ich Minuten später Mamas Zimmer, plaudernd stellte ich das Gesteck auf ihren Nachttisch, dann verzog ich mich für eine weitere Zigarette auf den Balkon.

Ich fühlte nichts, nur meine Gedanken rasten. Und dann blickte ich plötzlich zu Mama hinein und sah, wie sie auf ihrer Bettkante saß, die Beine baumeln ließ und über irgend etwas lachte, was sie gerade im Fernsehen sah. Im gleichen Moment schossen mir die Tränen in die Augen, doch schluckte ich sie alle gleich hinunter. Ich konnte diese Diagnose und diese Prognose nicht einfach so hinnehmen. Ich konnte meine Mutter nicht einfach so sterben lassen. Irgend etwas mußte ich tun!

In den nächsten Tagen schlief ich knapp drei Stunden pro Nacht und saß von morgens elf bis abends neun bei Mama in der Klinik. Da die Schulmedizin keine Chancen mehr sah, mußte ich auf alternative Methoden ausweichen, und da meine Mutter nicht wußte, daß man sie austherapiert hatte, mußte ich ihr gegenüber mein Vorhaben rechtfertigen.

»Weißt du, ich glaube, so ein bißchen Naturheilmedizin würde dir nebenher guttun, Mama.«

»Das kann ja sein, aber was meinst du, was das kostet?«

»Darüber brauchst du dir keine Sorgen zu machen. Wozu hast du eine gutverdienende Tochter?«

»Das kommt ja gar nicht in Frage, Kind. Und wo sollte man da auch hingehen? So was macht doch nur der Hackethal.«

Ja, meine Mutter begriff schnell und richtig. Der König aller Alternativmediziner war und blieb Professor Julius Hackethal, und nachdem ich Mama davon überzeugt hatte, daß das Beste für sie mal gerade gut genug war, konnte ich es angehen.

Der Professor war reizend, als ich vorab am Telefon mit ihm sprach. Und er sorgte dafür, daß meine Mutter gleich am 26. September 1996 in seiner Klinik in Riedering ein Zimmer bekam.

Am Tag davor wurde ich neununddreißig Jahre alt. Ingrid schickte mir zu diesem Anlaß um sieben Uhr morgens ein Fax, so daß ich statt der üblichen drei diesmal nur zwei Stunden Schlaf bekam.

Als ich schon fertig angezogen war, klingelte es an der Haustür, und man brachte mir Blumen.

Es war ein traumschöner Strauß. Er war von Mama. Sie hatte eine Freundin gebeten, das für sie zu erledigen, und ich preßte den Strauß fest an meine Brust und sank dabei schluchzend auf die Knie.

Sie und ich feierten meinen Ehrentag in der Krankenhaus-Cafeteria. Ich aß Pommes Frites mit Mayonnaise, und Mama saß in ihrem Rollstuhl und beklagte unentwegt, wie leid es ihr täte, mir nichts anderes, Besseres, Schöneres und Eleganteres bieten zu können.

»Daß du bei mir bist, ist alles, was ich brauche«, sagte ich.

Und jedes dieser Worte war wahr.

6

Am nächsten Tag fuhren wir mit einem Taxi von der Klinik zum Flughafen. Das Rote Kreuz sorgte dafür, daß meine Mutter liegend in die Maschine transportiert wurde, und das Rote Kreuz brachte sie in München auch vom Flugzeug zu dem bereitstehenden Mietwagen.

Da ich bis vier Uhr nachmittags in der Klinik sein mußte, der Flug aus Düsseldorf aber verspätet gewesen war, raste ich die hundertzwanzig Kilometer Richtung Chiemsee wie eine Wahnsinnige. Wir schafften es trotzdem nicht rechtzeitig, doch hatte man zum Ausgleich auf uns gewartet.

Mama bekam ein wunderschönes Zimmer. Ich wußte um acht Uhr abends noch nicht, wo ich die Nacht über schlief. Man hatte mir zwar seitens der Klinik etwas reserviert, doch lag das in einer anderen Ortschaft, und es war so stockdunkel draußen, daß ich Angst hatte, mich zu verfahren. Schließlich sah ich das große Haus mit der Aufschrift »Mariandl«, stellte meinen Wagen auf dem Parkplatz ab, von dem man mir erzählt hatte, stieg aus.

Die Nachtluft war bitter kalt. Und gleich neben dem Parkplatz war eine Kneipe. Dort brannte noch Licht.

Ich zwang mich, nicht darauf zuzugehen, zerrte statt dessen das Gepäck aus meinem Kofferraum und machte mich auf den Weg zur Pension. Da es schon so spät war, war dort niemand mehr, doch hatte man mir in der Klinik sämtliche Schlüssel gegeben, die ich brauchte.

Ganz allein stand ich in der Eingangshalle des totenstillen Hauses. Über eine steile Stiege quälte ich mich in die erste Etage, schloß die Tür auf. Da war ein Bett, ein Tisch, ein Stuhl, ein Fernseher; es war bitter kalt im Raum, und das Bad war so klein, daß es mich endgültig grauste. Völlig verstört warf ich meine Reisetasche auf den Boden. Dann drehte ich mich auf dem Absatz um und lief wieder nach draußen.

Die Kneipe an der Ecke. Sie war die Rettung. Wir hatten den 26. September 1996, und damit war ich ziemlich genau dreizehn Monate trocken gewesen. Jetzt hatte es sich damit, das wußte ich.

Ich hatte persönliche Schwierigkeiten, Depressionen und jede Menge Streß ohne Alkohol bewältigt, doch eines konnte ich ohne Schnaps nicht ertragen: Kälte.

Mein Körper bebte unter dieser deutschen Kälte. Das war schon in Essen arg gewesen, aber hier in Bayern war es unverhältnismäßig schlimmer. Mein Hals brannte wie Feuer, meine Füße schienen bereits völlig gefühllos zu sein, und ich zitterte wie Espenlaub. So rannte ich aus dem Haus auf jene Kneipe zu, nickte nur, als mir das typische »Grüß Gott« entgegenschallte, setzte mich an einen Tisch in der hintersten Ecke.

Einen doppelten Wodka wollte ich bestellen, und während ich mir das noch einmal vornahm, stellte ich mir vor, wie der Schnaps meine Kehle ausbrennen und den Rest meines Körpers aufheizen würde.

Der alte Mann, der mich beim Hereinkommen begrüßt hatte, griff nach etwas und kam auf mich zu. Ich blickte auf die Flaschen, die über der Theke im Regal standen. Ein doppelter Wodka würde nicht reichen, das wurde mir spätestens jetzt klar. Am besten also, ich bestellte gleich eine ganze Flasche und nahm sie mit auf dieses garstige Zimmer. Meine Mutter starb. Ich hatte es nur im Kopf. Es war egal. Alles war egal.

»Sagen Sie ...« Es fiel mir schwer zu sprechen, als der alte Mann endlich vor mir stand. »Sagen Sie«, hob ich deshalb gleich noch einmal an, sprach aber auch diesmal nicht weiter.

»Was soll ich denn sagen, junge Frau?«

Er lachte mich an, und ich schlug beide Hände vors Gesicht, saß eine ganze Weile so da.

»Möchten Sie noch was essen, junge Frau?«

Ich ließ meine Hände sinken.

»Kann ich um diese Zeit denn noch was bekommen?«

»Sicher! Was mögen Sie denn?«

Ich entschied mich für eine Brotzeit.

»Und was zum Trinken?«

Mit offenem Mund starrte ich mein Gegenüber an. Er ahnte nicht, wer ich war, und er kannte auch meine Geschichte nicht. Er würde gar keinen Verdacht schöpfen, ich konnte es einfach sagen.

»Haben Sie koffeinfreien Kaffee?«

»Hag!«

»Dann bringen Sie mir davon bitte ein Kännchen.«

Als ich eine knappe Stunde später gesättigt und nüchtern in mein Zimmer zurückkehrte, kam mir dieses überhaupt nicht mehr garstig vor. Es war zwar klein und einfach eingerichtet, doch war es jetzt mollig warm darin, und der Fernsehapparat hatte einen Kabelanschluß. Außerdem hatte die Dusche in dem winzigen Bad einen Wasserdruck, wie man es schon gar nicht mehr kannte, wenn man längere Zeit im zehnten Stock eines Hochhauses lebte. Nein, ich mußte meine Meinung revidieren. Es war nett hier.

Nun, daß ich es so empfand, war hilfreich, denn ich sollte die nächsten Wochen im Mariandl verbringen. Ich sollte Freundschaft schließen mit der reizenden Oma des Hauses, die mir jeden Morgen Cervelatwurst zurücklegte, damit das »Maderl« sich eine »Semmel« schmieren konnte; ich sollte abends am Waschbecken meine Wäsche auswaschen, damit ich am nächsten Morgen wieder ein sauberes Höschen hatte. Der Fernsehapparat wurde so ziemlich zu meinem einzigen Fenster zur großen Welt; meine kleine bestand in diesem Zimmer, dem Supermarkt im Nachbarort und der Klinik, in der ich von morgens zehn bis abends neun anzutreffen war.

Hackethal konnte den Krebs meiner Mutter weder heilen noch zum Stillstand bringen. Das wußte er, das wußte ich. Doch konnte er ihr für die verbleibende Zeit Lebensqualität verschaffen, und das schaffte er schneller, als wir alle es gedacht hatten. So kam es, daß die Frau, die liegend zum Düsseldorfer Flughafen transportiert worden war, zwei Wochen später mit mir zum Kaffeetrinken nach Reit im Winkl fuhr, zum Abendessen nach Berchtesgaden. Mama hatte wieder Appetit, sie sah wieder rosiger aus, sie konnte zwar nur an Krücken laufen, doch genoß sie das Lesen, das Fernsehen und vor allem mich.

Da ich zwischendurch in Essen gewesen war, um meinen Computer und mein Auto zu holen, fühlte ich mich bald schon nicht mehr ganz so isoliert. Außerdem erwies sich dieses Voralpenland als ein wunderschönes Fleckchen Erde. Das einzige, was mir nachhaltig zu schaffen machte, war eine Erkältung, die ich gleich am ersten Tag bekam und die einfach nicht vergehen wollte. Mehr noch, sie verschlimmerte sich stetig. Trotzdem fuhr ich anläßlich der Buchmesse für zwei Tage nach Frankfurt.

Es wurde ein befremdliches Erlebnis. Ich fühlte mich wie eingesponnen in einen Kokon. Hustend und schnupfend irrte ich durch die menschenüberfüllten Gänge des Messegeländes. Man sprach mit mir, und ich hörte auch, doch verstand ich nicht. Ich sprach ja auch selbst, und auch das hörte ich, doch verstand ich das erst recht nicht. Die Welt war draußen, ich war drinnen. Ich lief durch meine Zeit, das schon, doch wußte ich nicht, wohin ich lief, und vor allem wußte ich nicht, warum.

7

Am 18. Oktober flog ich für eine Woche nach Los Angeles. Ich mußte meine Rechnungen bezahlen und Vorkehrungen für den weiteren Deutschlandaufenthalt treffen, dessen Dauer ja nicht abzusehen war. Auf einer langen Liste stand alles, was zu erledigen war. Was ich darüber hinaus gern noch getan hätte, schrieb ich gar nicht erst auf. Ich wußte von vornherein, daß ich ja doch nicht dazu kommen würde, und es paßte auch überhaupt nicht ins Bild, daß ich in dieser Phase meines Lebens irgend etwas für mich tat.

Ich zählte nicht.

Meine Bedürfnisse waren unbedeutender denn je.

Und jedesmal, wenn ich mich fragte, wie lange das wohl noch so gehen würde, war da dieser bohrende Schmerz in mir, eine Mischung aus Zorn und Scham.

Meine Mutter starb, daran bestand nicht der geringste Zweifel. Sie verließ mich, und ich konnte nichts daran ändern. Und es gab Augenblicke, in denen ich es gern schnell hinter mir gehabt hätte, denn es war ja doch nicht zu verhindern. Also konnte es doch auch schnell passieren, damit ich endlich *mein* Leben weiterleben konnte. Ich war doch schließlich auch noch da.

Jedesmal, wenn ich diesen Gedanken hatte, haßte ich mich für meine Selbstsucht und sagte mir, daß ich eines Tages dafür bestraft würde. Dann brach ich zumeist in Tränen aus und sank auf die Knie, begann wie ein kleines Kind, nach meiner Mami zu schluchzen, Mami, die ich entweder behalten oder aber begleiten wollte.

Gleich am 19. Oktober hatte ich einen Termin bei Dr. Rosen. Ich hatte ihn vom Flughafen in Deutschland angerufen, und als er mich jetzt sah, schlug er vor Entsetzen die Hände über dem Kopf zusammen.

»Um Gottes willen, Bea!«

In den sechs Wochen, die wir einander nicht gesehen hatten, hatte ich etwa zwanzig Pfund Gewicht verloren.

»So geht das nicht«, stöhnte mein Psychiater. »Essen Sie nicht, oder können Sie nicht schlafen? Warum sind Sie so dünn?«

Die Frage konnte ich ihm auch nicht beantworten. Ich aß für meine Verhältnisse viel und regelmäßig, daran konnte es also nicht liegen.

»Und ich schlafe auch nicht so schlecht«, sagte ich. »Nicht gut, aber immerhin besser als vor Monaten.«

»Haben Sie das Bedürfnis zu trinken?«

»Immerzu«, gab ich wahrheitsgetreu zur Antwort.

»Und was tun Sie in diesen Fällen?«

»Ich ignoriere es«, gab ich lachend zur Antwort. »Immerhin bin ich gut darin, meine Bedürfnisse zu ignorieren. Jetzt nützt mir diese Fähigkeit endlich mal was.«

Rosen mochte meinen Zynismus nicht, und er mochte auch meine Unruhe nicht. Es bereitete mir kolossale Schwierigkeiten, still auf diesem Sofa zu sitzen. Unentwegt wechselte ich meine Haltung, stand auf, zupfte meinen Rock zurecht, zwirbelte im Zweifelsfall irgendwelche Haarsträhnen, derer ich habhaft werden konnte.

»Seit wann haben Sie diesen Schnupfen, Bea?«

»Seit Wochen. Wie die Pickel im Gesicht. So eine schlechte Haut habe ich schon seit zwanzig Jahren nicht mehr gehabt.«

»Das Immunsystem bricht zusammen«, seufzte mein Psychiater. »Haben Sie noch Ihre Regel?«

Es erstaunte mich, daß er danach fragte. Ich hatte seit acht Wochen nicht mehr geblutet.

»Das ist auch ein Zeichen«, sagte Rosen. »Sie brauchen jetzt unbedingt ein bißchen Ruhe. Was passiert nach dieser Woche hier? Bleibt Ihre Mutter in dieser Klinik?«

»Nur bis ich zurückkomme. Dann bringe ich sie nach Hause, und davor habe ich Angst.«

Ich erzählte ihm einmal mehr, daß da die Nachbarn wären und daß mich schon der Gedanke daran, die gleiche Luft atmen zu müssen wie sie, ganz irrsinnig machte.

»Wenn ich einem von denen begegne, drehe ich durch. Und ich werde ihnen bestimmt begegnen, denn das ist ja alles nicht so weitläufig in Essen an der Ruhr.«

Und wieder mal kam ich auf die alten Kamellen zu sprechen, die Familientragödien, die Probleme mit den Nachbarn, den Exhibitionisten ...

»Den Exhibitionisten?« fiel Rosen mir ins Wort. »Was war denn damit?«

Ich war erstaunt, daß ich ihm diese Geschichte offenbar noch nicht erzählt hatte. Doch war diese Unterlassungssünde ja schnell nachzuholen.

»Das war so«, hob ich an. »Unsere Nachbarn hatten ja diese Tochter Anja, und die war ein Jahr jünger als ich und ach so *hüüüübsch.*«

Obwohl ich seit Jahren nicht mehr über diese Geschichte gesprochen hatte, kam es mir plötzlich so vor, als sei alles erst gestern gewesen. Anja war damals gerade eingeschult worden, und eines Abends kam die Nachbarin völlig aufgeregt zu uns und heulte und wimmerte und bat meine Mutter, ihr zu helfen.

»Das Kind geht morgens zur Schule«, schluchzte sie, »und der Kerl steht in irgendeinem Hauseingang und wartet auf sie. Und dann macht er seinen Mantel auf und hat darunter nichts an, und ich weiß nicht, was ich machen soll.«

Meine Mutter schlug vor, die Polizei zu benachrichtigen.

»Nein, nein, nein. Wer weiß, was die der Anja dann für Fragen stellen. Bevor ich zur Polizei gehe, will ich wenigstens einen Zeugen für alles. Können Sie nicht mal morgens mit mir gehen, Frau Hellmann? Wir gehen dann der Anja nach und machen den Kerl dingfest.«

Tatsächlich zog Mama sich am nächsten Morgen an und wandelte auf Anjas Spuren den Schulweg entlang. Doch ließ sich der Mann nicht sehen. Also ging man am nächsten Morgen wieder, und am übernächsten auch ...

»Ich war damals so wütend auf meine Mutter«, erzählte ich Dr. Rosen. »Sie hat mich kein einziges Mal gefragt, ob ich dem Mann vielleicht auch schon mal begegnet war. Sie hat wahrscheinlich –«

»Sind Sie ihm denn begegnet?« fragte mein Psychiater.

»Nein, dem konnte man ja gar nicht begegnen, den gab es ja nicht.«

»Vielleicht nicht auf dem Schulweg des Mädchens«, erwiderte Rosen, »aber eingebildet hat sie ihn sich sicher nicht.«

Ich starrte ihn ziemlich entsetzt an.

»Meinen Sie etwa ...«

»Wenn ein Kind Angst hat, die Wahrheit zu erzählen«, erklärte mir mein Psychiater, »dann erfindet es gern eine Lüge, die diese Wahrheit verpackt. Warum waren Sie so böse auf Ihre Mutter? Waren Sie eifersüchtig?«

»Kann sein«, antwortete ich gedehnt. »Bestimmt sogar. Sie kümmerte sich um andere, aber nicht um mich.«

»Wieso, Bea? Als es Sie betraf, hat sie das Kind doch sogar am hellichten Tag zum Schlafen hingelegt.«

Nun wußte ich überhaupt nichts mehr. Mir schien, daß er da einiges durcheinanderbrachte.

»Zum Schlafen hat sie mich nicht gelegt«, erklärte ich gedehnt, »sie hat mich aber nicht bestraft, und das war komisch. Ich war nämlich so wütend, daß sie wegen der Anja frühmorgens auf den Straßen herumlief wie *Emil und die Detektive*, daß ich sie ganz schlimm gegens Schienbein getreten habe.«

»Und wie hat sie darauf reagiert?«

Leicht verdutzt schaute ich Rosen an.

»Das ist es ja, was mir gerade wieder eingefallen ist. Sie hat nämlich ganz eigenartig reagiert. Sie hat mich in den Arm genommen und festgehalten. Dabei war sie sonst immer flott bei der Hand. Ein falsches Wort, und ich hatte eine Ohrfeige.«

»Können Sie sich vorstellen, warum Ihre Mutter Sie ausgerechnet in diesem einen Fall nicht gezüchtigt hat?«

Das konnte ich mir nicht vorstellen, und ich wollte auch nichts vermuten. Deshalb rief ich Mama noch am gleichen Abend an und fragte sie.

»Oh, daran erinnere ich mich noch genau«, sagte sie. »Ich habe damals schreckliche Angst gehabt, daß du auf diesem Gebiet irgend etwas hinter dir hattest, wovon ich nichts wußte. Weil du doch auch so gern die Geschichte von Onkel Liebrechts Finger erzählt hast.«

Ich mußte lachen. »Daran erinnere ich mich auch noch.«

Meine Mutter lachte mit mir.

»Man kann sich heute gar nicht mehr vorstellen, Kind, wie peinlich einem damals so was war. Damals waren die Dinge eben noch anders, und man sprach über so was nicht. Und dann hast du ein Kind, das mit acht Jahren solche Sprüche von sich gibt.«

»Siehst du«, seufzte ich, »du hast geglaubt, mir wäre passiert, wovon die Anja phantasierte. Und ich habe geglaubt, du würdest gar nicht auf die Idee kommen, daß sich an mir einer vergreifen könnte, weil ich dir nicht hübsch genug war.«

»Kind«, rief meine Mutter empört aus, »wie kommst du denn auf so was?«

»Du hast immer gesagt, meine Puppe Monika wäre nicht hübsch, weil sie keine Haare hatte. Und weil sie nicht hübsch war, sollte ich ihr immer ganz besonders schöne Kleider anziehen. Und mir hast du auch immer ganz besonders schöne, teure Kleider gekauft.«

Meine Mutter schnappte so laut nach Luft, daß ich es über zehntausend Kilometer hören konnte.

»Daraus hast du geschlossen, daß ich dich nicht hübsch fand? Du bist mein Kind, und für eine Mutter ist kein anderes Kind schöner als das –«

»Du hast dich aber geschämt, weil ich so dick war!«

»Das warst du doch nur ganz kurze Zeit«, sagte Mama, und ich hörte, daß sich ihre bislang so sanfte Tonlage langsam aber sicher in eine gereizte verwandelte.

»Wenn schon«, gab ich trotzdem zurück. »Auch in der kurzen Zeit fandest du meine dicke Wampe so widerlich, daß du mich in Miederhosen gesteckt hast.«

»Das stimmt *nicht*, Beate!«

»Und ob das stimmt.«

Jetzt wurde meine Mutter richtig böse.

»Das stimmt nicht!« sagte sie noch einmal, und dann begann sie zu keifen. »Ich habe dir zwar mal eine Miederhose gekauft«, schimpfte sie, »weil ich das ausprobieren wollte, aber da hast du geweint, weil sie so eng war, und deshalb hast du sie auch nie wieder angezogen. So war das.«

Nun wurde ich mindestens ebenso böse wie meine Mutter.

»Nun hör aber auf!« keifte ich zurück. »Ich erinnere mich doch genau, wie wütend du immer warst, weil ich da unten diese dicken Würste herumhängen hatte. Genau so hast du meinen Bauch genannt.«

Da reichte es meiner Mutter endgültig.

»Mit diesen ›Würsten‹ meinte ich keineswegs deinen Bauch, mein liebes Kind, sondern die Wollhosen, die du nie richtig hochgezogen hast. Statt zuerst den Schlüpfer, dann die Strumpfhose und zuletzt die Wollhose hochzuziehen, hast du immer gleich an deiner Wollhose gezogen, und dann hing da alles herum.«

Für einen Moment war ich ganz still. Ich sah da nämlich plötzlich entsetzliche Bilder vor meinem geistigen Auge.

Ich hatte diese Wollhosen gehaßt. Sie waren lang und dick gewesen, und manche von ihnen hatten am Bein Spitzen gehabt. Ich hatte mich immer schrecklich geschämt, wenn ich mich in der Schule vor dem Turnunterricht ausziehen mußte, und beim Ballett ging ich gar vorher immer zur Toilette und zog das Ding aus, damit die anderen, mit denen ich die Garderobe teilte, nicht darüber herzogen.

»Warum hast du mir die Dinger eigentlich angetan?« fragte ich meine Mutter. »Du wußtest doch, daß ich sie haßte.«

»Das mußte sein«, antwortete sie.

»Warum?«

»Das weißt du nicht?«

»Nein, Mama.«

Sie schwieg eine ganze Weile.

»Na ja«, meinte sie dann, »früher hatte man eben noch Angst vor Blasenentzündungen. Heute ist die Schönheit ja wichtiger als die Gesundheit.«

Als ich Dr. Rosen bei unserer nächsten Sitzung von dem Gespräch mit meiner Mutter erzählte, hörte er mir zwar interessiert zu, wechselte aber gleich das Thema, als er eine Gelegenheit dazu sah.

»Sie haben das letzte Mal von Ihrer Nachbarin erzählt«, meinte er und blickte dabei angestrengt an die Zimmerdecke. »War sie verheiratet? Ich meine, hatte sie einen Mann?«

Ich lachte. »Ja, sicher.«

»Wie alt waren Sie, als Sie den kennenlernten?«

Das wußte ich genau.

»Sechs«, sagte ich.

»Aha. Und wie und wo haben Sie ihn zum erstenmal gesehen? Wissen Sie das noch?«

Und ob ich das noch wußte.

»Ich war draußen auf dem Balkon und habe gespielt«, erzählte ich. »Und er war drinnen und sprach mit meiner Mutter, weil sie in diesen Tagen einzogen und er sich vorher alles ganz genau angucken wollte. Deshalb kam er irgendwann auch zu mir nach draußen.«

Ich schloß die Augen.

»Er hatte einen langen schwarzen Regenschirm dabei«, erinnerte ich mich, »und darauf stützte er sich wie auf einen Stock. Und er trug einen langen schwarzen Trenchcoat und so schwere schwarze Lederschuhe. Und als ich ihn fragte, ob er Kinder hätte, da guckte er von oben auf mich nieder und sagte ›Zwei‹. Mehr sagte er nicht. Nur dieses eine Wort.«

Ich öffnete die Augen wieder und sah Rosen erwartungsvoll an. Der zeigte wie üblich keinerlei Regung.

»Wie sieht er aus, der Mann?« fragte er nur. »Erinnert er Sie an irgend jemand anderen, den Sie kennen?«

Ich überlegte in aller Ruhe.

»Nein«, lachte ich dann, »nicht an einen Menschen, nur an den ›Rattenfänger‹.«

»An wen?«

Da ich das Wort »Rattenfänger« wörtlich mit *rat-catcher* übersetzt hatte, nahm ich an, daß es für Rosen keinerlei Sinn machte. Also erzählte ich ihm erst einmal in aller Schnelle das Märchen vom Rattenfänger von Hameln und kam dann erst auf die eigentliche Sache zu sprechen.

»Sie wollten doch vor Wochen mal, daß ich mich mit den Träumen aus meiner Kindheit auseinandersetze«, erklärte ich ihm, »und der Traum vom ›Rattenfänger‹ war einer davon. Der hatte nämlich einen langen, schwarzen Trenchcoat an, wenn er –«

»Auf die Träume sollten wir uns erst konzentrieren, wenn wir wieder etwas mehr Zeit miteinander haben«, schnitt Rosen mir das Wort ab. »Jetzt sollten wir uns mit dem Naheliegenden beschäftigen. Sie fliegen übermorgen wieder nach Deutschland?«

Ich war traurig, daß mein Psychiater mich so brutal in die Gegenwart zurückgeschleudert hatte. Sie war so schrecklich. Damit verglichen schien die Vergangenheit plötzlich ein wahres Paradies zu sein. Doch fügte ich mich und nickte. Ja, ich flog zwei Tage später nach München, so war es geplant, wie geplant war, daß ich meine Mutter anschließend nach Essen bringen würde.

»Werden Sie dann bei ihr wohnen, oder gehen Sie in Ihre eigene Wohnung?«

»Bei mir, denke ich. Wieso?«

»Weil es sicherlich das beste für Sie wäre.«

8

Nun, ich wollte natürlich abends zu mir gehen, doch erwies sich das schon nach den ersten paar Tagen als nicht machbar. Mama hatte immer ein ziemlich menschenreiches Leben geführt, und all diese

Menschen kamen jetzt vorbei, um sie zu besuchen. Also mußte ich ständig einkaufen, kochen, backen, eindecken, abdecken, spülen, putzen, und das tagaus, tagein.

Wenn ich zum Schlafen in meine Wohnung gegangen wäre, hätte ich noch fünfundsiebzig Quadratmeter mehr in Ordnung halten und noch mehr herumfahren müssen. Mama hatte schließlich auch mindestens dreimal in der Woche irgendwelche Arzttermine, und sie mußte auch regelmäßig zur Lymphdrainage, da sie durch die Hormonspritzen, die Professor Hackethal ihr verabreichte, Wasser einlagerte. Das war der einzige Nachteil dieser Therapie. Daneben hatten die Präparate das Wunder vollbracht, Mamas Krebs zum Stillstand zu bringen.

So sah es zumindest aus. Ihre Leberwerte hatten sich in den letzten Wochen nicht verändert, und die Harnleiterschiene, die Hackethal ihr gelegt hatte, sorgte dafür, daß auch ihre rechte Niere wieder arbeitete. Und das allein zählte. Mama ging es gut, und ich tat, was ich konnte, damit das so blieb.

Frühzeitig wurde es Winter in Deutschland. Schon Mitte November fiel der erste Schnee, und statt darüber zu jammern und zu klagen, beschloß ich, den vorzeitigen Kälteeinbruch einfach zum Anlaß zu nehmen und Weihnachten vorzuverlegen.

»Wie kommst du denn auf so was?« lachte meine Mutter.

»Ich weiß nicht. Mir ist so nach Lametta und nach Kerzen, und wer weiß, was Weihnachten wieder ist!«

Also holte ich den Christbaum aus dem Keller, schmückte das Haus, backte Plätzchen, bespritzte Nüsse mit Goldfarbe – von morgens um sieben bis abends um elf war ich unentwegt im Einsatz.

Ende November klagte meine Mutter plötzlich über Schmerzen beim Wasserlassen, und ein paar Tage später fand sie Blut im Urin. Professor Hackethal hielt es für möglich, daß die Harnleiterschiene verrutscht war, und so machten Mama und ich uns neuerlich auf nach Süddeutschland.

Auf der Fahrt sprach ich kein einziges Wort. Bisher hatte ich mich in alles gefügt und es irgendwie geschafft, beim Kochen, Putzen, Waschen und Bügeln auch noch für mich selbst eine gewisse

Lebensqualität zu finden. Jetzt fühlte ich mich auf einmal wie ein Idiot. Ich war wütend, daß ich wieder diese achthundert Kilometer Autobahn fahren mußte; ich war stocksauer, daß sich bei der Ankunft in Riedering alles um meine Mutter drehte und nichts um mich; und als ich zur Krönung auch noch allein im Hotel bleiben mußte, weil meine Mutter es vorzog, nach dem vergleichsweise kleinen Eingriff, bei dem die Harnleiterschiene wieder entfernt wurde, die Nacht in der Klinik zu verbringen, da war es ganz um mich geschehen.

Bis zwei Uhr morgens tat ich kein Auge zu. Da das Mariandl diese steile Stiege hatte und meine Mutter nicht laufen konnte, waren wir in ein anderes Hotel gezogen. Also beschloß ich, nach unten in die Bar zu gehen und mich dort so zu betrinken, wie es eben möglich war. Ja, es gab mich noch. Und wenn das keinem auffiel, solange ich nüchtern war, so fiel es ja vielleicht jemandem auf, wenn ich besoffen im Eck lag.

Ich kletterte aus dem Bett und zog mich an. Und als ich zum Schluß noch nach meiner Strickjacke greifen wollte, da machte ich versehentlich den verkehrten Schrank auf. Das hier war Mamas Schrank. Hier hingen ihre Sachen, und oben in der Ablage, da standen drei Flaschen.

Es war das Morphium, das sie damals regelmäßig in kleinen Mengen nahm, und die Ration sollte für die nächsten drei Monate reichen. Ganz ruhig griff ich nach einer der Flaschen, nahm sie heraus.

Im Wohnbereich des Zimmers war ein Schrank mit Geschirr. Ich holte mir ein Glas und stellte es auf den Tisch, plazierte die Flasche mit dem Morphium daneben, setzte mich. Das hier war besser, als mich zu betrinken. Bedächtig drehte ich den Verschluß auf. Die Tropfvorrichtung abzubeißen war einfach, ich wußte ja, wie das ging. Dann brauchte ich nur noch den Inhalt der Flasche ins Glas zu gießen und alles auf einmal in mich hineinzuschütten. Doch reichte die eine Flasche vielleicht nicht aus. Sicher tat ich besser daran, gleich alle drei leerzutrinken. Dann starb ich bestimmt, und dann brauchte Mama auch keine Angst mehr zu haben. Ich würde dann auf sie warten.

Um fünf Uhr morgens schlief ich am Wohnzimmertisch ein. Knapp drei Stunden später wachte ich wieder auf und hatte einen steifen Nacken. Doch geschah mir das nur recht. Dem Menschen wurde nichts geschenkt im Leben, nicht einmal der Tod. Und zu glauben, man selbst dürfte für sich in Anspruch nehmen, eine Ausnahme zu sein, war so vermessen, daß der steife Nacken eine vergleichsweise geringe Strafe war.

Am nächsten Tag brachte ich meine Mutter nach Essen zurück. Sie hatte den Eingriff gut überstanden und fühlte sich nach eigener Aussage blendend.

»Um dich mache ich mir fast mehr Sorgen als um mich selbst«, sagte sie.

Ich versuchte zu lächeln, doch gelang es mir nicht. Ich lächelte überhaupt nicht mehr viel in jener Zeit. Auf einmal war mir alles zuviel, das Kochen, das Backen, das Putzen, die Angst. Es hätte nicht viel gefehlt, und ich hätte angefangen, die Wohnung nach einem Schnaps abzusuchen.

»Du mußt hier raus!« erklärte meine Mutter mir schließlich. »Du bist von der ganzen Anstrengung mit mir fix und fertig, Kind. Flieg nach Los Angeles und leg dich mal wieder in die Sonne!«

Ich hielt diese Idee für absurd, aber meine Mutter sah das anders.

»Guck dich doch mal an!« forderte sie mich auf. »Du hast seit drei Monaten einen Schnupfen, hast Pickel im Gesicht wie ein pubertierender Teenager, zum Ausgleich aber immer noch keine weitere Regelblutung. So geht das doch nicht weiter.«

Mama hatte recht. Und der Gedanke, für ein paar Tage in Los Angeles *mein* Leben leben zu können und mich um nichts anderes kümmern zu müssen als um mich selbst, war reizvoll. Also rief ich das Reisebüro an und buchte mir für den 12. Dezember einen Flug; am 22. wollte ich dann wieder in Essen sein.

Zwei Tage vor meiner Abreise wachte meine Mutter schon in den ganz frühen Morgenstunden auf. Da ich neben ihr in den Ehebetten schlief, wurde auch ich davon wach.

»Was ist los, Mama?«

»Ich weiß nicht. Ich habe so einen ganz dicken Bauch.«

Tatsächlich war der Bauch stark geschwollen, und diese Schwellung nahm im Laufe des Tages noch dramatisch zu.

»Das nennt man Ascites«, sagte die Ärztin. »Das sind starke Wasseransammlungen.«

»Woher kommt das denn?«

»Das liegt an der Krankheit, Frau Hellmann.«

Ich schluckte.

»Und?« fragte ich dann. »Ist das lebensgefährlich?«

Die Ärztin verfärbte sich und schnappte nach Luft.

»Sie bringen mich da in eine schlimme Lage«, sagte sie dann. »Ich kann doch nicht ...«

Sie schaute zuerst meine Mutter an, dann mich.

»Ja«, gab sie dann kraftlos zu. »Das Wasser kann das Herz abdrücken. Das muß aber nicht passieren.«

Bevor ich mich von dieser Eröffnung hätte erholen können, schellte es an der Haustür. Ingrid kam vorbei, und sie kam nicht allein, sondern brachte Kai-Uwe und die Mädchen mit.

»Die Kinder haben schließlich noch keine Nikolausgeschenke gekriegt«, zischte meine Mutter mir mit einem Augenzwinkern zu. »Du weißt doch, daß die Ingrid praktisch veranlagt ist.«

Nun, ich wußte vor allem, daß Mama meine Freundin Ingrid nicht leiden konnte. Sie hatte sie noch nie gemocht und konnte leider jede Menge Gründe benennen, die dafür verantwortlich waren.

»Ihr zwei seid einander vermutlich zu ähnlich«, sagte ich dazu und bezog mich damit auf Dr. Rosens weise Worte hinsichtlich Wolfgang, den meine Mutter ja auch nicht hatte leiden können.

An jenem 10. Dezember 1996 machte Ingrid es mir jedoch schwer, sie weiterhin in Schutz zu nehmen. Wie immer saß sie stumm herum und trug nichts zu einer Unterhaltung bei, wie immer spielte sie die wunschlos Glückliche, so daß ich mich fast überschlug mit Angeboten. »Möchtest du Kuchen? Plätzchen? Ein Schinkenbrot? Spargelröllchen?«

Daran hatte ich mich inzwischen gewöhnt. Auch daß sie am Ende, wenn man sie lange genug bat, natürlich immer das Teuerste wählte und einem dazu noch den Eindruck vermittelte, als sei man selbst daran schuld.

An jenem 10. Dezember tat sie zudem aber noch etwas Unverzeihliches. Sie rief mich nämlich an, kaum daß sie wieder zu Hause war, und bat mich, der Nachbarin meiner Mutter unbedingt ihre Telefonnummer zu geben.

»Damit sie mich verständigen kann, wenn etwas ist.«

Ich brach in Tränen aus. Ingrid hatte meine Mutter lange nicht gesehen, und ihre wenigen Worte zeigten mir, daß sich Mamas Zustand in dieser Zeit verschlechtert hatte, ich das nur nicht mehr zur Kenntnis nahm, weil ich sie täglich sah.

Also saß ich da im Wohnzimmer und weinte und weinte, und später legte ich mich zu meiner Mutter ins Bett und weinte da weiter, die ganze Nacht, den ganzen nächsten Tag.

»Ich will nicht nach Los Angeles, Mama. Ich will hierbleiben.«

»Nein, Kind, du fliegst. Du brauchst das jetzt.«

»Ich habe aber Angst. Ich habe Angst, daß du nicht mehr da bist, wenn ich wiederkomme.«

Zärtlich sah meine Mutter mich an. Und dann strich sie mir das strähnige Haar aus dem Gesicht und sagte etwas, was für mich wichtiger werden sollte als alles, was sie in den neununddreißig Jahren zuvor gesagt hatte:

»Mütter warten auf ihre Kinder.«

Ich flog in einem denkbar schlechten Zustand in Düsseldorf ab. Und ich war in einem desolaten Zustand, als ich in Los Angeles eintraf. Jean, der mich vom Flughafen abholte, sagte es mit wenigen Worten:

»Bea, du bist nur noch Haut und Knochen.«

Dr. Rosen hielt sich diesbezüglich diesmal zurück mit Entsetzen. Es interessierte ihn wohl weniger, wie ich aussah.

»Wie Sie sich fühlen, ist wichtig für mich.«

Ich seufzte.

»Das kann ich gar nicht beschreiben«, sagte ich dann. »Ich glaube, daß ich mich zum Teil überhaupt nicht fühle, und dann fühle ich wieder viel zuviel und alles auf einmal.«

Ich erzählte ihm von den alten Fotos, die in meiner Wohnung in Los Angeles hingen.

»Eines davon zeigt meine Mutter zu der Zeit, als sie noch ein junges Mädchen war. Und wissen Sie, Herr Doktor, diese Frau da auf dem Bild, die habe ich nie gekannt. Es gab sie nicht mehr, als Mama mich bekam.«

Ich fing an zu weinen.

»Immer, wenn ich daraufgucke, denke ich, daß das vielleicht alles ist. Vielleicht nehmen wir das Sterben ja viel zu tragisch. Wir begraben doch schon in unserem Leben das Kind, das wir mal waren, und den jungen Menschen, und darum machen wir nicht so viel Theater. Ich –«

Ich schluchzte so heftig, daß es mich schüttelte, und mein Psychiater ließ mich gewähren. Als ich mich wieder etwas beruhigt hatte und ihn anblickte, sah ich sein mitleidiges Gesicht.

»Das ist alles sehr viel für Sie«, flüsterte er. »Und es tut alles auch sehr weh. Sie machen das aber ganz prima, Bea.«

Gleich fing ich wieder an zu weinen.

»Das stimmt nicht«, wimmerte ich dabei. »Meine Mutter macht das alles ganz prima. Sie ist diejenige, die Würde hat. Ich habe die nicht.«

»Würde, Bea, die sieht von außen ganz anders aus als von innen.«

Nahezu andächtig sprach Dr. Rosen diese Worte, und das beschämte mich so sehr, daß ich den Kopf senkte.

»Sie haben also bisher den ganzen Haushalt geschmissen«, wechselte er daraufhin das Thema, »und sich ganz um Ihre Mutter gekümmert. Haben Sie für sich selbst auch irgend etwas getan?«

Ich schüttelte den Kopf.

»Wann denn? Meine letzte Kraft geht dabei drauf, die Dämonen abzuwehren. Da sind überall Erinnerungen«, erklärte ich das nicht so ganz passende Wort. »Ich brauche bloß eine einzige Straße langzugehen, und schon denke ich an etwas, was vor dreißig Jahren war, und kann danach die halbe Nacht nicht schlafen.«

»Und was war da vor dreißig Jahren?«

Ich stöhnte und wischte mir die Tränen vom Gesicht. Obwohl

ich in den letzten Wochen ja immer sehr beschäftigt gewesen war, hatte ich sehr viel Zeit zum Nachdenken gehabt, denn beim Möhrchenraspeln und Abtrocknen geriet man ja leicht ins Sinnieren.

»Sie wollen meinen ›Rattenfänger‹-Traum ja nur nicht hören«, sagte ich enttäuscht zu meinem Psychiater. »Ich habe aber gerade in letzter Zeit öfter über diesen Traum nachgedacht und auch mehrmals mit meiner Mutter darüber gesprochen. Denn die erinnert sich ja noch besser daran als ich.«

Rosen wurde schlagartig nervös. Das fiel mir sofort auf, denn nervös war er sonst nie. Da ich mir aber nicht erklären konnte, daß diese eine Bemerkung aus meinem Mund meinen so geschulten Psychiater nervös machte, ging ich davon aus, daß das eine mit dem anderen einfach nichts zu tun hatte.

»Wissen Sie«, fuhr ich deshalb fort, »das war nämlich kein Traum, den man hin und wieder mal hat. Er kam vielmehr jede Nacht. Jede. Und meine Mutter hat mir erzählt, daß ich irgendwann schreckliche Angst davor hatte, überhaupt noch einzuschlafen.«

Mein Doktor sah mich an, als sei er mit seinen Gedanken ganz woanders. Ja, er sah völlig uninteressiert aus, und das fiel mir dermaßen unangenehm auf, daß ich ihn darauf ansprechen wollte.

Ich hatte schon Luft geholt. Da passierte etwas Eigenartiges. Rosen atmete tief durch, und zugleich straffte er sich, schloß für den Bruchteil einer Sekunde die Augen, sah mich dann fest an.

»Wie alt waren Sie, als Sie den Traum das erste Mal hatten?«

Ich war verwirrt. Nun schien er sich ja doch dafür zu interessieren.

»Vier, fünf.«

»Und was war noch, als Sie vier, fünf Jahre alt waren?«

»Ich weiß nicht.«

»Ist Ihre Familie nicht umgezogen, als Sie vier waren?«

Das stimmte. Und den Traum hatte ich schon vor dem Umzug gehabt.

»Dann waren Sie also eher drei, vier Jahre alt, als Sie ihn erstmals hatten«, vermutete Dr. Rosen. »Und wie lange ging das dann so weiter?«

»Meine Mutter sagt, ich wäre genau zwölf gewesen, als es aufhörte.«

»Und zwischen Ihrem dritten und Ihrem zwölften Lebensjahr haben Sie jede Nacht vom ›Rattenfänger‹ geträumt?«

Ich nickte.

»Ich habe den Traum damals auch ganz genau für Sie aufgeschrieben«, sagte ich dann, »ich habe das jetzt nur nicht dabei, und ...«

Rosen rührte sich nicht.

»Ich bringe es dann nächstes Mal mit, ja? Ich würde eh morgen gern wiederkommen, wenn das geht. Geht das?«

Noch immer saß mein Psychiater regungslos da.

»Daß das geht, dafür werde ich sorgen«, erklärte er dann, »und was Sie da aufgeschrieben haben, brauchen Sie nicht mitzubringen. Ich hätte es lieber, Sie würden mir den Traum erzählen. Jetzt.«

Ich war erstaunt. Mehr noch, ich fühlte mich auf einmal richtig gut. Endlich interessierte man sich mal wieder für mich.

»Das war so«, hob ich leise an, und dann schloß ich die Augen, damit ich mich besser an das erinnern konnte, was ich seinerzeit im Detail zu Papier gebracht hatte.

»Es ist in einem Wald«, flüsterte ich, »und es ist Dämmerung, so ein ganz komisches Licht. So bedeckt, ganz schwerer Himmel. Ich verstecke mich hinter einem Busch und beobachte diesen Mann. Der trägt einen langen, schwarzen Mantel, und er spielt auf einer Flöte, und hinter ihm laufen drei Kinder, zwei Mädchen und ein Junge. Die sind der Größe nach wie die Orgelpfeifen, das größte geht zuerst, und der Mann führt die Kinder zu einem Brunnen. Ich sehe den Brunnen, und ich weiß, daß er will, daß sie in den Brunnen hineingucken, wie ich weiß, daß die Kinder das nicht tun dürfen, weil es ganz, ganz schrecklich ist, wenn sie das tun. Aber ich kann sie nicht warnen, denn dazu müßte ich mein Versteck verlassen, und davor habe ich Angst. Und so sehe ich, wie der Mann den Brunnen erreicht und die Kinder auffordert, sich vorzubeugen, und ich will schreien, zwinge mich aber, es nicht zu tun, denn sonst würde der Mann ja wissen, wo ich mich verstecke. Ich schäme mich zwar dafür, daß ich die anderen Kinder nicht warne, aber die Scham ist nicht so groß wie meine Dankbarkeit dafür, daß ich im Gegensatz zu ihnen in Sicherheit bin. Denn ich bin in Sicherheit, ich sehe ja den Mann, aber obwohl ich ihn sehe, packt mich plötzlich jemand an meinem linken Arm, und da steht er gar nicht mehr am Brunnen, der Mann, sondern ganz dicht neben mir. Ich sehe seine schwarzen, großen Schuhe und den schwarzen langen Mantel, und als ich aufblicke, da hat er kein Gesicht. Da, wo sein Gesicht sein müßte, da ist wie ein dicker Strumpf drübergezogen, und das ist so schrecklich, daß ich schreie und schreie und schreie…«

»Spielt der Mann auf seiner Flöte ein bestimmtes Lied?« fragte Rosen, statt angesichts meiner Schilderung ehrfurchtsvoll zu verstummen.

Ich war völlig verwirrt.

»Nein«, antwortete ich zögerlich und versuchte, mich genauer zu erinnern. »Komisch«, meinte ich im nächsten Moment auch schon, »das ist mir nämlich noch nie aufgefallen. Es ist gar keine Flötenmusik, die er spielt. Es ist so eine andere Musik, so ganz blechern und verzerrt.«

»Mit was würden Sie sie am ehesten vergleichen?«

Ich überlegte, kam aber zu keinem Schluß.

»Irgendein Kinderlied?« hakte Rosen nach.

Ich schüttelte den Kopf.

»Musik, die Ihre Eltern schon mal hörten?«

»Auch nicht.«

Dabei ließ er es bewenden, sah mich an.

»Was denken Sie, was das zu bedeuten hatte?« fragte ich ihn daraufhin.

»Was denken Sie denn, Bea, was der Traum zu bedeuten hatte?«

Ich lachte. Ich kannte diese Rückfragen schon.

»Nun, ich weiß ja, warum ich ihn hatte. Meine Großmutter, die Mutter meiner Mutter, die hat mir, als ich klein war, immer Märchen erzählt, auch das vom Rattenfänger von Hameln. Und ich muß mich über die Geschichte wohl so erschreckt haben, weil ich wohl noch zu klein war, als ich sie erstmals hörte, und deshalb habe ich sie nicht verarbeitet und in diesen Traum gepackt.«

»Aha«, meinte mein Psychiater. »Und deshalb hatten Sie diesen Traum neun Jahre lang jede Nacht, und dann war er plötzlich weg?«

»Meine Mutter sagt, so sei es gewesen.«

»Was ist noch passiert, als Sie zwölf waren?«

Ich zuckte mit den Achseln.

»Na, Sie haben beispielsweise Ihre Periode bekommen«, brachte Rosen meine Erinnerung ein wenig auf Vordermann.

»Stimmt«, sagte ich. »Und mit dem Ballett habe ich so ganz intensiv angefangen, jeden Tag trainiert.«

»Und warum wurde das plötzlich so wichtig?«

»Ich weiß nicht.«

»Lag das an Freunden, die Sie beim Ballett, aber nicht in der Schule hatten?«

»Eher umgekehrt«, dachte ich laut vor mich hin. »Ich hatte eine ganz tolle Freundin in der Schule, die Ann-Kathrin, und die war eigentlich eher beleidigt, weil ich mich plötzlich nur noch um das Ballett kümmerte.«

»War Ann-Kathrin deshalb böse auf Sie?«

»Böse nicht, sie war nur –«

»Waren Sie vielleicht böse auf Ann-Kathrin?«

»Nein, ich –«

Ich hielt inne. So abwegig mir die Frage zunächst auch vorgekommen war, so erschüttert stellte ich jetzt fest, daß sie durchaus berechtigt war.

»Das stimmt«, sagte ich und schaute meinen Psychiater erstaunt an. »Ich war damals ziemlich sauer auf Ann-Kathrin, und wir haben wochenlang gar nicht miteinander gesprochen. Sie hatte an diesem Nachmittag im Schwimmbad deutlich gesehen, daß diese drei Jungen mich belästigt haben. Sie hat am Beckenrand gestanden und alles mit angesehen, aber als ich wollte, daß sie mit mir zum Bademeister geht und ihm das sagt, da hat sie behauptet, sie habe gar nichts gesehen.«

Rosen sah mich eine Weile regungslos an. Dann lächelte er plötzlich.

»Sie bleiben bis zum 21. Dezember, Bea?«

»Wenn es meiner Mutter nicht dramatisch schlechter geht, ja.«

»Dann lassen Sie uns jetzt doch gleich ein paar Termine machen. Nicht nur den für morgen. Wie wäre das?«

Als ich an jenem Nachmittag nach Hause fuhr, hielt ich es nahezu für lästerlich, mich in meiner Situation um mich selbst zu kümmern. Meine Mutter lag todkrank in Deutschland im Bett, und ich versuchte hier, therapeutische Scheiße zu quirlen. Doch war da eine Stimme in mir, die nicht nur sprach, sondern schrie, daß ich das tun müßte, daß ich keine andere Wahl hätte.

Also versuchte ich am Abend, meine Erinnerungen an diese frühen Teenagerjahre ein wenig zu ordnen. Bedeutsames kam nur nicht zum Vorschein. Ich hatte mich ausnahmslos für das Ballett und im Gegensatz zu all meinen Altersgenossen noch überhaupt nicht für Jungen interessiert. Das hatte ich mit fünfzehn nicht getan, und auch nicht mit siebzehn, achtzehn. Meine Freundinnen machten ihre ersten Erfahrungen, und ich ging jeder Möglichkeit, selbst welche zu machen, gezielt aus dem Wege.

Diese Erkenntnis beschäftigte mich die ganze Nacht. Nach und nach rief ich mir ins Gedächtnis zurück, was ich alles angestellt hatte, um nicht mit gleichaltrigen Knaben zusammenzutreffen. Wir hatten später diese Schulfeste gehabt, zu denen Jungenklassen eingeladen wurden, und bei diesen Festen meldete ich mich immer krank. Und als ich im Rahmen meines Konfirmandenunterrichts an einem Wochenende in der Jugendherberge teilnehmen *mußte*, bekam ich prompt meine Tage, so daß ich das Gros der Freizeit damit verbringen konnte, eine Apotheke zu finden. Ich brauchte nämlich Binden, und die anderen Mädchen in der Gruppe nahmen alle Tampons, so daß sie mir nicht aushelfen konnten. Ich selbst hätte zwar auch lieber Tampons benützt, doch das Rausziehen war jedesmal eine Qual, so daß ich viel lieber die altgedienten Binden benützte.

Na ja, man stellte in späteren Jahren ja fest, woran das gelegen hatte. Mein Jungfernhäutchen war durch das Ballett so merkwürdig verformt und lag wie eine dicke Schnur über meinem Scheideneingang. Das hatte man mir dann irgendwann im Rahmen eines anderen Eingriffs wegoperiert.

Problemlos war das nicht gewesen. Bevor man sich zu der Kleinigkeit bereit erklärt hatte, mußte ich zahllose Fragen über mich ergehen lassen. Mehrere Ärzte wollten wissen, warum das Hymen so zerrissen war, doch konnte ich ihnen das bei bestem Willen nicht beantworten.

Das wollten sie mir nicht so recht glauben, denn damals war sexueller Mißbrauch gerade »in«. Jeder, der etwas auf sich hielt, war als Kind geschändet worden und berichtete darüber. Zehn Jahre später schrieben diese Leute dann auch noch alle Bücher zu dem Thema. Ja, Anfang der neunziger Jahre gab es eine solche Flut von diesbezüglicher Literatur und Fernsehfilmen, daß ich eines Tages ernsthaft erwog, einen Club zu gründen für die wenigen, die nicht Papas Schätzchen gewesen waren.

Ann-Kathrin, mit der ich damals wieder befreundet war, empörte sich dermaßen, als ich das ihr gegenüber äußerte, daß sie ihr Feuerzeug nach mir warf.

»Über so was macht man keine Witze!« schrie sie mich an.

Ich lachte und hob das Feuerzeug vom Boden auf.

»Komm«, tönte ich dabei. »Sag nicht, du bist auch ein Opfer!«

Im nächsten Moment begann diese Frau, die ich schon gekannt hatte, als wir beide gerade mal zehn gewesen waren, die Geschichte ihrer traurigen Kindheit zu erzählen, in der ein Vater allabendlich in das Zimmer seiner Tochter kam, um ihren Herzschlag zu fühlen, um dann seine Hand immer tiefer gleiten zu lassen, unter die Bettdecke, in die verbotenen Gefilde.

»Warum hast du deiner Mutter nichts gesagt?« fragte ich. Die Geschichte kam mir doch arg weit hergeholt vor.

»So was erzählst du deiner Mutter nicht«, gab Ann-Kathrin zurück.

»Und wieso nicht? Hat es dir vielleicht Spaß gemacht, wenn dein Vater dich so anfaßte?«

Diese Bemerkung aus meinem Mund beendete eine Freundschaft, die mit Unterbrechungen fünfzehn Jahre gedauert und diverse Höhen und Tiefen überstanden hatte. Ann-Kathrin war zutiefst verletzt. Ich triumphierte. Ihr Verhalten zeigte mir, daß ich mit meiner Vermutung den Nagel auf den Kopf getroffen hatte und sie das nur nicht zugeben wollte. Es war immer angenehmer, sich als Opfer statt als Mittäter zu fühlen.

All diese Dinge erzählte ich Dr. Rosen während unserer nächsten beiden Sitzungen. Er hörte sich alles nur an, stellte kaum Fragen, zeigte wie immer keinerlei Regungen.

Am Donnerstag, dem 19. Dezember 1996, bat er mich dann plötzlich, doch bitte noch einmal auf meine Kindheitsträume zurückzukommen. Doch war dieses Thema für mich weitgehend erschöpft. Außer dem Traum vom »Rattenfänger« war nur noch der, in dem meine Mutter auf der anderen Straßenseite lief und durch mich hindurchsah, von Bedeutung gewesen. Alle anderen waren längst nicht so oft gekommen.

Ja, ich war mir nicht einmal sicher, ob ich alle anderen mehr als ein einziges Mal gehabt hatte.

»Gibt es einen, an den Sie sich ganz besonders gut erinnern?« bohrte Rosen an jenem Nachmittag weiter.

Da brauchte ich nicht lange zu überlegen.

»O ja«, sagte ich, »das ist nämlich der einzige, den ich jemals bewußt in Farbe hatte, wissen Sie?«

Mein Psychiater lächelte mich an.

»Träumen Sie sonst nicht in Farbe, Bea?«

»Ich weiß nicht. Ich glaube nicht. Das heißt, ich glaube, daß ich weiß, daß ich in Farbe träume, aber die Farben nicht wirklich sehe, sondern nur denke. Verstehen Sie, wie ich das meine?«

Zu meinem größten Erstaunen verstand er wirklich und zeigte sich nun erst recht gespannt, von meinem Farbtraum zu hören.

»Da ist eine Kirmes«, hob ich an. »Und alles um mich her ist bunt und laut, und es dreht sich und riecht so lecker. Der Boden ist lehmig, als hätte es unlängst geregnet, und hie und da sind auch noch ein paar Pfützen, und ich habe Angst, in eine hineinzutreten, so daß ich die ganze Zeit nach unten gucke. Wenn ich dann schon mal aufblicke, sehe ich andere Kinder, die Zuckerwatte in der Hand haben und rot bemalte Äpfel –«

»Andere Kinder?« unterbrach mich mein Psychiater. »Waren Sie selbst in dem Traum ein Kind?«

»O ja, natürlich«, stieß ich aus, als sei das eine dumme Frage gewesen.

»Ein kleines Kind?«

»Ich weiß nicht.«

»Gut«, lachte Rosen, »ein Kind eben. Und was war mit den anderen Kindern?«

»Na ja«, fuhr ich fort, »diese anderen Kinder, die gehören irgendwie zusammen, oder aber sie gehören zu ihren Müttern. Und ich weiß, daß das bei mir anders ist, aber das merken die Kinder wohl nicht. Sie schauen mich nämlich an, aber sie sehen mich nicht wirklich, und ich habe diese weißen Wollstrumpfhosen an und muß aufpassen, daß sie nicht dreckig werden. Und dann wird alles immer bunter und immer lauter, und ich sitze neben Papa auf einem Karussell, und er sagt, ich solle mich auf seinen Schoß setzen, damit ich besser sehen könnte.«

Das war's. Dr. Rosen wollte es zunächst auch nicht glauben.

»So hat der Traum geendet?« vergewisserte er sich.

Ich nickte. »Besonders war an ihm nur, daß er in Farbe war.«

»Wußten Sie das schon, während Sie ihn träumten?«

»Ich war damals noch ziemlich klein, vier oder so.«

»Dafür erinnern Sie sich aber sehr genau.«

Das fand ich selbst auch erstaunlich.

Es war Donnerstag, der 19. Dezember 1996. Den ganzen Tag über war es nicht richtig klar geworden, und selbst am Nachmittag, als ich Dr. Rosens Praxis verließ, schaffte die Sonne es nicht, sich gegen den Dunst durchzusetzen, der über Los Angeles lag.

An und für sich hatte ich noch ein paar Besorgungen machen wollen. Doch als ich in meinem Auto saß und den Wilshire Boulevard Richtung Beverly Hills hinabfuhr, verging mir plötzlich die Lust darauf. Statt dessen machte sich eine gräßliche Nervosität in mir breit. Ich wußte nicht, woher sie kam, doch war sie so übermächtig, daß ich zusah, so schnell wie möglich heimzukommen.

Dort wurde es nur auch nicht besser, im Gegenteil. Schaltete ich den Fernseher ein, war mir, als würde diese Geräuschkulisse in meinen Ohren schmerzen. Stellte ich den Ton niedriger ein, hatte ich den Eindruck, nicht mehr alles mitzubekommen, und dann machte mich das Flimmern des Bildes nervös. Also schaltete ich ab, doch war die Stille erst recht nicht zu ertragen.

Ich rauchte eine Zigarette nach der anderen. Dabei fragte ich mich unablässig, ob das jetzt wieder einer jener Momente war, in denen meine Psyche nach einem Schnaps schrie, mein Körper sich dessen nur nicht bewußt wurde. Doch nein, dafür gab es keinen Grund. Es gab überhaupt keinen Grund für diese Nervosität. Und böse Vorahnungen gab es nicht. Meiner Mutter war es am Morgen nicht besser und nicht schlechter gegangen als in den Tagen zuvor. Also blieb nur noch eines: Ich mußte forsten.

Wie man das machte, hatte Dr. Rosen mir im Verlauf des letzten Jahres beigebracht. Es galt herauszufinden, wann der Stimmungswechsel stattgefunden hatte. Kannte man diesen Zeitpunkt, mußte man sich die Situation, welche diesem Zeitpunkt unmittelbar vorausgegangen war, vor Augen halten. Übermäßig dünnhäutige Menschen reagierten oftmals auf die kleinsten Unstimmigkeiten.

Als ich das Parkhaus der Klinik verließ, hatte es angefangen, aber auf dem Weg von Rosens Praxis zum Auto war nichts passiert, und es war mir auch niemand begegnet. Folglich war der Auslöser für meine plötzliche Nervosität in der Therapiestunde zu suchen, und da die umfangreich gewesen war, hatte ich eine Menge zu tun.

Der Traum! Ich rief ihn mir nochmals in Erinnerung, aber das machte alles nur noch schlimmer. Die Nervosität, die ich bis dahin nur innerlich verspürt hatte, machte sich jetzt plötzlich auch äußerlich bemerkbar. Meine Hände zitterten und waren eiskalt. Ich atmete so schnell und so flach, daß ich glaubte, gleich das Bewußtsein zu verlieren.

Mit letzter Kraft floh ich ins Schlafzimmer und legte mich flach aufs Bett, starrte an die Decke. Ich wußte, daß ich nicht wirklich Musik hörte. Ich wußte aber ebenso genau, daß ich Musik dachte und mein geistiges Ohr diese Musik hörte. Sie klang so blechern, so verzerrt. Aber Kirmesmusik klang ja immer so, und daran war nichts so furchterregend, daß man deshalb zitterte und Atemnot bekam.

Oh, ich spürte es ganz deutlich. Bisher hatte ich vermutlich nur ein typisches Alkoholikerproblem gehabt, aber jetzt drohte ich verrückt zu werden. So verrückt, daß ich bestimmt den Rest meines Lebens in einer Zwangsjacke verbringen mußte.

Der Himmel jenseits meines Schlafzimmerfensters und der Himmel in meinem Traum von der Kirmes waren gleich. Und ich haßte diesen bleischweren Himmel, der nicht grau war und nicht weiß, nur dick und undurchdringlich. Schon als Kind hatte ich so ein Wetter gehaßt, weil es mir nämlich angst machte. Ich war überzeugt, daß bei solchem Wetter schreckliche Dinge passierten, daß jemand starb, einen Unfall hatte; ja, wenn der Himmel verhangen und es dabei auch noch warm war, rannte ich immer so schnell nach Hause, wie ich eben konnte, um bei meinen Eltern zu sein.

Die Musik in meinem Kopf wurde immer lauter. Das machte mich fast wahnsinnig, und so erhob ich mich schließlich wieder von meinem Bett und versuchte, mich irgendwie zu beschäftigen.

Ich suchte mein Häkelzeug, konnte es auf Anhieb aber nicht finden. Zum Ausgleich fand ich eine neue Flasche des Mittels, mit dem ich immer meine Terrasse putzte, doch fürchtete ich mich davor, nach draußen zu gehen. Dann da wäre ich diesem bedrohlichen Himmel noch näher gewesen.

Der Himmel. Die Kirmes. Die Musik. In meinem Kopf drehte sich alles. Mir war, als säße ich auf einem Karussell ... Karussell? Das Ding in meinem Traum war kein Karussell gewesen. Es war vielmehr –

Ich rannte in mein Arbeitszimmer und riß den Wandschrank auf. Da stand unter anderem das Fotoalbum, das ich nach der letzten Reise erstellt hatte, das Album, mit dem die große Depression im Mai dieses Jahres ihren Anfang genommen hatte. Mit zitternden Händen blätterte ich es durch.

Mama auf dem Münchner Viktualienmarkt, Mama und ich vor dem Hotel Vier Jahreszeiten, Mama und ich vor den Pforten von Schloß Schönbrunn, Mama im Prater. Das Riesenrad.

Das Ding in meinem bunten Traum war ein Riesenrad gewesen.

Auf einmal schmerzte mein Kopf. Bisher hatte es sich nur darin gedreht, aber jetzt tat er weh, und nicht nur ein bißchen. Es tat so weh, daß ich mich auf den Boden setzte und ihn mit beiden Händen festhielt, weil ich offenbar fürchtete, er würde sonst auseinanderbrechen.

Ich konnte mir das alles nicht erklären. Gut, ich war damals in diese elende Depression gefallen, als ich die Fotos einordnete, die da jetzt vor mir lagen. Doch wollte mir nicht einleuchten, daß der Besuch des Wiener Praters solche Folgen gehabt hatte. Mama und ich hatten einen wundervollen Nachmittag dort verbracht, bei strahlendem Sonnenschein. Und mit dem Riesenrad waren wir nur deshalb nicht gefahren, weil es uns ungerechtfertigt teuer erschien.

»Aber du fährst ja sowieso nicht gerne Riesenrad«, hatte Mama gesagt.

»Nur dann nicht, wenn die Gondeln offen sind«, hatte ich geantwortet.

»Verrückt genug, mein liebes Kind! Achterbahn ist doch wesentlich gefährlicher.«

Daß das wirklich verrückt war, wurde mir erst jetzt bewußt. Es stimmte, daß ich gern Achterbahn fuhr. Nur aufs Riesenrad wollte ich nie. Ich haßte es, in der offenen Gondel zu sitzen, vor allem, wenn man ganz nach oben kam und unten Leute aus- und wieder zustiegen. Dann hockte man da oben und war auf den Kerl angewiesen, der einen wieder runterholte.

Mir war hundeelend. Vermutlich war das so, wenn man den Verstand verlor. Aber vielleicht konnte ich meinen geistigen Verfall ja vorübergehend aufhalten, indem ich irgend etwas aß. Noch war ich nämlich nüchtern.

Ich brachte nur ein paar Plätzchen hinunter, zu mehr war ich nicht fähig. Dann hockte ich mich im Wohnzimmer aufs Sofa und wartete, daß die Zeit verging. Ich hoffte, mit jeder Minute würde auch meine Verfassung vergehen, ja, nach all den Monaten der tiefen Depression sehnte ich mich jetzt danach zurück. Es war besser, zu weinen und zu schluchzen, als sich so zu fühlen, wie ich mich jetzt fühlte. Irgend etwas Irrwitziges passierte mit mir, und ich wußte nicht, was es war.

Gegen acht Uhr abends saß ich immer noch unverändert da und erwog, Dr. Rosen über den psychiatrischen Notdienst anzurufen und ihm meine Verfassung zu schildern. Als ich den Telefonhörer endlich in der Hand hatte, verwarf ich die Idee wieder, denn ich wußte nicht, was ich meinem Arzt sagen sollte.

»Seit ich Ihnen von meinem Farb-Traum erzählt habe, höre ich mit dem Verstand Musik und bin so nervös.«

Nein, das behielt ich besser für mich, sonst endete ich wirklich in der Zwangsjacke.

Um kurz nach elf rief ich meine Mutter an und wünschte ihr einen schönen guten Morgen.

»Ich kann nicht mehr, Kind«, begrüßte sie mich.

Fast fiel mir der Hörer aus der Hand.

»Was ist, Mama?«

»Ich halte das nicht mehr aus«, wimmerte sie. »Ich habe solche Schmerzen, und ich komme nicht mehr allein auf die Toilette. Ich muß ins Krankenhaus.«

Eine knappe Stunde später war alles in die Wege geleitet, und ich war endgültig einem Zusammenbruch nahe. Meine Mutter starb. Jetzt. Und der Schmerz, der mit dieser Erkenntnis einherging, erdrückte alles andere. Nichts sonst war mehr von Bedeutung.

In der Zwischenzeit schmerzte nicht nur mein Kopf, sondern auch mein Rücken. Die Muskeln waren dermaßen verspannt, daß ich kaum wußte, wie ich mich setzen oder legen sollte. Außerdem fühlte ich mich völlig entkräftet, schleppte mich ins Bad, putzte meine Zähne, wusch mir flüchtig durchs Gesicht. Ich mußte jetzt schlafen. Ich brauchte ein paar Stunden Ruhe, denn ich mußte morgen nach Deutschland zurück und brauchte Kraft.

Ich legte mich ins Bett, wagte aber nicht, das Licht auszuschalten. Dunkelheit war das letzte, was ich jetzt noch hätte ertragen können. Schon wieder kamen mir die Tränen. Und so weinte ich und betete und wimmerte und rollte mich zusammen wie ein ungeborenes Kind, bis ich irgendwann einschlief.

Und dann war da die Kirmes. Alles um mich her war bunt und laut, und vieles drehte sich. Der Boden war lehmig, und ich hatte diese weißen Wollstrumpfhosen an, und aus Angst, in eine der Regenpfützen zu treten, schaute ich die ganze Zeit nach unten. Neben mir gingen diese großen schwarzen Lederschuhe, und ihr Auftritt war so schwer, daß der Lehm den langen schwarzen Trenchcoat hochspritzte. Die Hand, an der ich ging, war nicht die meines Vaters, sie gehörte einem anderen Mann. Deshalb hatte ich auch das Gefühl, die anderen Kinder gehörten alle zusammen oder zu ihren Müttern, denn ich gehörte nicht zu diesem Mann, das wußte außer mir nur keiner. Es roch so lecker. Und die Kinder aßen Süßigkeiten. Ich wollte auch was, aber ich wagte nicht, darum zu bitten.

Das Riesenrad. Die Musik war plötzlich kaum mehr zu hören, und unter mir lag wohl die Stadt, denn ich stand auf, um besser zu sehen. Da sagte der Mann zu meiner Linken, daß ich mich auf seinen Schoß setzen solle, und ich hob mein linkes Bein, spürte die starken Hände, die meinen Körper umfaßten und hochhoben –

Kerzengerade saß ich in meinem Bett. Es war Freitag, der 20. Dezember 1996, kurz vor zwei Uhr morgens.

Ohne auch nur eine weitere Sekunde länger zu überlegen, griff ich nach dem Telefon, das neben mir auf dem Nachttisch stand, und wählte Dr. Rosens Nummer.

»Falls es sich bei Ihnen um einen Notfall handelt, drücken Sie bitte nach dem Signalton die Null. Andernfalls hinterlassen Sie bitte eine Nachricht, und ich werde mich baldmöglichst mit Ihnen in Verbindung setzen.«

Unmittelbar nach Drücken der Null meldete sich eine Frauenstimme.

»Sagen Sie mir bitte zuerst Ihren Namen«, begrüßte sie mich, »und dann den Ihres behandelnden Arztes.«

Ich atmete tief durch.

»Mein Name ist Diana Beate Hellmann, und ich bin Patientin von Dr. Rosen.«

»Und was können wir für Sie tun, Miß Hellmann?«

»Ich weiß durchaus, wie spät es ist«, sagte ich, »aber ich muß mit Dr. Rosen sprechen, am besten jetzt gleich. Ich –«

»Diana Beate Hellmann, sagten Sie?« fiel die Stimme mir ins Wort.

Ich stutzte.

»Ja?« erwiderte ich entsprechend, im Moment wußte ich gar nichts mehr, nicht einmal das.

»Hören Sie«, meinte daraufhin die Stimme. »Dr. Rosen hat hier hinterlassen, daß wir ihn jederzeit anfunken sollen, wenn Sie sich melden. Legen Sie also bitte auf, er wird Sie so bald wie möglich zurückrufen.«

Ich war fassungslos. Ohne auch nur »danke« zu sagen, tat ich, was ich tun sollte, und dann starrte ich auf das Telefon in meiner Hand, das auch tatsächlich wenige Minuten später läutete.

»Dr. Rosen hier«, sagte die so vertraute Stimme. Mehr nicht.

Ich schluckte.

»Woher wußten Sie, daß ich anrufen würde, Herr Doktor?«

Er gab mir keine Antwort darauf.

»Was ist los, Bea?« fragte er statt dessen.

Ich spürte, wie mich auch noch meine letzte Kraft verließ. Das Ganze hier war dermaßen hirnrissig und unvorstellbar, daß ich –

»Der Traum, von dem ich Ihnen gestern nachmittag erzählt habe«, flüsterte ich schließlich, »der ... das war gar kein Traum.«

Rosen schwieg. Erst nach einer ganzen Weile hörte ich ihn atmen.

»Ich weiß«, sagte er dann. »Und es ist gut, daß Sie das jetzt auch wissen.«

Ich fing an zu weinen.

»Aber ich weiß nichts mit dem Wissen anzufangen«, wimmerte ich. »Der Mann war nicht mein Vater, denn als ich vom Riesenrad kam, waren meine Eltern unten am Eingang, und sie hatten die Polizei bei sich, weil sie mich schon überall gesucht hatten. Und mein Vater hat mich angeschrien, und meine Mutter hatte sich so aufgeregt, daß sie hingefallen war und am Knie blutete.«

»An mehr erinnern Sie sich nicht?«

»Nein«, schluchzte ich.

»Und Ihre Mutter? Erinnert die sich genauer?«

Nun war es endgültig um mich geschehen. Ich hatte keine Ahnung, ob Mama sich genauer erinnerte, aber selbst wenn sie es tat, hatte ich wohl kaum noch Gelegenheit, sie danach zu fragen.

»Sie stirbt«, weinte ich ins Telefon. »Sie kommt heute nacht ins Krankenhaus, weil sie nicht mehr kann.«

Ein paar Stunden später saß ich völlig übernächtigt in Rosens Praxis. Meine Mutter war inzwischen in der Klinik, und der diensthabende Arzt hatte mir berichtet, es gehe ihr zwar sehr schlecht, doch sehe er keine Gefahr, daß ich sie nicht lebend wiedersähe.

»Sie sagt immer wieder, daß sie auf Sie wartet, Frau Hellmann. Und ich kenne das von Patienten. Wenn sie das sagen, dann tun sie das auch zumeist.«

Das eine Wort *zumeist* reichte aus, mir all meine Hoffnungen zu nehmen.

»Ich kriege aber keinen Flug vor dem Einundzwanzigsten«, lag ich Rosen wimmernd in den Ohren. »Und ich will nach Deutschland. Ich will bei meiner Mutter sein. Wenn meine Mutter stirbt, bevor ich –«

»Sie müssen Ihrer Mutter jetzt vertrauen«, unterbrach mich mein Psychiater. »Warum können Sie das nicht?«

»Ich kann sie nicht verlieren.«

»Würden Sie denn wollen, daß sie so weiterlebt, wie sie sich im Moment fühlt?«

»Ich weiß überhaupt nicht mehr, was ich will«, schluchzte ich. »Ich weiß ja nicht einmal mehr, was ich weiß. Vermutlich, weil ich verrückt bin.«

»Sie sind nicht verrückt, Bea.«

»So fühle ich mich aber. Und ich will mich nicht so fühlen. Und wenn ich nur leben kann, sofern ich mich daran gewöhne, mich so zu fühlen, dann will ich in eine geschlossene Anstalt. Wer in der Welt überleben will, muß schließlich zumindest Traum und Wirklichkeit auseinanderhalten können.«

Rosen sah und hörte meine Verzweiflung, doch ging er nicht darauf ein.

»Ihre Situation ist ungemein schwierig«, sagte er nur, »aber ich weiß, daß Sie es schaffen werden, damit fertig zu werden.«

»Da wissen Sie mehr als ich«, winselte ich. »Ich weiß nicht mal, ob ich jemals wiederkomme.«

»Sie werden wiederkommen, Bea. Und dann arbeiten wir an dem, was Ihrer Seele so sehr weh tut.«

Meine Augen waren so voller Tränen, daß ich ihn kaum sehen konnte.

»Bin ich ... bin ich vergewaltigt worden?« hauchte ich so leise, wie es eben möglich war.

Rosen sah mich ruhig an.

»Was glauben Sie, Bea? Sind Sie vergewaltigt worden?«

Ängstlich nickte ich mit dem Kopf.

Mein Psychiater versuchte zu lächeln, doch schien er plötzlich mit seinen eigenen Gefühlen zu kämpfen, denn es gelang ihm nicht.

»Haben Sie keine Angst«, sagte er schließlich. »Gleichgültig, was geschieht, Bea: Sie sind nie allein!«

Elftes Kapitel

1

»Gleichgültig, was geschieht, Bea: Sie sind nie allein!«

Obwohl ich es nett fand, daß Rosen diese Worte zum Abschied sagte, hätte er sie nicht zu sagen brauchen. Ich wußte, daß es so war.

Als ich am Abend des 21. Dezember 1996 meine Wohnung in Los Angeles verließ, fand unten in der Halle die alljährliche Weihnachtsparty für die Mieter des Hauses statt. Es wurde getrunken und gelacht, und aus den Lautsprechern drang *White Christmas*.

Ich lief mit meinem Koffer durch die festlich gestimmten Menschentrauben und lächelte mal dem einen, mal dem anderen zu, verließ das Haus, stieg in das Taxi, das draußen auf mich wartete. Ob ich je wiederkommen, ob ich den Tod meiner Mutter überhaupt würde ertragen können, all das war plötzlich unwichtig.

Wie damals im Betty Ford Center war mir, als halte Gott mich fest in Seinen Händen. Das Leben konnte mir alles nehmen, doch Er würde trotzdem bleiben.

In diesem Bewußtsein stand ich die wohl schrecklichste Reise meines gesamten Lebens durch. Während der Warterei am Flughafen, des langen Flugs und der vier Stunden Wartezeit in London befielen mich in regelmäßigen Abständen die schlimmsten Ängste. Dann konnte ich nicht richtig atmen, bekam dadurch nicht ausreichend Sauerstoff, dachte, ich würde nun gleich das Bewußtsein verlieren. Dann bekam ich Krämpfe in den Eingeweiden, begann zu zittern, bis mir der Schweiß auf die Stirn trat.

Als Kind hatte ich meine Mutter nicht allein einkaufen gehen lassen, weil ich fürchtete, sie würde nicht wiederkommen. Als Teenager, als die anderen rebellierten, rief ich Mama an, wenn ich glaubte, zehn Minuten später als angekündigt nach Hause zu kommen. Die Tage meines Lebens, an denen ich meine Mutter nicht gesehen hatte, waren ein Bruchteil der Tage, die wir ganz für uns miteinander verbracht hatten, und die Tage, an denen ich nicht mindestens einmal mit Mama telefoniert hatte, waren an meinen Fingern abzuzählen.

Ich liebte diese Frau sicher nicht mehr als mich selbst, wohl aber zu sehr, um außer mir selbst noch irgend jemand anderen lieben zu können. Die Gefühle, die ich für sie hatte, waren zu groß, zu stark und zu allumfassend, als daß noch für irgend jemand anderen etwas übriggeblieben wäre. Das hatte meine Beziehungen zerstört oder sie gar nicht erst entstehen lassen.

Jetzt verlor ich diesen Menschen, um den mein Leben gebaut war. Und die Vorstellung, nicht mehr rechtzeitig nach Deutschland zu kommen und ihr all das sagen zu können, was ich ihr noch sagen wollte, diese Vorstellung machte mich fast wahnsinnig.

Der Anschlußflug nach Düsseldorf stand in London in der Warteschleife für die Startfreigabe. Ich sah die Maschinen, die vor uns an der Reihe waren, sieben an der Zahl, und da ich mir ausrechnen konnte, wie lange es also noch dauern würde, begann ich, mit der Ferse meines rechten Stiefels gegen das Metallgestänge meines Sitzes zu schlagen. Ich bemerkte selbst, daß das Lärm machte, aber ich konnte nicht aufhören.

Einer der Flugbegleiter trat schließlich zu mir, aber er sagte nichts zu dem Lärm, sondern fragte nur, ob mir kalt sei.

Ich fror erbärmlich. Ich fror so sehr, daß meine Zähne aufeinanderschlugen. Ohne weitere Fragen zu stellen, hüllte er mich in gleich zwei dicke Wolldecken, und als kurze Zeit später das Abendessen serviert wurde, brachte er meines als erstes.

Ich sah ihn an und konnte nicht einmal »danke« sagen.

Ingrid und Kai-Uwe holten mich am Flughafen ab. Es war das erste Mal in zwanzig Jahren, daß mir die Wortlosigkeit der beiden angenehm auffiel. Noch vom Auto aus rief ich das Krankenhaus an, und die Nachtschwester beruhigte mich.

»Ihre Mutter wartet auf Sie, Frau Hellmann.«

»Komme ich denn auch rein, oder ist schon alles zu?«

»Der Nachtportier weiß Bescheid, machen Sie sich keine Sorgen.«

Es war weit nach dreiundzwanzig Uhr, als ich die Eingangshalle der Klinik betrat. Ich war weit und breit die einzige Menschenseele, und ich rannte so schnell, wie ich eben konnte. Der Aufzug, die kleine Vorhalle, der Gang – ich klopfte und trat im gleichen Moment auch schon ein. Die Nachttischlampe brannte, und der Fernseher lief. Meine Mutter hatte auf mich gewartet.

In den zehn Tagen meiner Abwesenheit hatte der Krebs gewütet. Mama war so zart, daß ich jeden einzelnen ihrer Knochen spüren konnte.

»Du ... muß ... helf ... die ... Pillen ... schrecklich ... mein Kopf ... kann nicht denken ...«

Gleich am nächsten Morgen regelte ich das. Nach Rücksprache mit dem diensthabenden Arzt wurden die Schmerzmittel, die meine Mutter bis dahin bekommen hatte, wieder abgesetzt, und man legte ihr zum Ausgleich einen epiduralen Dauerkatheter. Dadurch war sie nun einerseits weitgehend schmerzfrei, konnte andererseits aber wieder denken und reden.

»Ich bin so froh, daß du da bist, mein Kind.«

»Und ich danke dir von Herzen, daß du auf mich gewartet hast.«

»Das hatte ich doch versprochen. Was hat der Arzt dir gesagt?«

Nun, der Arzt war offen und ehrlich gewesen. Auf meine klare Frage hatte er mir ebenso klar geantwortet, daß sie in den nächsten Tagen mit dem Tod meiner Mutter rechneten.

»Gut«, hatte ich daraufhin erklärt, »unter diesen Umständen möchte ich hierbleiben.«

»Wie meinen Sie das, ›hierbleiben‹?«

»Ich möchte hier schlafen, hier essen, hier leben, für meine Mutter da sein, vierundzwanzig Stunden, rundum.«

Er sah mich nach dieser Eröffnung eine ganze Weile an, dann holte er Luft und meinte:

»In Ordnung, Frau Hellmann. Ich lasse Ihnen gleich ein zweites Bett bringen und schicke die Küchenschwester vorbei. Bedenken Sie bitte, daß Sie zum einen nicht krank und zum anderen sehr angespannt sind. Es wäre also gut, wenn Sie mindestens dreimal Vollkost pro Mahlzeit bestellen würden.«

»Okay«, sagte ich und wollte schon hinausgehen. »Ach«, blieb ich dann aber doch noch einen Moment, »da ist noch etwas, Herr Doktor. Falls ich in irgendeiner Weise durchdrehen sollte, also weinen, kreischen, was auch immer, geben Sie mir bitte kein Beruhigungsmittel, und wenn es unbedingt sein muß, dann bitte nichts, was Alkohol enthält; ich bin Alkoholikerin.«

Mein Gegenüber verzog keine Miene.

»Keine Sorge«, sagte er nur. »Wir werden daran denken.«

Zu Anfang meines Lebens hatte Mama mich gefüttert und sauber gemacht. Am Ende ihres Lebens fütterte ich sie, machte sie sauber, drehte sie alle halbe Stunde von der einen auf die andere Seite, damit sie sich nicht wundlag.

»Wenn die Ines zur Beerdigung kommen sollte, Beate, dann sei bitte freundlich zu ihr. Ich weiß, daß du sie nicht magst, aber tu es bitte meinetwegen.«

»Nein, Mama, das wird nichts, und du weißt auch, daß du so was nicht verlangen solltest.«

»Okay, dann laß es! Aber versprich mir, daß du immer lieb zu meiner Kusine sein wirst.«

»Das verspreche ich dir von Herzen gern. Was für Musik möchtest du eigentlich zu deiner Beerdigung?«

»Komm, Kind! Wer vier Stunden Veranstaltung im Aalto-Theater zusammenstellen kann, dem wird doch wohl auch was Gescheites zu Mutters Beisetzung einfallen.«

»Ich liebe dich, Mama.«

»Und ich liebe dich, mein Kind. Und ich verspreche dir: Ich werde auch das nächste Mal auf dich warten. Da oben. Wo immer das ist.«

Stundenlang lagen wir nebeneinander auf den Betten. Ich hatte meines so nah an das meiner Mutter herangeschoben, daß sie wie ein Doppelbett aussahen. Wir hielten einander bei den Händen, besprachen, was noch zu besprechen war, zumeist schwiegen wir miteinander, in völliger Harmonie.

So kam der Weihnachtstag. Und wie ich befand, war dies das schönste Weihnachtsfest meines gesamten Lebens. Ich spürte Liebe in ihrer reinsten Form, Geborgenheit in meinem Glauben und keinerlei Bedarf an Zuversicht. Das Morgen war zu weit weg. Es brachte ebensowenig, daran zu denken, wie es etwas brachte, darauf zu hoffen. Nur das Heute zählte, das Hier und das Jetzt, das man erfassen konnte mit seinen so minderbemittelten irdischen Sinnen.

Am frühen Abend zündeten die Schwestern ein paar Kerzen an, und der Pastor ging über die Station, um den wenigen Patienten, die über die Feiertage geblieben waren, ein frohes Fest zu wünschen. Nachdem er sich kurz mit meiner Mutter und mir unterhalten hatte, bat er mich um ein Einzelgespräch.

»Ich glaube, Sie wären in unserem Hospiz weit besser aufgehoben als hier«, erklärte er mir. »Ich weiß nur nicht, ob Sie –«

»Von Herzen gern«, sagte ich.

Auch meine Mutter war erfreut, und so wurde der Umzug für den nächsten Vormittag geplant.

»Unsere letzte gemeinsame Reise«, flüsterte sie mir zu.

Ich sah sie an und nickte. Weinen konnte ich nicht. Nicht mehr. Meine Augen schienen leergeweint.

»Aber sie haben schon immer so traurig ausgesehen, deine Augen«, sagte meine Mutter dazu. »Schon, als du noch ein ganz kleines Mädchen warst.«

»Ich weiß.«

»Wie hast du immer gesagt, Kind? ›Es war alles zu Ende, lange bevor es angefangen hatte.‹ Ich habe in den letzten Tagen so viel daran denken müssen.«

Ich war verwirrt. Es stimmte, daß ich diesen Satz insbesondere in jungen Jahren immer und immer wieder gesagt hatte, doch wußte ich jetzt nicht mehr, in welchem Zusammenhang ich ihn gesagt hatte.

»Wenn du traurig warst«, flüsterte meine Mutter. »Und du warst oft traurig.«

Ich legte meinen Kopf dicht neben ihren auf das Kissen. Und dabei mußte ich unwillkürlich an die vierzehnjährige Bea denken, die zutiefst deprimiert an einem roten Pullover gestrickt hatte, statt mit den anderen zum Minigolf zu gehen.

»Kind? Ich muß dich etwas fragen. Du hast letztens von den Wollhosen geredet. Warum ich dir die immer angezogen habe.«

Ich lachte. »Ich habe die Dinger gehaßt.«

»Weißt du denn nicht mehr, daß ich dir die nur angezogen habe, weil du an diesem schrecklichen Sonntag mit dem Theo ... erinnerst du dich daran gar nicht mehr?«

Ganz langsam richtete ich mich auf und sah meiner Mutter ins Gesicht.

»Was denn für ein schrecklicher Sonntag, Mama? Und wer ist Theo?«

Die Augen meiner Mutter waren groß wie nie zuvor in ihrem Leben. Und mit diesen großen Augen sah sie mich an und erzählte mir mit zitternder Stimme die Geschichte eines Sommertages des Jahres 1961.

»Ich habe nie darüber gesprochen, Kind, weil du nie darüber gesprochen hast. Ich dachte, du würdest dich entweder gar nicht mehr erinnern oder aber ich würde mir das alles nur einreden. Aber dann ist der Theo gestorben. Weißt du das noch?«

Ich legte meinen Kopf auf Mamas Brust und kämpfte mit den Tränen. Ja, ich erinnerte mich, die Todesanzeige dieses Mannes in der Hand gehalten zu haben. Damals war ich Mitte Zwanzig und gerade unglücklich mit Wolfgang liiert. Ich blickte auf den schwarzumrandeten Brief und sagte: »Gott sei Dank, daß der tot ist.«

»Und da wußte ich, daß ich mir nichts eingeredet hatte«, flüsterte Mama, »und daß du auch nichts vergessen hattest. Ich dachte nur, du würdest nicht darüber sprechen wollen.«

Ich hielt meine Mutter ganz fest. Dann küßte ich sie so oft und so inniglich wie noch nie zuvor in meinem Leben. Ich hatte ihr nie wirklich vertraut. Ich hatte immer geglaubt, sie würde mich im Stich lassen, wenn ich sie am meisten brauchte. Dreieinhalb Jahrzehnte lang hatte ich sie verantwortlich gemacht für diesen Alptraum, der sich mein Leben nannte, für ein Leben, das zu Ende gegangen war, bevor es jemals eine Chance gehabt hatte anzufangen. Jetzt kannte ich den Grund dafür.

Meine Mutter starb am frühen Nachmittag des 31. Dezember 1996. Wie sie es mir etwa eine Stunde zuvor vorausgesagt hatte, kam Gott, um sie herüberzuholen. Und sie erwies mir als letzten irdischen Liebesdienst die Gnade, bei diesem Ereignis anwesend sein zu dürfen.

Ich stand am Fußende ihres Bettes, als sie mich bat, das Sauerstoffgerät ein bißchen weiter aufzudrehen. Gerade, als ich das machen wollte, hörte ich diesen erstaunten Laut aus Mamas Mund, und als ich mich daraufhin umdrehte, sah ich, daß sie offenbar irgend jemanden sah. Im nächsten Moment begann sie auch schon, mit diesem Jemand zu reden.

Meine Mutter war nie ein begeisterungsfähiger Mensch gewesen. In der Stunde ihres Todes war sie euphorisch. Sie fragte und antwortete in einer Sprache, die ich nicht verstand. Es waren verhaltene Laute, und während sie die ausstieß, griff sie mit den Händen immer wieder an ihren Kopf. Ja, es schien, als sage sie unablässig:

»Das gibt es ja nicht. Natürlich! Na, wie ist es denn nur möglich?!«

Dieser Zustand hielt eine ganze Weile an, bestimmt ein, zwei Minuten. Dann begann die Frau, die sich in den letzten Tagen überhaupt nicht mehr hatte bewegen können, ihren Körper lang und gerade auszustrecken, und kaum war das vollbracht, als sie ihren Kopf weit in den Nacken legte. Was ich alsdann miterleben durfte, sah aus, als ziehe Gott die Seele seines Kindes heraus aus diesem Körper, in dem sie die letzten siebenundsechzig Jahre gelebt hatte. Er holte sie hinüber.

Eine Stunde später kamen meine Freunde Heike und Klaus, und sie brachten ihre drei Kinder mit, damit auch die von ihrer Freundin Abschied nehmen konnten. Die Familie nahm mich mit zu sich, so daß ich die ersten drei Tage nicht allein war. Dann kehrte ich in meine Wohnung zurück, rüstete für Mamas Beerdigung.

Wie ich mich fühlte, wußte ich nicht. Vermutlich fühlte ich mich überhaupt nicht. Alles an mir und in mir und um mich herum war wie taub. Ich und es mußten lediglich funktionieren, mehr war nicht erforderlich.

2

Am 20. Januar 1997 flog ich nach Chicago. Bei meiner letzten Einreise in Los Angeles hatten mir die Beamten dort größte Schwierigkeiten bereitet. Sie wollten von mir wissen, warum ich so häufig hin- und herreiste, aber als ich es ihnen erklärte, wollten sie mir das nicht glauben.

»Ihre Mutter stirbt?« sagte ein großer, dunkelhäutiger Mann zu mir. »Klar doch! Sonst fällt Ihnen wohl nichts ein, wie?«

Also flog ich jetzt nach Chicago O'Hare, und dort verlief die Einreise problemlos. Da ich dadurch erst spät in der Nacht in Los Angeles ankam und zu Hause erst noch alles auspackte und wegräumte, kam ich erst in den frühen Morgenstunden ins Bett, und dementsprechend müde war ich dann am nächsten Tag.

»Sie sehen überhaupt sehr erschöpft aus«, sagte Dr. Rosen.

Ich hatte ihn Anfang des Jahres kurz angerufen und dabei unter anderem diesen Termin vereinbart.

»Wie kommen Sie denn zurecht, Bea?«

Statt ihm eine Antwort auf diese Frage zu geben, erzählte ich ihm zunächst vom Sterben und vom Tod meiner Mutter und davon, daß ich mit Rücksicht auf meine so angeschlagene Gesundheit erst einmal davon Abstand genommen hatte, Mamas Haushalt aufzulösen. Ich wog nur noch siebenundvierzig Kilogramm, die Erkältung, die ich im September bekommen hatte, war immer noch da, die Pickel in meinem Gesicht waren schlimmer denn je.

»Ich werde Ende April nach Deutschland fliegen und mich um den ganzen Papierkram kümmern und die Möbel. Jetzt konnte ich das nicht.«

Rosen nickte.

»Jetzt muß ich mich erst mal ein bißchen erholen.«

Wieder nickte mein Psychiater. Ich senkte den Kopf. So schwiegen wir eine ganze Weile, bis Dr. Rosen schließlich einen weiteren Vorstoß wagte.

»Sie haben mir am Telefon da so eine Andeutung gemacht«, hob er an.

Ich reagierte nicht.

»Sie haben gesagt, Bea, daß Ihre Mutter etwas wußte, woran Sie sich gar nicht erinnern konnten?«

Langsam blickte ich auf.

»Theo war ein Freund meines Vaters«, sagte ich dann. »Sie kannten einander seit der Schulzeit.«

»Und was hat es mit diesem Theo auf sich?«

Ich holte tief Luft.

»Der Theo«, sagte ich dann, »der ... der war damals mit mir auf dem Riesenrad ... hat meine Mutter gesagt.«

Rosen sah mich durchdringend an.

»Glauben Sie persönlich nicht, daß er mit Ihnen auf dem Riesenrad war?«

Obwohl ich bisher so müde gewesen war, daß ich dagesessen hatte wie ein lebloser Klotz, wurde ich jetzt auf einmal nervös. Ja, ich war auf einmal so nervös, daß ich mich aufrecht hinsetzte, die Beine übereinanderschlug und heftig mit dem obenauf liegenden Bein zu wippen begann.

»Ich weiß nicht, was ich glaube oder glauben soll«, tönte ich dabei mit nörgeliger Stimme. »Was, wenn wir uns da nur was einreden? Ich kann mir nicht vorstellen, daß ich mich an etwas so Schwerwiegendes überhaupt nicht erinnern kann. Denken Sie mal, Herr Doktor, ich erinnere mich an Bilder meiner Kindheit, da war ich anderthalb, zwei Jahre alt. Und da soll ich mich nicht daran erinnern, daß Theo mich –«

Ich sprach es nicht aus. Ich legte meine Hände in den Schoß und starrte darauf.

Nachdem ich geraume Zeit so dagesessen hatte, kam, was in diesen Fällen immer kam. Rosen fragte, was ich gerade dächte, und ich erwiderte, ich dächte nichts.

»Ich will auch gar nicht denken«, fügte ich ausnahmsweise hinzu. »Es reicht mir mit dem Denken, ich habe es satt.«

»Das kann ich gut verstehen«, meinte mein Psychiater. »Sehr gut sogar. Zumal sich Ihre Gedanken ja sicher auch immer im Kreis drehen.«

»Genau.«

»Das ist normal bei frühkindlichen Traumata. Wie alt waren sie damals?«

»Knapp vier«, brummte ich. »Meine Mutter sagte, es sei im Juni gewesen, und ich wurde im folgenden September vier.«

Rosen machte ein verzweifeltes Gesicht.

»Dann waren Sie also dreidreiviertel Jahre alt, Bea, in diesem Alter machen so ein paar Monate eine Menge aus.«

Ich schwieg.

»Ein so kleines Mädchen kann noch gar nicht erfassen, was da mit ihm passiert«, führte er daraufhin weiter aus. »Vielleicht hat der Mann Ihnen schrecklich weh getan, das kann sein. Das glaube ich aber nicht. Ich glaube eher, daß es Ihnen zunächst gefallen hat, was er da getan hat. Und deshalb haben Sie sich hinterher schuldig dafür gefühlt, daß er weitergemacht hat.«

Mit leerem Blick starrte ich vor mich hin. Das wurde ja immer besser. Noch ein bißchen, und man vermittelte mir glaubwürdig, ich hätte als Dreijährige genau die Lust auf Sex verspürt, die mir heute mit neununddreißig fehlte.

»Das habe ich nicht gesagt, und Sie wissen auch, daß ich das nicht gesagt habe«, erklärte Dr. Rosen. »Wie ich weiß, daß Ihnen längst aufgegangen ist, warum Sie immer so viel Angst vor Männern hatten, warum Sie Alkohol brauchten, um Sex zu haben, warum Sie jetzt, da Sie nüchtern sind, überhaupt keinen Sex mehr wollen. Sie sind eine kluge Frau, Bea. Sie brauchen mich nicht, um zwei und zwei zusammenzuzählen.«

Ich legte den Kopf in den Nacken.

»Und was, wenn ich mich dabei verrechne, Dr. Rosen? Was, wenn das alles nicht stimmt?«

»Warum sollte es nicht stimmen?«

»Weil ich mir selbst etwas vormache.«

»Und warum sollten Sie sich selbst etwas vormachen? Ganz abgesehen davon, daß sich Ihre Mutter, als sie bereits im Sterben lag, dann auch etwas vorgemacht hätte?«

Ich ignorierte den zweiten Satz.

»Vielleicht will ich nur Aufmerksamkeit erregen, um mich wichtig zu tun«, ging ich deshalb nur auf die erste Frage ein. »Sie wissen doch besser als jeder andere, was Menschen alles tun und denken und fühlen, um sich vorzukommen, als wären sie was Besonderes.«

Mein Psychiater sah mich mit festem Blick an.

»Sie wollen Beweise, nicht wahr?«

Ich nickte.

»Sie sollen sie bekommen, Bea.«

Nachschlagewerke definieren ein Trauma als »die eine fortdauernde Störung des seelischen Gleichgewichts verursachende emotionale Erschütterung durch ein tiefgreifendes, schockierendes Erlebnis«.

Wer in einem Kriegsgebiet lebt oder ein Erdbeben überlebt, erleidet zwangsläufig ein Trauma, und genauso ergeht es ihr, die vergewaltigt wird, und ihm, der arglos seine Frühstücksbrötchen kauft und dabei Zeuge wird, wie die Bäckersfrau wegen des Kasseninhalts erschossen wird.

Bei Erwachsenen führen derartige Erlebnisse oftmals zu dem, was posttraumatische Streßstörung genannt wird. Zu Anfang ist es für den Betroffenen zu schmerzhaft, sich an die genauen Umstände des Traumas zu erinnern, und später scheint die Erinnerung daran verloren zu sein. Es kommt aber zu Alpträumen oder zu neurotischen Verhaltensweisen wie scheinbar unbegründeten Angstzuständen, Symptomen, denen die moderne Psychologie mit Gesprächs- und Gruppentherapie Abhilfe schaffen kann.

Schwieriger wird es, wenn das Trauma-Opfer ein Kind ist, und ist das Kind auch noch jünger als fünf, wird eine erfolgreiche Behandlung nahezu unmöglich.

Es ist eine irrige Auffassung, daß das menschliche Erinnerungsvermögen wie ein Videoband alles aufzeichnet und in unserem Gehirn speichert. In Wahrheit erinnert sich der Mensch an eine Mischung aus dem eigentlichen Erlebnis, all den Erlebnissen, die seither stattgefunden haben, und seinen augenblicklichen Ansichten und Gefühlen.

Das gilt schon für Erwachsene. Bei Kindern unter fünf kommt noch frühkindlicher Gedächtnisschwund hinzu, ein Phänomen, das

Bestandteil der natürlichen Entwicklung des Erinnerungsvermögens ist, denn der Mensch lernt in jenen Jahren die Erinnerungs-Spreu vom -Weizen zu trennen.

Mithin ist es nicht nur schwierig, sondern auch umstritten, den Beweis für ein in der frühen Kindheit erlittenes Trauma anzutreten. Dafür sprechen eigentlich nur die Folgen, die aus einem unbehandelten frühkindlichen Trauma entstehen können: multiple Persönlichkeitsstörung, starke Selbstmordgefährdung, Suchterkrankungen, vornehmlich Alkoholismus.

Die Behandlungsmethoden eines frühkindlichen Traumas sind mannigfaltig. Sie reichen von direkter Befragung über Hypnose bis hin zur Zurückversetzung ins Kindesalter, von der Teilnahme an Selbsthilfegruppen über freie Assoziation zur Massage-Therapie, von der Traumdeutung über Rollenspiele bis hin zu der noch recht jungen Desensibilisierung und Wiederaufbereitung von Augenbewegungen. Ja, kein Witz, eine Psychologin stellte fest, daß sie ihre eigenen negativen Erinnerungen und Gedanken dadurch nahezu spontan aufbereiten konnte, indem sie ihre Augen schnell hin und her bewegte, und diese Methode hat sich inzwischen an zahlreichen Testpersonen bewährt.

»Ich mache so einen Blödsinn auf gar keinen Fall«, erklärte ich meinem Psychiater im Brustton der Überzeugung.

Daraufhin konnte er nicht umhin zu schmunzeln.

»Das hätte ich Ihnen auch gar nicht vorgeschlagen, Bea«, gab er mir zu verstehen.

Obwohl ich gleich am Tag nach meiner Rückkehr nach Los Angeles meine erste Sitzung bei Dr. Rosen gehabt hatte, dauerte es bis Ende Februar, bis ich erstmals wieder über etwas anderes sprach als über das Sterben und den Tod meiner Mutter.

Dabei hatte ich in diesen vier Wochen außerhalb von Rosens Praxis ein weitgehend normales Leben geführt. Da meine Mutter auf die Sitte des Schwarztragens keinen Wert gelegt hatte, trug ich, wonach mir gerade der Sinn stand. Und da es mir an Antrieb fehlte, irgend etwas aus eigener Idee und Kraft anzugehen, traf ich mich nahezu täglich mit Freunden und schloß mich deren Programm an, ging auf Partys, einkaufen, lachte über dumme und weniger dumme Witze.

War ich mit mir allein, sah das natürlich anders aus. Manchmal weinte ich stundenlang. Oder ich saß vor einem Foto meiner Mutter und sprach mit ihr, als sei sie körperlich da.

So wurschtelte ich mich durch diese so schwere Zeit, mal so, mal so. Meine Seele schmerzte, aber das war wohl nur natürlich. Dieses Ding hieß schließlich nicht umsonst Trauer*arbeit*. Geschenkt bekam man nichts, auch hier nicht. Hier schon gar nicht.

Obwohl Dr. Rosen mich bei dieser Arbeit unterstützte, wollte er das eigentliche Ziel meiner Therapie natürlich nicht aus den Augen verlieren.

»Sie lassen es immer bei ein paar Andeutungen bewenden«, beklagte er sich einige Male, »aber ich denke, daß Sie dafür Gründe haben.«

Die hatte ich in der Tat. Fünfunddreißig Jahre lang hatte ich die Bilder eines Sonntags im Juni 1961 für den einzigen Farbtraum meines Lebens gehalten. Es war schon schlimm genug gewesen, plötzlich zu begreifen, daß es kein Traum gewesen war. Daß meine Mutter mir am Ende auch noch Einzelheiten erzählt hatte, machte meinen Traum von einst zu einer nachvollziehbaren und grauenvollen Wirklichkeit. Ich hatte Angst, mich noch weiter damit auseinanderzusetzen, und das passierte zwangsläufig, wenn ich mein Wissen mit meinem Psychiater teilte.

»Was macht Ihnen daran denn solche Angst?« wollte der wissen.

»Ich habe da so einen Bericht gelesen«, seufzte ich. »Darin stand, daß man sich einreden kann, man würde sich erinnern, wenn man sich zu viel damit beschäftigt.«

Mein Psychiater verzog das Gesicht.

»Das stimmt auch«, sagte er dann. »Nur nehme ich an, daß Sie sich gar nicht erinnern müssen. Was Sie an Fakten wissen, reicht vermutlich schon aus.«

Bevor ich mich dazu durchringen konnte, sortierte ich all diese Fakten. Ende Februar 1997 begann ich, im einzelnen aufzuschreiben, woran ich mich selbst erinnerte und was meine Mutter mir erzählt hatte. Und am Mittwoch, dem 19. März 1997, überreichte ich dieses Material meinem Psychiater.

»Ich möchte nicht darüber sprechen, bevor Sie es nicht gelesen haben«, sagte ich.

Damit war er einverstanden.

Eine Woche später sahen wir uns wieder.

»Bea, ich weiß, daß Sie sehr mißtrauisch sind. Aus irgendeinem Grund ist es Ihnen offenbar unvorstellbar, ein Opfer gewesen zu sein. Ich will Ihnen hier also gar keine komplizierten Therapieversuche anbieten, und ich glaube auch nicht, daß es sinnvoll wäre …«

Er sprach noch sehr lange weiter. Am Ende überließ er mir die Entscheidung, und ich ließ mir neuerlich Zeit damit. Ich sprach auch mit niemandem über die Angelegenheit, nicht einmal mit Anne oder Jean, mit denen ich ansonsten doch alles teilte. Zum ersten und vielleicht auch einzigen Mal in meinem Leben wollte ich mich von nichts und von niemandem beeinflussen lassen.

So kam der 7. April 1997. Es war kurz vor acht Uhr morgens, und ich war nüchtern, wie man es von mir verlangt hatte. Dr. Rosen erwartete mich in seiner Praxis, und gemeinsam gingen wir zum Krankenhaus hinüber. Dabei sprachen wir kein einziges Wort. Ich sah auch die ganze Zeit ausschließlich auf den Boden, als hätte ich Sorge, irgendeinen Fehltritt zu begehen. Ich schaute erst wieder auf, als ich weder Asphalt noch Teppichboden, sondern das so unangenehm vertraute Linoleum unter meinen Füßen erblickte.

Der Anästhesist war ein junger Mann, er war höchstens fünfunddreißig.

»Miß Hellmann!« begrüßte er mich. »Sie wissen, worum es geht?«

Ich sah ihn an und fragte mich, wie oft er solchen Hokuspokus wohl schon vollführt hatte. Ich atmete tief durch, und dann setzte ich mich unaufgefordert auf die Liege, die mitten im Raum stand.

»Ja, Herr Doktor, ich weiß, worum es geht.«

»Gut. Wir werden das Sodium Amytal dann gleich intravenös

injizieren, Miß Hellmann, und – keine Angst – das wird Sie nur entspannen; vermutlich werden Sie nichts als völliges und deshalb leicht befremdliches Wohlbehagen empfinden.«

Der Mann sagte das, als würde er mir mit diesem Eingriff einen lustvollen Gefallen tun, doch gleich im nächsten Moment überreichte er mir die handelsüblichen Papiere. Nachdem ich unterschrieben hatte, daß ich mir der möglichen Folgeschäden bewußt war, die so ziemlich von Schweißfüßen bis Hirntod reichten, machte ich es mir auf der Liege bequem.

»Bleiben Sie bei mir?«

Dr. Rosen lächelte.

»Der Anästhesist wird bei Ihnen bleiben, Bea. Ich warte draußen bei den Maschinen.«

Das Unternehmen wurde in Bild und Ton aufgezeichnet, und ich zwang mich, nicht darüber nachzudenken, daß dieses Material irgendwann einmal in die verkehrten Hände geraten könnte.

»Von da draußen kann ich auch besser mit Ihnen sprechen«, fügte Rosen hinzu und wies auf die Mikrophonanlage, die ich von meiner Liege aus sehen konnte.

Ich streckte meine Hand aus.

»Werde ich mich hinterher an alles erinnern?«

Rosen ergriff meine Hand und hielt sie ganz fest.

»Das weiß ich nicht«, sagte er dann.

»Ist es denn anzunehmen, daß ich mich an alles erinnern werde?«

»Ich kann es nicht sagen, Bea.«

Um es vorwegzunehmen: Ich erinnerte mich damals nicht, ich erinnere mich heute nicht, und es ist auch nicht davon auszugehen, daß ich mich jemals erinnern werde. Da ist kein einziges Bild in meinem Hirn, kein noch so verhaltener Laut, nicht einmal ein Hauch von Erinnerung an Schmerz oder Demütigung.

Auf der Grundlage der verschiedenen Einzelheiten, die meine Mutter mir in ihren letzten Tagen erzählt hatte, und auf der Grundlage meiner bruchstückhaften Erinnerungen stellte mir mein Psychiater eine Vielzahl von Fragen. Und so gab es am Ende einen Film und ein Tonband, die eine Neununddreißigjährige unter Sodium Amytal dokumentieren, die mit kindlichen Worten berichtet, was an jenem Tag geschah, an einem Sonntag im Juni 1961.

Damals wohnten wir noch in dem großen Haus. Erst ein halbes Jahr später sollte mein Vater seinen so hoch bezahlten Arbeitsplatz und damit auch dieses Haus verlieren, wie er auch erst ein halbes Jahr später seinen Führerschein verlor. Alkohol allein war nicht der Grund dafür. In jener Zeit nahm Papa auch noch Tabletten. Er bezog sie in seinen diversen Kneipen, denn die Pillen ermöglichten ihm, ohne regelmäßigen Schlaf auszukommen und enorme Mengen Schnaps zu konsumieren, ohne sich betrunken zu fühlen. Mein Vater war überzeugt, das alles im Griff zu haben. Er war damals überhaupt sehr überzeugt von sich, denn er machte Unmengen Geld, hatte einflußreiche Freunde und eine Vorführfamilie – alles also, was ein Männerherz begehrt.

An jenem Sonntag im Juni hatte Papa schon in aller Frühe mit dem Trinken anfangen wollen, doch hielt meine Mutter ihn zurück.

»Du hast dem Kind versprochen, mit ihm auf die Kirmes zu gehen! Wenn du jetzt schon loslegst, wird das doch unter Garantie nichts.«

Diese Sätze wiederholte sie im Verlauf des Tages jedesmal, wenn mein Vater zur Flasche greifen wollte. Also trank Papa zum Frühstück nur einen ganz kleinen Schnaps, und als wir bei den Großeltern zum sonntäglichen Mittagessen eintrafen, nahm er auch nur den Braunen zur Begrüßung, auf die weiteren Lustigmacher verzichtete er.

Der Oma gefiel das gar nicht, denn es schmälerte ihr Sonntagsvergnügen, die großzügig ausschenkende Gastgeberin zu spielen. Also drängelte sie gleich nach dem Mittagessen, wir sollten nun endlich auf die Kirmes gehen, damit wir bald wiederkämen und es wenigstens dann gemütlich werden könnte.

»Na, jetzt gehe ich bestimmt nicht los«, schimpfte mein Vater im Hinblick auf das Wetter. »Guck dir den Himmel an, das fängt doch bestimmt gleich an zu regnen.«

Tatsächlich war der Himmel dicht verhangen, und ich fürchtete schon, daß mich das um den sehnlich erwarteten Kirmesbesuch bringen würde. Immer wieder lief ich auf den Balkon hinaus, um den Stand der Dinge zu überprüfen. Es war warm draußen. Es war schwül. Es war ein ganz eigenartiges Wetter.

Als die Familie endlich zu dem Schluß gelangte, daß es zwar sehr wahrscheinlich nicht regnen würde, ebenso wahrscheinlich aber weiterhin so aussehen würde, als finge es gleich an zu regnen, hätte man sich ja eigentlich auf den Weg machen können, doch ging es da wieder nicht, weil meine Mutter und meine Tante gerade angefangen hatten, das Geschirr vom Mittagessen zu spülen. Und das war ein nahezu heiliges Unternehmen, redeten die beiden Frauen dabei doch in Ruhe darüber, wie schrecklich alles war: die Oma, die trinkenden Männer, das ganze Leben.

Als wir uns dann endlich aufmachten, war mein Vater so nervös, daß ich kaum wagte, einen Laut von mir zu geben. Alles reizte ihn: daß meine Mutter noch einmal zur Toilette mußte, daß ich angeblich für einen Kirmesbesuch verkehrt angezogen war. Nur der Braune, den Oma ihm als Wegzehrung in der Diele verabreichte, vermochte ihn vorübergehend zu besänftigen.

Langfristig wirkte sich dieses Schnäpschen allerdings eher negativ aus. Denn um vom Haus der Großeltern zur Kirmes zu gelangen, mußten wir an drei verschiedenen Kneipen vorbei, und mit dem Vorgeschmack des einen Braunen in der Kehle schafften wir natürlich schon die erste nicht.

»Laß mich nur mal eben guten Tag sagen«, kläffte mein Vater meine Mutter an.

Die rollte daraufhin die Augen, doch verschwand Papa wirklich nur für ein paar Minuten in der Kneipe. Dann kam er wieder heraus, ließ irgend etwas in seiner Jackentasche verschwinden, und daraufhin stritten meine Eltern dann richtig. Meine Mutter zischte immerzu, mein Vater brummte daraufhin zurück, ich erblickte in der Ferne das Riesenrad und fing an zu jubeln.

»Guck mal, Papa! Mama, guck mal! Da will ich drauf.«

Wir hatten gerade den Marktplatz erreicht, als uns ein Mann entgegenkam. Er war groß und dünn, und er war sehr schlecht angezogen. Die Sachen waren verschlissen, und sie paßten ihm auch gar nicht richtig.

»Geh auf die andere Straßenseite!« zischte Mama.

»Das kann man doch nicht machen!« brummte Papa.

Sie kannten den Mann beide seit Jahren. Sein Name war Hugo, und er war der Bruder eines Freundes namens Theo, und Hugo war sehr krank. Vermouth hieß das, was er hatte. Ich war schon fast erwachsen, als ich begriff, daß Vermouth nicht wirklich eine Krankheit war.

Um Hugo – und sich selbst natürlich – einen Gefallen zu tun, wurde nun doch noch eingekehrt. Da half es auch nicht, daß ich nörgelte und Mama stöhnte.

»Geh du mit mir!« zerrte ich an ihrem Arm.

»So weit kommt es noch«, gab meine Mutter zurück und nahm mich auf den Arm. »Was meinst du, was dann passiert? Dann hält dein Vater wieder die ganze Kneipe frei.«

Auf Mamas Arm gelangte ich in den stinkigen, dunklen, verrauchten Raum. Und dort blieben wir dann. Papa scherzte zwar gegenüber den anderen, er sei heute als Vater und nicht als Mann da, doch sagte er das nur, verhalten mochte er sich wohl nicht entsprechend. Er ließ sich zumindest zu einer Runde Skat überreden und zu einer zweiten, dritten, vierten, und während er mit den anderen Männern Karten spielte, wurden immer und immer wieder sogenannte »Lange« und »Kurze« serviert.

Derweil saß meine Mutter mit einem Fingerhut voller Kirschlikör an der Theke und wurde immer wütender, und ich hatte schon wieder zwei neue Ringe und bereits jeden der Barhocker mehrmals erklettert. Immer lauter wurde mein Nörgeln, immer ärgerlicher wurde mein Vater.

»Na, dann geh du doch allein mit ihr auf die verfluchte Kirmes!« fuhr er meine Mutter an. »Oder sieh anders zu, daß sie endlich still ist!«

Mama nahm mich auf den Schoß und redete auf mich ein, ich solle Ruhe geben.

»Wir gehen ein anderes Mal, Beate. Nicht heute.«

Ich brach in Tränen aus, und darüber kam ein Mann zur Tür herein. »Theo!« jubelte mein Vater.

Papa kannte Theo seit ihrer gemeinsamen Schulzeit. Kurzfristig waren sie sogar zusammen im Krieg gewesen, und nach dem Krieg hatten sie mal eine Zeitlang die gleiche Freundin gehabt. Die hatte Elisabeth geheißen und flammend rotes Haar gehabt, und deshalb haßte mein Vater rothaarige Frauen, denn die waren seines Erachtens alle Schlampen.

Theo gesellte sich zunächst zu den Männern, doch machte er keine Anstalten, sich auf ein Spiel zu ihnen zu setzen.

»Meine Frau wartet. Ihr wißt doch, wie das ist.«

Alle lachten, und Theo trat zu meiner Mutter und mir.

»Mensch, ist eure Kleine groß geworden«, sagte er.

Mama strich mir übers Haar und fragte mich, ob ich mich noch an den Theo erinnern würde. Ich wußte es nicht so recht, nickte aber mit dem Kopf. Es kamen viele Leute zu meiner Großmutter, wenn wir sonntags bei ihr waren, und ich erinnerte mich im einzelnen nur an den Pastor. Dieser Mann hier war viel größer als der, aber er war genauso schwarz angezogen. Der Mantel reichte ihm bis weit über die Knie, und ich sah diese riesigen schwarzen Schuhe, die er an den Füßen trug.

Mama und Theo begannen, über Hugo zu reden, wie traurig das doch alles wäre und daß ihm nach zwei mißglückten Entziehungskuren sicher nicht mehr zu helfen sei. Von einem Delirium war die Rede und davon, daß der Theo eigentlich nicht mehr bereit war, seinen Bruder noch weiter finanziell zu unterstützen.

»Er gibt es ja doch nur für Schnaps aus.«

Als ich das Wort »Schnaps« hörte, fürchtete ich, meine Mutter würde nun eine ihrer langen Ansprachen beginnen. Wenn es um Schnaps ging, konnte sie nämlich stundenlang reden. Es ging dann immer darum, was das Zeug anrichtete, ohne daß jemals erörtert wurde, was das denn im einzelnen war, und dann ging es darum, wie teuer der Schnaps doch war und was man alles hätte kaufen können, wenn man dieses Zeug nicht kaufen müßte.

Ich konnte und wollte keine weitere Ansprache ertragen, und so hob ich neuerlich zu nörgeln an.

»Sie will auf die Kirmes?« fragte Theo daraufhin.

»Ja, aber ich kann den Ernst hier nicht allein lassen.«

»Na, dann laß mich doch eben mit ihr gehen!«

»Bist du sicher?«

»So was mache ich gern. Das mache ich mit meinen eigenen Kindern doch auch.«

»Würdest du denn mit dem Theo auf die Kirmes gehen?« fragte mich daraufhin meine Mutter.

Ich blickte auf zu diesem großen, schwergewichtigen Mann.

»Ich habe auch eine Tochter in deinem Alter«, sagte er zu mir. »Und eine, die ist zwei Jahre älter, und einen Sohn habe ich auch noch. Der ist aber gerade mal zwei.«

Unwillkürlich stellte ich mir die Kinder vor, aufgereiht wie die Orgelpfeifen.

»Ich will aufs Riesenrad«, sagte ich dann.

»Na, dann gehen wir doch aufs Riesenrad.«

Ich fühlte mich eigenartig, als ich kurz darauf an Theos Hand über den Marktplatz zur Kirmes lief. Ich fühlte mich so eigenartig, weil dieser Mann, der in der Wirtschaft so nett mit mir gesprochen hatte, kaum daß wir zwei allein waren, kein einziges Wort mehr mit mir wechselte. Er hielt nur meine kleine Hand ganz fest, und wenn ich zu ihm aufblickte, sah er auch manchmal auf mich nieder, doch lächelte er nie dabei. Vielmehr hatte sein Gesicht einen ganz starren Ausdruck.

So etwas hatte ich noch nie zuvor gesehen, und irgendwie machte es mir angst. Doch schien das albern zu sein, denn Theo brachte mich auf die Kirmes, nur nicht zum Riesenrad. Nein, wir gingen zuerst zu einem Karussell, das eigentlich eher etwas für Erwachsene war. Und weil ich eben eigentlich noch viel zu klein dafür war, nahm Theo mich auch auf den Schoß. Dabei umfaßte er aber nicht meine Brust, wie Papa das immer tat, sondern er nahm je einen meiner Oberschenkel in seine großen Hände. Dadurch rutschte mein Rock hoch. Ich trug einen tiefroten Trägerrock und weiße Strumpfhosen, und ich liebte diesen Rock, doch ziemte es sich laut Aussage meiner Mutter nicht, daß er so hochrutschte. Ich konnte ihn nur auch nicht hinunterziehen, denn dazu war die Fahrt in dem Karussell zu rasend schnell.

Als sie endete, fragte Theo nicht einmal, ob es mir Spaß gemacht hätte. Vielmehr griff er gleich wieder nach meiner Hand und zog mich weiter.

Er suchte irgend etwas. An der Art, wie er über diese Kirmes lief, konnte ich deutlich erkennen, daß er irgend etwas suchte, denn genau so lief meine Mutter immer herum, wenn sie in einem Kaufhaus etwas suchte und sie es nicht finden konnte. Ich wagte nicht, Theo zu fragen, was er denn suchte, und ich hätte auch gern Zuckerwatte gehabt oder einen Paradiesapfel oder ein Eis, aber darum hätte ich ja bitten müssen, und das wagte ich erst recht nicht.

Es fing an zu regnen. Nachdem es sich stundenlang gehalten hatte, fing es jetzt an zu regnen, und das, wo ich doch immer noch nicht auf dem Riesenrad gewesen war.

Theo zerrte mich in ein Zelt. Drinnen war es zwar trocken, doch war das auch schon das einzig Erfreuliche daran. Ansonsten hatte das Zelt nichts zu bieten, was für mich von Interesse gewesen wäre, denn es ging darin ebenso zu wie in der Kneipe, in der ich meine Eltern zurückgelassen hatte.

Theo bestellte sich ein Bier. Er fragte mich nicht, ob ich auch Durst hätte, doch sah er mich die ganze Zeit über an, während er das Bier trank. Wieder zeigte sein Gesicht keinerlei Regungen. Es nützte auch nichts, daß ich ihn anlächelte, denn er lächelte nicht zurück. Selbst als ich die Stirn krauste, machte er mir das nicht nach. Er bestellte aber gleich darauf ein zweites Bier, und das trank er schneller als das erste, und dann griff er wieder nach meiner Hand, und wir gingen.

Tatsächlich hatte es in der Zwischenzeit aufgehört zu regnen. Nur war die Kirmes jetzt sehr viel leerer als vorher, und ich mußte auch beim Laufen viel mehr aufpassen, denn da waren große Pfützen in dem Lehmboden, und ich wollte nicht hineintreten, weil ich mir meine Strumpfhosen nicht schmutzig machen wollte. Mein Vater haßte das nämlich. Er sagte dann immer, ich benähme mich wie ein Schwein und wäre die guten Sachen, die ich trüge, gar nicht wert. Also lief ich bewußt vorsichtig; ich wagte kaum, fest aufzutreten.

Entsprechend erfreut war ich, als Theo endlich stehenblieb. Und als ich dann aufblickte, wandelte sich meine Freude gar in Begeisterung. Wir standen nämlich endlich vor dem Eingang zum Riesenrad.

Meine Eltern hatten mir schon so viel davon erzählt. Ich wußte beispielsweise, daß das größte Riesenrad der Welt in Wien stand, wo Mama mal während des Krieges gewesen war, und ich wußte auch, daß man von diesem wundersamen Rad aus bis nach Italien gucken konnte, genau bis zu dem Ort an der Riviera, in dem mein Vater ein paar Wochen zuvor das Ferienhaus gekauft hatte.

Theo kaufte die Eintrittskarten, ich trat nervös von einem Bein aufs andere. Endlich stiegen wir ein in die Gondel, und Minuten später hatte ich das Gefühl zu fliegen. Es ging hoch in die Luft und dann wieder hinunter, und das ging viel zu schnell, als daß mir Zeit geblieben wäre, nach Italien zu schauen.

Doch war die schnelle Fahrt offenbar nur ein Teil des Vergnügens. Der zweite Teil bestand darin, daß dieses wundersame Rad bisweilen anhielt, und dabei war es bei jedem Halt höher in der Luft. Ich sah mich um. Die Gondeln um uns her waren alle leer, aber unten stiegen gerade neue Fahrgäste hinzu. Ich blickte empor. Beim nächsten Halt würden wir ganz oben sein, wenn ich das richtig abschätzte.

Genau so kam es auch, und ich stand auf. Obwohl die Sicht nicht klar war, denn auch nach dem Regen war der Himmel schwer wie Blei, konnte ich deutlich in der Ferne den Kirchturm erkennen. Diese Kirche stand zwar eigentlich auf dem Marktplatz, doch nahm ich an, daß es sich hierbei um eine andere Kirche handeln mußte, war doch unmittelbar dahinter Italien. Die Eltern hatten schließlich gesagt, daß man sehr, sehr weit gucken konnte.

Da spürte ich plötzlich Theos Hand an meinem Arm, und ich drehte mich zu ihm um. Er lächelte. Er lächelte zum erstenmal, und im nächsten Moment sprach er sogar mit mir.

»Setz dich doch auf meinen Schoß«, sagte er, »dann kannst du noch besser sehen.«

Vorsichtig hob ich mein linkes Bein. Ich wollte mit meinem Schuh Theos Mantel nicht schmutzig machen. Ich spürte seine Hände, spürte, daß er mich hochhob und auf seine Schenkel setzte.

Daß ich jetzt besser sehen konnte, stimmte nur nicht. Ich hatte im Stehen besser gesehen, und deshalb wollte ich gleich wieder aufstehen, doch zog Theo plötzlich an meinem Trägerrock. Er zog den Rock zunächst hinunter, griff dann aber unter dem Rock nach dem Bund meiner Strumpfhose.

Ich verstand das nicht. Und ich verstand erst recht nicht, warum er plötzlich auch noch nach dem Bündchen meiner Unterhose griff und mir dann beides langsam herunterzog. Das war kalt. Mir war auf einmal überhaupt sehr kalt, und Theos Hand war erst recht kalt, diese Hand, die da auf einmal über meinen rechten Oberschenkel glitt.

Da war die Stelle, aus der ich immer Pipi machte. Genau an dieser Stelle spürte ich Theos Hand. Seine Finger rieben daran, ganz sacht zunächst, doch dann immer heftiger, und das juckte so sehr, daß ich anfing mitzureiben. Ich rutschte auf Theos Schoß hin und her, damit das Reiben anders wurde. Es war so, wie es war, nicht richtig. Es mußte entweder aufhören oder stärker werden, so war es –

Irgend etwas bohrte sich in mich hinein. Es war dick, aber es tat nicht wirklich weh. Es gehörte da wohl nur nicht hin, denn mir war, als würde ich auseinanderbrechen. Ich öffnete den Mund, doch kam kein Laut heraus. Und dann war es auch schon vorüber. Das, was da zuviel gewesen war, verschwand wieder, und erst jetzt tat es mir weh in meinem Bauch. Es tat weh, aber nicht schlimm, und ich spürte, wie es mir plötzlich wieder warm wurde.

Unter mir lag die Stadt. Ich starrte wechselweise darauf und auf den Himmel über mir. Noch immer war er grau und schwer. Ich hatte jetzt keine Lust mehr, nach Italien zu gucken. Ich hatte überhaupt keine Lust mehr. Und so war ich froh, als die Gondel endlich unten ankam und ich aussteigen konnte. Ohne Theo anzuschauen, lief ich los, und im nächsten Moment sah ich meine Eltern.

Papa schrie: »Da ist sie ja! Wo warst du denn, verdammt noch mal«, und Mama lehnte an einem Pfeiler. Ihr Knie blutete, und sie weinte, und als ich auf sie zulief, riß sie mich in ihre Arme und hielt mich ganz fest.

Da waren zwei Polizisten. Sie redeten auf meinen Vater ein, und einer der beiden sagte zu mir, es wäre schön, daß ich so viel Spaß gehabt hätte. Ich starrte ihn an, und dann schmiegte ich mich an meine Mutter, die mir vorschlug, daß wir zwei nach einer Toilette suchten, damit sie sich das Blut vom Knie waschen könnte.

An ihrer Hand lief ich neuerlich über die lehmigen Wege, und ich hörte auch, daß Mama mich die ganze Zeit über etwas fragte, doch konnte ich nicht zuhören, und weil ich nicht zuhörte, wußte ich auch nicht zu antworten, und deshalb schwieg ich.

Der Toilettenwagen war ganz am anderen Ende der Kirmes. Es standen aber zumindest keine Warteschlangen davor, so daß wir gleich hineingehen konnten.

Meine Mutter säuberte ihr Knie, ich stand da und sah ihr dabei zu. Dann fragte sie, ob ich auch zur Toilette müßte, und als ich nicht antwortete, meinte sie, es sei sicher besser, wenn wir gingen.

Sie verriegelte die Tür und zog meinen Trägerrock hoch.

»Ach, Beate, was hast du denn gemacht?« kläffte sie mich im nächsten Moment an. »Muß man es dir im einzelnen erklären, daß du zuerst deinen Schlüpfer und dann erst deine Strumpfhose hochziehen sollst? Siehst du nicht selbst, was da für Würste herumhängen, wenn du es andersherum machst? Das muß doch auch unangenehm sein, das ganze Gewurschtel um den Bauch zu –«

Plötzlich war sie still. Es war überhaupt auf einmal ganz still. Die ganze Welt schien totenstill zu sein.

Ich blickte auf meine Mutter. Bis gerade hatte sie in gebückter Haltung vor mir gestanden, jetzt kniete sie sich auf den Boden, schaute zu mir auf.

»Was ist das denn, Kind?«

Da war etwas in meiner Unterhose. Es hatte eine eigenartige Farbe. Es war ein bißchen rot und ein bißchen schwarz.

»Hast du Bauchschmerzen?« fragte meine Mutter.

Ich schüttelte den Kopf.

»Wo hast du dich denn hingesetzt?«

Ich schwieg.

»Mußt du häufig Pipi machen?« fragte meine Mutter weiter.

Wieder schüttelte ich den Kopf.

»Hast du dich heute bei der Oma auf den kalten Balkonfußboden gesetzt?«

Wir gingen nach Hause, Papa, Mama und ich. Das heißt, wir gingen zurück zu den Großeltern, wo lautstark darüber geschimpft wurde, daß ich, statt wie vereinbart mit dem Riesenrad zu fahren, den armen Theo über die gesamte Kirmes gejagt hätte, so daß die Eltern in Sorge geraten waren, uns sei etwas zugestoßen.

»Und empfindlich ist mein Kind«, sagte meine Mutter zu Tante Maximiliane. »Die hat genau die gleiche Last mit Hämorrhoiden wie ich auch und kriegt ab jetzt Wollhosen verpaßt.«

Da ich zu keiner der Anschuldigungen und Äußerungen etwas zu sagen hatte, schloß man daraus, daß ich müde sei.

»Am besten, du legst dich drüben beim Onkel aufs Sofa. Der schläft auch noch, da habt ihr beide eure Ruhe.«

Also tat ich, wie mir geheißen war, und Mama deckte mich mit einer Wolldecke zu, damit ich mir meine Untertanen nicht noch weiter verkühlte. Genau das sagte sie. Dann gab sie mir einen Kuß und ließ mich allein.

Im Halbdunkel des Wohnzimmers lag ich da und wagte nicht, die Augen zu schließen. Ich hatte Angst, mich dann an das zu erinnern, was auf dem Riesenrad passiert war, und ich wollte mich nicht daran erinnern, denn Papa hatte deshalb die Polizei geholt, und Mama hatte sich deshalb verletzt.

Doch war ich wohl zu erschöpft, um längere Zeit gegen die Müdigkeit anzukämpfen, und so schlief ich irgendwann doch ein. Was mich später wieder aufweckte, waren das Licht und die Töne, die aus dem Fernsehapparat kamen, denn der Onkel war inzwischen aufgestanden und sah sich seine heißgeliebte Sportschau an.

»Na, ich habe gehört, du warst auf der Kirmes, Beate?«

Ich sah ihn an und dachte nach. Es stimmte, daß ich auf der Kirmes gewesen war.

»Und wie war's?«

Ich konnte ihm diese Frage nicht beantworten. Ich hatte nämlich während meines Schläfchens von einem Besuch auf der Kirmes geträumt, und jetzt wußte ich plötzlich nicht mehr, was Traum und was Wirklichkeit gewesen war.

Also lächelte ich meinen Onkel nur an, und er lächelte zurück.

»Möchtest du ein Katjes?« fragte er dann. Denn das fragte er mich jeden Sonntagnachmittag, und damit war wieder alles so, wie es immer gewesen war.

Ein paar Wochen später gingen Mama und ich allein auf eine Kirmes. Es war eine spontane Entscheidung, denn eigentlich waren wir nur in die Stadt gefahren, um ein paar Einkäufe zu erledigen. Ich genoß das unerwartete Vergnügen in vollen Zügen. Nur aufs Riesenrad wollte ich nicht. Und in der Nacht weckte ich mit gellenden Schreien die halbe Nachbarschaft auf, denn ich hatte einen schrecklichen Traum gehabt. Die Zeit des »Rattenfängers« begann.

Seit damals waren fünfunddreißig Jahre vergangen, Jahre, in denen die Erlebnisse eines Sonntagnachmittags wie ein Steppenbrand in mir gewütet hatten, ohne daß ich auch nur ahnte, daß da jemals ein Funke entzündet worden war.

»Wir haben alles auf den Bändern«, sagte Rosen zu mir.

Das war das erste, was ich am 7. April 1997 wieder bewußt wahrnahm, und entsprechend verwirrt sah ich ihn wohl auch an. Ich lag immer noch auf dieser Liege in diesem Behandlungsraum der Klinik, und mein Psychiater saß auf einem Stuhl neben mir und sah mich an, und der Anästhesist prüfte meinen Blutdruck und war zufrieden.

Ich war es nicht. Ich erinnerte mich zwar sofort, warum ich hier war, doch erinnerte ich mich darüber hinaus an nichts.

»An gar nichts?« vergewisserte sich Dr. Rosen.

So ganz stimmte das nicht. Ich wußte noch, daß man mir eine Kanüle gelegt und das Sodium Amytal injiziert hatte. Und ich wußte auch, daß ich mich kurz darauf sehr deutlich an das Haus erinnerte, in dem ich in den ersten Jahren meines Lebens gewohnt hatte.

»Und das ist schon erstaunlich«, erklärte ich Rosen, »denn daran habe ich seit Jahren nicht mehr gedacht.«

Ich hatte auch völlig vergessen gehabt, daß die Großeltern einen Balkon gehabt hatten, auf dem üppige Geranien blühten, denn nach jenem Junitag war ich nie wieder auf diesen Balkon gegangen, weil meine Mutter immer behauptete, ich würde mich da draußen nur wieder auf die kalten Steine setzen.

»Und sonst ist da nichts, Bea?«

Enttäuscht schüttelte ich den Kopf.

Dr. Rosen lächelte.

»Hauptsache, es geht Ihnen gut«, sagte er dann. »Alles andere haben wir, wie gesagt, auf den Bändern.«

3

Es dauerte eine ganze Woche, bis mein Psychiater das Bild- und Tonmaterial ausreichend ausgewertet hatte.

»Es wird nicht leicht für Sie sein, sich das anzuhören und anzusehen«, erklärte er mir. »Und Sie werden bestimmt Fragen haben, die ich Ihnen dann natürlich auch soweit wie möglich beantworten möchte.«

Nun, ich hatte kaum Fragen. Ich saß nur da und starrte auf den Bildschirm, sah diesen Körper, der einwandfrei mein Körper war, hörte diese Stimme, die einwandfrei meine Stimme war. Das Etwas in mir, das bisweilen mit den Murmeln spielte, auf denen man so gefährlich ausrutschen konnte, dieses Etwas erinnerte sich an alles. Es gab auf jede von Rosens Fragen Antwort, und manchmal fügte es sogar freiwillig noch etwas hinzu.

»Warum erinnert sich dieses Etwas? Warum erinnere ich mich nicht?«

Mein Psychiater atmete schwer.

»Dieses Etwas ist ein Teil von Ihnen, Bea. Sie waren damals noch zu klein, um das alles zu verarbeiten, und deshalb können Sie sich heute auch nicht an das Erlebte erinnern.«

»Aber sie da auf dem Video erinnert sich doch!«

»Sie da«, wiederholte er, weil es mir ja offenbar wichtig war, mich von der Person auf dem Band zu distanzieren, »beantwortet meine Fragen. Ob sie sich dabei wirklich erinnert, weiß ich nicht. Vielleicht nicht. Aber selbst, wenn sie sich nicht erinnert, so weiß sie doch, was damals war. Sie weiß es, Bea, verstehen Sie? Sie weiß es heute, und sie wußte es immer, denn sie nennt sich Ihr Unterbewußtsein, und sie hat Sie fünfunddreißig Jahre lang gewarnt und vor weiterem Mißbrauch beschützt.«

Ich schluckte. Das Gros meiner vielen, so wirre scheinenden neurotischen Verhaltensweisen hatten ihren Ursprung in jenem Junitag.

»Die Nachbarn beispielsweise«, erläuterte mein Psychiater, »die waren vermutlich nur deshalb immer so gemein zu Ihnen, weil Sie ihnen gegenüber immer so verschlossen waren. Und Sie waren so verschlossen, weil sie vor dem Mann Todesangst hatten. Er trug einen schwarzen Trenchcoat und schwarze Schuhe, als Sie ihn erstmals sahen, und deshalb dachten Sie, er sei der ›Rattenfänger‹.«

Ich sah ihn an.

»Wann haben Sie erstmals geahnt, daß so was passiert war?« fragte ich schließlich.

»Das brauchte ich nicht zu ahnen«, entgegnete er.

Und dann griff er zu meiner Krankenakte, die neben dem Elfenbeinturm auf dem Fußboden lag, und blätterte darin.

»Hier«, sagte er schließlich und reichte mir ein Blatt.

Es war im Betty Ford Center erstellt worden. Auf einer DIN-A4-Seite hatte der Psychologe der besten Klinik der Welt mit knappen Sätzen seine psychiatrische Einschätzung zusammengefaßt, und selbige endete mit der Bemerkung: *Vermutlich Opfer eines frühkindlichen Traumas durch sexuellen Mißbrauch.*

Ich schnappte nach Luft.

»Aber das Gespräch mit dem Mann hat doch damals kaum zwei Stunden –«

Ich sprach nicht weiter. Vielmehr kamen mir plötzlich die Tränen. Ich erinnerte mich auf einmal an die so gräßliche Nacht vor meiner Einlieferung ins Betty Ford Center. Vom vielen Alkohol war mein Gesicht bis zur Unkenntlichkeit verschwollen, und aus irgendeinem Grund riß ich auch noch immerzu den Mund auf. Trotzdem sah das Wesen, das mir aus dem Spiegel entgegenblickte, nicht häßlich oder furchterregend aus, denn es war, als würde sich ein anderes Gesicht wie ein Schleier über die verschwollene Fratze legen, und dieses andere Gesicht war das eines hilflosen Kindes gewesen.

Dr. Rosen reichte mir vorsorglicherweise gleich eine ganz neue Packung Kleenextücher, als ich das äußerte, und dann ließ er mich weinen. Ich hätte auch gar nicht damit aufhören können, selbst dann nicht, wenn ich gewollt hätte. Mir war auf einmal, als bräche da ein Schmerz aus mir heraus, von dem ich gar nicht gewußt hatte, daß ich ihn verspürte.

Rosen lächelte. Ich sah es durch meine Tränen.

»Schön«, sagte er dann, »die Kleine im Spiegel ist gehört worden. Jetzt wird sie ihren Frieden finden.«

Und das stimmte sogar. Es dauerte nur geraume Zeit, bis ich mir dessen auch bewußt wurde. Fürs erste schien sich durch die Sodium-Amytal-Prozedur überhaupt nichts verändert zu haben; ich wurde zumindest nicht von einem Augenblick auf den anderen ein neuer Mensch. Ich trat nicht aus Rosens Praxistür ins Freie und verspürte schlagartig Sehnsucht nach einer glückseligen Partnerschaft. Ich hatte auch nicht plötzlich Lust auf Sex, ich war nicht einmal charmanter als früher, wenn mir ein Mann ein Kompliment machte. Nein, nein, da änderte sich gar nichts, doch entschuldigte ich das damit, daß ich soviel um die Ohren hatte.

»Und was ist mit uns, Muckilein«, fragte Jean, als wir eines Abends zusammen im Ivy saßen. »Und unserem Baby?«

Der Gedanke daran, ein Kind zu bekommen, war irgendwann von den größeren Problemen in den Hintergrund gedrängt worden. Ich erinnerte mich noch an mein Gelöbnis. Aber das war zu einer anderen Zeit gewesen, der Zeit *vorher*, und ich fragte mich, ob ich mich überhaupt noch daran gebunden fühlen mußte.

Aber ein Versprechen muß man halten. Insbesondere eines an Gott. Das hatte mir meine Mutter immer gepredigt.

Und dennoch: Hatte Er Seinen Teil des Abkommens eingehalten? Eines sehr einseitigen Abkommens, wie ich zugeben mußte. War es überhaupt recht gewesen, mit Ihm zu handeln? Oder suchte ich nur nach einer billigen Rechtfertigung, das zu tun, was ich aus eigensüchtigen Gründen tun wollte?

Ich lauschte in mich hinein, lauschte auf eine Stimme, die mir sagen würde: *Ich liebe dich dennoch, mein Kind.* Aber Er macht es einem nicht so einfach, immer mit einem patenten Spruch dazusein, wenn man Ihn fragt.

»Du bist der beste Freund, den ich je hatte«, sagte ich zu Jean. »Laß uns Freunde bleiben, ja?«

Er ergriff meine Hand und meinte, nicht ohne Ironie: »Das sagen sie alle, Muckilein.«

»Außerdem«, fügte ich hinzu, »habe ich ein Buch zu schreiben.«

Gleich nach dem Tod meiner Mutter hatte ich mit der Arbeit an einem neuen Buch begonnen, und jetzt beschäftigte mich diese Arbeit den Großteil meiner Zeit. Daneben mußte ich für die nächste Deutschlandreise rüsten. Ich mußte Mamas Haushalt auflösen, und man brauchte kein Hellseher zu sein, um voraussehen zu können, wie schmerzhaft diese Aufgabe werden würde.

Wie der *Terminator* kam ich mir vor, und da half auch nicht, daß Dr. Rosen mir immerzu einzureden versuchte, nach dieser Reise stelle sich schier zwangsläufig eine gewisse Erleichterung bei mir ein.

»Wo sollte die denn herkommen?« blaffte ich. »Ich weiß schon nicht, wie ich diesen Flug aushalten soll. Mir vorzustellen, daß Mama nicht mehr auf mich wartet ...«

Da mir wohl anders nicht beizukommen war, machte er sich plötzlich in ungewohnter Weise ans Werk, und zwar wie ein geübter Reiseleiter. Was dabei herauskam, las sich dann auch wie das Programm einer Europareise für den ganz besonders hastigen US-Bürger.

»Wissen Sie was?« sagte ich, als er mit seinen Planungen fertig war. »Das könnte sogar klappen.«

So flog ich am 27. April 1997 nach Mailand. Dort blieb ich über Nacht, streifte durch die Galerien, besuchte eine Messe im Dom.

Am nächsten Tag ging es weiter nach Düsseldorf, wo mich Ingrid und ihre Familie am Flughafen abholten. Ich lud sie noch am gleichen Abend zum Essen ein, so daß ich erst in meine Wohnung kam, als ich schon so müde war, daß ich kaum mehr die Augen aufhalten, geschweige denn in Depressionen verfallen konnte.

In Mamas Wohnung zu gehen war schrecklich, doch war es auch im gleichen Maße *schön*. Es war beispielsweise immer noch die Bettwäsche aufgezogen, in der sie in ihrer letzten Nacht zu Hause geschlafen hatte. Jetzt legte ich mich in diese Kissen und preßte sie an mich, und dabei weinte ich, bis meine Augen ganz leer waren. Der Schmerz in mir war natürlich, meine Trauer war normal. Solange ich diese beiden Gefühle als Bestandteil meines Ichs betrachtete und nicht vor ihnen flüchtete, war alles in Ordnung.

Wenn ich nicht gerade in Mamas Wohnung war, um Kisten zu packen, war ich in meiner Wohnung, um dort einige der Kisten wieder auszupacken oder aber so umzupacken, daß sie später nach Los Angeles verschifft werden konnten. Ich besuchte in der Zeit aber auch Freunde, die ich seit der Beerdigung nicht mehr gesehen hatte.

Bei Heike, Klaus und den Kindern fühlte ich mich wie zu Hause. War ich bei Ingrid, Kai-Uwe und den Kindern, wollte ich nach Hause. Zwanzig Jahre lang hatte ich Ingrid und die Ihren vor meiner Mutter in Schutz genommen. Jetzt, da das nicht mehr nötig war, sah ich selbst, daß diese Freundschaft nur darauf beruhte, daß ich sie eine Freundschaft nennen wollte.

Ingrid tat zwar eine Menge für mich, doch mußte ich mich dafür sofort erkenntlich zeigen. Ich mußte auch ständig reden, denn Ingrid redete ihrerseits kaum, und ich durfte Ingrid um Gottes willen mit nichts konfrontieren, was ihre eigenen Pläne hätte kreuzen können. Über ihre eigenen Pläne sprach sie nur auch nicht, so daß man die nur erahnen konnte. Ja, wäre Ingrids Tochter Alena nicht mein Patenkind gewesen, hätte ich die Beziehung einschlafen lassen. So nahm ich mir vor, sie lediglich auf ein Minimum zu reduzieren.

Noch schwieriger war mein Verhältnis zu Franziska. Nur lagen die Schwierigkeiten da auf einer anderen Ebene. Franziska war nicht nur der einzige Mensch, der mich unmittelbar vor meiner Entziehungskur erlebt hatte; sie war überdies der Mensch in meinem Leben, der am meisten von meinen diversen Neurosen abbekommen hatte.

In diesem Zusammenhang verdiente sie nach all der Zeit nun endlich eine Antwort auf jene Frage, die sie im August 1995 so sehr beschäftigt hatte: »Warum, Bea, passiert das alles ausgerechnet jetzt, wo wir hier sind?«

Nun, die Erklärung war so simpel, daß man auf Anhieb nicht darauf kam. Man sah ja auch nicht, daß man vor einer Tür in die Freiheit stand, wenn man die Nase gegen das Holz preßte.

Franziska hatte einige Verhaltensweisen, die identisch waren mit Verhaltensweisen meiner Mutter. Das hatte einerseits dazu geführt, daß ich mich damals bei der Ankunft meiner Freundin sofort fallenließ, doch löste es andererseits auch eine Vielzahl von Aggressionen aus.

Das Gros dieser Aggressionen war unberechtigt, denn zumeist bildete ich mir nur ein, Franziska hätte irgend etwas gesagt oder getan, was meine Mutter immer sagte und tat. Und da es ein- oder zweimal wirklich der Fall gewesen war, gaukelte mir das vor, es sei immerzu der Fall, denn ich war damals viel zu krank, um noch irgend etwas klar zu beurteilen.

Nun, eindreiviertel Jahre später, hatten wir ausreichend Zeit und Gelegenheit, uns darüber auszusprechen.

»Weißt du«, sagte ich am Ende, »als du damals wieder nach Düsseldorf geflogen bist, da habe ich dir nachgeschaut und mir gesagt, daß diese Freundschaft jetzt entweder zerbrechen oder für immer halten wird.«

Franziska lächelte mich an. Inzwischen wußten wir, wie die Geschichte ausging. Wenn der Tod nicht dazwischenkam, würden wir noch mit achtzig nebeneinander auf einer Parkbank sitzen.

»Ich polier' die Nägel, Bea, und du rauchst!«

Nach insgesamt drei Wochen flog ich nach Mailand zurück und stieg dort um in einen Mietwagen. Durch eine Freundin meiner Mutter hatten die Freunde in Italien von ihrem Tod erfahren und mir nacheinander liebe Briefe geschickt oder gar angerufen. Das hatte mich nicht nur gerührt, sondern auch ermutigt, allen Bedenken zum Trotz an die Riviera zu fahren, in jenen kleinen Ort am Meer, in dem ich als Kind mit den Eltern, als Erwachsene mit meiner Mutter die Ferien verbracht hatte.

Angst machte sich breit, als ich die Autostrada del Sole Richtung Genua fuhr. Ich hatte Angst vor dem Schmerz, Angst vor der Einsamkeit. Doch kam alles ganz anders. Es war, als würden die

Seelen meiner Eltern über meiner Ankunft wachen, denn die Freunde begrüßten mich derart überschwenglich, daß ich mich gleich wieder dazugehörig fühlte. Auch allein zählte ich für sie, und so wußte ich, daß ich jederzeit wiederkommen konnte.

Nach drei Tagen flog ich weiter nach Rom, wo ich insgesamt sechsunddreißig Stunden verbrachte, von denen die ersten vierundzwanzig gleichzusetzen waren mit einem pathologischen Einkaufsrausch. Ja, der Mann an der Hotelrezeption machte ein regelrecht mitleidiges Gesicht, wenn er mich zwischendurch mit den Tüten und Taschen hereinkommen sah.

»Schuhe und Pullover«, ächzte ich dann oder: »Tischwäsche und zwei Handtaschen«, oder: »Einen Blazer und zwei Kostüme«. Der Mann an der Hotelrezeption hatte wohl nur selten eine ähnlich schwerstarbeitende Frau gesehen.

Am Abend vor meiner Abreise fuhr ich dann zum Vatikan. Ich war schon häufiger in Rom gewesen, einmal auch mit meiner Mutter, und ursprünglich hatten wir sogar vorgehabt, in diesem Mai 1997 noch einmal herzukommen. Jetzt tat ich allein, was wir gemeinsam hatten tun wollen, ich ging in den Petersdom, setzte mich in die letzte Bank vor einem der Seitenaltäre, wo gerade eine Messe abgehalten wurde.

Ich weinte, und ich betete, und als ich kurz darauf wieder ging, stellte ich fest, daß mich die Leute, die mir entgegenkamen, alle so unverhohlen anstarrten.

Ich dachte, mein Make-up sei verwischt, und wischte es ganz herunter. Ich dachte, ich hätte vielleicht etwas an meiner Hose oder an meinem Pulli, und sah an mir längs. Erst dann nahm ich wahr, was um mich herum vorging, und da wurde mir auch bewußt, warum man mich so anstarrte. Hier war außer mir niemand allein. Die Menschen im Dom waren entweder mit einer Gruppe hier oder mit der Familie, zumindest mit einem Partner. Nur ich war allein.

Über dem Petersplatz ging die Sonne unter. Und während ich auf den Obelisken zuschritt, machte ich mir ganz klar, daß ich nicht nur allein in diesem Dom war. Ich war auch allein in dieser Stadt, allein in diesem Land, allein auf dieser großen, weiten Welt. Gott hatte es so gewollt, und deshalb tat ich gut daran, das nicht nur anzunehmen, weil mir nichts anderes übrigblieb, sondern auch Gefallen daran zu finden.

Am nächsten Morgen flog ich nach Chicago, und auch dort blieb ich diesmal über Nacht. Ich schlenderte über die Michigan Avenue, fuhr auf den Sears Tower, um den atemberaubenden Ausblick auf Stadt und Umland zu genießen, nur von der Bootsfahrt nahm ich Abstand, da die »Windy City« derzeit ihrem Namen alle Ehre machte.

So kehrte ich am 27. Mai wieder nach Los Angeles zurück, und während die Reise bisher völlig reibungslos verlaufen war, bereitete mir dieser letzte Flug ein paar heftige Probleme. Zuerst war er nämlich verspätet, dann bekam er in LAX keine Landegenehmigung und kreiste, dann landete er, doch wurde ihm keine Parkposition zugewiesen, und so war ich am Ende dermaßen wild auf eine Zigarette, daß ich fast Amok lief, als ich das Flugzeug endlich verlassen konnte.

Es war kurz nach dreiundzwanzig Uhr, als ich die Ankunftshalle von LAX betrat. Ich rannte mehr, als daß ich lief. Ich schlug hier einen Bogen, nahm da drei Stufen auf einmal, hastete mit Riesenschritten über die Laufbänder, blieb plötzlich wie angewurzelt stehen. Da war dieses Gesicht in der Menge. Dieses Gesicht, das mir so sehr vertraut war und das mich dennoch in diesem Moment erschreckte, denn hier gehörte es nicht hin, dieses Gesicht.

»Dr. Rosen? – Dr. Rosen!«

Er schaute mich an, als könne er es auch nicht ganz glauben.

»Bea, ich dachte, Sie kämen erst morgen.«

Ich lief ihm entgegen und umarmte ihn.

»Morgen hätte ich einen Termin bei Ihnen gehabt«, plapperte ich dabei, »aber den mußte ich doch absagen, weil ich gleich morgen mein neues Auto bekomme. Schön, Sie zu sehen!«

Ich drückte Rosen einen Kuß auf die Wange, und die paar wenigen Gehirnzellen, die nicht ausschließlich nach einer Zigarette gierten, wunderten sich, warum dieser Mann, der mir da gegenüberstand, so rot im Gesicht war.

»Ich habe einen Kollegen weggebracht«, erklärte er mir. »Reiner Zufall, daß ich hier bin.«

Wegen der umfangreichen Umbauarbeiten auf dem Los Angeles International Airport waren der Ankunfts- und der Abflugbereich schon seit Monaten in getrennten Gebäuden untergebracht. Er log also, und er schien zu fürchten, daß ich das wußte. Ich schnappte nach Luft.

»Ich rufe Sie an«, sagte ich dann und griff nach seiner Hand. »Jetzt muß ich hier raus, sonst kollabiere ich wegen Nikotinentzug.«

Rosen lächelte und drückte meine Hand. »Willkommen zu Hause!«

Danksagung

Dies ist eine wahre Geschichte. Zum Schutz der Menschen, die mich durch diese schwierige Zeit meines Lebens begleitet haben, wurden ihre Namen und persönlichen Hintergründe so verändert, daß die Privatsphäre des einzelnen gewahrt bleibt.

Mein besonderer Dank gilt dem Betty Ford Center. Mein Aufenthalt dort war so gräßlich, daß ich alles in meiner Macht Stehende tun werde, nie wiederkommen zu müssen – die »beste Klinik der Welt« hat ihren Titel also ganz zu recht!

Von ganzem Herzen danke ich der Belegschaft der EUBIOS-Klinik, allen voran postum Professor Julius Hackethal. Diesen Menschen ist es gelungen, mir das Gefühl zu geben, eine gute Tochter zu sein.

Zu guter Letzt möchte ich mich bei Pfarrer Günther Grassmann bedanken, dem Leiter des Hospizes des Evangelischen Krankenhauses Lutherhaus in Essen-Steele. Sein Wirken war mir ein Vorbild, und als ich begann, diesem Vorbild nachzueifern, fand ich in meiner eigenen ehrenamtlichen Hospizarbeit in den USA die Berufung, nach der ich unbewußt so lange vergeblich gesucht hatte.

Gewidmet ist dieses Buch all denen, die durch Sehnsucht in Sucht geraten und die ebenso wie ich einen anderen Weg gehen müssen, um zum Ziel zu gelangen.

Am Ende ist unwichtig, wie man es schafft. Was zählt, ist einzig und allein, daß man es schafft.